Homöopathie
Patienten
Heilkundige
Institutionen

Von den Anfängen bis heute

Herausgegeben von Martin Dinges

Mit 73, teilweise farbigen Abbildungen

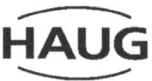

Karl F. Haug Verlag · Heidelberg

Die Deutsche Bibliothek - CIP-Einheitsaufnahme

Homöopathie : Patienten, Heilkundige, Institutionen;
von den Anfängen bis heute / hrsg. v. Martin Dinges. -
Heidelberg : Haug, 1996
  ISBN 3-7760-1574-8
NE: Dinges, Martin Hrsg.

Das Titelbild zeigt die Taschenapotheke Samuel Hahnemanns aus seiner Pariser Zeit (1835-1843). Alle Rechte beim Institut für Geschichte der Medizin der Robert Bosch Stiftung, Stuttgart.
Foto: Brigitte Ahlborn

© 1996 Karl F. Haug Verlag GmbH & Co., Heidelberg

Alle Rechte, insbesondere die der Übersetzung in fremde Sprachen, vorbehalten. Kein Teil dieses Buches darf ohne schriftliche Genehmigung des Verlages in irgendeiner Form - durch Photokopie, Mikrofilm oder irgendein anderes Verfahren - reproduziert oder in eine von Maschinen, insbesondere von Datenverarbeitungsmaschinen, verwendbare Sprache übertragen oder übersetzt werden.
All rights reserved (including those of translation into foreign languages). No part of this book may be reproduced in any form - by photoprint, microfilm, or any other means - nor transmitted or translated into a machine language without written permission from the publishers.

Titel-Nr. 2574 • ISBN 3-7760-1574-8

Druck und Verarbeitung: Druckhaus Darmstadt GmbH, 64295 Darmstadt
Konvertierung und Satz: Wolfgang Seidel, Kommunikationsservices, 76865 Insheim

Inhalt

Einleitung: Für eine neue Geschichte der Homöopathie
von Martin Dinges 7

Patienten

Samuel Hahnemanns Patientenschaft
von Robert Jütte 23

Die Volkmannin (1796-1863) - Neun Jahre in Behandlung
beim Begründer der Homöopathie
von Reinhard Hickmann 45

Vom „lärmenden Herzen" und anderen volksmedizinischen
Ansichten in der indischen Homöopathie
von Ute Schumann 68

„[...] den Blick der Laien auf das Ganze gerichtet [...]."
Homöopathische Laienorganisationen am Ende des
19. und zu Beginn des 20. Jahrhunderts
von Dörte Staudt 86

„Eine gesunde Concurrenz sei für das Publicum stets von Vortheil."
Der homöopathische Arzneimittelmarkt zwischen
Apotheken und Laienvereinen
von Eberhard Wolff 102

Heilkundige

Johann David Steinestel (1808-1849).
Drechsler - Missionar - Homöopath: ein Beruf, zwei Berufungen
von Elisabeth Häcker-Strobusch 135

Ein Macher: Arthur Lutze (1813-1870): „Der Mensch kann,
was er will, doch muß er glauben und vertrauen"
von Ingeborg Streuber 160

„Kranke Menschen zum Lichte des Lebens zurückführen."
Der Laienheilkundige Eugen Wenz (1856-1945) und die
Stellung der homöopathischen Laienheiler um 1900
von Thomas Faltin 185

Inhalt

Gibt es einen Aufschwung für die Homöopathie? Von der Schwierigkeit, die Verbreitung der Homöopathie unter Ärzten festzustellen
von Thomas Schlich/Reinhart Schüppel 210

Der Tierarzt J.J.W. Lux (1773-1849) und die Veterinärhomöopathie im 19. Jahrhundert
von Ursula-Ingrid Kannengießer 228

Institutionen

Die homöopathische Zeitschrift Hygea als Spiegel einer neuen Heilmethode
von Karl-Heinz Faber 255

Wie der homöopathische Apotheker und Verleger Willmar Schwabe (1839-1917) und seine Wegbereiter im Laufe des 19. Jahrhunderts der Homöopathie ein Millionenpublikum verschafften
von Joachim Willfahrt 270

Constantin Hering (1800-1880): Ein Akademiker gründet Institutionen
von Reinhart Schüppel 296

Homöopathische Krankenhäuser - Wunsch und Wirklichkeit
von Heinz Eppenich 318

Abbildungen — Farbteil 345

Abbildungsverzeichnis 353

Personenregister 357

Ortsregister 363

Autoren 367

Einleitung: Für eine neue Geschichte der Homöopathie

Martin Dinges

Ende 1831 spielte sich in der Stadt Köthen (Sachsen-Anhalt), wo Samuel Hahnemann (1755-1843) damals lebte, folgende Szene ab. „Während meines Aufenthaltes", berichtet der Franzose Henri de Bonneval von seiner Patientenreise, „sah ich viele Leute, insbesondere Ausländer. Die Ärzte zeigten dem modernen Hippokrates ihre Bewunderung oder erklärten ihm ihre Zweifel. Die meist von der Medizin aufgegebenen oder als unheilbar betrachteten Kranken suchten Heilung.

Unter den aus ihrem Heimatland Exilierten befand sich ein junger Epileptiker aus dem Ausland; er wurde seit mehreren Monaten behandelt; es ging ihm gut, aber er glaubte noch nicht an seine Heilung. Mehrere Wochen waren schon ohne Krise vergangen. Er hatte eine bemerkenswerte Besonderheit: Nach jedem Kohlgenuß bekam er sofort einen Anfall. Eines Tages trat er triumphierend in mein Zimmer und kündigte an, daß ihn Hahnemann für geheilt hielt und ihm erlaubte, Kohl zu essen. - ‚Oh, das wäre der entscheidende Schritt; wenn ich keinen Anfall bekomme, dann wäre ich sicher geheilt, aber noch wage ich nicht, das zu glauben. Kommen Sie mit mir und einigen meiner Verwandten zum Essen.' - Ich [Bonneval] nahm an; die Stunde des Diner kam näher: Ich fand den jungen Mann sehr beunruhigt; man trug auf. Auf seinem Gesicht sah man eine tödliche Angst. Es schien uns allen, daß die Beunruhigung, die sein Verhalten zeigte, gerade den Anfall auslösen konnte, den er so sehr befürchtete. Er aß Kohl; seine Hand zitterte vor Erregung, - aber kein Anfall kam; er aß weiter, - immer noch kein Anfall. Dann hielt es ihn nicht mehr: Er sprang plötzlich auf und lief zu Hahnemann, um ihm die gute Nachricht mitzuteilen. Hahnemann schloß ihn in die Arme und beglückwünschte ihn zu seiner Heilung, die er für gesichert hielt."[1]

Bei dieser zur Werbung für die Homöopathie stilisierten Erzählung spürt man etwas von der Freude, die eine unerwartete Heilung für einen chronisch Kranken nach vielen gescheiterten Versuchen bei anderen Ärzten bedeuten konnte. Auch die Hoffnung der anderen Patienten vor Ort, die von dieser Heilung hörten, wird damals gewachsen sein. Man ahnt auch, welch werbende Wirkung für die Homöopathie die Erzählungen des Geheilten nach dessen Rückkehr an seinem Heimatort entwickeln konnten.

---

[1] Bonneval (1881), S. VIII f. Übersetzung vom Verfasser M. D. Zur literarischen Stilisierung des Textes vgl. Faure (1996) und Gijswijt-Hofstra (1996).

Einleitung: Für eine neue Geschichte der Homöopathie

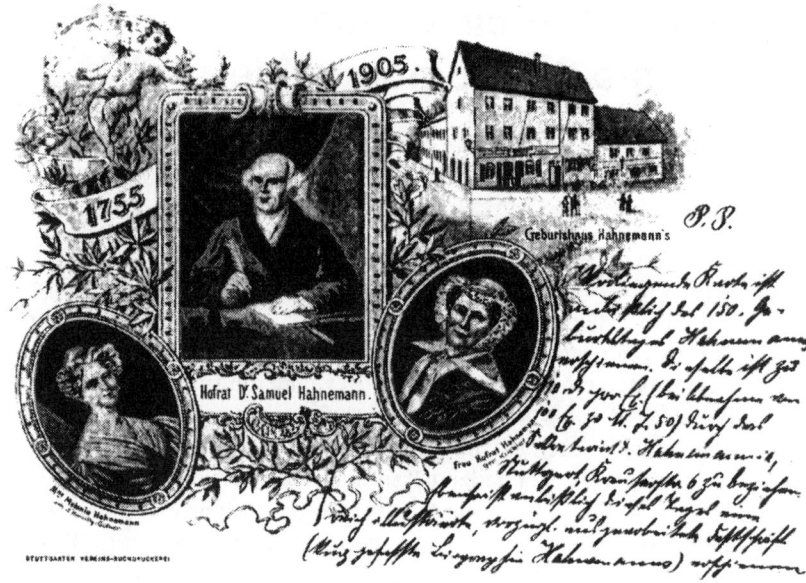

Abb. 1: Postkarte anläßlich des 150. Geburtstages von Samuel Hahnemann aus dem Jahre 1905. Sie zeigt Portraits von Samuel Hahnemann und seinen beiden Ehefrauen (Johanna Leopoldine Henriette Küchler und Marquise Marie Mélanie d' Hervilly). Im Hintergrund Hahnemanns Köthener Geburtshaus. (Quelle: Bildarchiv des Instituts für Geschichte der Medizin der Robert Bosch Stiftung, Stuttgart)

Diese Geschichte erzählt uns der französische Arzt Comte Henri de Bonneval in seiner Lebensgeschichte aus dem Jahr 1881. Er war selbst von Hahnemann geheilt worden. Bonneval wurde zu einem überzeugten Anhänger der Homöopathie und nach einem Medizinstudium zu dem entscheidenden Propagator der Homöopathie im französischen Südwesten bei Bordeaux. Er wußte als Arzt also um die zentrale Bedeutung der Patienten für die Verbreitung einer neuen Therapie und wollte uns mit seiner Erzählung darauf hinweisen. Mit dieser Ansicht stand der Franzose freilich nicht allein.

Der Dresdener Arzt Bernhard Hirschel (1815-1874) veröffentlichte bereits 1851 anläßlich der feierlichen Enthüllung des Denkmals für Samuel Hahnemann in Leipzig die Schrift „Die Homöopathie und ihre Bekenner. Ein Mahnungsruf am Denkmal Hahnemanns".[2] In dieser weitsichtigen und 1863 erneut aufgelegten Denkschrift beschrieb er die damalige Situation der Homöopathie, ihre Stärken und Schwächen sowie Perspektiven für die Zukunft. Nach seiner Ansicht stand der homöopathische Arzt damals „zwischen zwei Feuer[n]. Wir hatten es, insofern natürlicherweise diese

---
[2] Dessau 1851. Das folgende auf S. 9 f.

Praxis auf gewissen Principien beruhen musste, mit den Medicinern, Theoretikern und Praktikern, einerseits zu thun, da deren bisheriges Wissen und Handeln durch die Homöopathie gänzlich umgestürzt wurde, andrerseits aber auch mit den Objecten unserer Thätigkeit, der kranken Welt, dem grossen, nichtärztlichen Publikum, dessen Vertrauen wir für etwas ganz Neues in Anspruch nehmen mussten." Weiter verweist Hirschel auf das Beispiel Hahnemanns, der sich zunächst - z. B. bei seiner Veröffentlichung des Simile-Prinzips in Hufelands Journal - freundlich an die Fachkollegen gewandt habe. „Erst als vornehme Geringschätzung und zurückstossende Kälte der Innigkeit, mit welcher Hahnemann die Arzneiprüfungen empfahl, entgegentrat und bittere Enttäuschung dieses erste Auftreten traf, wandte sich Hahnemann ab von den Bekennern der Medicin auf die Seite, wo noch ein Heil zu hoffen war durch die Macht des Erfolges, auf die Laienwelt." Und schließlich bringt er seine Überlegungen auf die knappe Formel: „Wir müssen die ärztliche Welt ebenso im Auge behalten wie die nichtärztliche."[3]

Hirschel betont also die besondere Rolle des damals so genannten „Publikums" für die Homöopathie.[4] Bonneval wußte aus eigener Erfahrung, daß darin ein gradueller Unterschied zwischen der Homöopathie und der später so genannten „Schulmedizin" bestand, denn die neue Heilweise wurde zunächst nur von wenigen Außenseitern der Medizin vertreten. Zwar gilt für jede Heilweise, daß die Nachfrage der Kranken über ihr Weiterbestehen entscheidet; auch überzeugen Heilerfolge am meisten. Aber die Homöopathie hatte nur dann eine Zukunft, wenn es ihren ärztlichen Anhängern gelang, ausreichend viele Patienten zu überzeugen und sie damit den Vertretern der traditionellen Medizin abzuwerben. Eine Verankerung in so mächtigen Institutionen wie etwa der Universität fehlte ihr im Unterschied zur „Schulmedizin".

Die homöopathischen Ärzte wurden denn auch von der Mehrheit der Mediziner als Konkurrenz auf dem medizinischen Markt betrachtet, die man zumindest genau beobachtete. Diese Konkurrenzlage war dem homöopathischen Arzt Hirschel sicher geläufig, als er auf die Bedeutung des „Publikums" verwies. Es erhielt in seiner Sicht geradezu die strategische Rolle für die Chancen der neuen Heilweise: „Maassgebend dafür [=die geographische Ausbreitung der Homöopathie] ist nicht sowohl die Zahl der homöopathischen Aerzte; denn einestheils mögen nicht immer die Motive wahrer Überzeugung den ersten Anstoss zur Wahl dieser Methode geben, anderseits lassen sich viele heimlich uns zugethanen [sic] Praktiker durch falsche Scham, Charakterschwäche, Furcht vor ‚Apostasie' abhalten, sich öffentlich als Homöopathen zu bekennen, - sondern vielmehr spricht die Masse der homöopathisch behandelten Kranken und der enthusiastischen Verehrer derselben [...]."[5]

---

[3] Hirschel (1851), S. 12.
[4] Vgl. den Nachruf von Goullon (1874).
[5] Hirschel (1851), S. 15.

Einleitung: Für eine neue Geschichte der Homöopathie

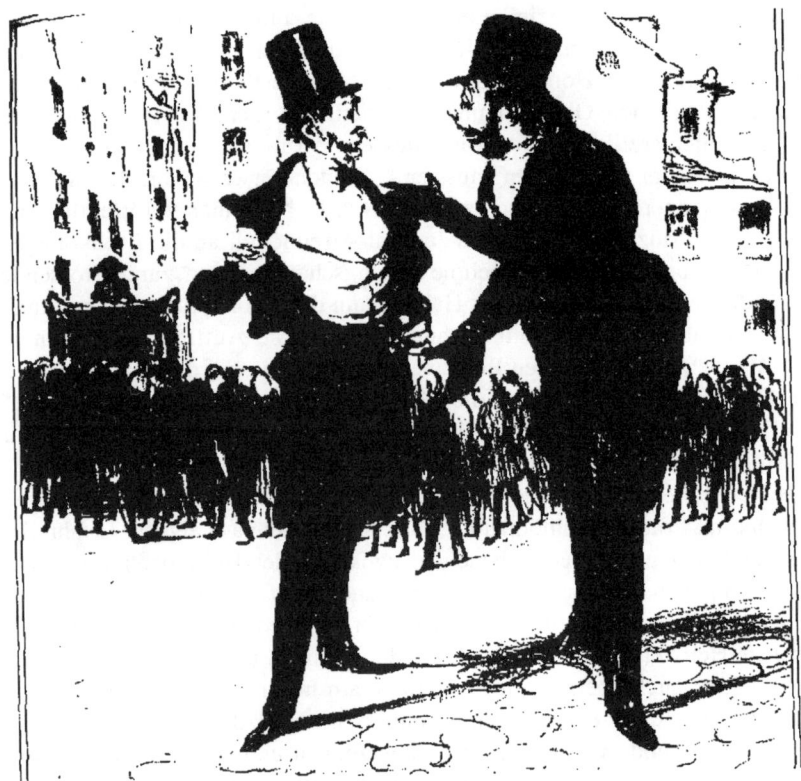

Abb. 2: „Das Volk, mein Lieber, das Volk ist stupid; (...) wir lassen es verbluten, wir purgieren es zu Tode (...)." (Quelle: Honoré Daumier: Die Mediziner, Berlin, o.J.)

Der Arzt Hirschel hielt sogar die Anzahl homöopathischer Ärzte für den weniger wichtigen Indikator bei der Ausbreitung der Homöopathie. Nach seiner Ansicht kam es vorrangig auf die Patienten an. Diesen Hinweis darf eine erneuerte Geschichte der Homöopathie nicht überhören.

Auch hinsichtlich der Ärzte und ihres Verhältnisses zu den Laienpraktikern enthält Hirschels Text interessante Bemerkungen. Er erklärt die Ursachen für die Verbreitung der nicht universitär ausgebildeten Heilkundigen auf dem damaligen medizinischen Markt: „Ihre Anzahl ist sehr gross, da verschiedene Beweggründe diese Laienpraxis nicht nur veranlassen, sondern theilwies nothwendig machen. Die Einfachheit der verordneten Arzneien und die Form der Verabreichung, die öftere Wiederkehr der Polychreste[6] ist so verführerisch und lässt die Handhabung der Homöopathie

---
[6] Wirkstoffe, die zur Beeinflussung einer großen Bandbreite von Symptomen eingesetzt werden können.

dem Unkundigen und nicht Eingeweihten so leicht erscheinen, dass nicht nur in jeder Familie für die gewöhnlichen und leichteren Fälle Aerzte erzogen werden, sondern dass auch zur Praxis in weiteren Kreisen dazu ermuntert wird. Die vorhandenen Hülfsbücher, Repertorien, hausärztlichen Schriften, bei denen es meistens auf ein blosses Symptomenvergleichen hinausläuft, sind die wahren Erzieher und Urheber dieser Laienpraxis. [...] Denn Derjenige, welcher die Nachtheile der allopathischen Praxis aus Erfahrung kennen gelernt, die Erfolglosigkeit derselben in den chronischen Krankheiten mit angesehen und dagegen die Annehmlichkeit und die Vortrefflichkeit unserer Heilmethode erprobt hat und sie nur ungern entbehren will, sieht sich nicht selten bei dem Mangel homöopathischer Aerzte genöthigt [,] sich auf sein eigenes Talent zu verlassen und selbst das Studium der Homöopathie einzuleiten."[7] Auch im Selbstverständnis der führenden Homöopathen gehörten um die Mitte des 19. Jahrhunderts die Selbstmedikation der Patienten sowie die Laienpraktiker zur Homöopathie. Die selbständige Anwendung homöopathischer Wirkstoffe durch die Patienten ist auch heute noch gang und gäbe. Dies und die Laienpraktiker waren darüber hinaus lange Zeit eine Notwendigkeit. Die Heilpraktiker sind deshalb ein wichtiges und legitimes Thema für eine erneuerte Homöopathiegeschichte.

Hirschel grenzt sich dann allerdings gegen die nichtärztlichen Heilkundigen ab. Dabei weist er aber zunächst darauf hin, daß ein allopathischer Arzt mehr schaden könne als ein homöopathisch praktizierender Nichtarzt.[8] Dennoch sollten letztere nach Hirschel in der Zukunft durch die besser ausgebildeten Ärzte mit ihren gründlicheren Kenntnissen, insbesondere der „Pharmakodynamik", der Pathologie und der Therapie, ersetzt werden.

Dementsprechend hält er eine gute Ausbildung der Ärzte für sehr wichtig. Beobachtung und Experiment sollten dabei - in der Nachfolge Hahnemanns - im Mittelpunkt stehen.[9] Demgegenüber habe „die den Deutschen unverwüstlich anklebende Sucht zur Speculation auch bei uns die Theorie und das Dogma einheimisch gemacht."[10] Hirschel verweist dann darauf, daß die Homöopathie sich nur weiterentwickeln könne, wenn sie sich nicht auf dem Erreichten ausruhe, sondern durch solide Arzneimittelprüfungen und klinische Beobachtungen mit der Entwicklung der allgemeinen Medizin Schritt hält.[11] Ihm sind Ärzteausbildung und Forschung zwar wichtig, er vergißt

---

[7] Hirschel (1851), S. 17 f.
[8] Hirschel (1851), S. 19.
[9] Vgl. dazu Dinges (1996c).
[10] Hirschel (1851), S. 26.
[11] Hirschel hat mit dieser Zielsetzung neben einer Reihe wissenschaftlicher Werke ab 1856 bis zu seinem Tod eine Zeitschrift herausgegeben, deren Titel ein Programm war: „Neue Zeitschrift für homöopathische Klinik". Vgl. Hirschel (1851), S. 32.

aber auch nicht die Bildung einer Lobby als ebenso entscheidende Seite des ärztlichen Professionalisierungsprozesses im 19. Jahrhundert.[12]

Zu diesem Zwecke sollten sich die Homöopathen nach Hirschel zusammenschließen und die Institutionalisierung ihrer Heillehre anstreben, denn „Vereinigung ist Macht. Vereine zur Förderung der Homöopathie müssen [,] wo nur irgend möglich [,] gebildet werden." Die Schwäche der Vereine seiner Zeit begründet Hirschel damit, daß die Ärzte durch die Praxis von ihnen „abgezogen" würden. Wohl auch deshalb betrachtet er „das begeisterte Entgegenkommen der Nichtärzte" als förderlich.[13] Hirschel verweist damit auf die bedeutende Rolle der Laien in den homöopathischen Ärztevereinen. Als Förderer spielten sie selbst im Zentralverein homöopathischer Ärzte - also eigentlich einer Ärztevereinigung - eine große Rolle, was auch nach längeren Statutendiskussionen nie dauerhaft geändert wurde. Daneben haben die Anhänger der Homöopathie insbesondere seit den 1860er Jahren dann so viele Laienvereine gegründet, daß man für die Zeit um 1900 zurecht von einer Massenbewegung sprechen kann.[14]

Wohl auch dieses Potential, das sich tatsächlich etwa ein Jahrzehnt nach dem Erscheinen von Hirschels „Mahnungsruf" mobilisierte, hatte er im Blick, als er sich zur „Organisation der Propaganda" äußerte und von einem „Missionswerk" zur „Verbreitung der homöopathischen Heilmethode durch Belehrung und praktische Beweise" schrieb.[15] „In denjenigen Orten, wo sie [= die Homöopathie] nicht bekannt ist, sollte durch öffentliche populäre und wissenschaftliche Vorträge, durch Niederlassung homöopathischer Aerzte, durch Errichtung von Vereinen und klinische Anstalten dafür gewirkt werden. Durch gemeinfassliche Schriften, durch populäre Artikel in vielgelesenen Zeitschriften müssen Vorurtheile und Angriffe fortwährend widerlegt, die Elementargrundsätze der Homöopathie entwickelt und ihre praktische Vorzüglichkeit bewiesen werden." Damit ist ein umfassendes Programm für die Propaganda und die Institutionalisierung der Homöopathie beschrieben, das er im Hinblick auf die Aerzte ergänzt: „Endlich müsste die vereinigte Macht der Homöopathen und ihrer Anhänger diejenigen Leistungen aufzubringen [ver]suchen, welche für das Gedeihen und die Vervollkommnung der Hahnemann'schen Lehre am kräftigsten wirken können; müssten wir Lehrstühle und Kliniken errichten helfen, Preise aussetzen für gediegene homöopathische Schriften, für Prüfungen von Arzneien und dergleichen mehr." Er verlangt die „Anerkennung und Gleichstellung der Homöopathie mit dem alten System [von] Seiten des Staates" und wünscht, daß man „homöopathische Aerzte auch zu Medicinalbeamten" bestellt. Außerdem würden „bei den öffentlichen Krankenanstalten, wenn auch nicht ausschliesslich, doch neben den allopathischen Stationen auch

---
[12] Jütte (1995), Dinges (1996b).
[13] Hirschel (1851), S. 31.
[14] Zum Kontext s. Dinges (1996a).
[15] Hirschel (1851), S. 32 f. auch für die folgenden Zitate.

homöopathische einzurichten sein". Auch von der „Errichtung homöopathischer Apotheken erhofft er sich Werbeeffekte, denn sie hätten den „Vortheil, dass das Publikum die Gleichberechtigung und den praktischen Bestand der Homöopathie erkennt", was Hirschel an einem Beispiel erläutert: „In Dresden z. B. hat nach dem Bestande einer Offizin das Verlangen des Publikums so gewirkt, dass jetzt in allen Apotheken homöopathische Offizinen, meist getrennt von den übrigen Lokalen [,] bestehen."[16]

Hirschels strategische Analyse von 1851 läßt drei argumentative Schwerpunkte erkennen. Als erstes betont sie die zentrale Bedeutung der Patienten und ihres Engagements für die Ausbreitung der Homöopathie. Zweitens liefert Hirschel eine differenzierte Betrachtung des medizinischen Heilermarktes, zu dem Laienheilkundige und Ärzte gehören. Drittens zeigt er die Bedeutung von Zusammenschlüssen der Patienten und Heilkundigen für die Institutionalisierung der Homöopathie, die er durch Publikationen, Lehrstühle, Kliniken und staatliche Anerkennung verwirklichen will. Hirschels Überlegungen wurden hier so ausführlich wiedergegeben, weil sie entscheidende Aspekte des Programms einer erneuerten Homöopathiegeschichte enthalten. Mindestens ebenso wie die Medizingeschichte insgesamt kann die Geschichte dieser Heilweise nur verstanden werden, wenn man sie in den weiteren sozialgeschichtlichen Kontext stellt. Homöopathiegeschichte kann sogar als exemplarisches Feld für eine Sozialgeschichte der Medizin wirken. Weil sich die „Schulmedizin" in sehr viel stärkerem Maß als universitäre und wissenschaftliche Disziplin entwickelte, meinen manche immer noch, man könne sie als traditionelle Geistes- und Wissenschaftsgeschichte betreiben. Der Homöopathie blieb jedenfalls eine solche Institutionalisierung in den meisten Ländern versperrt, so daß der genannte Ansatz bei ihr noch kürzer greift als in der Medizingeschichte. Während die naturwissenschaftlich orientierte Medizin sich früh und eindeutig vom Patienteneinfluß distanzierte, blieb die Homöopathie darauf immer in besonderem Maße angewiesen. Und während sich die herrschende Medizin in Krankenhäusern und im öffentlichen Gesundheitswesen etablierte, gelangen der Homöopathie nur geringere Institutionalisierungserfolge.

Die Erklärung von Auf- und Abstieg sowie der kulturellen Bedeutung dieser Minderheitentherapie bedürfen in besonderer Weise der Kenntnis einzelner Akteure - Patienten, Ärzte, Laienpraktiker, Unternehmen etc. - innerhalb des „homöopathischen Milieus" sowie ihrer Handlungsbedingungen. So bedeutete z. B. die Entscheidung eines Patienten für die Homöopathie 1840 etwas anderes als 1880, weil zu diesem Zeitpunkt auch die anderen Heilweisen weitgehend von der „heroischen Medizin" - mit häufigem Schröpfen und übergroßen Dosen bei der Arzneimittelgabe - abgekommen waren und mittlerweile von den homöopathischen Ärzten dazugelernt hatten. Die Entscheidung eines Laienpraktikers für die Ausübung der homöopathischen Praxis gehorcht anderen Logiken als der „normale" Weg eines

---

[16] Hirschel (1851), S. 34.

angehenden „Schulmediziners" durch die Fakultät. Für den indischen Patienten bedeutete die Wahl der homöopathischen Behandlung auch eine größere Nähe zur eigenen kulturellen Tradition und eine gewisse Distanz zur Medizin des Kolonialherren.

Daß in der Homöopathiegeschichte mehrere Akteure wichtige Rollen spielten, wurde nicht immer so gesehen: Die bisherige Homöopathiegeschichte wurde fast ausschließlich von Ärzten geschrieben und war deshalb stark von der Polemik um die Anerkennung der Homöopathie geprägt. Die Autoren schrieben meist, um sich und ihren ärztlichen Kollegen sowie dem geneigten Publikum zu beweisen, daß die homöopathische Methode recht hatte und wuchs bzw. wuchs, weil sie recht hatte. Auch die solidesten Werke sind stark auf die Person Samuel Hahnemanns zentriert und bevorzugen die Aufstiegsphase der Homöopathie während der beiden mittleren Viertel des 19. Jahrhunderts. Ebenso muß die Verengung der Homöopathiegeschichte auf eine Geschichte des Ärztestandes und seines Vereins überwunden werden. Diese Historiographie war eine Reduzierung des Fragehorizontes und des Selbstverständnisses der Homöopathie, die die homöopathische Bewegung um einen Teil ihrer Geschichte gebracht hat. Zwar gilt diese Bewertung entsprechend für die allgemeine Medizingeschichte, aber aus den oben genannten Gründen wirkt eine solche historiographische Ausblendung wichtiger Aspekte der eigenen Vergangenheit bei der Homöopathiegeschichte besonders entstellend.

Eine neue Homöopathiegeschichte, die gleichgewichtig Patienten, Heilkundige und Institutionen betrachtet, kann durchaus an das Selbstverständnis der Zeitgenossen Hahnemanns anknüpfen, wie das Beispiel Hirschels zeigt. Das Institut für Geschichte der Medizin der Robert Bosch Stiftung fördert seit seinem Bestehen (1980) in Zusammenarbeit mit einigen universitären medizinhistorischen Instituten Forschungen, die einer Erneuerung der Homöopathiegeschichtsschreibung dienen.[17] Eine Auswahl aus solchen Arbeiten enthält dieser bewußt thematisch und zeitlich breit angelegte Band. Es sind wichtige Bausteine für eine neue Geschichte der Homöopathie. Sie zeigen bereits die Umrisse und Etagen des entstehenden Gebäudes an, auch wenn manche Räume im großen Haus der Homöopathiegeschichte erst in Umrissen zu erkennen sind, während bei fast allen der Innenausbau noch fehlt. Oft stoßen die Aufsätze aber Türen zu ihnen auf.

---

[17] Zur Forschungsförderung des Instituts für Geschichte der Medizin (=IGM) der Robert Bosch Stiftung im Bereich der Homöopathiegeschichte vgl. die im Haug Verlag erscheinende Buchreihe „Quellen und Forschungen zur Homöopathiegeschichte"; die Zeitschrift des Instituts „Medizin, Gesellschaft und Geschichte" mit den Rubriken „Zur Geschichte der Homöopathie und alternativer Heilweisen" sowie „Forschungsmeldungen zur Homöopathiegeschichte" und den „Jahresbericht Homöopathiegeschichte des IGM".
Weitere wichtige Veröffentlichungen sind in letzter Zeit aus dieser Arbeit hervorgegangen: Faure (1992); Jütte/Risse (1996), Dinges (1996).

Abb. 3: Anzeigenangebot für Hahnemann-Büsten aus der Angebots- und Preisliste der homöopathischen Apotheke „Carl Gruner's homöopathische Officin" in Dresden (ca. 1900). (Quelle: Similia Similibus Curantur. Carl Gruner's homöopathische Officin, Dresden [ca. 1900], S. 70)

Die Baustelle ist also begonnen und auf ihr wird in den nächsten Jahren noch viel zu tun sein.

Die Autoren, die als homöopathische Ärzte tätig sind, gehen von einem teilweise unterschiedlichem Verständnis dessen aus, was Homöopathie jeweils für sie ist, erläutern dies aber meist in ihren Beiträgen. Manche verstehen sie ausschließlich als eine „wissenschaftliche Arzneitherapie, die auf der Anwendung einer Einzelsubstanz in einer speziell zubereiteten Verdünnung (Potenz, Dynamisation) nach dem Ähnlichkeitsprinzip basiert. Das Krankheitsbild stellt der homöopathische Arzt durch ausführliches Erheben der biographischen Krankheitsgeschichte und die körperliche Untersuchung des Kranken fest. Aus der Arzneimittelprüfung am Gesunden und der Erfahrung am Krankenbett ist das Arzneikrankheitsbild bekannt. Die Arznei

Einleitung: Für eine neue Geschichte der Homöopathie

wird spiegelbildlich passend zu den charakteristischen Symptomen des Patienten ausgewählt [...]"[18] Demgegenüber bevorzugen andere Autoren Definitionen, die Arzneimittelprüfungen ausschließlich am Gesunden akzeptieren. Wieder andere sind hinsichtlich der Frage, ob nur Einzelmittel gegeben werden dürfen, weniger streng. Auch schließt das European Committee for Homoeopathy in seiner Definition der Homöopathie die nicht ärztlichen Heilkundigen keineswegs aus.[19] Das zeigt, wie stark die Definitionen, die oft neben ihrem „wissenschaftlichen" Zweck auch erhebliche verbandspolitische Bedeutung haben, bereits heutzutage variieren. Die Spannweite wird noch größer, wenn man die mittlerweile zweihundertjährige Geschichte der Homöopathie betrachtet. Es ist deshalb nicht sinnvoll, Homöopathie nach bestimmten derzeitigen Vorstellungen auf eine dieser Definitionen einzugrenzen.[20] Vielmehr scheint es für die Bestimmung eines historischen Forschungsgegenstandes angemessen, alles das als Homöopathie zu bezeichnen, was die Menschen der letzten zweihundert Jahre dafür hielten. Damit läßt sich der Historiker auf die Vorstellungen der jeweiligen Zeitgenossen ein, statt diese ausgehend von einem bestimmten Standpunkt, der sich auf eine spezifische Interpretation des Werks von Samuel Hahnemann oder auf die neuesten „Erkenntnisse der Wissenschaft" stützt, aus- oder einzugrenzen. Es bleibt ihm dann immer noch freigestellt, nachdem er zunächst das Selbstverständnis der Zeit erschlossen hat, dieses zu bewerten. Es ist eine Stärke des vorliegenden Bandes, daß er die Vielfalt der Homöopathiedefinitionen nachvollziehbar macht, statt sich vorzeitig auf dogmatische Verengungen einzulassen.[21]

Der am Beispiel von Hirschel beschriebenen Schwerpunktsetzung entsprechen die drei Hauptabschnitte des Bandes. Im ersten Teil zu den „Patienten" beschreibt Robert Jütte Hahnemanns Patientenschaft. Ihre soziale Zusammensetzung veränderte sich an den unterschiedlichen Wohnorten des Begründers der Homöopathie und wurde schließlich in Paris sehr international. Nach diesem Überblicksartikel zu Hahnemanns Praxis analysiert Reinhard Hickmann gewissermaßen in einer Mikrostudie die langwierige Behandlung einer Patientin durch Samuel Hahnemann. Er kann u.a. zeigen, wie bestimmte praktische Beobachtungen aus dieser Arzt-Patient-Beziehung in das wissenschaftliche Werk des „Meisters" einflossen. Außerdem werden bei der genauen Beobachtung des alltäglichen Handelns des Arztes Unterschiede zwischen seiner Praxis und dem veröffentlichten Werk

---

[18] Ich zitiere hier - sogar noch etwas gekürzt - den umfassenden Definitionsvorschlag von R. Hickmann.

[19] Vgl. European Committee for Homoeopathy, S. 9. „Homoeopathy is a system of medical practice..."

[20] Das zeigen nicht zuletzt zeitgebundene Aktualisierungen der homöopathischen Doktrin während der NS-Zeit.

[21] Vgl. zum Dogmatismus-Problem in der Diskussion zwischen Homöopathieanhängern Dinges (1996c).

deutlich. Ute Schumann beschreibt, ausgehend von den Krankheitsvorstellungen und Erwartungen indischer Patienten, die besonderen Bedingungen der homöopathischen Therapie in einem fremden kulturellen Kontext.[22] Dabei wird nachvollziehbar, wie die Beschreibung einer Krankheit zwischen homöopathisch behandelndem Arzt und Krankem ausgehandelt wird. Dörte Staudt wendet sich den Zusammenschlüssen der Laien zu, die seit dem letzten Drittel des 19. Jahrhunderts zu einer Massenbewegung für die Homöopathie anschwollen. Sie zeigt deren Gründungswellen, ihre Lobbytätigkeit für die Ausbreitung der Homöopathie sowie ihre Rolle als Selbstorganisation der Homöopathieanhänger. Dies vertieft Eberhard Wolff am Beispiel des homöopathischen Arzneimittelmarktes. Qualität und Preis, Verfügbarkeit und Verteilung des Arzneimittels vor Ort waren Gegenstand steten Ringens zwischen Laienvereinen, Apotheken, Pharmaherstellern und dem Gesetzgeber.

Der zweite Teil zu den „Heilkundigen" beginnt mit der Biographie des Schorndorfer Drechslers und späteren Laienhomöopathen Johann David Steinestel (1808-1849). Dieser wollte sich nach entsprechendem Druck der Gesundheitsbehörden einer Prüfung unterziehen, um weiter in Stuttgart praktizieren zu können. So war er bisher der Homöopathiegeschichte als Anlaß für Hahnemanns Katalog von Prüfungsfragen für einen „richtigen" Homöopathen bekannt. Elisabeth Häcker-Strobusch rekonstruiert nun den lokalen Hintergrund dieses Mannes, mit dem auch die Verbreitungsgeschichte der Homöopathie im Rahmen der Missionstätigkeit in den Blick kommt. Ingeborg Streuber stellt einen Vernachlässigten der ärztlich geprägten Homöopathiegeschichte, den Heilpraktiker, Klinikbetreiber und Erfolgsautor Arthur Lutze (1813-1870) vor, der von Köthen aus im dritten Viertel des 19. Jahrhunderts einer der erfolgreichsten Propagatoren der Homöopathie wurde. Wie man wirkungsvoll den medizinischen Markt dieser Zeit nutzte, wird am Beispiel Lutzes besonders plastisch erkennbar. Thomas Faltin vergleicht den Weg des südwestdeutschen Laienheilers Eugen Wenz (1856-1945) mit anderen Heilpraktikern. Wenz' Versuch, die Homöopathie religiös zu begründen, ist ein Lehrbeispiel zur deutschen Ideologiegeschichte. Die genaue Beobachtung seiner Praxis zeigt, daß sich die homöopathische Behandlungsweise bei Wenz mit anderen Therapien vermischte. Damit ist die allgemeinere Frage nach der Identität homöopathischer Therapie in der Praxis gestellt, die nicht nur die Heilpraktiker betrifft. Reinhart Schüppel und Thomas Schlich gehen dem immer wieder behaupteten „Aufschwung der Homöopathie" nach. Passend zum oft apologetischen Charakter der bisherigen Homöopathiegeschichte, behaupteten die in diesem Kontext entstandenen Werke nicht selten, daß gerade in ihrer Zeit die Homöopathie im Aufschwung begriffen sei, was insbesondere bei Publikationen aus den 1920er Jahren auffällt. Auch heute spielt dieses Ar-

---

[22] Vgl. zu weiteren Aspekten der internationalen Geschichte der Homöopathie Dinges (1996).

gument in der öffentlichen Auseinandersetzung eine gewisse Rolle. Das Ergebnis für die letzten zweihundert Jahre Homöopathiegeschichte, zu dem die Autoren nach genauer Diskussion der möglichen Indikatoren kommen, ist deshalb geradezu aufregend, weil es gründlich ernüchtert. Einen von der Forschung bisher weitgehend vernachlässigten Bereich mit großer aktueller Bedeutung greift Ingrid Kannengießer in ihrem Beitrag zu dem Tierarzt J.J.W. Lux (1773-1849) auf. Vor dem Hintergrund der von ihr anschaulich beschriebenen veterinärmedizinischen Praxis um 1800 zeigen sich die erheblichen Vorteile, die eine homöopathische Behandlung für die Tiere und ihre Besitzer bedeuten konnte.

Im Abschnitt über die Patienten wurden bereits Laienvereine und der Arzneimittelmarkt dargestellt. Der dritte Teil betrifft Institutionen im engeren Sinn. Karl-Heinz Faber zeigt an der von Philipp Wilhelm Ludwig Griesselich (1804-1848) herausgegebenen Zeitschrift „Hygea", wie eine solche Publikation in der Frühzeit der Homöopathie zum Kristallisationspunkt einer regionalen, hauptsächlich ärztlich geprägten Vereinigung wurde. An den dort veröffentlichten Artikeln läßt sich die Hahnemann gegenüber kritisch geführte Diskussion um die neue Heilmethode verfolgen. Joachim Willfahrt untersucht demgegenüber den riesigen Markt an Veröffentlichungen, insbesondere für das Laienpublikum, der in der zweiten Hälfte des 19. Jahrhunderts entstand. Er beschreibt die Strategie unterschiedlich durchsetzungsfähiger homöopathischer Verlage, die oft mit der Arzneimittelproduktion verbunden waren. Dann verfolgt er, wie es schließlich der Firma Willmar Schwabe in Leipzig gelang, eine Monopolstellung aufzubauen. Die erfolgreiche Institutionenbildung in den USA verfolgt Reinhart Schüppel in seinem Beitrag über den Deutsch-Amerikaner Constantin Hering (1800-1880). Mit der dortigen Etablierung der Homöopathie gelang, was im „Vaterland der Homöopathie" mit Bewunderung verfolgt wurde. Schüppel geht auch den Gründen für diesen Erfolg nach. Homöopathische Krankenhäuser waren immer eine zentrale Forderung der Anhänger der neuen Heilmethode. Wunsch und Wirklichkeit lagen dabei selten nah beieinander. Dies zeigt in einem dichten Überblicksartikel Heinz Eppenich, der damit ein weiteres Mal die Bedeutung der Homöopathiegeschichtsschreibung für die aktuellen Diskussionen unterstreicht.

Der Band behandelt die Zusammenhänge zwischen Homöopathie und Politik nur ansatzweise. Für diesen Bereich eröffnet er aber ebenso Perspektiven wie zu vielen anderen Forschungsfeldern. So sind die Beziehungen zwischen der Verbreitung der Homöopathie und konfessionellen Orientierungen noch weitgehend unerforscht. Das gleiche gilt für die unterschiedliche Bedeutung von Männern und Frauen in der Homöopathiegeschichte. Es könnte ja sein, daß die Homöopathie deshalb für die Frauen in vielen Familien im 19. Jahrhunderts so attraktiv war, weil sich bei ihrer Anwendung ein größerer Spielraum für die Selbstmedikation ergab als im immer stärker durch die ärztlichen Entscheidungen geprägten Arzt-Patient-Verhältnis bei einer schulmedizinisch orientierten Behandlung.

Der vorliegende Band ist das Ergebnis vielfältiger Kooperation. Die Autoren erklärten sich freundlicherweise bereit, ihre Beiträge vorab auf einer Tagung zu diskutieren und sie daraufhin zu überarbeiten. Im Institut für Geschichte der Medizin der Robert Bosch Stiftung sorgte insbesondere dessen Leiter, Prof. Dr. Robert Jütte, für die zur Vorbereitung eines solchen Bandes förderlichen Arbeitsbedingungen. Kollegen und Mitarbeitern sei für Zuspruch und anregende Kritik gedankt. Frau Claudia Stein M. A. leistete als Redaktionsassistentin bei den vielen - teilweise recht mühseligen - Vorbereitungen, nicht zuletzt des Bildteils, ganze Arbeit. Ihnen allen danke ich herzlich. Natürlich gehen alle Ungenauigkeiten zu Lasten des Herausgebers.

Stuttgart, im März 1996
Martin Dinges

Literatur

Bonneval, Henri de: Considérations sur l'homoeopathie... Bordeaux 1881.

Dinges, Martin: Vom Nutzen der Homöopathiegeschichte - insbesondere für den ärztlichen Stand. In: Allgemeine Homöopathische Zeitung (=AHZ) 1996c, S. 11-26.

Dinges, Martin (Hrsg.): Weltgeschichte der Homöopathie. München 1996.

Dinges, Martin (Hrsg.): Medizinkritische Bewegungen im Deutschen Reich ca. 1870-1933. (Medizin, Gesellschaft und Geschichte, Beiheft 9). Stuttgart 1996a.

Dinges, Martin: Organisierte Macht homöopathischer Ärzte? Deutschland und die USA im Vergleich. In: Medizin, Gesellschaft und Geschichte 14 (1996b) (im Druck)

European Committee for Homoeopathy (Hrsg.): Homoeopathy in Europe. Rotterdam 1994.

Faure, Olivier (Hrsg.): Praticiens, Patients et Militants de l'Homéopathie aux XIXe et XXe siècles (1800-1940) (Actes du colloque franco-allemand. Lyon 1990). Lyon 1992.

Faure, Olivier: Eine zweite Heimat für die Homöopathie: Frankreich. In: Dinges (1996).

Gijswijt-Hofstra, Marijke: Homöopathie in den Niederlanden und Belgien. In: Dinges (1996).

Goullon, H.: Nekrolog zum Andenken an Sanitätsrath Dr. Bernhard Hirschel. In: Allgemeine Homöopathische Zeitung 88 (1874), S. 49-51.

Hirschel, Bernhard: Die Homöopathie und ihre Bekenner. Ein Mahnungsruf am Denkmal Hahnemanns. Dessau 1851.

Jütte, Robert: The Professionalization of Homeopathy in the 19th Century. In: Robert Jütte, John Woodward (Hrsg.): Coping with Sickness. Sheffield 1995, S. 45-66.

Jütte, Robert, Risse, Günther (Hrsg.): Culture, Knowledge and Healing: Historical Perspectives of Homeopathic Medicine in Europe and America. 1996 (im Druck).

Patienten

Samuel Hahnemanns Patientenschaft

Robert Jütte

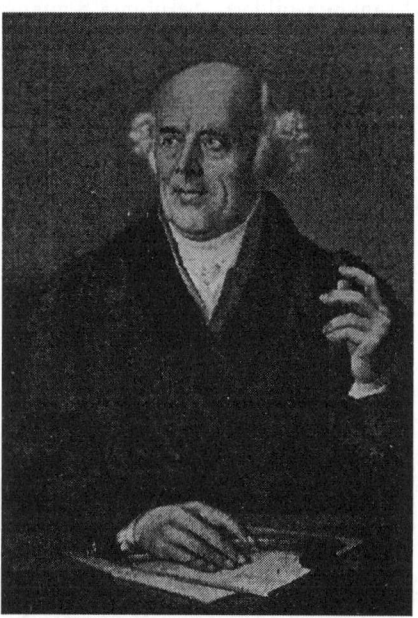

Abb. 4: Hahnemann mit Schreibzeug. Porträt von Julius Schoppe anläßlich Hahnemanns Goldenem Doktorjubiläum (1829). (Quelle: Bildarchiv des Instituts für Geschichte der Medizin der Robert Bosch Stiftung, Stuttgart)

Für kaum eine andere Arztpraxis des 19. Jahrhunderts haben wir eine so dichte Quellenüberlieferung wie für die des Begründers der Homöopathie. Von 1800 bis zu seinem Tode im Jahre 1843 hat Samuel Hahnemann akribisch fast alle Konsultationen (auch die brieflichen) notiert und dokumentiert. Das Ergebnis sind 54 eng beschriebene Quartbände, die sogenannten „Krankenjournale", und über 5000 erhaltene Briefe von Patienten. Ein nur geringer Teil dieser Quellen liegt inzwischen in einer modernen Edition vor.[1] Das gilt allerdings nur für die Krankenjournale, von denen bislang vier veröffentlicht wurden und weitere zehn sich derzeit in Bearbeitung befinden. Die Patientenbriefe[2], die eine überaus interessante medizin- und sozialgeschichtliche Quelle sind, wurden bislang nur in Aus-

---

[1] Hahnemann (1991ff).
[2] Vgl. Meyer (1984), Nachtmann (1987, 1992). Die über 5400 Patientenbriefe sind inzwischen in einer Datenbank des Instituts für Geschichte der Medizin der Robert Bosch Stiftung in Stuttgart so erfaßt, daß man nach bestimmten Personen suchen und die Daten mit den Angaben in den Krankenjournalen verknüpfen kann.

zügen veröffentlicht und warten noch auf eine systematische Auswertung. Gleichwohl hat sich die neuere homöopathiegeschichtliche Forschung in den vergangenen Jahrzehnten gelegentlich diesem noch weitgehend ungehobenen Fundus genähert. Ins Blickfeld gerieten so einzelne Fallgeschichten (interessante Krankheitsbilder[3], berühmte Patienten[4]) oder wichtige Problemfelder der homöopathischen Arzneimitteltherapie (Verwendung von Hochpotenzen[5], Wahl des Arzneimittels[6], Behandlung chronischer Krankheiten[7]). Sozialgeschichtliche Aspekte der umfangreichen und gut dokumentierten Hahnemannschen Praxis fanden dagegen bislang noch nicht die ihnen gebührende Aufmerksamkeit, wenngleich es inzwischen erfreulicherweise die eine oder andere Studie gibt, aus der wir etwas über die Zahl der Patienten und die Zusammensetzung der Klientel dieses berühmten und umstrittenen Arztes in Erfahrung bringen können.

Im folgenden soll der Versuch unternommen werden, aus den bisher vorliegenden und z.T. auch noch unveröffentlichten Untersuchungen zu Hahnemanns deutschen und französischen Krankenjournalen einen ersten Überblick über die Patientenschaft Hahnemanns von den bescheidenen Anfängen zu Beginn des 19. Jahrhundert bis in die Pariser Zeit, als er bereits ein weltberühmter Arzt war, zu geben. Ausgewählt wurden vier Stationen seines sehr bewegten Lebens, die repräsentativ für unterschiedliche Phasen seines theoretischen und therapeutischen Schaffens sind und für die einschlägige Untersuchungen oder Vorstudien vorliegen. Es sind dies (in Klammer Nr. des betreffenden Krankenjournals): Eilenburg 1800-1803 (D 2-D 5)[8], Leipzig 1815-1816 (D 12-14)[9], Köthen 1830 (D 34)[10], Paris 1837-1838 (DF 5)[11]

Ein Blick in die Praxis

Doch bevor wir zur sozialstatistischen Analyse der leider nicht immer in einheitlicher Form überlieferten Patientendaten aus diesen vier Zeitabschnitten kommen, sollen uns einige Berichte von Hahnemann selbst, von seinen Patienten und Schülern helfen, einen konkreten Einblick in die Praxis des Begründers der Homöopathie zu gewinnen. Diese Quellen erwähnen beispielsweise nicht nur den beachtlichen Zulauf an Patienten,

---

[3] Vgl. z.B. Seiler (1988).
[4] Vgl. Jütte (1992).
[5] Vgl. z.B. Sauerbeck (1990), Adler (1995).
[6] Vgl. Michalowski/Sander/Sauerbeck (1989).
[7] Vgl. Hickmann (1993).
[8] Vgl. Vogl (1990).
[9] Vgl. Genneper (1991).
[10] Vgl. Fischbach-Sabel (1990).
[11] Vgl. Sauerbeck (o.J.).

den Hahnemann von Anfang an hatte, sondern liefern auch interessante Details über die Art und Weise, wie dieser seine immer größer werdende Praxis organisatorisch bewältigte.

Am 18. September 1801, also noch lange vor dem Erscheinen der ersten Auflage des „Organon", das ihn auf einen Schlag berühmt machte, schrieb Hahnemann an den Herausgeber des „Allgemeinen Anzeigers der Deutschen", Rudolf Zacharias Becker in Gotha: „Fast hätte ich heute nicht schreiben können, weil ich in den wenigen Wochen, die ich in Eilenburg wohne, schon so mit Kunden gesegnet bin, daß ich oft nicht essen kann. Ich finde hier sehr viel Zuneigung zu mir. [...] fehlte es mirs auch da [gemeint ist sein vorheriger Wohnsitz in Machern; R.J.] an naher und entfernter Landpraxis nicht. Aber hier ist's doch weit ärger damit."[12]

Sehr viel genauer und ausführlicher ist die Schilderung seines Schülers Franz Hartmann (1796-1853), der Hahnemanns Leipziger Praxis aus der Erinnerung wie folgt beschreibt: „In der Zeit, wo ich Umgang mit Hahnemann hatte, hatte er nacheinander 2 Wohnungen, in denen neben der äußern Thür ein kleines Kappfensterchen [Klappfenster, R.J.] sich befand, das bei jedesmaligem Klingeln mit einem Mädchenkopfe sich füllte, der wie ein Thurmwart herauslugte, um den Ankömmling erst die Revue passieren zu lassen [...]. Trat man dann in seine Stube, so saßen schon eine Menge Kranker da, deren jedem er gleiche Aufmerksamkeit schenkte. Ein viereckiger Tisch mittler[er] Größe nahe am Fenster war mit seinen Schreibereien versehen, an diesem expedirte er seine Kranken, examinirte genau und schrieb selbst die unbedeutenst scheinende Kleinigkeit des Kranken in ein länglich Quart-Buch ein, das er jedesmal zuschlug, sobald er in ein anderes Zimmer ging, um die nöthige Arznei zu holen. [...] Das Honorar für 6 Pulver [...] betrug im niedrigsten Preise 16 gGr. [gute Groschen], bei Reicher[e]n 1 Thl. [Taler], 1 Thlr. 8 gGr. bis 2 Thlr. [...]."[13] Außerdem vergißt Hartmann in diesem Zusammenhang nicht zu erwähnen, daß Hahnemann nicht so geldgierig war, wie ihm seine Gegner vorwarfen, sondern daß dieser jährlich zwölf arme Kranke unentgeltlich behandelte, die zu denselben Sprechstundenzeiten (9-12 Uhr, 14-16 Uhr) zu ihm kamen und „gleiche Rechte mit den Reichen genossen."[14]

Über die Zeit in Köthen (1821-35), als Hahnemann bereits Hofrat und Leibarzt des regierenden Herzogs war, haben wir eine kurze Notiz aus der Feder des badischen Homöopathen Ludwig Griesselich, der ihn 1832 aufsuchte. Darin heißt es über Hahnemanns Praxis: „Der Reisende [Ludwig Griesselich, R.J.] hatte hierbei Gelegenheit, das genaue Krankenexamen Hahnemanns zu bewundern; er forschte jede Kleinigkeit aus und trug sie

---
[12] Zitiert Haehl (1922), Bd. II, S. 49.
[13] Hartmann (1844), S. 185. Der Tagelohn eines Bauhandwerkers (Dachdeckergeselle) belief sich damals auf ca. 8 gute Groschen.
[14] Hartmann (1844), S. 186.

sogleich in sein Buch ein, welches ein fortlaufendes Protokoll bildet."¹⁵ Wieviel Zulauf Hahnemann damals hatte und aus welchen Kreisen seine Patienten stammten, erfahren wir aus diesem ansonsten sehr aufschlußreichen Reisebericht leider nicht.

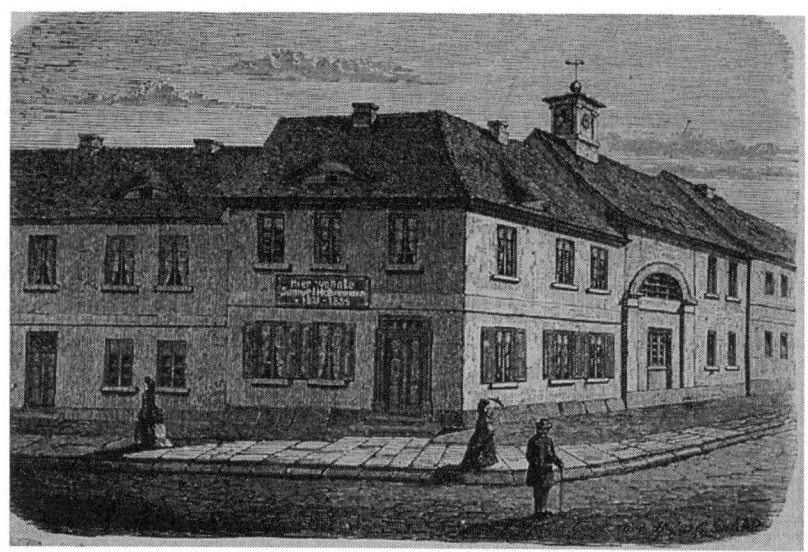

Abb. 5: Hahnemanns Wohnhaus in Köthen in der 2. Hälfte des 19. Jahrhunderts. (Quelle: Bildarchiv des Instituts für Geschichte der Medizin der Robert Bosch Stiftung, Stuttgart)

Besser sind wir dagegen über seine Pariser Sprechstunden unterrichtet. Dort besuchte ihn die amerikanische Schauspielerin Anna Cora Mowatt. Ihrem Bericht entnehmen wir, daß vor der Einfahrt zu Hahnemanns prachtvollem Domizil in der Rue de Milan sich eine so lange Schlange von Pferdedroschken gebildet hatte, daß sie in ihrer Kutsche fast 20 Minuten warten mußte. Nach der nur langsam vonstatten gehenden Vorfahrt auf den Hof bot sich ihr folgendes Bild: „Drei oder vier Livreebediente, welche in der weiten Halle beisammen waren, führten die Ankömmlinge nach der breiten Haupttreppe. Oben angekommen, wurden sie wiederum von einigen aufgeputzten Herren in Empfang genommen und in einen eleganten und splendid möblirten Salon eingelassen, der mit einer Reihe von Zimmern, die weniger geräumig waren, in Verbindung stand. Der Salon war von fashionable gekleideten Damen und Herren besetzt sowie auch von

---

¹⁵ Griesselich (1832), S. 33.

Kindermädchen mit ihren Kindern, und hie und da lag ein Schwerkranker auf einem sammetnen Ruhebett oder einer gestickten Ottomane. Dieser unerwartete Zudrang von Patienten, das Geräusch flüsternder Stimmen, das Gelächter spielender Kinder, und die Unmöglichkeit, sich setzen zu können, setzte mich einigermaßen in Verlegenheit."[16] Die Besucherin fand schließlich doch noch in einem Nebenzimmer eine Sitzgelegenheit und wurde nach mehr als drei Stunden Warten endlich in das Sprechzimmer vorgelassen, wo sie von Hahnemann und seiner Frau Melanie, die zu dieser Zeit bereits seine Mitarbeiterin war und sogar in eigener Verantwortung Sprechstunden für bedürftige Patienten abhielt, empfangen wurde.

So unterschiedlich im Detail und in der Motivation diese Augenzeugenberichte auch sind, so geht doch aus allen hervor, daß Hahnemann eine Praxis hatte, die an Umfang ständig zunahm. Bereits zu Beginn seiner Tätigkeit als homöopathischer Arzt konnte er sich über Zulauf nicht beklagen, wenngleich die Auslastung damals vielleicht doch nicht so hoch gewesen sein dürfte, wie der Brief an seinen Freund Becker andeutet. In Leipzig und Köthen ist die Praxis, wie man aus den erwähnten biographischen Splittern herauslesen kann, weiter gewachsen. Obwohl damals bereits Patienten von nah und fern zu Hahnemann strömten und sich später zum Teil per Brief weiterbehandeln ließen, so nahm sich diese Praxis doch noch relativ bescheiden aus im Vergleich zu dem Andrang, der Ende der 1830er Jahre in den Wartezimmern der von Hahnemann erworbenen herrschaftlichen Villa in einem vornehmen Pariser Stadtviertel Tag für Tag herrschte.

Doch beschränken wir uns nicht auf solche subjektiv gefärbten Schilderungen und impressionistischen Eindrücke, sondern wenden uns einer statistisch untermauerten Analyse der hinterlassenen Krankenjournale zu, die sich auf die obengenannten Studien stützt.

Zahl der Patienten und Anzahl der Konsultationen

In den Jahren 1800 bis 1803 behandelte Hahnemann, der damals in Eilenburg praktizierte, insgesamt 997 Patienten. Die Zahl der Konsultationen belief sich auf 2930. Im Durchschnitt kommen damit auf einen Patienten drei Behandlungstermine. Bemerkenswert ist, daß die Zahl der Patienten im untersuchten Zeitraum von Jahr zu Jahr niedriger wird, aber die Zahl der Konsultationen genau den umgekehrten Trend aufweist. Diese stieg von 1,8 Konsultationen pro Patient auf einen Durchschnittswert von 3,0. Die Bandbreite ist jedoch beträchtlich und wird von dem Mittelwert verdeckt. Während einige Patienten Hahnemann nur ein einziges Mal aufsuchten, kam es in einem Fall sogar zu 55 Konsultationen. Rechnet man die Gesamtzahl der Patienten bzw. Konsultationen auf einen Tagesdurch-

---
[16] Mowatt (1895), S. 62f. Vgl. dazu auch Handley (1993), S. 118f.

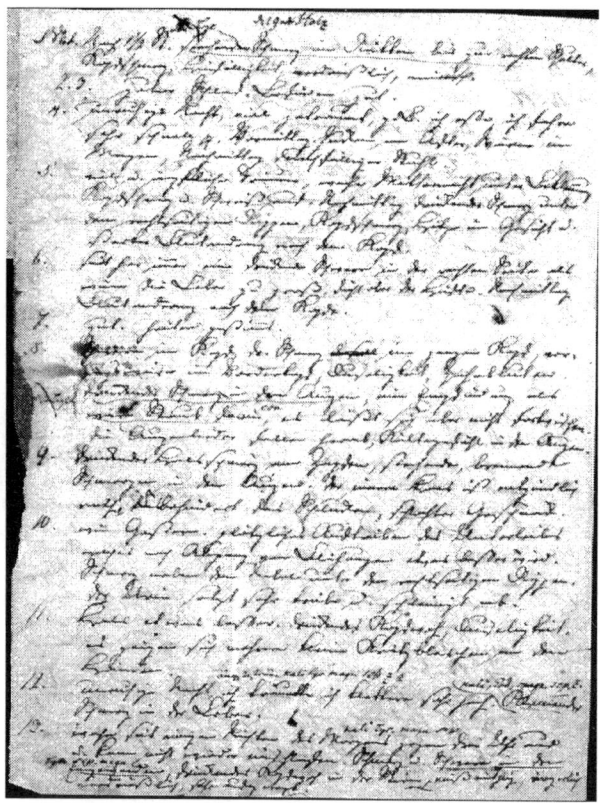

Abb. 6: Brief des Patienten Holtz (Ziegeleibesitzer) an Hahnemann vom 19. Oktober 1832. (Quelle: Bildarchiv des Instituts für Geschichte der Medizin der Robert Bosch Stiftung, Stuttgart)

schnitt um, so ergibt sich eine doch eher bescheiden zu nennende Arbeitsbelastung von ein bis zwei Patienten pro Tag oder drei bis vier Konsultationen täglich. Ungefähr zehn Jahre später war seine Praxis, die sich damals bereits in Leipzig befand, ausweislich der Krankenjournale D 12-14 bereits sehr viel stärker besucht. Im Zeitraum 1815 bis 1816 waren es 10 bis 15 Konsultationen täglich. Hahnemann sah meist nicht mehr als zwei neue Patienten pro Tag, an manchen Tagen waren es allerdings sogar bis zu fünf. Eine ähnliche Frequenz weist auch seine spätere Köthener Praxis auf. Damals (1830) konsultierten ihn im Durchschnitt acht Patienten pro Tag (entweder persönlich oder brieflich). Für die Pariser Jahre bestätigt das einzige französischsprachige Krankenjournal, das bislang ediert ist, den Eindruck, den wir bereits aus dem anschaulichen Bericht der amerikanischen Schauspielerin gewonnen haben, nämlich daß Hahnemanns Praxis noch erheblich an Umfang zugenommen haben muß. Nach den Berechnungen Karl-Otto Sauerbecks hat Hahnemann in seinen letzten Lebensjahren im Durchschnitt 16 Patienten pro Tag behandelt. Interessant ist auch der Befund, daß die Zahl der Konsultationen in den Sommermonaten immer erheblich zurückging, weil der größere Teil der wohlhabenden Klientel des Pariser „Modearztes" sich in dieser Zeit auf dem Land aufhielt, wo es kühler und angenehmer als in der Großstadt war.

Wie schon für die Köthener Jahre belegt, bestätigt auch die statistische Auswertung des Krankenjournals DF 5, daß Hahnemann anscheinend nie Urlaub machte und auch an Sonn- und Feiertagen Patienten, wenn auch nicht so viele wie an Werktagen, empfing. Ausweislich seiner detaillierten Behandlungsnotizen aus der Pariser Zeit, die damals bereits nicht mehr chronologisch, sondern nach Patienten gegliedert waren, fanden an 17 Sonntagen insgesamt 14 Konsultationen statt. An 17 Samstagen, die diesen vorausgingen, waren es sogar zusammengerechnet 116 Behandlungstermine. Auch an hohen christlichen Feiertagen (Heiligabend, Weihnachten, Neujahr, Dreikönig) kamen - zumindest in den Jahren 1837 und 1838 - Patienten zu Hahnemann und ließen sich von ihm behandeln. Die Krankenjournale bestätigen also, was Hahnemann bereits ein Jahr nach seiner Ankunft in Paris an seinen Freund und Schüler Clemens von Bönninghausen (1785-1864) schreibt: „[...] ich sitze tief in der Praxis der hiesigen Standespersonen mit dem besten Erfolge und kann mich vor Andrange kaum retten".[17] Daß einige „allopathische" Ärzte damals sogar noch sehr viel häufiger Patienten an Sonn- und Feiertagen (60,1% aller Konsultationen!) behandelten, um zu einem ausreichenden Einkommen zu kommen, belegt beispielsweise das Patiententagebuch des Bochumer Arztes Karl Arnold Kortum (1745-1824).[18]

Zeitlicher Abstand zwischen den Konsultationen

Wie bereits die Untersuchung eines Krankenjournals aus der Köthener Zeit deutlich gemacht hat, hing die Häufigkeit der Konsultationen - ähnlich wie in einer zeitgenössischen „allopathischen" Praxis[19] - einerseits von der Art der Erkrankung und andererseits von der Entfernung des Wohnortes des Patienten ab. Bei akuten Erkrankungen kamen die Kranken sogar bis zu dreimal pro Tag in die Hahnemannsche Praxis. Die Patienten, die sich bei ihm in längerer Behandlung befanden, wurden meist im Abstand von 7, 14 und 24 Tagen wieder einbestellt. Bei Kranken, die ihn brieflich konsultierten, waren die Abstände naturgemäß größer. Manchmal vergingen bis zu sechs Monaten, bevor eine weitere Konsultation erfolgte. Wenn homöo-

---

[17] Brief vom 18.9.1836, zitiert nach der Neuedition von Stahl (1995), Ms. S. 134. Vgl. das Original im Homöopathie-Archiv des Instituts für Geschichte der Medizin der Robert Bosch Stiftung, Bestand A, Nr. 848.
[18] Vgl. Balster (1990), S. 134.
[19] Vgl. dazu Balster (1990), S. 142ff.

pathische Ärzte sich heute auf Hahnemann berufen[20], indem sie empfehlen, daß eine zweite Konsultation erst sechs Wochen nach der ersten stattfinden soll, wenn nicht besondere Umstände eine Verringerung der Zeitabstände notwendig machen, so widerspricht das der Hahnemannschen Praxis, wie das Abbildung 7, welche auf einer Auswertung des Krankenjournals DF 5 beruht, beweist. Danach fanden die meisten Konsultationen im Abstand von 1-7 Tagen und 8-14 Tagen statt.

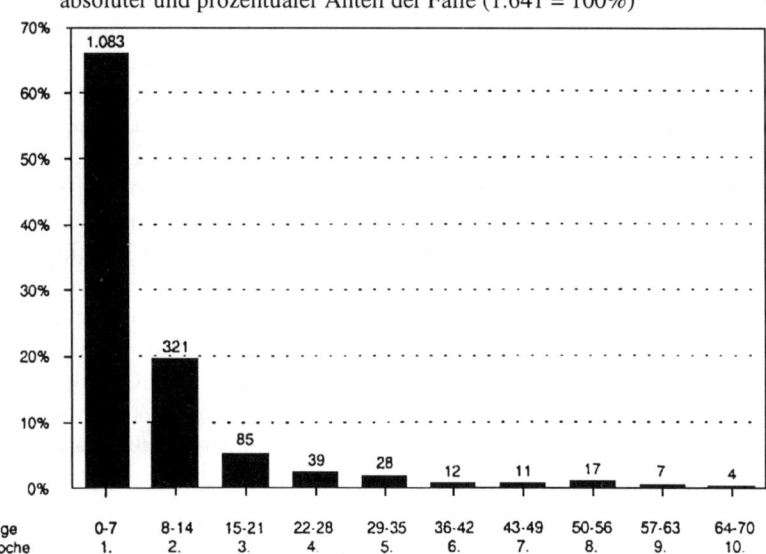

Abb. 7: Zeitabstände zwischen zwei Konsultationen in Hahnemanns Pariser Praxis (1837-1838). (Quelle: Michalowski / Sander / Sauerbeck [1989], S. 191)

Geschlecht

Empirisch-sozialwissenschaftliche Studien zum „Patientengut" homöopathischer und naturheilkundlicher Arztpraxen belegen, daß es heute hinsichtlich der Geschlechterverteilung keinen signifikanten Unterschied im Vergleich zu einer weitgehend schulmedizinisch orientierten Praxis eines niedergelassenen Arztes gibt. In beiden Vergleichsgruppen lag der Anteil der Frauen bei 64,7 bzw. 62,6 Prozent.[21] In einer „allopathischen" Praxis des frühen 19. Jahrhunderts lag der Frauenanteil mit 48,2 Prozent (bedingt durch unvollständige Angaben in den Quellen) zwar prozentual gerechnet

---

[20] Vgl. Meili (1988), S. 183f.
[21] Schultheiß/Schriever (1991), S. 35.

niedriger,[22] doch entspricht der auch dort feststellbare „Frauenüberhang" proportional gesehen dem Bild, das wir aus heutigen medizinsoziologischen Studien kennen.

Und wie sah es in Hahnemanns Praxis aus? In seiner Eilenburger Zeit ist die Geschlechterverteilung mit der ausgedehnten Praxis des Bochumer Arztes Karl Anton Kortum fast identisch (47 Prozent Frauen, 40 Prozent Männer, 13 Prozent ohne Angabe), obwohl beide Städte damals schon hinsichtlich der Einwohnerzahl, Einzugsgebiet, Wirtschafts- und Sozialstruktur erhebliche Unterschiede aufweisen. In dem Stichjahr 1830, das für die Köthener Praxis ausgewählt wurde, war es allerdings genau umgekehrt. Damals waren unter seinen Patienten 35,7 Prozent Frauen, 46,4 Prozent Männer, in 17,8 Prozent der Fälle handelt es sich um Kinder oder war das Geschlecht unbekannt. Ein leichter „Männerüberhang" läßt sich übrigens auch für die Pariser Zeit feststellen. Nach Hahnemanns Tod scheinen es aber vor allem wieder in der Mehrzahl Frauen gewesen zu sein, die sich von seiner zweiten Frau Mélanie d'Hervilly (1800-1878), die vorher bereits zusammen mit ihm die Praxis ausgeübt hatte, behandeln ließen.

Familienstand

Im Vergleich zur zeitgenössischen Praxis des Bochumer Arztes Karl Arnold Kortum[23] fällt auf, daß Hahnemann in seiner Eilenburger Zeit erheblich weniger Ledige (15 Prozent, einschließlich der Kinder und Jugendlichen unter 16 Jahren) als Verheiratete (27 Prozent) unter seinen Patienten hatte, wobei allerdings zu berücksichtigen ist, daß für beide Praxen die Zahl derjenigen, deren Familienstand nicht eindeutig aus den Aufzeichnungen hervorgeht, mit über 50 Prozent erheblich ist. Für die übrigen Krankenjournale Hahnemanns liegen bislang leider keine entsprechenden Zahlen vor, da diese Daten von den Bearbeitern nicht erhoben wurden (siehe Abb.8, S. 32).

Alter

In den Eilenburger Jahren variierte das Alter der Patienten - soweit bekannt - von 4 Wochen bis 78 Jahre. Am stärksten war zweifellos die Altergruppe zwischen 25 und 55 Jahre im „Patientengut" vertreten (vgl. Abbildung 8). Ein ähnliches Bild ergibt sich für die Leipziger Jahre (vgl. Abbildung 9), wo sich über 50 Prozent der Patienten in dieser Altersgruppe

---

[22] Vgl. Balster (1990), S. 101.
[23] Vgl. Balster (1990), S. 107.

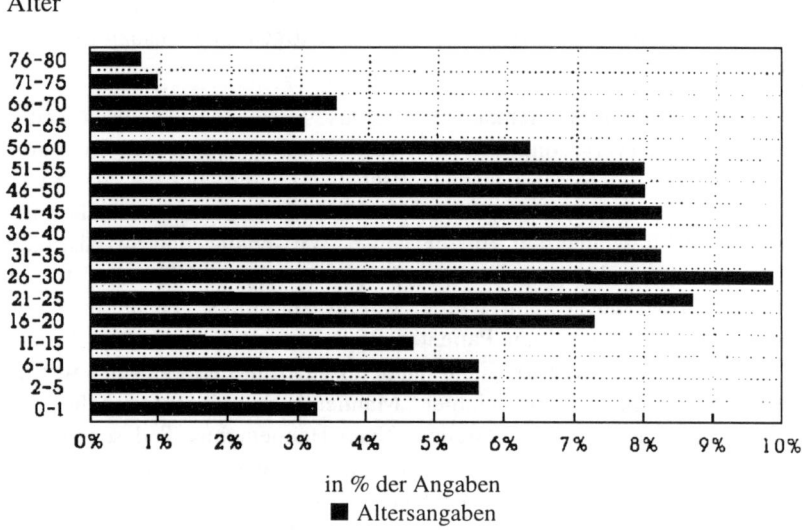

Abb. 8: Altersstruktur der Patienten in Hahnemanns Eilenburger Praxis (1800-1803). (Quelle: Vogl [1990], S. 176)

befanden. Ebenfalls in dieser Größenordnung (47,7 Prozent) bewegt sich der Anteil der 20-60jährigen Patienten in der Pariser Praxis. Diese Zahlen bilden doch einen beachtlichen Kontrast zu der spezifischen Altersverteilung, die wir aus der bereits erwähnten „allopathischen" Praxis in Bochum kennen, wo die meisten Patienten ein Alter von bis zu 30 Jahren hatten.[24] Dagegen entspricht die Altersverteilung des Hahnemannschen „Patientenguts" weitgehend den Ergebnissen der wenigen sozialstatistischen Untersuchungen aus heutiger Zeit. Dabei muß man allerdings berücksichtigen, daß sich inzwischen ein erheblicher demographischer Wandel vollzogen hat und die durchschnittliche Lebenserwartung seit Anfang des 19. Jahrhunderts erheblich gestiegen ist. In den Praxen der Ärzte, welche heute die Zusatzbezeichnung Naturheilverfahren oder Homöopathie führen bzw. deren therapeutisches Angebot überwiegend auf diesen Heilweisen beruht, sind die Patienten der mittleren Altersgruppe (21 bis 60 Jahre) stärker vertreten als in den vergleichsweise untersuchten Praxen der Ärzte, welche diese Zusatzbezeichnungen nicht führen und solche alternativen Therapien nicht oder allenfalls selten anwenden.[25] Offensichtlich sind es gerade die Berufstätigen, oft privat versicherten Arbeitnehmer oder Selbständigen, die sich für eine alternativ-medizinische Behandlung entscheiden und sich diese auch finanziell leisten können.

---

[24] Vgl. Balster (1990), S. 103.
[25] Vgl. Schultheiß/Schriever (1991), S. 35.

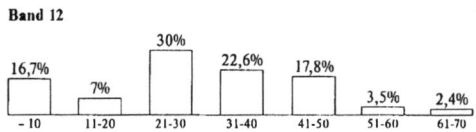
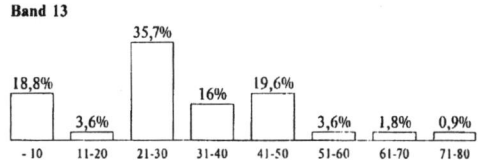
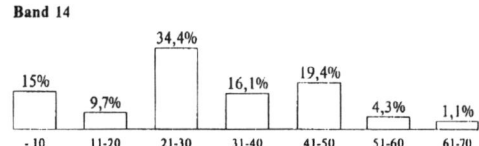

Abb. 9: Altersstruktur der Patienten in Hahnemanns Leipziger Praxis (1815-1816). (Quelle: Genneper [1991], S. 156)

Berufe

Die sozialstatistische Auswertung der Angaben zu den Berufen stellt zweifellos ein großes Problem dar. Zum einen ist die Zahl der Fälle, für die keine entsprechenden Angaben oder Hinweise vorliegen, ziemlich groß, zum anderen ist es problematisch, vom Beruf auf den Stand bzw. die soziale Schicht zu schließen. Für die Untersuchung der Hahnemannschen Krankenjournale wurde ein Kategorienschema erarbeitet, das eine Mischung aus branchen- und standesspezifischer Klassifizierung ist.[26] (s. Abb. 10, S. 34)

In der Eilenburger Zeit sind nur bei 30 Prozent aller Patienten Berufsangaben vorhanden. Insgesamt ließen sich 104 verschiedene Berufe feststellen. Die Verteilung auf die acht Klassifikationsgruppen zeigt die Abbildung 10. Es ist klar erkennbar, daß Personen aus den Bereichen „Handel" und „Gewerbe" mit über 45 Prozent am stärksten unter allen Patienten mit Berufsangaben vertreten sind. Berufe, die eine höhere Bildung erfordern, Verwaltungsberufe und Angehörige des Adels machen bereits in dieser frühen Zeit immerhin über 30 Prozent von Hahnemanns behandelten Kranken aus. Daß dies nicht gleich zu Beginn seines Aufenthaltes in Eilenburg der Fall war, zeigt die Abbildung 11, wo die

---

[26] Die Gliederung orientiert sich weitgehend an Fischer/Krengel/Wietog (1982), S. 119-125. Vgl. dazu u.a. Fischbach-Sabel (1990), S. 299.

Samuel Hahnemanns Patientenschaft

allmähliche Zunahme der Oberschicht (Gruppen 5-7) unter den Patienten im entsprechenden Zeitraum deutlich zu erkennen ist. Hahnemann hat sich also über die bürgerliche Mittelschicht allmählich auch das obere Segment des medizinischen Marktes erschlossen (s. Abb. 11).

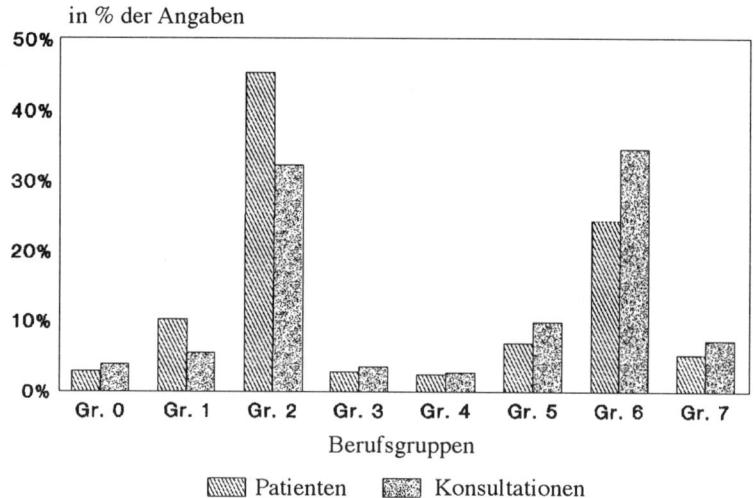

Abb. 10: Berufe der Patienten in Hahnemanns Eilenburger Praxis (1800-1803). Berufsgruppen: 0 = Sonstige, nicht eindeutig zuzuordnende Berufsangaben; 1 = Gesinde, Lohnabhängige; 2 = Handel und Gewerbe; 3 = Landwirtschaft; 4 = Militär; 5 = Bildung, Wissenschaft, Kirche, Kunst; 6 = Hofhaltung, Gericht, Verwaltung; 7 = Adel. (Quelle: Vogl [1990], S. 177)

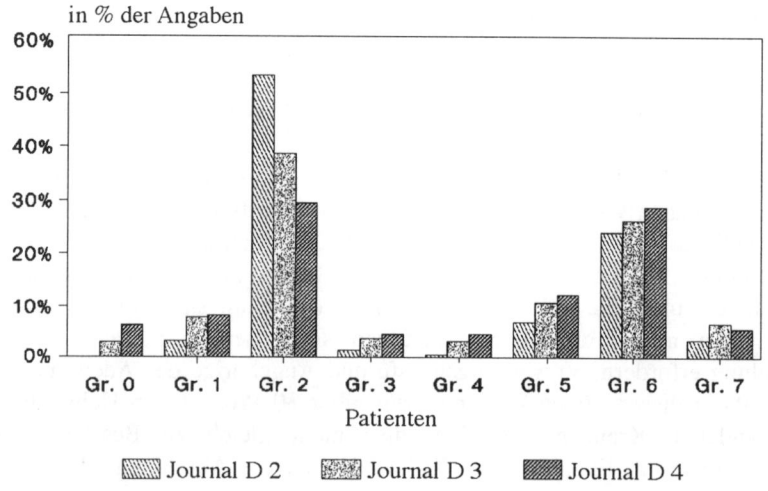

Abb. 11: Patienten mit Berufsangaben in Hahnemanns Eilenburger Praxis (nach Journalen verteilt). (Quelle: Vogl [1990], S. 178)

Die Abbildung 12 gibt das Verhältnis der Konsultation pro Patient wieder, wobei gleich erhebliche soziale Unterschiede ins Auge springen. Die Werte für die Gruppen 5 (Bildung, Wissenschaft, Kirche und Kunst), 6 (Hofhaltung, Gericht, Verwaltung) und 7 (Adel) liegen deutlich über denen der übrigen Gruppen. So fällt auf, daß Angehörige des Adels und Vertreter des Bildungs- und Besitzbürgertums sowie der höheren Beamtenschaft Hahnemann doppelt so oft in Anspruch nahmen wie Patienten aus den übrigen Berufsgruppen.

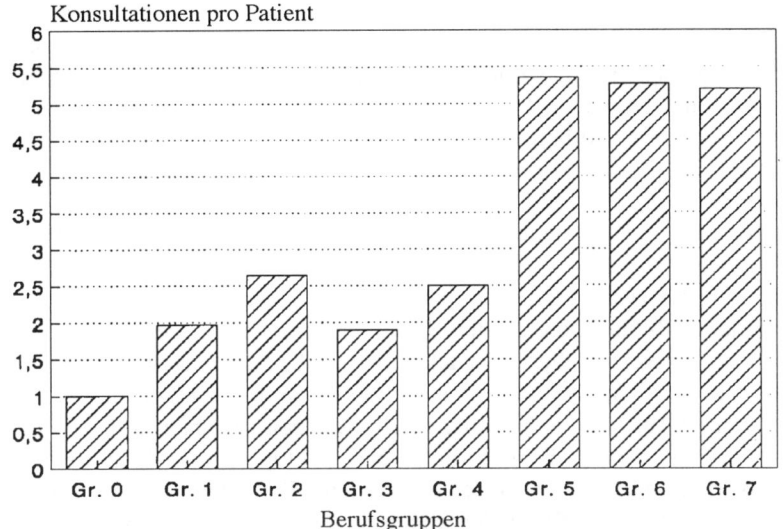

Abb. 12: Konsultationen pro Patient in Hahnemanns Eilenburger Praxis (1800-1803). (Quelle: Vogl [1990], S. 177)

Mit dem Umzug in die Universitätsstadt Leipzig veränderte sich Hahnemanns Patientenschaft. Landwirtschaftliche Berufe (Bauer, Gärtner) sind kaum noch vertreten. Die Mehrzahl seiner Patienten stammt aus dem städtischen Handwerk und der Beamtenschaft. Besonders häufig findet man unter seinen Leipziger Patienten Pastoren (9) sowie Theologie- und Jura-Studenten (46).[27] Der Hinweis auf das universitäre Milieu, in dem Hahnemann durch seine skandalträchtigen Vorlesungen an der Leipziger Universität zweifellos bekannt war, reicht hier als Erklärung nicht aus. Vielmehr wird man annehmen müssen, daß es eine Art „Mittelsmann" gegeben haben muß, der entscheidend dazu beitrug, daß Hahnemann aus dem Kreis der Theologen, die bereits in Amt und Würden waren, und bei angehenden Pfarrern großen Zulauf hatte. Eine solche Schlüsselfigur könnte Karl Gottlob Franz (1795-1835) gewesen sein, der 1813 in Leipzig zunächst ein

---

[27] Vgl. Genneper (1991), S. 21f.

Theologiestudium begann, dann aber schwer erkrankte und von Hahnemann geheilt wurde. Franz wandte sich daraufhin der Medizin zu, beteiligte sich an den von Hahnemann durchgeführten Arzneiprüfungen und wurde schließlich sein Gehilfe. Später ließ er sich als homöopathischer Arzt in Leipzig nieder. Einen ähnlichen Lebenslauf hat Franz Hartmann (1796-1853) vorzuweisen, der 1814 sein Theologiestudium in Leipzig aufgenommen hatte und, beeindruckt durch die Lehre Hahnemanns, wenig später ebenfalls zur Medizin wechselte. Weiterhin ist noch an Ernst Ferdinand Rückert (1795-1843) zu denken, der bereits 1811 an der Universität Leipzig in der Theologischen Fakultät begonnen hatte und dann dort Medizin studierte. In diesem Zusammenhang verdient auch die Tatsache Beachtung, daß nicht wenige Hahnemann-Schüler, die als Medizinstudenten in Leipzig mit der neuen Lehre bekannt wurden, Pfarrerssöhne waren. Erinnert sei hier an so berühmte homöopathische Ärzte wie Gustav Wilhelm Gross (1794-1847), Moritz Müller (1784-1849), Ernst Stapf (1788-1860), die allesamt in Leipzig Medizin studiert hatten und sich bereits in den ersten Semestern von Hahnemann, dessen Vorlesungen über die Homöopathie ein öffentliches Ereignis waren, in den Bann gezogen fühlten. Inwieweit hier eine gewisse Nähe der Homöopathie zum Protestantismus zum Ausdruck kommt, bleibt im Bereich der Spekulation, denn im weitgehend katholischen Frankreich gehörte der Klerus ebenfalls zu den starken Stützen der neuen Lehre.[28] In Deutschland jedenfalls hätte die Homöopathie während des ganzen 19. Jahrhunderts sicherlich nicht den Rückhalt in der Bevölkerung gehabt, wenn nicht so einflußreiche „Multiplikatoren" wie die Pfarrer am Werk gewesen wären. Bezeichnend ist die Bemerkung eines Schulmediziners, der um die Jahrhundertwende in der damals große Wellen schlagenden „Kurpfuscherei-Debatte" resigniert feststellte: „Sämtliche Lehrer, Pastoren und Gutsbesitzer treiben Homöopathie"[29].

Der Umzug in die Residenzstadt Köthen, der mit der Ernennung zum Hofrat und der Erlaubnis zum Selbstdispensieren verbunden war, veränderte noch einmal die Zusammensetzung des „Patientenguts". Die Oberschicht ist jetzt sehr viel stärker als früher vertreten (vgl. Abbildung 13). Patienten aus Adel, Hofhaltung, Gerichtswesen, Verwaltung, Wissenschaft, Erziehungswesen, Kirche und künstlerischen Berufen machen inzwischen zwei Drittel der Klientel Hahnemanns aus. Die Zunahme der adligen Patienten dokumentiert auch eine Stichprobe (vgl. Abbildung 14) aus einigen Krankenjournalen, die in Köthen entstanden sind. Bei den Angehörigen der

---

[28] Vgl. Delaunay (1948), S. 112.
[29] So der Berliner Medizinalrat Dr. Dietrich im Jahre 1898 in bezug auf preußische Verhältnisse; zitiert nach Krueger (1911), S. 26. Für ein frühes Zeugnis der Verbreitung der homöopathischen Lehre unter den Geistlichen beider Konfessionen, siehe das Kapitel „Von dem Verhältnis des Seelsorgers zur Homöopathie, und zu den homöopathischen Aerzten", das im Anhang zu Valenti (1831), S. 105ff, enthalten ist.

Unterschicht, deren Anteil an der Gesamtpatientenschaft im Vergleich zur Eilenburger und Leipziger Zeit abgenommen hat, handelt es sich meist um das Dienstpersonal der Kranken aus den höheren Gesellschaftskreisen. So drängt sich der Schluß förmlich auf, daß Hahnemann bereits in den Köthener Jahren auf dem besten Wege war, ein über die Grenzen der Residenzstadt hinaus bekannter „Modearzt" zu werden.

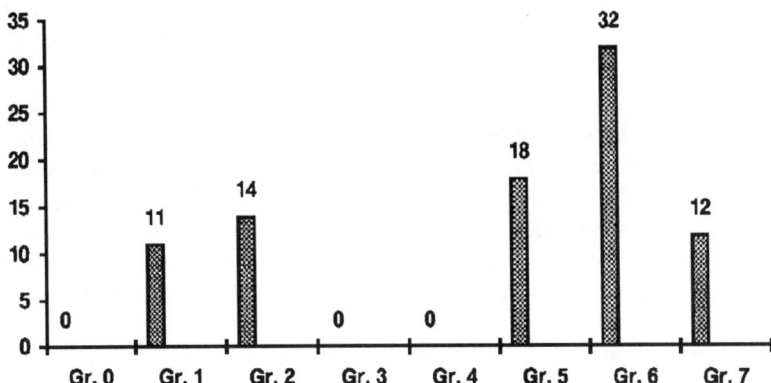

Abb. 13: Berufe der Patienten in Hahnemanns Köthener Praxis (1830). (Quelle: eigene Berechnungen und Fischbach-Sabel [1990])

Jahr	Zahl der Patienten	Zahl der Adligen	Konsultationen pro Monat	Durchschnittliche Behandlungen pro Tag	Durchschnittliche Behandlungen pro Patient und Monat
1813	37	0	111	3,6	3,0
1816	60	1	251	8,0	4,0
1820	103	4	315	10,0	3,0
1821	78	6	202	6,5	2,5
1823	98	12	237	7,6	2,4
1826	107	12	242	7,8	2,2
1830	135	17	275	8,9	2,0

Abb. 14: Ausgewählte Daten zur Leipziger und Köthener Praxis Samuel Hahnemanns (1813-1830): Stichmonat März. (Quelle: Nachtmann [1987], S. 108)

Nachdem Hahnemann eine junge Künstlerin aus französischem Adel geheiratet hatte und mit ihr nach Paris gezogen war, verlor er weitgehend seine deutsche Klientel, wenngleich es in den späten 1830er Jahren auch noch einige wenige Patienten gab, die deutscher Nationalität waren. Ansonsten dominierten naturgemäß die französischen Patienten (78,4 Prozent). Das zweitgrößte Kontingent an Patienten stellten die Briten (16,9 Prozent), die nicht nur wegen Hahnemann sich einige Zeit in Paris aufhielten. Ausweislich des Krankenjournals DF 5 stammten allein 10 Prozent seiner Patienten aus dem französischen Hochadel. Ansonsten finden sich unter den relativ wenigen Patienten (N = 21), für die nähere Angaben überliefert sind, die folgenden Berufe: Künstler (6), Offiziere (4), Beamte (3), Ärzte (2), Kaufleute (2), Handwerker (2), Kellner (1) und Student (1). Unter den zahlreichen Prominenten, die Hahnemann während seiner Pariser Zeit behandelte, waren beispielsweise der Künstler David d'Angers, der Schriftsteller Eugène Sue, der Geiger Niccolò Paganini, der Bankier James Meyer Rothschild und der englische Mäzen und Kunstliebhaber Lord Elgin.

Wie sehr Hahnemann in Paris in dem Ruf stand, ein „Modearzt" für die „Haute volée" zu sein, zeigt ein Zeitungsbericht, den der Pariser Korrespondent des „Frankfurter Journals" anläßlich der Feier von Hahnemanns 83. Geburtstag für die Leser dieser Zeitung verfaßte. Darin wird auch die Äußerung seines Freundes, der ihn zu dieser Feier eingeladen hatte, zitiert: „Sie haben gesehen, wie viele Italiener, Engländer und Amerikaner diesem Feste beiwohnten und welche Klasse der Franzosen an die Homöopathie glaubt." Da er noch den Rest eines Zweifels bei dem Journalisten bemerkte, riet der Freund, sich doch am besten selbst ein Bild von dem Andrang zu Hahnemanns Sprechstunden zu machen. Als der Korrespondent am anderen Tag in die Rue de Milan zurückkehrte, bot sich ihm folgendes eindrucksvolles Bild: „[...] fand ich den Vorplatz und die Treppe mit armen Leuten angefüllt, die Hahnemann umsonst behandelt, und in den Vorzimmern zählte ich nicht weniger als 15 Personen."[30] Daß in Hahnemanns Praxis damals nicht nur die Reichen und Berühmten, sondern Mittellose und weniger Begüterte behandelt wurden, bestätigt auch ein Brief Hahnemanns an seinen Schüler Dr. Ernst Stapf (1787-1860) aus dem Jahr 1838: Dort heißt es: „Im Laufe des letzten Halbjahres ist durch die große Zahl der Heilungen, die mir und meiner lieben Gattin gelungen sind, ein reges Interesse unter den jüngeren Ärzten für die Homöopathie wachgerufen worden. Meine Frau hat nämlich unter den Armen, selbst bei den gefährlichsten Krankheiten, mehr Heilungen erzielt, als mir unter den Reichen gelungen sind. 10 bis 20 Kranke füllen täglich das Vorzimmer und selbst die Treppen unseres kleinen Hauses, das wir allein bewohnen."[31] In einem nur zwei Jahre später verfaßten Brief an den Geheimrat Heinrich August von Gersdorff (1793-1870) in Eisenach spricht Hahnemann sogar von 20 bis 40 armen Patienten, die täglich Mélanies Sprechstunde aufsuchen,[32] und er vergißt in diesem Zusammenhang auch nicht das interessante Detail zu erwähnen, daß sich jeder Kranke, der nicht bettlägerig

---

[30] Zitiert nach Haehl (1822), Bd. II, S. 381.
[31] Brief Samuel Hahnemanns an Ernst Stapf vom 30.4.1838, abgedruckt bei Haehl (1922), Bd. II, S. 384.
[32] Brief Samuel Hahnemanns an Heinrich v. Gersdorff vom 7.8.1840, abgedruckt bei Haehl (1922), Bd. II, S. 385.

war, zu ihm in die Sprechstunde begeben mußte. Hausbesuche - sowohl bei armen als auch bei reichen Patienten - machte Hahnemann nur in Ausnahmefällen, und zwar in der Regel abends.

Einzugsgebiet

Aus den Angaben zum Wohnort der Patienten kann man das Einzugsgebiet der Praxis erkennen. Allerdings sind alle Informationen mit Vorsicht zu interpretieren, da der Begründer der Homöopathie in seinen Aufzeichnungen nicht konsequent ist. So wissen wir zum Beispiel nicht, wie viele der Patienten Hahnemanns in seiner Eilenburger Zeit, bei denen kein Wohnortsvermerk vorliegt, wirklich Einheimische waren. Dennoch lohnt sich die Aufschlüsselung und Kartierung der Fälle, in denen eindeutige Ortsangaben vorhanden sind.

Wie Michael Vogl durch die EDV-gestützte Auswertung der Krankenjournale D 2 - D 4 herausgefunden hat, lagen die meisten auswärtigen Wohnorte der Patienten in unmittelbarer Nähe von Eilenburg. In nicht wenigen Fällen lagen die Wohnorte bis zu 40 km entfernt, was mehr als einer Tagesreise entspricht, wenn die Entfernung hin- und zurück zu Fuß zurückgelegt wurde. So waren beispielsweise allein in Bad Dülben, ungefähr 30 km nördlich von Eilenburg gelegen, ca. 10 Prozent der auswärtigen Patienten Hahnemanns beheimatet. Das Einzugsgebiet der Hahnemannschen Praxis in Eilenburg entspricht somit ungefähr dem eines allopathischen Arztes, der fast zur gleichen Zeit in Bochum praktizierte. Auch dort nahm die Mehrzahl der auswärtigen Patienten für den Anmarsch einen Fußweg von eineinhalb bis dreieinhalb Stunden in Kauf.[33] Von Interesse ist hinsichtlich des späteren Ortswechsels nach Leipzig, daß sich das Einzugsgebiet von Hahnemanns Eilenburger Praxis im Laufe der Jahre in die genau entgegengesetzte Richtung, nämlich nach Norden und Osten, entwickelte.

Mit zunehmender Berühmtheit und dem Umzug nach Leipzig wuchs auch die Zahl der Patienten, die mehr als eine Tagesreise benötigten, um zu ihm in die Praxis zu gelangen. Wie aus der Abbildung 15 hervorgeht, erstreckte sich das Einzugsgebiet von Hahnemanns Praxis in seiner frühen Leipziger Zeit über einen Radius von mehr als 100 Kilometern. Leider ist die Patientenzahl für die jeweiligen Orte nicht angegeben. Dennoch kann man annehmen, daß der größte Teil der Patienten aus Leipzig selbst stammte und nicht aus dem Umland kam, zumal wir bereits gesehen haben, wie relativ groß der Anteil der Studenten und Studierten unter seinen Patienten war.

---

[33] Vgl. Balster (1990), S. 120.

Samuel Hahnemanns Patientenschaft

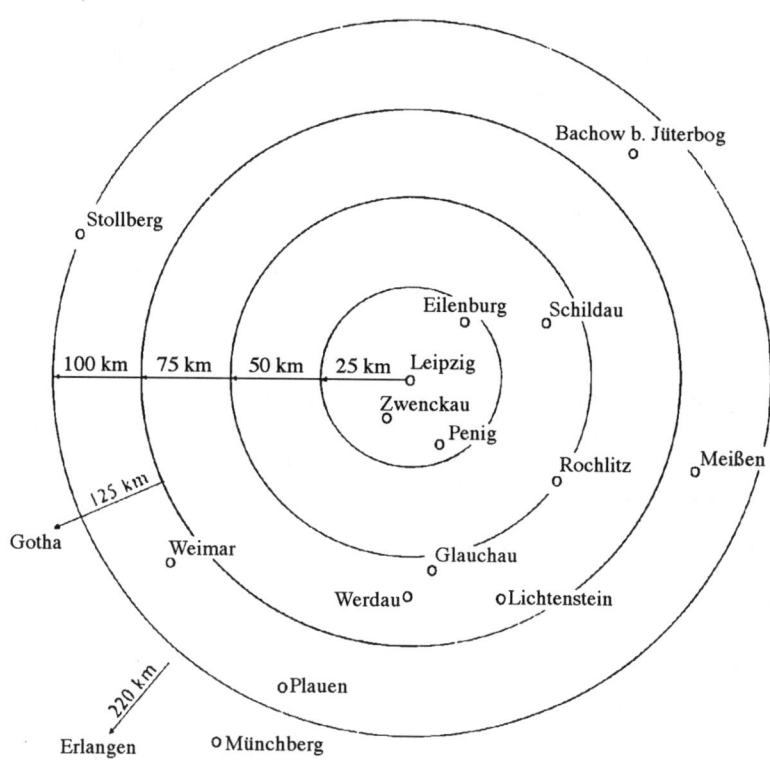

Abb. 15: Einzugsgebiet der Hahnemannschen Praxis in der Leipziger Zeit (1815-1816). (Quelle: Genneper [1991], S. 159)

Genauer sind wir dagegen über das Einzugsgebiet seiner Köthener Praxis unterrichtet. Von den 85 auswärtigen Patienten kamen immerhin 31 aus Dörfern und Städtchen, die höchstens 30 km von Köthen entfernt liegen. Der Rest stammt aus den verschiedensten deutschen Bundesstaaten (von Bayern bis Sachsen). Nicht wenige Patienten hatten ihren ständigen Wohnsitz im benachbarten europäischen Ausland (Schweiz, Italien, Frankreich, England, Böhmen, Polen, Dänemark). In diesem Zusammenhang sei daran erinnert, daß auch Hahnemanns zweite Frau, Mélanie d'Hervilly, 1834 die weite Reise von Paris nach Köthen - übrigens aus Angst vor Belästigungen in Männerkleidern! - angetreten hatte, um sich von dem berühmten homöopathischen Arzt, dessen Ruhm bereits in den 1820er Jahren nach Frankreich gedrungen war, behandeln zu lassen.[34] Die meisten seiner Patienten, die ähnlich große Entfernungen überwanden, um sich von Hahnemann kurieren zu lassen, blieben meist nur einige Tagen oder Wochen in Köthen und setzten später die Behandlung brieflich fort.

---

[34] Vgl. Handley (1993), S. 11ff.

Mit dem Umzug in eine Weltstadt wie Paris änderte sich das Einzugsgebiet der Hahnemannschen Praxis nicht grundlegend. Noch immer waren allerdings viele Auswärtige unter seinen Patienten. Das Krankenjournal DF 5 verzeichnet 59 Pariser Adressen. Dem stehen 27 auswärtige Anschriften gegenüber. Die einheimischen Patienten wohnten zum größten Teil in der Innenstadt, manche auch in den Vororten (Faubourgs). Die Mehrzahl der auswärtigen Patienten hatte ihren Wohnsitz in den umliegenden Departements (in Klammern: Zahl der Patienten): Seine (3), Seine-et-Oise (2), Seine-et-Marne (1), Seine-Inférieure (2), Manche (2), Oise (1), Marne (1), Orne (1). Vereinzelt kamen Patienten auch aus entfernt gelegenen Departements wie Moselle (Lothringen) und Loiret (Orléans). Gelegentlich werden Adressen im Ausland in dem betreffenden französischen Krankenjournal erwähnt. Doch ist in den meisten Fällen nicht klar erkennbar, ob sich ein dem Namen nach als Ausländer einzustufender Patient nur vorübergehend in Paris aufhielt oder dort seinen (Zweit-) Wohnsitz genommen hatte. Die vielen anglo-amerikanischen, italienischen und deutschen Familiennamen seiner Patienten machen jedenfalls deutlich, wie international Hahnemanns Pariser Klientel war.

Fazit

Die sich ändernde Zusammensetzung des „Patientenguts" spiegelt den wachsenden Ruhm des Begründers der Homöopathie wider. Aus einer bescheidenen Landarztpraxis im kleinstädtischen Eilenburg, als noch wenige Laien und Ärzte die Kunde von einem neuen Heilsystem vernommen hatten, wurde schließlich eine mondäne Großstadtpraxis in Paris, die Patienten aus aller Welt anzog. Doch ist es nicht allein der größere Zulauf an Patienten, der auf die rasante Ausbreitung der Homöopathie in Deutschland und Frankreich (aber auch in anderen Ländern) in den 1820er und 1830er Jahren hindeutet. Wichtiger als die große Zahl der Patienten ist für das Verständnis des seine Gegner überraschenden Erfolges, den Hahnemann zweifellos mit seiner neuen Lehre hatte, die soziale Zusammensetzung der homöopathischen Klientel. Der Durchbruch seiner Lehre rührt nicht zuletzt daher, daß Hahnemann erfolgreich viele einflußreiche und angesehene Patienten behandelte, die sich als ausgezeichnete Multiplikatoren für seine neue Lehre erwiesen. In den erbitterten Auseinandersetzungen mit den „Allopathen" konnte Hahnemann immer wieder auf die tatkräftige Unterstützung aus dem Kreis der Adeligen und der höheren Beamtenschaft rechnen, da beide Gruppen unter seinen Patienten häufig vertreten waren. Man denke etwa an den Beistand, den Hahnemann durch den Leipziger Stadtverordneten Dr. Johann Wilhelm Volkmann (1772-1856) erfuhr. Wenig untersucht ist dagegen der immense Einfluß der von einer anderen Berufsgruppe ausging, deren Multiplikatorwirkung in der damaligen Zeit nicht unterschätzt werden darf. Gemeint sind die zahlreichen Pfarrerssöhne und Geistlichen, die mit der Homöopathie positive Erfahrungen gemacht hatten und einen erheblichen Anteil an Hahnemanns Patienten, zumindest in der Leipziger Zeit, stellten.

Eine vorrangige Aufgabe der zukünftigen Forschung auf dem Gebiet der Homöopathiegeschichte wird es sein, die weitere Ausbreitung der Homöopathie nach dem Tode Hahnemanns durch ähnliche sozialstatistische Untersuchungen zu den Praxen einzelner homöopathischer Ärzte oder Laienheiler in einem differenzierteren Licht zu sehen. Erste erfolgversprechende Schritte in diese Richtung sind bereits unternommen worden.[35]

---

[35] Vgl. Faure (1992). Eine vergleichbare Untersuchung der homöopathischen und naturheilkundlichen Praxis des Laienheilers Eugen Wenz (1856-1945), der im südwestdeutschen Raum praktizierte, wird im Rahmen einer geschichtswissenschaftlichen Dissertation von Thomas Faltin durchgeführt.

Literatur

Adler, Ubiratan C.: Identifizierung von 681 Q-Potenz-Verordnungen und ihr Nachweis in den Krankenjournalen. In: Medizin, Gesellschaft und Geschichte 13 (1995), S. 135-166.

Balster, Wolfgang: Medizinische Wissenschaft und ärztliche Praxis im Leben des Bochumer Arztes Karl Arnold Kortum (1745-1824). Medizinhistorische Analyse seines Patiententagebuches. Med. Diss. Bochum 1990.

Delaunay, Paul: La Médecine et l'Eglise. Paris 1948.

Faure, Olivier: La clientèle d'un homéopathe parisien aux XXe siècle (recherche sur les patients de L. Vannier 1928-1948). In: derselbe (Hrsg.), Practiciens, Patients et Militants de l'Homéopathie (1800-1940), Lyon 1992, S. 175-196.

Fischbach-Sabel, Ute: Edition und Kommentar des 34. Krankenjournals von Samuel Hahnemann. Med. Diss. Mainz 1990.

Fischer, Wolfgang, Krengel, Jochen, Wietog, Jutta: Sozialgeschichtliches Arbeitsbuch, Bd. 1: Materialien zur Statistik des Deutschen Bundes 1815-1871. München 1982.

Griesselich, Ludwig: Skizzen aus der Mappe eines reisenden Homöopathen. Karlsruhe 1832.

Haehl, Richard: Samuel Hahnemann. Sein Leben und Schaffen auf Grund neu aufgefundener Akten, Urkunden, Briefe, Krankenberichte unter Benützung der gesamten in- und ausländischen Literatur. 2 Bde., Leipzig 1922.

Hahnemann, Samuel: Die Krankenjournale, hrsg. von Robert Jütte. Heidelberg 1991ff.

Handley, Rima: Eine homöopathische Liebesgeschichte. Das Leben von Samuel und Mélanie Hahnemann. München 1993.

Hartmann, Franz: Aus Hahnemanns Leben, in: AHZ 26 (1844), S. 129-134, 145-149, 161-168, 178-187, 194-203, 210-218, 226-236, 242-246.

Hickmann, Reinhard: Das psorische Leiden der Antonie Volkmann. Edition und Kommentar einer Krankengeschichte aus Hahnemanns Krankenjournalen von 1819-1831. Med. Diss. Würzburg 1993.

Jütte, Robert: Paganinis Besuch bei Hahnemann. In: AHZ 237 (1992), S. 191-200.

Krueger, Hermann Edwin: Wesen und Bedeutung der Kurierfreiheit in nationalökonomisch-statistischer Beleuchtung. Berlin 1911.

Meili, Walter: Grundkurs in Klassischer Homöopathie. Regensburg 1988.

Meyer, Jörg: „... als wollte mein alter Zufall mich jetzt wieder unter kriegen". Die Patientenbriefe an Samuel Hahnemann im Homöopathie-Archiv des Instituts für Geschichte der Medizin in Stuttgart. In: Jahrbuch des Instituts für Geschichte der Medizin der Robert Bosch Stiftung 3 (1984), S. 63-79.

Michalowski, Arnold, Sander, Sabine, Sauerbeck, Karl-Otto: Therapiegeschichtliche Materialien zu Samuel Hahnemanns Pariser Praxis. In: Medizin, Gesellschaft und Geschichte 8 (1989), S. 171-196.

Mowatt, Anna Cora: Ein Besuch bei Hahnemann. Aus dem Englischen übersetzt von Th. Bruckner. In: Leipziger Populäre Zeitung 26 (1895), S. 62-64.

Nachtmann, Walter: Les malades face à Hahneman (d'après leur correspondance, juin-octobre 1832). In: Practiciens, Patients et Militants de l'Homéopathie (1800-1940), hrsg. von Olivier Faure, Lyon 1992, S. 139-153.

Nachtmann, Walter: „"... Ach! wie viel verliere ich auch an Ihm!!!". Die Behandlung des Fürsten Karl von Schwarzenberg durch Samuel Hahnemann und die Folgen. In: Jahrbuch des Instituts für Geschichte der Medizin der Robert Bosch Stiftung 6 (1987), S. 93-110.

Sauerbeck, Karl-Otto: Wie gelangte Hahnemann zu den Hochpotenzen? Ein Kapitel aus der Geschichte der Homöopathie. In: Allgemeine Homöopathische Zeitung 235 (1990), S. 223-232.

Sauerbeck, Karl-Otto: Kommentar zum Krankenjournal DF 5 (o.J., unveröffentlichtes Manuskript, Homöopathie-Archiv des Instituts für Geschichte der Medizin der Robert Bosch Stiftung in Stuttgart).

Schultheiß, Ulrich Gregor, Schriever, Thomas: Warum gehen Patienten zum Arzt mit der Zusatzbezeichnung Homöopathie oder Naturheilverfahren?. Med. Diss. Ulm 1991.

Seiler, Hanspeter: Die Entwicklung von Samuel Hahnemanns ärztlicher Praxis anhand ausgewählter Krankengeschichte. Heidelberg 1988.

Stahl, Martin: Der Briefwechsel zwischen Samuel Hahnemann (1755-1843) und Clemens von Bönninghausen (1785-1864). Med. Diss. Göttingen 1995.

Valenti, Ernst Joseph Gustav de: Medicina Clerica oder Handbuch der Pastoral-Medizin für Seelsorger, Pädagogen und Ärzte, 1. Teil, Leipzig 1831.

Vogl, Michael: „Nahe und entfernte Landpraxis". Untersuchungen zu Samuel Hahnemanns Eilenburger Patientenschaft 1801-1803. In: Medizin, Gesellschaft und Geschichte 9 (1990), S. 165-180.

Die Volkmannin (1796-1863) — Neun Jahre in Behandlung beim Begründer der Homöopathie

Reinhard Hickmann

1 Homöopathie und die Behandlung der chronischen Krankheiten

Hahnemann widmete sich den chronischen Krankheiten, die heute anerkanntermaßen die Domäne der Klassischen Homöopathie sind, vor allem in seiner zweiten Lebenshälfte. Die meisten Akutkrankheiten waren homöopathisch bereits gut in den Griff zu bekommen. Hahnemann jedoch stellte sich die Frage, warum bei bestimmten chronischen, langwierigen Krankheiten auch auf offensichtlich gut gewählte, d.h. homöopathisch passende Arzneigaben keine langfristigen Besserungen erfolgten.[1] Konnten sich seine Schüler mit mangelnder Erfahrung entschuldigen oder mit einem bisher ungenügenden Arzneischatz herausreden, so empfand der Begründer der Lehre das nicht als Entlastung. Er suchte weiterhin eine grundsätzliche Lösung, die er im Band I (dem theoretischen Teil) des Werkes über die „Chronischen Krankheiten" der Öffentlichkeit mitteilte. Einer der wichtigsten Punkte war nun die ausführliche biographische Anamnese besonders im Hinblick auf Hauterkrankungen.

Aus Hahnemanns erstem Band der „Chronischen Krankheiten" geht hervor, daß er die Ursachen der Chronifizierung der Leiden in der Unterdrückung dreier Infektionskrankheiten sah. Neben den beiden Geschlechtskrankheiten, der Sykosis (Feigwarzenkrankheit) und der Syphilis (harter Schanker), lag für ihn die größte Seuche und „Verderberin der Menschheit" in der Psora (Krätzinfektion).[2] Diese drei bezeichnete er als die Miasmen (Krankheitsursachen, auch Infektionen). Deren Behandlung mit den antimiasmatischen Arzneien waren seither unter der Homöopathenschaft ständig umstritten. Historische Zusammenhänge, wie sie z.B. von Klunker[3] dargestellt wurden, finden in der Diskussion wenig Beachtung. Dabei stellt sich vor allem die Frage, welche Bedeutung die Miasmentheorie für die praktische Ausübung der Homöopathie hat.

Einen bedeutenden Hinweis auf eine Veränderung der Behandlungsmethode Hahnemanns, nach Entwicklung dieser Theorie, ergibt sich aus dem

---
[1] Hahnemann (1835), 2. Aufl., S. 4.
[2] Vgl. Hickmann (1993a), Kap. 5.1.4.
[3] Klunker (1990a) und Klunker (1990b).

Vergleich seiner beiden großen Arzneimittellehren. Während in der „Reinen Arzneimittellehre" die Gemütssymptome noch der eigentlichen Symptomenreihe schüchtern hinten angehängt wurden, scheint mit den „Chronischen Krankheiten" ein Umdenken stattgefunden zu haben. Jetzt finden sich die Gemütssymptome zu Beginn der Aufzählung der numerierten Symptome und sind damit aufgewertet. Dies ist von viel größerer praktischer Bedeutung als die Klassifizierung der chronischen Leiden in drei Miasmen.

Um zu sehen, wie Hahnemann tatsächlich in der Praxis vorgegangen ist, wollte ich an der Basis seiner alltäglichen Erfahrung als Arzt forschen, nämlich in den Krankenjournalen: unschätzbare Dokumente seines Fleißes, seiner Akribie und Unbestechlichkeit in der Beobachtung, die uns einen Einblick in seine Denk- und Arbeitsweise gestatten. Hier sind sehr wahrscheinlich alle Patientenkontakte Hahnemanns ab 1801 vermerkt, mit Ausnahme der ab etwa 1830 nicht mehr übertragenen Patientenbriefe.

2 Die Volkmannin — eine Patientenbiographie im Längsschnitt

Es sind, neben 17 französischen, insgesamt 37 deutsche Krankenjournale erhalten geblieben. Das erste Diarium (D 1) gilt als verschollen. Alle Journale werden im Archiv des Instituts für Geschichte der Medizin der Robert Bosch Stiftung, Stuttgart, aufbewahrt. Um einen Überblick über die Entwicklung der Hahnemannschen Methodik zu bekommen, bietet es sich an, einen einzelnen Patienten aus den Krankenjournalen herauszugreifen, ihn näher kennenzulernen und über die Jahre hinweg in Hahnemanns Notizen zu begleiten.

Warum fiel die Wahl nun ausgerechnet auf die Patientin Antonie Volkmann, die sich ja später als ein echter Glücksgriff herausstellte? In einer Arbeit über Hahnemanns Therapie des Fürsten Schwarzenberg[4], den glorreichen Sieger aus der Völkerschlacht bei Leipzig, kam wiederholt der Name Volkmann vor. So war schon ein äußerer Rahmen vorgegeben: Die Boten des Fürsten Schwarzenberg kamen im März 1820 nach Leipzig, um nähere Informationen über jenen sagenumwobenen und umstrittenen Dr. Hahnemann einzuholen. Durch den Wundarzt Johann August Ehrlich wurden die Boten Schwarzenbergs auf die Frau des Stadtrats und Stadtrichters Dr. Volkmann verwiesen, „die Hahnemann erfolgreich behandelt hatte. ... Sie erzählte voll Bewunderung von dem äußerst positiven Erfolg der Behandlung, nachdem sie vorher schon von mehreren anderen Ärzten[5] behandelt worden war, ohne daß sie ihr hatten helfen können. Im Abschlußbericht wurde später ganz bewußt darauf hingewiesen, daß die 23jährige Frau an-

---
[4] Nachtmann (1989), S. 93.
[5] Vgl. Hickmann (1993a), Kap. 2.

geblich unter ähnlichen Symptomen gelitten hatte, wie sie auch bei Schwarzenberg festzustellen waren: ‚[...] sie verlor alles Fleisch und ganz ihre Kräfte. Die Ärzte sandten sie in ein Eisenbad, das Übel verschlimmerte sich jedoch dergestalt, daß sie im Winter darauf nicht mehr allein vom Stuhle aufstehen, oder im Zimmer auch nur einen Schritt gehen konnte. Die Kranke hatte auch ungewöhnliche Neigung zum Essen und Schlafen, ohne die eine wie die andere befriedigen zu können. Ihre Sprache war leise und unverständlich, doch ohne Brustschmerzen'. Um die Ähnlichkeit mit dem Fall Schwarzenberg noch stärker hervorzuheben, berichteten die Abgesandten auch, daß der zur Behandlung der Kranken hinzugezogene Dresdner Leibarzt Kreysig[6] der Patientin ein derart verdorbenes Blut attestierte, daß es eine Heilung unmöglich mache."[7]

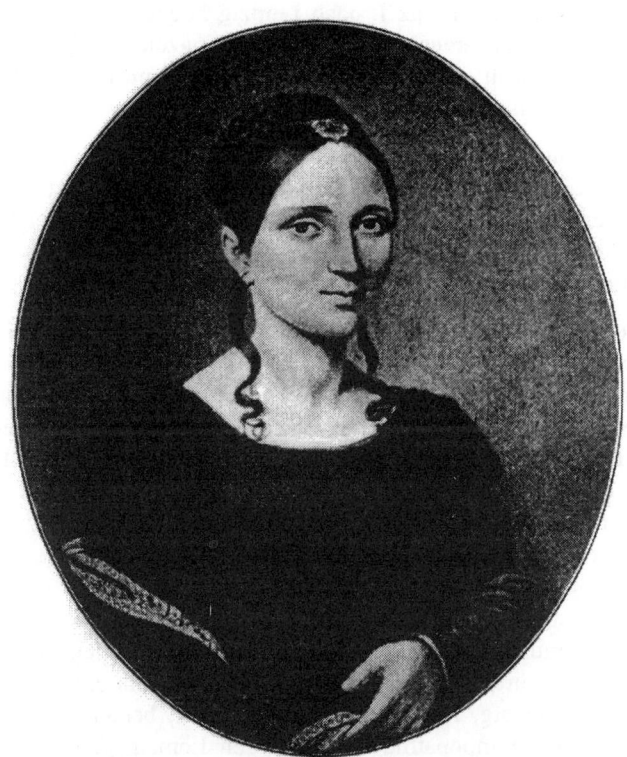

Abb. 16: Antonie Volkmann geb. Hübel nach einem Gemälde von Schnorr v. Carolsfeld. (Quelle: Photographie: Reinhard Hickmann, aus Volkmann [1895])

---

[6] Kreysig hatte sowohl den Fürsten Schwarzenberg als auch Antonie Volkmann behandelt.

[7] Státní oblastní archiv v Treboni, Trebon, CSSR, Familienarchiv Schwarzenberg, Orlik, Signatur: Karl Schwarzenberg, I - 26/1, S. 4, zitiert nach Walter Nachtmann (1989).

Die Volkmannin (1796-1863)

Nur acht Monate nach Beginn der Therapie der Antonie Volkmann durch Hahnemann gab sie bereits ein ausgesprochen positives Zeugnis über ihn ab. Dies führte tatsächlich dazu, daß sich der berühmte Adelige in Hahnemanns Behandlung begab. Dieser Umstand kam dem Begründer der Homöopathie in einer schwierigen Situation sehr gelegen: Die Leipziger Apotheker und einige Ärzte, die durch die Ausbreitung dieser neuen Methode eine Schmälerung ihrer Einkünfte und ihres Ansehens befürchteten, erwirkten 1820 gegen Hahnemann ein Dispensierverbot, das wegen der Behandlung des prominenten Schwarzenberg[8] aufgeschoben wurde. Es dürfte für Hahnemann mehr als eine persönliche Genugtuung bedeutet haben, daß sich der berühmte adelige Patient aus Österreich, wo die Ausübung und Verbreitung der Homöopathie verboten war, mit ausdrücklicher Sondergenehmigung des Kaisers Franz I. nach Leipzig bequemte. So war es keine Frage, daß nach Schwarzenbergs Tod die Schonzeit abgelaufen war und sich Hahnemann nach einem neuen Betätigungsort umsehen mußte, wo er ungestört seine Heilkunst ausüben konnte.

In der Tat fand sich in Hahnemanns Aufzeichnungen reichhaltiges Material zur Familie Volkmann. Von Krankenjournal D 18 (1819) bis D 34 (1831) waren neben der „Volkmannin" - wie die Patientin bei Hahnemann genannt wird - acht Familienmitglieder, zwei Hebammen und zwei Mägde der Familie in Behandlung.

Durch einen unglaublichen Zufall kam ich zusätzlich an das Privatarchiv der Nachfahren „meiner" Patientin. Während eines gemütlichen Abends erzählte mir Frau Eva Naske, geb. Jaenisch, die Mutter einer mit mir befreundeten homöopathischen Ärztin, daß schon ihre Vorfahren bei Hahnemann in Behandlung gewesen seien. Dieses wüßte sie aus einer Familienchronik. In der Chronik war die Rede von Antonie Volkmann. Nachdem kurz darauf der „eiserne Vorhang" fiel, hielt ich bald im thüringischen Pößneck die Originalbriefe der Patientin und das Tagebuch ihres Mannes in Händen.[9] Eine äußerst umfangreiche Quelle, die ich vorerst nur zu einem kleinen Teil nutzen konnte. In Briefen Antonies an ihren Mann ist von den erfolglosen Bemühungen der Schulmedizin die Rede. Allein in den Jahren 1818 und 1819 wurde Antonie Volkmann von vier allopathischen Ärzten, den Doctores Kreysig, Kapp, Pinnitz und Sachst, behandelt. Freunde als auch Feinde der Homöopathie im damaligen Leipzig gaben sich in dem Tagebuch des Stadtrichters ein Stelldichein. Johann Wilhelm Volkmann, Antonies Ehegatte, war Ehrenmitglied der homöopathischen Gesellschaft.[10] Viele der unzähligen Namen finden sich auch im Register der Haehlschen

---

[8] Vgl. Seiler (1988), S. 106 - S. 111, Nachtmann: Behandlung, S. 93 - S. 110.
[9] Familienarchiv Volkmann, früher bei Frau Margot Volkmann, Pößneck, Thüringen, jetzt bei Herrn Pfarrer Andreas Volkmann, Magdeburg.
[10] Volkmann (1986), S. 48.

Hahnemann-Biographie wieder.[11] Schließlich fand Hahnemann im Apothekerstreit juristischen Rat bei Volkmann[12], was freilich Hahnemanns Umzug nach Köthen lediglich verzögern konnte.

Die Familien-Chroniken bestätigten weiterhin alle Daten aus den Krankenjournalen (in Klammern die bei Hahnemann vermerkten Altersangaben), die die folgende Tabelle darstellt:

Namen bei Hahnemann	Geburtsdatum	Datum	1. Fundstelle
Volkmannin, Sie (24)	* 28.08.1796	10.08.1819	D 18, S.361
Volkmann, Er, Dr., D.(47)	* 10.02.1772	16.08.1819	D 18, S.384
Volkmann, Clara (10) (8?)	* 21.07.1809	02.09.1819	D 18, S.463
Volkmann, Arthur (2,5)	* 13.05.1817	08.09.1819	D 18, S.490
Volkmanns Magd (keine Angaben)		18.09.1819	D 18, S.545
Volkmann, Adelbert (keine Ang.)	* 27.04.1815	18.12.1819	D 19, S.384
Volkmann, Alfred (18)	* 01.07.1801	25.01.1820	D 19, S.520
Volkmann, Magd (23)		14.04.1820	D 20, S.208
Volkmann, Julius (keine Angaben)	* 11.08.1804	28.04.1820	D 20, S.259
Volkmanns Amme (keine Angaben)		20.02.1823	D 25, S.209
Volkmann, Allwill (keine Angaben)	* 18.01.1823	28.07.1824	D 27, S.367
Volkmann, Oskar (keine Angaben)	* 12.05.1826	15.05.1826	D 29, S.294
Volkmanns neue Amme (keine Ang.)		15.05.1826	D 29, S.294

Abb. 17: Behandelte Personen, in der Reihenfolge ihres Auftauchens in Hahnemanns Notizen[13]

---
[11] Siehe hierzu auch Hickmann (1993a), Kapitel 2 und 3.
[12] Vgl. Haehl (1922), Bd. 1, S. 127.
[13] Die Geburtsdaten wurden der älteren Volkmannschen Familienchronik entnommen: Volkmann (1895), S. 75, S. 82 und S. 85.

Die Volkmannin (1796-1863)

Die Krankengeschichte der Antonie Volkmann besteht aus Auszügen aus Hahnemanns Krankenjournalen D 18 - D 29 und D 34 - D 36, sowie neun vollständigen persönlichen Briefen an Samuel Hahnemann, samt dessen Kommentaren.[14]

2.1 Die Beschwerden der Volkmannin

Sicher empfiehlt es sich nicht, für historische Patienten klinische Diagnosen aufzustellen. Die Daten könnten verzerrt oder unvollständig sein, weitere Fakten, die für eine einwandfreie Beurteilung erhoben werden müßten, sind nicht greifbar. Dennoch möchte ich einige der häufigeren oder bemerkenswerteren Beschwerden der Volkmannin erwähnen.

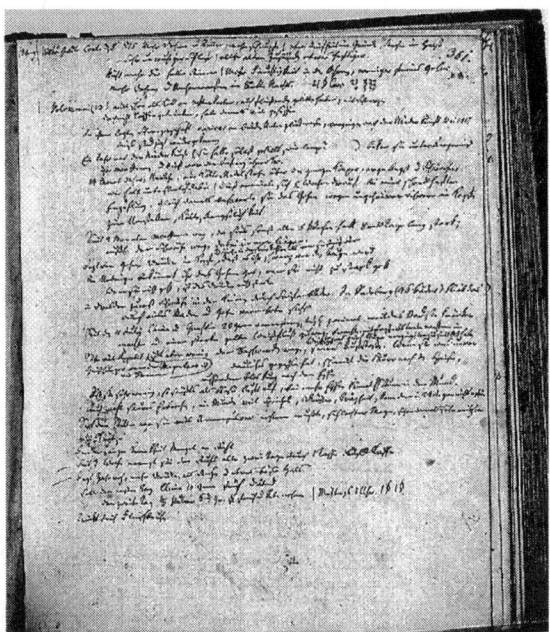

Abb. 18: Die Erstanamnese Antonie Volkmanns in Hahnemanns Krankenjournal D 18, S. 361. (Quelle: Bildarchiv des Instituts für Geschichte der Medizin der Robert Bosch Stiftung, Stuttgart)

Die Erstanamnese Antonie Volkmanns lautet in Hahnemanns Krankenjournal D 18.[15]

---

[14] Vollständig transkribiert und kommentiert in Hickmann (1993a).
[15] Für die Zeichenerklärung siehe die Editionsrichtlinien in Michalowski (1991b), und Hickmann (1993a), Kap. 4.1. Ergänzungen der Zitate erscheinen in eckigen Klammern.

361.

10 Aug [1819]

1 | Volckman (23) will, schon als Kind an Afterknoten, auch fließenden gelitten haben, mit Schmerzen
2 doch nicht Kaffee getrunken, habe damals viel gesessen
3 In ihrer lezten Schwangerschaft varices [Krampfadern] an beiden Untergliedmaßen, vergingen nach der Niederkunft Mai 1817
4 diese sind je[t]zt wieder gekommen
5 Ein Jahr nach der Niederkunft (Sie hatte selbst gestillt, wie lange?) bekam sie unter Aergerniß
6 ihr menstrum, und dieß war der Anfang ihrer Kr.[ankheit]
7 14 Monat daher, Unruhe, eine Kälte, Nadelstechen über den ganzen Körper, arge Angst und Schwäche
8 wie halb unbesinnlich dabei | Dieß erneuerte sich 5 Wochen darauf bei einer schreckhaften
9 Erzählung. Gleich damals beschwerte sie das Gehen wegen ungeheurer Schwere im Kopf
10 zum Umfallen, Kälte, Aengstlichkeit
11 Seit 4 Monaten Menstrum [Regelblutung] weg, da sies sonst alle 5 Wochen hatte 8 - 10 Tage lang stark;
12 mußte der Schwäche wegen dabei immer liegen
13 und ziehen in den Kniekehlen als wenn sie steif wären
14 jezt vom Gehen Drücken im Kopf, daß es ihr schwarz vor den Augen wird.
15 im Uebrigen beköm̄t ihr das Gehen gut, wenn sie nicht zu stark geht
16 Wenn sie nicht geht, ist das Drücken nicht stark.
17 in Dresden zuerst Schwäche in den Knien durch Seifenbäder. In Radeburg (46 bäder) blieb das
18 durch vieles Baden und Gehen vermehrte sichs
19 Seit dem 7 July China[16] und Quassia[17] 20 Gran[18] von ersterem, tägl[ich] zweimal weil das Bad sie kränker
20 machte und einen starken gelben Weißfluß zuwege brachte, mit Empf.[indung] als trete Menstrum ein /Weißfluß was durch China verging | den sie seit 1815 hatte\

---

[16] Vgl. Hahnemann (1793 - 1795), S. 296 - 299, Fieberchinabaum, Cinchona officinalis.
[17] Vgl. Hahnemann (1793 - 1795), S. 125f., Quassia amara, Bitterquassie oder Quassia simaruba, Simarubenquassie. Vermutlich verabreichte man der Volkmannin Bitterquassie als Stärkungsmittel.
[18] Entspricht in etwa 1,2 Gramm. Zum Vergleich: Hahnemann nahm bei seinem Chinarindenversuch (vgl. Haehl [1922], Bd. 1, S. 43) zweimal täglich umgerechnet etwa 14,4 Gramm ein.

Die Volkmannin (1796-1863)

21 Sehr viel Appetit, /Heißhunger wenn der Magen leer ist\ /wie Brennen\ ißt aber wenig der Beschwerden wegen, Saueres Aufstoßen. Wenn sie was unver
22 dauliches gegessen hat, schmeckt die Säure nach der Speise,
23 außerdem bloß kurz nach dem Essen
24 Ißt sie sehr wenig, so stößts als blose Luft auf, bei mehr Essen kömmt Säure in den Mund.
25 Auch wohl saures Erbrechen, im Mund viel Speichel, Drücken, Trägheit, kann dann 24 St. gar nicht essen
26 Seit dem Stillen wo sie viel Ammenpulver nehmen mußte, schlechter Magen, schon damals sehr reitzbar
27 nie Krätze
28 In der ganzen Krankheit Mangel an Stuhl
29 Seit 3 Wochen erregt Sie den Stuhl alle 2 Tage durch 1 Tasse Kaffee
30 jezt Zahnweh, mehr Drücken als Stechen und etwas bößen Hals
31 Soll den ersten Tag China 10 Gran[19] früh und abend
32 den zweiten Tag 1/3 Pulver 6 2/3 Gr. früh und Ab.[ends] nehmen | Mittags 1 Uhr 1 § 1 §[20]
33 trinkt früh Fleischbrühe

2.1.1 Psora

Wie aus Zeile 27 zu ersehen ist, scheint Hahnemann schon 1819 explizit nach einer Krätze-Infektion gefragt zu haben, also neun Jahre vor Veröffentlichung seiner Theorie der „Chronischen Krankheiten". Es ist nicht anzunehmen, daß die Patientin von sich aus auf eine nicht an sich selbst beobachtete Erkrankung zu sprechen kam (Zeile 27: „nie Krätze"!!!). Einer Zuordnung zur „Psora" tat diese verneinende Antwort indes keinen Abbruch, wie man im ersten Band der „Chronischen Krankheiten" erfahren kann: „Zudem hatte sich bei ähnlich chronischen Kranken, welche eine solche Ansteckung nicht gestanden, auch wohl, was noch häufiger war, aus Unachtsamkeit nicht bemerkt hatten, oder sich derselben wenigstens nicht erinnern konnten, nach meiner sorgfältigen Nachforschung dennoch gemeiniglich ausgewiesen, daß sich kleine Spuren davon (einzelne Krätzbläschen, Flechten u.s.w.) bei ihnen von Zeit zu Zeit, wenn auch selten, gezeigt hatten, als untrügliche Zeichen der ehemaligen Ansteckung dieser Art."[21]

---

[19] Also eine Reduktion um die Hälfte.
[20] Da bei den „§" kein Medikament genannt ist, scheint es sich um leere Milchzuckerverordnungen zu handeln. Hahnemann schleicht also erst die allopathische Medikation aus, bevor er sich für eine homöopathische Arznei entscheidet. „§" verwendet Hahnemann generell für Milchzucker, vgl.Hahnemann (1793), S. 57 das Zeichen für „Sacharum".
[21] Hahnemann (1828), S. 10f.

2.1.2 Afterknoten und Varices

In dieser Erstanamnese sind schon die wichtigsten Punkte aufgeführt. Mit Afterknoten sind Hämorrhoiden gemeint. Auch in den folgenden Jahren wurde die Volkmannin immer wieder von „fließenden Goldaderknoten", d.h. von blutenden Hämorrhoiden, geplagt. In diesem Punkt konnte Hahnemann keine dauerhafte Besserung erzielen, obwohl sich dann und wann Linderung einstellte. Es bestand eine allgemeine Neigung zu Krampfadern, die die Volkmannin hin und wieder nach Hahnemanns Anweisungen mit Hydrotherapie behandelte.

2.1.3 Angst und Schwäche in den Beinen

In späteren Jahren der Behandlung stellte sich ein Zustand mit Angst und Schwäche ein, bei dem die Patientin die von Hahnemann verordneten halbstündigen Spaziergänge nur noch in Begleitung ihres Mannes oder einer Kutsche durchführen konnte. Es kam wiederholt vor, daß die Patientin nach Hause getragen werden mußte, weil sie zum Laufen zu schwach war:

Auszug aus Krankenjournal D 26, vom 16. Januar 1824:

651.

1 | **Volkmannin** cont. [fortgesetzt]
2   16 Jan[uar] kein Afterblut | Auch heute noch Anfälle von Schwindel | Gemüth wieder schwermüthig und ärgerlich
3   6 [N°6] Das Pressen nach unten auch heute wieder, doch mehr nach den Urinwegen als nach den Geschlechtstheilen
4   17 Nacht gut | kein Afterblut, doch heute morgen sehr unwohl | Erst von 9 U.[hr] an hatte sie ein Gefühl
5* ||
6* || ⌈ NB Els⌉^22
7* ||
5   7 [N°7] wie <u>Angst im Unterleibe</u> und dazu kam die Angst vor wahnsinnig werden; doch nicht sehr heftig.
6   Als die <u>Angst aus dem U</u>nter<u>leib verging - bekam sie ein</u> eigenes Gefühl von <u>Schwäche in den</u>
7   <u>Unterfüßen bis etwas über die Knöchel, wie ein innerliches Zittern</u> | Mittag besser; ging spazieren, doch nur

---

[22] Vgl Hahnemann (1839), Sulphur, Schwefel, Symptom N°819: „Erst Angst im Bauche und darnach Schwäche-Gefühl in den Füssen, bis über die Knöckel, wie ein inneres Zittern."

Die Volkmannin (1796-1863)

8 eine gute ½ St.[unde] (ohne den Wagen kann sie es gar nicht) | Eine stete Angst über ihr Krankseyn und der
9 Gedanke, daß sie bald sterben müßte, verläßt sie dabei fast gar nicht | Tags etw.[as] Blut und Schleim
10 abgang aus den Afterknoten | N.M. befindet sie sich immer wohler als früh
11 18 Schlief sehr unruhig und fühlte sich schon früh im Bette sehr unwohl, so matt im ganzen K[örper]r. und eine
12 8 [N°8] gr.[oße] Schwäche in den Knieen, ohne daß sie sie bewegte | Stuhl heute und gestern wieder durchfällig, aber
13 kein Blut dabei | gegen Mittag wieder die Angst im Unterleib, wobei sie so besorgt über ihr
14 Befinden wird, daß sie sich kaum entschließen konnte, spazieren zu gehen | Nachdem sie ½ St. gegan=
15 gen war, wards ihr schwindlicht, daß sie nicht ohne sich anzuhalten gehen konnte | auch bekam
16 sie eine solche Schwäche in den Füßen und Knieen, daß sie zulezt nicht mehr stehen konnte und in
17 den Wagen eilen mußte | Beim Gehen, so auch den N[ach].M[ittag]. etwas mehr Sch.[merz] in den Knoten. N[ach].M[ittag]. wohler.
[...]

2.1.4 Saures Aufstoßen

Ein häufig wiederkehrendes Symptom bestand in einem „Aufschwulken" sauren Mageninhaltes, welches Hahnemann vor allem im Krankenjournal D 18 und D 19 wiederholt mit „Conche", Austernschalenkalkpulver behandelte. Diese Anwendung bei „Personen, welche offenbar eine krankhafte Säure im Magen beherbergten"[23], führte zur Entdeckung einer der wichtigsten Arzneien in der Homöopathie: Calcarea carbonica ostrearum Hahnemanni, auch Calcium carbonicum genannt.

2.1.5 Sehschwäche

Eine Empfindlichkeit der Augen, mit leichter Ermüdbarkeit nach Anstrengung der Augen, ist ein immer wieder geklagtes Symptom der Volkmannin. Bemerkenswert ist in diesem Punkt, daß Hahnemann nicht mit der Verordnung einer Brille reagiert. Aus finanzieller Sicht wäre so etwas für die Volkmanns sicherlich kein Problem gewesen.

---
[23] Vgl. Hahnemann (1825 - 1830), 5. Band, S. 75f.

2.1.6 Brustdrüsenentzündung

Etwa einen Monat nach der Geburt ihres Sohnes Allwill entwickelte die Volkmannin aufgrund des Abstillens eine langwierige Brustdrüsenschwellung. In D 25, Seite 295, läßt sich beispielhaft die Repertorisation anhand von Originalsymptomen aus dem Symptomenregister[24] nachvollziehen. Wortwörtlich kopierte Hahnemann die Symptome samt zugehöriger Arznei in das Krankenjournal, um so die Spur zum richtigen Medikament zu finden.

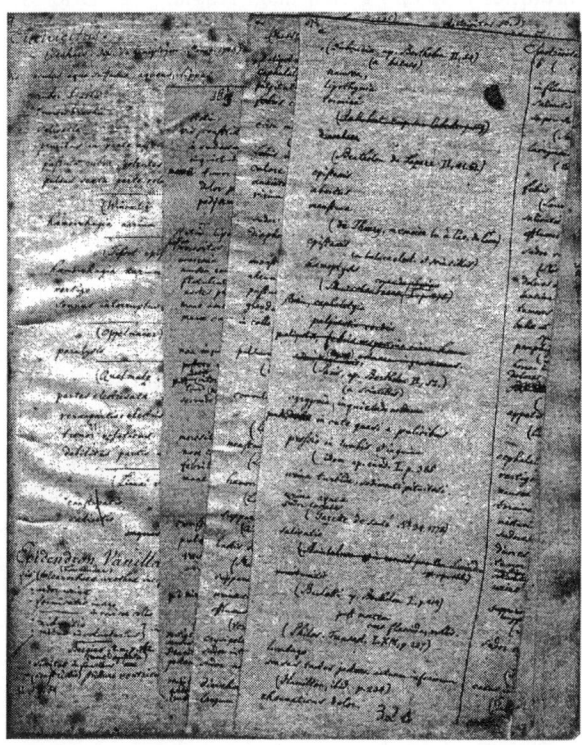

Abb. 19: Ausschnitt aus Hahnemanns handschriftlichem Symptomenregister (Teil I, A-J), in dem er die Symptome der Brustdrüsenentzündung festgehalten hat. (Quelle: Bildarchiv des Instituts für Geschichte der Medizin der Robert Bosch Stiftung, Stuttgart)

2.1.7 Stickfluß

In der Behandlung ergibt sich eine längere Unterbrechung, als die Volkmannin akut an einem Stickfluß erkrankt. Dieser entspricht nach Höflers Krankheitsnamenbuch einem Lungenoedem.[25]

---

[24] Hahnemann (ohne Jahr), Handschriftliches Symptomenregister, Teil I, A - J, S. 226.
[25] Höfler (1899), S. 163: „... eine meist durch plötzlichen Erguß von Bronchial- und Lungenschleim (Serum) verursachte Beeinträchtigung der Atmung, die zu

Die Volkmannin (1796-1863)

Auszug aus Krankenjournal D 29 vom 5. Juni 1826:

346.

5
Jun

1 | **Volkmannin** /v.[om] 1 Jun[i]\ nahm den 27 Mai Nit-ac. heute 9 Tag
[...]
14 [26]Soll (schreibt er den 17ⁿ) gleich nach Abgang des Briefes der Frau an mich, in die heftigsten Zufälle gefallen seyn[27]
15 Sie mußten einen andern Homöopathiker nehmen. Ihre Kraftlosigkeit so zugenommen, daß fast alle Lebensverrichtungen ins Stocken
16 geriethen und gestern V.[or]M[ittag]. waren alle Zeichen eines nahenden Stickflußes da Arzt fast ununterbrochen da | 2 Mal magnet.[isch] Ventiliren[28]
17 **Kind** mußte seit dem dritten Tage täglich einmal gefüttert werden weil es ganz unruhig ward
[...]

Aufgrund des akuten Zustandes erübrigt sich die langwierige schriftliche Konsultation. Selbstredend werden Ärzte aus Leipzig hinzugezogen, was sich sehr schön im Tagebuch Johann Wilhelm Volkmanns nachvollziehen läßt.

Tagebuchnotizen im Juni 1826:

[...]
Sonntag 4: Antonie bekömmt ein Recidiv -
Montag 5: Bote an D[oktor] Heynel geschickt - ...
Montag 12: Anto[nie] wieder sehr krank
Samstag 10: Heynel reist ab. ...
Freitag 16: Anto[nie] in größt.[er] Gefahr. Caspari wachte. ...
Samstag 17: [...] D.[oktor] Hartlaub mit herzugerufen.
[...]

Demnach waren die „anderen Homöopathiker", die Hahnemann erwähnte, Dr. Hartlaub und Dr. Caspari, die beide zum Freundeskreis der Familie zählen. Nach dieser akuten Episode dauerte es vier Jahre, bis sich bei Hahnemann wieder Aufzeichnungen über Antonie Volkmann finden.

Erstickungserscheinungen (Orhopnoea) führt; ...Oedema pulmonarum, Brustwassersucht."

[26] Zeile 14 - 16 sind nachträglich in die Lücke zwischen „Volkmannin" und „Kind" eingefügt worden, was auch aufgrund des gedrängten Schriftbildes und der überschrittenen Zeilenränder auffällt.

[27] Zu Dr. Caspari vergleiche Hickmann (1993a), Kap. 1.

[28] Möglicherweise die Anwendung des Magnet-Poles. Mit „Ventiliren" könnte das Einatmen mit vorgehaltenem Magneten gemeint sein.

3 Hahnemanns Therapie

Neben der eigentlichen Homöopathie wendete Hahnemann bei der Volkmannin regelmäßig verschiedene außerhomöopathische Therapieformen wie Diät und Lebensordnung sowie den Mesmerismus an. Der Magnetismus und die Hydrotherapie kamen gelegentlich zum Einsatz. Das Elektrisieren wurde nach einem einmaligen Versuch mit negativem Ergebnis bei der Volkmannin nicht weiter angewendet. Über diese Methoden Hahnemanns ist bereits an anderer Stelle geschrieben worden[29], so daß ich mich hier auf einige besondere Punkte konzentrieren möchte. Es sind dies die Placebokontrolle, die Hochpotenzen und die Pflaster-Therapie.

3.1 Placebokontrollierte Medikamentengaben

Bereits im Kommentar zur Edition des D 5 geht Helene Varady auf Hahnemanns Placebogaben ein[30]. Verwendete er damals noch gefärbte Arzneien, um eine eindrucksvolle Medikamentenwirkung erwarten zu lassen, so hat sich in der weiteren Entwicklung der Praxis eine andere Zielsetzung und folglich auch eine andere Form durchgesetzt. Hat man Hahnemanns Notizen erst einmal dechiffriert, wird schon bei der schnellen Durchsicht klar, daß alle Patienten regelmäßig Placebos bekamen. Auch die Patientengeschichte des Friedrich Wieck[31] zeigt Hahnemanns regelmäßige Placebogaben. Unter den gebildeten Patienten war bekannt, daß nicht jedes Arzneipäckchen auch eine Arznei enthielt. Hahnemann machte keinen Hehl daraus, wie die folgende Textstelle belegt: „In dieser Zwischenzeit, bis das zweite Medicament gereicht wird, kann man den Kranken zur Stillung seines Verlangens nach Arznei und Beruhigung seines Gemüths etwas Unschuldiges, z.B. täglich etliche Theelöffel voll Himbeersaft, oder etliche Pulver Milchzucker einnehmen lassen."[32]

Hahnemann hatte mehrere Gründe für dieses Vorgehen, wobei nicht mehr die Erzielung eines „Placeboeffektes" im Vordergrund stand, sondern die korrekte Beurteilung der Wirkungsdauer des verabreichten Medikamentes. Im Gegenteil ging es ihm darum, die Wunschwirkung, die jeder Arzneigabe im unterschiedlichen Maße zu eigen ist, auszuschalten. Der Patient konnte nie wissen, ob überhaupt oder in welchem Päckchen die ersehnte Arznei verborgen war. Natürlich spielt in diesem Zusammenhang auch die Gewöhnung der Patienten an große und häufige Arzneigaben eine Rolle, so daß ein ungestörtes Auswirkenlassen des gegebenen Medikaments nur durch die

---

[29] Vgl. Genneper (1991), und Hickmann (1993a).
[30] Varady (1987), mehrere Stellen.
[31] Vgl. Genneper (1991).
[32] Hahnemann (1829), Band 2, S. 157, V: Heilart des jetzt herrschenden Nerven- oder Spitalfiebers.

weitere Einnahme einer arzneilosen Substanz ermöglicht wurde. Hahnemann war sich über die Placebowirkung der Arzneien bereits im klaren, wie man aus der Anmerkung zu folgendem Abschnitt aus Chronische Krankheiten I, 2. Aufl., S.161 erkennen kann: „Wenn mich ein [...] homöopathischer Arzt fragt, wie er die vielen Tage nach einer Gabe Arznei, damit sie die gedachte, lange Zeit ungestört fortwirken könne, auszufüllen, und den täglich Arznei verlangenden Kranken unschädlich zu befriedigen habe, so entgegne ich mit zwei Worten, daß man ihm täglich eine Gabe Milchzukker, etwa zu 3 Gran, wie immer mit der fortlaufenden Nummer bezeichnet, zur gewöhnlichen Einnahme-Zeit zu geben habe. Ich bemerke hiebei, daß ich den Milchzucker zu dieser Absicht für eine unschätzbare Gabe Gottes ansehe.

[...] Bei diesem täglichen Einnehmen eines Pülverchens nach der Nummer ist es eine große Wohlthat für den [...] Kranken, daß er weder wisse, ob in jedem Pulver eine Arznei-Gabe sey, noch auch, in welcher? Wüßte er das letztere, und wüßte daß die heutige Nummer die Arznei enthielte, von welcher er so viel erwarte, so würde ihm oft seine Phantasie einen übeln Streich spielen und er sich einbilden, Empfindungen und Veränderungen in seinem Körper zu fühlen, die nicht da sind, eingebildete Symptome aufzeichnen und in steter Gemüthsunruhe schweben, statt daß, wenn er täglich einnimmt und täglich keine bösen Angriffe auf sein Befinden bemerkt, er gleichmüthiger wird (durch die Erfahrung belehrt), nichts Arges mehr erwartet und gelassener die wirklich empfundenen Veränderungen in seinem Befinden ruhig bemerkt und so seinem Arzte nur Wahrheit berichten kann. Deßhalb ist es sehr gut, daß er täglich einnehme, ohne zu erfahren, ob in allen oder in einem gewissen Pulver Arznei für ihn vorhanden sey, und so beim Einnehmen des heutigen Pulvers nicht mehr erwarte, als vom gestrigen, oder vorgestrigen."

Mit dieser neutralisierenden Vorgehensweise hatte Hahnemann bereits den „kompensatorischen Placeboeffekt"[33] mitberücksichtigt, eine vergleichsweise neue Erkenntnis der modernen Placeboforschung, die zur fundamentalen Kritik an placebokontrollierten Doppelblindstudien[34] gehört. Danach haben wirkungslose Arzneien tatsächlich einen stärkeren Placeboeffekt als wirksame oder teilweise wirksame Arzneien.

Da Hahnemann praktisch jeden Patienten mit Nullpulvern kontrollierte, muß er in der Lage gewesen sein, sehr genau zwischen Arzneiwirkung, Zufall und eingebildeter Wirkung unterscheiden zu können. Er war im Einzelfall sicher in der Lage, weit genauere Aussagen zu treffen, als all jene Doppelblindspezialisten, die die Homöopathie heute als Placebotherapie

---

[33] Kiene (1993), S. 140ff.
[34] Hierbei weiß weder Arzt noch Patient, ob die gegebene Arznei wirklich den Wirkstoff enthält.

abtun möchten.[35] Das Hahnemannsche Konzept bietet auch einen Ausweg aus dem Dilemma, daß sich die klassische Homöopathie auf Grund der Individualisierungsregel nicht für klinische Doppelblindstudien eignet. Nämlich die placebokontrollierte Einzelfallstudie: Die Arzneigaben bestanden aus numerierten Päckchen, Papierbriefchen, Kapseln oder Federkielen, die mit Milchzucker gefüllt waren. Wurde eine homöopathische Potenz verabreicht, so enthielt das Päckchen zusätzlich ein mit der Arznei benetztes und getrocknetes Kügelchen oder die Verreibung, also das eigentliche Verum (tatsächliches Arzneimittel). Hahnemann pflegte die Anzahl der Päckchen mit einem Paragraphenzeichen (vermutlich aus dem Apothekerzeichen für Zucker abgeleitet) zu notieren, anschließend die Nummer des Päckchens mit dem arzneilichen Inhalt. Da die Patienten in ihrem Bericht die Nummer des eingenommenen Päckchen erwähnen mußten, hatte Hahnemann bei der Folgekonsultation immer den Überblick, wann das Mittel genommen wurde.

„24 § N°1 ambr $^1/_{10000}$ N°7 ^{Ptrl}/Spiritus 1 $/_o\backslash$"[36].

In diesem Beispiel wurden also 24 Päckchen Milchzucker verordnet, wovon demnach das erste Ambra grisea in der C2 und das siebente Petroleum, ein Kügelchen von weingeistiger Lösung der Urtinktur benetzt, enthielt. Bei Päckchen, die ein Kügelchen enthielten, konnte dieses durch Zerknirschen mit dem Fingernagel in dem Milchzucker verteilt werden.

Möglicherweise hat Hahnemann später auch in die Nullpulverpäckchen ein unarzneiliches Streukügelchen hineingetan, um sie den arzneilichen vollkommen ähneln zu lassen.[37]

„heute 16 § $/_o\backslash$"[38]

Dies wäre ein Erklärungsversuch für die Verschreibungen, die neben der Zahl und dem Paragraphenzeichen noch ein tiefgestelltes kreisrundes Symbol enthalten. Es könnte sich dabei jedoch auch um einzeln verpackte Streukügelchen ohne Milchzucker gehandelt haben. Bei einer derartigen Verordnung wie in Brief V: „Sie Volkmann heute 4 $/_o\backslash$", gibt die Volkmannin die Einnahme im Protokoll des nächsten Briefes (VI) jedoch als Pulver („P.1") an. Hier ist man auf die weitere Transkription der Krankenjournale angewiesen.

Grundsätzlich scheint sich das kleine kreisrunde Symbol nicht allein als Placebo interpretieren zu lassen. Es steht lediglich für ein Streukügelchen

---

[35] Fachbereichsrat Humanmedizin der Philipps-Universität Marburg: Marburger Erklärung zur Homöopathie (2.12.1992).
[36] D 24, Originalseite 257.
[37] Vgl. Hickmann (1993a), D 25.
[38] D 23, Originalseite 531.

Die Volkmannin (1796-1863)

oder Milchzucker. Ob es sich dabei um medikamentöse oder um unarzneiliche Gaben handelt, hängt davon ab, ob ein Medikamentenname bzw. ein Potenzzeichen[39] beigefügt ist oder nicht.

3.2 Hochpotenzen

Die Höhe der zu verabreichenden Potenz ist in der Homöopathie seit jeher eine schwierige Frage. Obwohl Hahnemann in seinen Äußerungen (bis zur fünften Auflage seines Organons)[40] immer wieder die 30. Centesimalpotenz als Standard angab, ist aus seinen Patienten-Unterlagen zu ersehen, daß er selbst ständig weiterforschte. Insbesondere im Krankenjournal D 20 findet man auch unterschiedliche Potenzangaben, ohne daß das zugehörige Medikament erwähnt wird. Hier können nur durch den weitergreifenden Textvergleich Schlüsse gezogen werden. So scheint Hahnemann über einen längeren Zeitraum hinweg Sulphur in allen erdenklichen Potenzreihen verabreicht zu haben, und zwar an viele Patienten[41]. Man bekommt hier fast den Eindruck, daß Hahnemann davon überzeugt gewesen sei, mit dem Schwefel das universelle Arcanum (Allheilmittel) gefunden zu haben, und es nun nur noch darauf ankomme, es im richtigen Dosierungsregime, bzw. der richtigen Potenz anzuwenden und die richtigen Zwischenmittel zu verabreichen. Die interessanteste Entdeckung hierbei dürfte sein, daß Hahnemann schon im Jahre 1820 bei der Volkmannin mit der C60 (bei Hahnemann: XX)[42] und der C90 (XXX) experimentierte. Eine weitere Versuchsreihe schloß dann die sogenannten Zwischenpotenzen[43] ein, die Hahnemann in aufsteigender Reihenfolge verschrieb[44] (s. Abb. 20, rechts).

Auf der Innenseite des vorderen Buchdeckels (siehe Abb. rechts) des D 20, rechts oberhalb des Eigentümervermerks der Marie Mélanie Hahnemann d'Hervilly, findet sich eine eingeklebte Notiz, die aus zwei Reihen römischer Zahlen besteht. Es dauerte einige Zeit, bis ich den Sinn dieser Gedächtnisstütze begreifen konnte: Hierbei handelt es sich um eine Liste

---

[39] In D 20 findet sich über weite Strecken nur der Potenzgrad. Aus dem Zusammenhang geht hervor, daß es sich dabei nur um Sulphur handeln kann.
[40] Hahnemann (1833), S.282, § 270: „[...] die 30ste Kraft-Entwickelung (potenzirte Decillion-Verdünnung, /X) als die Gebräuchlichste."
[41] Eine Tatsache, die bisher nur für die Pariser Zeit bekannt war, vgl. Handley (1993), und Krankenjournal DF 5.
[42] Hahnemann gab die Potenzhöhen in lateinischen Ziffern an. Die Römische Eins (bzw. Bruchstrich Römisch Eins) bedeutete die C3, die Römische Zwei die C6, III die C9 usw.
[43] Mit Zwischenpotenzen sind C1, C2, C4, C5 u.s.w. gemeint. Ursprünglich verabreichte Hahnemann, wie bei C- und D-Potenzen heute noch allgemein üblich, die Potenzen in Dreier-Schritten, d.h. die C3, C6, C9, C12 usw.
[44] Vgl. D 20, ab Originalseite 301.

der verwendeten Potenzgrade, um unterschiedliche Abfolgen besser überschauen zu können. Die graphische Auflösung könnte eine Vorstellung davon geben, wie Hahnemann bei den anderen Patienten jener Zeit mit Potenzreihen experimentiert hat. Auch hier muß jedoch für genauere Auskünfte die vollständige Transkription des D 20 abgewartet werden.

Abb. 20: Buchdeckelinnenseite des Krankenjournals D 20 mit der eingeklebten Notiz Hahnemanns über die verwendeten Potenzen. (Quelle: Bildarchiv des Instituts für Geschichte der Medizin der Robert Bosch Stiftung, Stuttgart)

Hahnemanns Notizzettel für die Reihenfolge der üblichen Potenzgrade[45]

1	XXX	[C90]	II	[C6]
2	XX	[C60]	XXX	[C90]
3	X	[C30]	III	[C9]
4	IV	[C12]	XXV	[C75]
5	$^1/_{100I}$	[C4]	IV	[C12]
6	XXV	[C75]	XX	[C60]
7	XV	[C45]	VI	[C18]
8	VI	[C18]	XV	[C45]
9	III	[C9]	X	[C30]
10	II	[C6]	$^1/_{100I}$	[C4]

---

[45] Eingeklebte Notiz in der Innenseite des vorderen Buchdeckels des Krankenjournals D 20.

Die Volkmannin (1796-1863)

Dabei ist interessant, daß sich Hahnemann bei aller Experimentierfreudigkeit - zumindest in bezug auf die Volkmannin - nicht von seiner Individualisierungsregel zu entfernen schien. Er notiert z.B. „Soll weder Nux noch Puls dienlich sein"[46] (Nux vomica, die Brechnuß und Pulsatilla, die Küchenschelle) als Begründung für die langandauernden Sulphurgaben. Und überraschenderweise scheint die Volkmannin tatsächlich von diesen Gaben zu profitieren. Es scheint sich hier um eine erste Versuchsphase zu seiner Psoratheorie zu handeln. Tatsächlich erhielt Antonie Volkmann fast ausschließlich die Arzneien, die Hahnemann in den „Chronischen Krankheiten" veröffentlicht. Zu einer abschließenden Beurteilung fehlen die Informationen darüber, wie es nun mit den anderen Patienten aussah, welche Symptome oder Ähnlichkeiten Hahnemann zur gleichen Arzneigabe veranlaßten, welche Besserungen oder Verschlimmerungen erzielt wurden, welche Symptome neu auftraten, zu welchen Zwischenmitteln diese wiederum führten. Dies alles wird man erst feststellen können, wenn diese Journale (D 19 - D 21) in der Gesamtedition[47] vorliegen.

3.3 Pflastertherapie

Im Laufe der Therapie der Antonie Volkmann versuchte Hahnemann auch eine Zeitlang, eine alte schulmedizinische Methode unter neuen - nun homöopathischen - Gesichtspunkten anzuwenden. Wie er in seinem ersten Band der Chronischen Krankheiten beschrieb, glaubte Hahnemann die Ursache des chronischen Siechtums in der Unterdrückung vorangegangener Hautmanifestationen entdeckt zu haben. Diese Beobachtung hatte nicht nur Hahnemann allein gemacht, immerhin zitierte er an der genannten Textstelle ausschließlich fremde Kasuistiken. Diese Feststellung wurde in Hahnemanns Therapie zu einem zentralen Punkt. Seine Bemühungen gingen laufend dahin, diese alten Unterdrückungen wieder rückgängig zu machen, d.h., alte Hautausschläge wieder an die Oberfläche zu holen, um damit die chronische Erkrankung, die auf eine tiefere Ebene verdrängt wurde, zu lindern. Zu diesem Zweck wendete Hahnemann auch Pflaster an, die die unterdrückte Psora wieder aktivieren, d.h., die Unterdrückung rückgängig machen sollten.

Am 3. September 1824 findet sich in D 27 ein Rezept für eine lokale Anwendung: „der D.[oktorin] Volkmann /v. 30\ ein genaues Rezept geschrieben res.[ina] elast.[ica] drachmam i solve in aetheris sulphurici (additio $^1/_{16}$ lixivio caustico, iterata destillatione rectificati) quantum satis (circiter uncia una). Rücken bis [`zweimal'] zu bestreichen nicht bei Luft und zu bepudern mehre Tage".

---

[46] D 20, Originalseite 36.
[47] Hahnemann (1991).

Noch 1830 ließ Hahnemann bei der ersten Versammlung des Vereins für homöopathische Heilkunst in Leipzig (am 10. August 1830, Hahnemanns 51. Doktorjubiläum) eine schriftliche Empfehlung verlesen, derartige Pflaster „zur Heilung langjähriger Lokalübel" aufzulegen, nun aber nicht, um die „eingebildete Krankheits-Materie"[48] (Materia peccans) abzuleiten, sondern um „den Andrang der Psora nach den erkrankten edlen Organen dadurch abzuleiten, daß man ihr eine unwichtigere größere Hautfläche (z.B. die Haut des Rückens) zur Ablagerung verschaffe. Das geschehe durch ein die Hautausdünstung hemmendes und zugleich gelind reizendes dünnes bleifreies Pflaster aus sechs Teilen burgundischen Pechs und einem Teil Lärchenterpentin, ‚über Kohlen zusammengemischt, auf gefügiges, sämischgares Leder aufgestrichen und warm übergelegt und gleichförmig angedrückt'."[49] Der Gedanke, der - auch - hinter dieser Psora-Therapie steckt, ist schon 1824 in § 212, Organon, 3. Aufl.[50] formuliert: „Offenbar entschließt sich der menschliche Organism, wenn er mit einer chronischen Krankheit beladen ist, die er nicht durch eigne Kräfte überwältigen kann, zur Bildung eines Lokal-Uebels an irgend einem äußern Theile bloß aus der Absicht, um durch Krankmachung und Krankerhaltung dieses zum Leben des Menschen nicht unentbehrlichen äußern Theils das außerdem die Lebensorgane zu vernichten (und das Leben zu rauben) drohende, innere Uebel zu beschwichtigen und, so zu sagen, auf das stellvertretende Lokal-Uebel überzutragen, und dahin gleichsam abzuleiten."

Die Idee, daß Lokalübel (und seien es künstliche, wie „Fontanellen", „Haarseile" u.a.) innere Krankheiten beschwichtigen könnten, lag auch den damaligen schulmedizinischen Therapieversuchen zugrunde. Man vergleiche den entsprechenden Abschnitt in Hahnemanns Apothekerlexikon von 1798 (!)[51] zu Pech, Pix burgundica: „Außer der Anwendung zu Pflastern legte man ehedem das burgundische Pech vor sich auf Leder gestrichen, an einige Stellen des Körpers äußerlich auf, und ließ es geraume Zeit liegen, als ein gelind rothmachendes Mittel zur Ableitung."

Was Hahnemann hier also als antipsorische Therapie empfahl, war nicht neu; neu war lediglich die Vorstellung, nach der diese Methode die Hilfe bringen sollte, nämlich nach dem Ähnlichkeitsgedanken. Für Hahnemann stand spätestens mit Herausgabe des ersten Bandes der Chronischen Krankheiten (1828) fest, daß die Ursache des größten Teils der chronischen Krankheiten (der Psora) in unterdrückten Hautausschlägen (vornehmlich der Krätze) lag.[52] Da war es naheliegend, zur Linderung durch äußere Anwendung ein ähnliches (!) Hautübel hervorzurufen. Es ging Hahnemann also darum, die Psora wieder an die Oberfläche zu holen, notfalls mit loka-

---

[48] Hahnemann (1833), Organon, 5. Aufl., S. III.
[49] Haehl (1922), Bd. 2, S. 230, S. 275ff.
[50] In Organon 5. und 6. Aufl. als § 201.
[51] Hahnemann (1798), S. 189.
[52] Hahnemann (1828), 1. Aufl., S. 17 - 56, Beispiele aus der Literatur.

len Applikationen, die den allopathischen sehr ähnlich waren (der Unterschied besteht hauptsächlich in der theoretischen Begründung: „Psora" statt „Materia peccans"), was sich aber nach langen und ausgedehnten Versuchen als nicht hilfreich erwiesen hatte. Bewährt hatte sich dagegen die Therapie mit den Antipsorica, derjenigen Gruppe von homöopathischen Potenzen, die in der Lage waren, ähnliche Hautleiden (von innen heraus) hervorzurufen und auch die Symptome abzudecken, die nach Unterdrückung solcher Dermatosen aufzutauchen pflegten[53].

Mit Sicherheit gehörte Antonie Volkmann zu denjenigen Patienten, bei denen die Pflasteranwendung keinen Erfolg brachte. Seine Abkehr von den Pflastern, dieser „Zurück-Verirrung in den Schlendrian der alten Schule", machte Hahnemann jedoch erst 1833[54] in einer Fußnote in Organon, 5. Aufl., S. IX publik: „Es thut mir daher leid, eins[t]mals den nach Allöopathie schmeckenden Vorschlag gethan zu haben, in psorischen Krankheiten ein Jücken erregendes Harzpflaster auf den Rücken zu legen, und in Lähmungen die feinsten elektrischen Schläge zu Hilfe zu nehmen. Denn da sich beide nur selten dienlich erwiesen, und zudem den Mischlingshomöopathen einen Vorwand zu ihren allöopathischen Versündigungen darboten, so thut es mir leid, diese Vorschläge je gethan zu haben, und **ich nehme sie hier feierlich wieder zurück** - auch deshalb, weil unsre homöopathische Heilkunst seitdem sich ihrer Vollkommenheit dergestalt genähert hat, daß wir sie **nun gar nicht mehr** nöthig haben."[55]

Auch in der zweiten Auflage des ersten Bandes der „Chronischen Krankheiten" findet sich eine längere Fußnote zu dem Versuch mit Pflastern, worin Hahnemann über deren Mißerfolg sinniert. Überraschenderweise sah Hahnemann lange Zeit das Problem darin, keinen lange genug anhaltenden Ausschlag durch die äußeren Mittel hervorrufen zu können. Dabei sah er einen direkten Bezug zwischen der Psora und der Möglichkeit, überhaupt eine Hautreaktion durch ein Pflaster bewirken zu können, was die Psora für uns heute eindeutig in die Nähe der atopischen Diathese (Neigung, allergisch zu reagieren) rückt: „denn auch gedachtes Pflaster macht auf der Haut einer nicht psorischen Person weder Ausschlag, noch Jücken."[56]

Das heißt, es kommt nur bei bestimmten empfindlichen Personen zu einem Ausschlag. Nachdem Hahnemann nun zugeben mußte, daß auf diese Weise keine Heilung der inneren Psora zu erzielen war, so stand für ihn dennoch eindeutig fest: „Denn, **erstlich**, darf, wenn der Arzt gewissenhaft und verständig verfahren will, **kein Hautausschlag, gar keiner, er sey von welcher Art er wolle**, durch äußere Mittel vertrieben werden. Die menschliche Haut bringt aus sich allein, ohne Zuthun des übrigen, lebenden Gan-

---

[53] Hahnemann (1828), 1. Aufl., S. 80 - 139, Auflistung typisch psorischer Symptome.
[54] Vgl. hierzu auch Haehl (1922) Bd. 1, S. 205 und Bd. 2, S. 230, S. 275f.
[55] Hervorhebung im Original als Sperrsatz.
[56] Hahnemann (1835), 1. Band, 2.Aufl., S. 123, Anm.*).

zen, keinen Ausschlag hervor, wird auch auf keine Weise krank, ohne vom allgemeinen, krankhaften Befinden, von der Innormalität des ganzen Organismus dazu veranlaßt und genöthigt worden zu seyn. Allemal liegt ein ungehöriger Zustand des ganzen, innern, belebten Organismus zum Grund, welcher daher zuerst zu berücksichtigen und also auch nur durch innere, das Ganze umändernde, bessernde und heilende Arzneien zu heben ist, worauf dann auch der, auf der innern Krankheit beruhende Ausschlag, ohne Beihülfe eines äußern Mittels, von selbst heilet und verschwindet, oft schneller, als durch äußere Mittel."[57]

Und diese Aussage bildet den bis heute aktuellen Kern der Lehre von den drei Miasmen. Praktische Bedeutung hat vor allem die Materia medica der antimiasmatischen Arzneien, die Hahnemann in den Bänden II - V der „Chronischen Krankheiten" veröffentlichte: Dort beschreibt er diejenigen Medikamente, die die Folgen der Unterdrückung von Hauterscheinungen heilen sollen.

4 Das Ende der Behandlung

Nicht nur Antonie Volkmanns Stellungnahme gegenüber den Schwarzenberg-Boten, auch Passagen in den Originalbriefen an Hahnemann legen Beweise für Hochachtung und Dankbarkeit gegenüber Hahnemann ab. Sie war von der Wirksamkeit der Behandlung durch Hahnemann sowie von dessen Methode fest überzeugt, obgleich die Hahnemannschen Notizen sehr bescheiden und sachlich gehalten sind. Man kann sicher davon ausgehen, daß sie in dem vierjährigen Zwischenraum ebenfalls von homöopathischen Ärzten behandelt wurde. Über das Ende der Behandlung im Oktober 1831 kann man bislang nur vage Vermutungen äußern. Obgleich der Beginn der Behandlung sehr optimistisch klingt, geht aus dem letzten erhaltenen Patientenbrief (Brief IX) hervor, daß Antonie sicherlich nicht völlig beschwerdefrei war. Grund für den Abbruch könnten aber auch Hahnemanns dogmatische Angriffe gegen die Leipziger Halbhomöopathen gewesen sein, wobei allerdings der berüchtigte Artikel Hahnemanns[58] erst ein gutes Jahr später erschienen war. Einige enge Freunde der Familie Volkmann, wie Dr. Moritz Müller, gehörten zu diesem Kreis, so daß Hahnemanns Behandlungsweise sicherlich auch Gegenstand kritischer Diskussionen gewesen sein mag. Über das weitere Leben der Volkmannin ist wenig bekannt. Die Familienchroniken berichten lediglich über ihren Tod am 9. April im Jahre 1863[59], im Alter von 67 Jahren.

---

[57] Hahnemann (1835), 1. Band, 2. Aufl., S. 124. Hervorhebung im Original als Sperrsatz.
[58] Vgl. Haehl (1922), S. 208: „Ein Wort an die Leipziger Halbhomöopathen" vom 3.11.1832.
[59] Volkmann (1986), S. 51.

Die Volkmannin (1796-1863)

Literatur

Archivalien (alle im Institut für Geschichte der Medizin der Robert Bosch Stiftung, Stuttgart)

Barthel, Peter: Das Vermächtnis Hahnemanns - die Fünfzigtausender Potenzen. Allgemeine Homöopathische Zeitung (AHZ) 235 (1990).

Genneper, Thomas: Als Patient bei Samuel Hahnemann. Die Behandlung Friedrich Wiecks in den Jahren 1815/1816. (Med. Diss. Aachen 1990) Heidelberg 1991.

Haehl, Richard: Samuel Hahnemann, Sein Leben und Schaffen. Bd.1 und Bd.2 Anlagen. Leipzig 1922.

Hahnemann, Samuel: Apothekerlexikon. Theil 1, 1. und 2. Abt. Leipzig 1793 und 1795, Theil 2, 1. und 2. Abt. Leipzig 1798 und 1799, Unveränd. 3. Nachdruck der Erstausgabe in 2 Bänden. Heidelberg 1986.

Hahnemann, Samuel: Die chronischen Krankheiten, ihre eigenthümliche Natur und homöopathische Heilung. Erster Theil, 1. Aufl. Dresden und Leipzig 1828.

Hahnemann, Samuel: Die chronischen Krankheiten, ihre eigenthümliche Natur und homöopathische Heilung. Erster bis fünfter Theil, 2. Aufl. Dresden und Leipzig 1835, bzw. Düsseldorf 1839. 4. Neudruck Heidelberg 1988.

Hahnemann, Samuel: Die Krankenjournale. Kritische Gesamtedition. Hrsg. von Robert Jütte. Heidelberg 1991ff.

Hahnemann, Samuel: Handschriftliches Symptomenregister. 3 Bände. O.J.

Hahnemann, Samuel: Kleine medicinische Schriften. Hrsg. von Ernst Stapf, 2 Bände. Dresden und Leipzig 1829. 2. Neudruck Heidelberg 1989.

Hahnemann, Samuel: Krankenjournale, D 18 - 29, 34, 36 (für die Zeit vom 12. April 1819 - 31. Oktober 1826, 5. Februar 1830 - 28. August 1830 und 9. Juni 1831 - 7. September 1832.

Hahnemann, Samuel: Organon der Heilkunst, Aude sapere. 3. Aufl. Dresden 1824.

Hahnemann, Samuel: Organon der Heilkunst, Aude sapere. 4. Aufl. Dresden und Leipzig 1829.

Hahnemann, Samuel: Organon der Heilkunst, Aude sapere. 5. Aufl. Dresden und Leipzig 1833.

Hahnemann, Samuel: Organon der Heilkunst. Textkritische Ausgabe der von Samuel Hahnemann für die 6. Auflage vorgesehenen Fassung, bearb., hrsg. und mit einem Vorw. vers. von Josef M. Schmidt. Heidelberg 1992.

Hahnemann, Samuel: Reine Arzneimittellehre. Erster bis sechster Theil, 2. bzw. 3. Aufl., Dresden und Leipzig 1825 bis 1830. 4. Neudruck Heidelberg 1989.

Handley, Rima: Eine homöopathische Liebesgeschichte: das Leben von Samuel und Mélanie Hahnemann. Aus dem Engl. übertr. von Corinna Fiedler. München 1993.

Hickmann, Reinhard: Das Psorische Leiden der Antonie Volkmann. Edition und Kommentar einer Krankengeschichte aus Hahnemanns Krankenjournalen von 1819 bis 1831. Med. Diss. Würzburg 1993a.

Hickmann, Reinhard: Die Potenzen in der Homöopathie. Teil 2: Die Entwicklung der Q-Potenzen. Modernes Leben natürliches Heilen 118 (1993b), S. 451 - 453.

Hickmann, Reinhard: Zur Auflösung der Apothekerzeichen und des Potenzierungscodes bei Hahnemann und deren praktische Bedeutung. Würzburger medizinhistorische Mitteilungen, 11 (1993c), S. 389 - 396.

Höfler, Max: Deutsches Krankheitsnamen-Buch. München 1899. Neudruck Hildesheim und New York 1970.

Kiene, Helmut: Placeboeffekt in klinischen Studien. Sinn und Unsinn der Verblindung. Allgemeine Homöopathische Zeitung (AHZ) 238 (1993), S. 139 - 146.

Klunker, Will: Clemens von Bönninghausen und die Zukunft von Hahnemanns Miasmenlehre für die Behandlung chronischer Krankheiten. Zeitschrift für Klassische Homöopathie (ZKH) 34 (1990a), S. 229 - 236.

Klunker, Will: Hahnemanns historische Begründung der Psoratheorie. Zeitschrift für Klassische Homöopathie (ZKH) 34 (1990b), S. 3 - 13.

Michalowski, Arnold, Sabine Sander und Karl-Otto Sauerbeck: Therapiegeschichtliche Materialien zu Samuel Hahnemanns Pariser Praxis. Medizin, Geschichte und Gesellschaft 8 (1989, erschienen 1991a), S. 171 - 196.

Michalowski, Arnold: Richtlinien zur Edition von Hahnemann-Handschriften. Medizin, Geschichte und Gesellschaft 9 (1990, erschienen 1991b) S. 195 - 203.

Nachtmann, Walter: „....Ach! wie viel verliere auch ich an ihm!!!" Die Behandlung des Fürsten Karl von Schwarzenberg durch Samuel Hahnemann und ihre Folgen. Jahrbuch des Instituts für Geschichte der Medizin. Robert Bosch Stiftung 6 (1987, erschienen 1989), S. 93 - 110.

Ritter, Hans: Samuel Hahnemann, Begründer der Homöopathie. Sein Leben und Werk in neuer Sicht. 2. Aufl. Heidelberg 1986.

Seiler, Hanspeter: Die Entwicklung von Samuel Hahnemanns ärztlicher Praxis, anhand ausgewählter Krankengeschichten. Heidelberg 1988.

Varady, Helene: Die Pharmakotherapie Samuel Hahnemanns in der Frühzeit der Homöopathie, Edition und Kommentar des Krankenjournals Nr. 5 (1803 - 1806). Med. Diss. München 1987.

Volkmann, Albrecht: Die Familie Volkmann. Kleine Chronik aus sechs Jahrhunderten. Wuppertal 1986.

Volkmann, Antonie: Brief an Hofrath Dr. Samuel Hahnemann in Köthen. 24. Juli 1831 (zitiert als Brief V).

Volkmann, Antonie: Brief an Hofrath Dr. Samuel Hahnemann in Köthen. 23. August 1831 (zitiert als Brief VI).

Volkmann, Antonie: Brief an Hofrath Dr. Samuel Hahnemann in Köthen. 27. Oktober 1831 (zitiert als Brief IX).

Volkmann, Ludwig: Die Familie Volkmann. Drei und ein halbes Jahrhundert eines deutschen Geschlechtes. Leipzig 1895.

Vom „lärmenden Herzen" und anderen volksmedizinischen Ansichten in der indischen Homöopathie

Ute Schumann

Einleitung

Die Homöopathie wird seit 1839 in Indien beständig populärer. Sie wurde von einem reisenden österreichischen Arzt, Dr. Honigberger, dort eingeführt.[1] An dieser Stelle soll ihren kulturübergreifenden Eigenschaften besondere Aufmerksamkeit gewidmet werden. Anhand der Analyse eines Fallbeispiels werden hier volksmedizinische Vorstellungen und theoretische Grundlagen der Homöopathie besprochen, die ihre therapeutische Integration in die medizinische Vielfalt Indiens förderten.

Vor dem Hintergrund der Erkenntnis, daß westliche Schulmedizin in nicht-westlichen Kulturen oftmals zu wenig oder in unangemessenem Maße in Anspruch genommen wird, geht es hier um die Klärung der kulturellen Stellung von homöopathischer Therapie. Dazu werden Fragen zur Persönlichkeit der Patienten, zur sozialen Realität und zum Verständnis von Medikation gestellt. Sie dienen der Untersuchung der spezifischen Inhalte indischer Therapiegespräche zwischen Arzt und Patient.

Eine Integration der Homöopathie erfolgte jedoch nicht nur durch die Medizin selber, sondern auch aufgrund gesellschaftlicher und geschichtlicher Bedingungen. Die abschließende Berücksichtigung eines solchen Rahmens kann allein deshalb nicht fehlen, weil er die soziale Realität umfaßt.[2]

Integration in die medizinische Vielfalt

Anfangs entwickelten die indischen Homöopathen ihre Berufsgruppe in einer Zeit, die stark von der Gegenwart der englischen Kolonialherren beeinflußt war. Deren Schulmedizin galt als ein Symbol von westlicher Modernität, der auch in Indien gerne nachgestrebt wurde. Doch als 1835 zugunsten der schulmedizinischen Ausbildung die traditionellen Medizinschulen abgeschafft wurden, steigerte dies nur die allgemeine Unzufriedenheit mit den englischen Herren.

---

[1] S. dazu jetzt: Jütte (1996).
[2] Schumann (1992), S. 43-78.

Im medizinischen Bereich beruhte deren Macht auf der Verneinung einer ganzheitlichen Sichtweise, die nicht nur von traditionellen Ärzten, sondern auch vom Volk getragen wurde. Die Einschränkungen des überlieferten Gedankengutes und seiner Schulen waren bereits seit einigen Jahren spürbar, als 1839 die Verbreitung der in Deutschland entwickelten Homöopathie begann. Ihre therapeutischen Eigenschaften und Möglichkeiten standen in geringeren Gegensätzen zu den indischen Medizinsystemen, als die der englischen Schulmedizin. So wird zum Beispiel die Wirksamkeit von medikamentöser Therapie in den indischen Medizinsystemen, wie Ayurveda (der klassischen, hinduistischen Medizin) und Yunani (der muslimischen, griechisch-arabischen Medizin), über den Zusammenhang mit jahreszeitlichen Bedingungen und innerhalb der Umweltsituation gemessen an Gebirgslage, Küstenregion, Feuchtigkeit, Bodenbeschaffenheit usw.[3]

So, wie die klassische, hinduistisch-medizinische Ordnung aus den Naturphilosophien des Samkhya und Vaishesika hervorgegangen ist, und diese mit magisch-religiösen Versen aus dem Rig-Veda verschmolzen, resultieren medizinische Vorstellungen auch heute noch aus dieser Kultur und Sprache.[4] Beide bilden, grundsätzlich miteinander verknüpft, auch die Grundlage volksmedizinischen Verstehens. Durch diese enge Beziehung zu althergebrachten Formen des Umgangs mit der natürlichen und sozialen Lebenswelt bildet die Therapie mit traditioneller Medizin eine Quelle der individuellen und sozialen Identität. Diese therapeutische Dimension teilt die Homöopathie, nicht jedoch die technologisch orientierte Schulmedizin, mit ihnen.

Auf kulturellen Spuren im homöopathischen Gespräch

Bei der Inanspruchnahme homöopathischer Heiler geht es vielen Patienten, nicht nur in Indien, um das Aushandeln der individuellen und sozialen Identität. Aufgrund der theoretischen Grundlagen der Homöopathie wird in therapeutischen Gesprächen die Möglichkeit geboten, gesundheitliche Beschwerden auf jene Art und Weise ungestört vorzutragen, die die eigene Kultur den indischen Vorstellungen und Ausdrucksweisen nahelegte. Dadurch wurde einerseits die individuelle soziale Realität beschrieben. Andererseits blieb auf diesem Wege eine Nähe zu volksmedizinischen Ansichten erhalten.

---

[3] S. dazu: Zimmermann (1987).
[4] S. dazu: Frauwallner (1953).

Vom „lärmenden Herzen"

Die inhaltliche Analyse eines von über 150 aufgezeichneten therapeutischen Gesprächen in New Delhi (1989) soll diese wichtigen Zusammenhänge von sozialer und individueller Realität erklären helfen. Hier werden sie vor dem Hintergrund jener kulturellen Konventionen gedeutet, die die Grundlage des volksmedizinischen Verständnisses bilden. Dabei werden auch die charakteristischen Züge der Homöopathie aufgezeigt, die sie in der Erfahrungswelt, hier einer Patientin, von der modernen Schulmedizin unterscheiden.

Meine Überlegungen hierzu beruhen auf der Annahme, daß umweltbezogene Medizinsysteme, wie die Homöopathie oder der Ayurveda, die gemeinsame Fähigkeit besitzen, volksmedizinische Vorstellungen in der Therapie zu verarbeiten. Der Arzt stellt homöopathischen Sinn her, indem er einzelne, relevante Mitteilungen aufgreift und in populärer Sprache vertieft. In diesem Vorgang können Informationen, die auf volksmedizinischen Vorstellungen beruhen, in die homöopathische Therapie eindringen.

Während der Arzt die volksmedizinische Sichtweise in der homöopathischen Anamnese für die Kategorien seiner Arzneimittellehre umformuliert, hinterläßt dies bei der Patientin den Eindruck, ihr Problem nicht nur mitgeteilt, sondern mit jemandem geteilt zu haben. Dies ist ein therapeutisch wichtiges Ereignis, das die Bedeutung sozialer Identität in der Medizin ausdrückt. Diesem Ablauf liegen mehrere kulturelle Funktionen zugrunde, die zur korrekten Deutung von Schlüsselinformationen führen. Hierunter sind kulturgebundene Selbstverständlichkeiten zu verstehen, die, oftmals ohne diskutiert zu werden, den Verlauf eines Gespräches oder einer Handlung dennoch mitbestimmen.

Im untersuchten Gespräch wird der Schwerpunkt der Analyse auf der therapeutischen Verarbeitung der Laienwahrnehmung von Erkrankung liegen. Im Vergleich werden sodann die Bezugnahmen auf den (volks-) medizinischen Hintergrund der Patientin und des Homöopathen besprochen. Auf diese Weise wird der Vorgang der Übersetzung von volksmedizinischen Vorstellungen in homöopathische Kategorien sichtbar.

Ebenfalls sichtbar wird dabei auch jene idealisierte Form klassischmedizinischer Vorstellung von Erkrankung, die die Schlüsselmitteilung beinhaltet. In der Kulturwissenschaft werden diese idealisierten Formen auch als Bilder sprachlicher Mitteilung betrachtet (Ikonen), die es ermöglichen, kulturelle Funktionen auszudrücken. Solche „Ikonen" können auch nichtverbal zum Ausdruck kommen. Dann sind sie eher formbestimmende Hinweise, die innerhalb eines zeichenreichen Netzwerkes auf unausgesprochenes, aber bekanntes und selbstverständliches Wissen über Gesundheitsbedürfnisse und medizinische Kultur verweisen. Eine dritte ikonische Form sind visuelle Darstellungen. Ein Beispiel wären sichtbare Symptomkomplexe oder Darstellungen und Leitsätze in der pharmazeutischen Werbung. Alle drei Formen können in einem Gespräch gleichzeitig verwendet werden, wie auch im nun folgenden Fall des „lärmenden Herzens".

Das „lärmende Herz"

Diese Beschreibung des Leidens von Shila,[5] einer nordindischen Frau im Alter von 37 Jahren, dient nun der Erfassung der medizinkulturellen Hintergründe und ihrer volksmedizinischen Bedeutungen. Shila ist über ihren Gesundheitszustand äußerst beunruhigt. Sie ist schon zuvor mit der Klage über Taubheitsgefühle im Arm bei diesem Arzt zur Konsultation gewesen. Nun sitzt sie auf einem Stuhl am kurzen Ende des ärztlichen Schreibtisches und berichtet dem Arzt, der sich auf großen Karteikarten Notizen macht:
Shila: „... gestern ließ ich meinen Blutdruck messen, er war 80."
Arzt: „Für unten oder oben?"
Shila: „Meiner ist niedrig, ... jetzt habe ich auch Schwindel und ich kann nicht schlafen."
Arzt: „Gut, und?"
Shila: „Alles, mein Herz ist unruhig ... es macht Lärm."
Arzt: „Seit wann ist das so?"
Shila: „Das ist seit vielen Tagen so ..."
Arzt: „Wie kam das, einfach so?"
Shila: „Einfach so."
Arzt: „Wie war der Name?"
Shila: „Mein Name ist Shila."
Arzt: „Denk nicht mehr an den Blutdruck. ... Das ist keine Krankheit, heutzutage nicht ..."
Shila: „Dieser Test ... diese Schwäche ... es ist so nach dem Zubettgehen nachts."
Arzt: „Ja, und?"
Shila: „Früher war er auch immer ganz niedrig."
Arzt: „Niedriger Blutdruck braucht keine Behandlung, dafür ... für all das brauchst Du Übungen, schlaf auf einem harten Bett."
Shila: „Ja."
Arzt: „Benutz' wenige Kissen, nimm eine Stütze, da gibt es nicht viel hin und her, ... Blutdruck braucht in der ganzen Welt keine Behandlung, Blutdruck ist ganz und gar keine Krankheit, wechsle das Essen etwas, nimm Chili, Früchte, denk an die Stütze, wenige Kissen, mache Übungen ... als Medizin, nur als Medizin nimm ein Tonikum, iß wenig Reis, dann wird es schon gut."

Die Vorgeschichte von Shilas Erkrankung ist dem Arzt als Halswirbelsäulen(HWS)-Syndrom bekannt. Auch ihre Übergewichtigkeit ist auffällig. Aufgrund der Symptomatik, die hier vorliegt, wird eine Therapieempfehlung gegeben, die auch auf die, in einer vorangegangenen Sitzung erwähnten Taubheitsempfindungen Bezug nimmt: Agaricus. Für die Schwäche wird jedoch, wie auch bei allen anderen Erkrankungen in der homöopathi-

---

[5] Dieser Name wurde aus Gründen der Anonymität geändert. Das Gespräch wurde von der Autorin aus dem nordindischen Hindi übersetzt.

schen Therapie, kein einheitliches Medikament verschrieben. Indische Homöopathen verschreiben aber auffällig häufig Mittel für „Schwäche", wie etwa Arsenicum album bei Angstzuständen mit Unruhe, Hautjucken, Verdacht auf kardiale Betroffenheit usw. Wenn „Schwäche" in Unruhe mit auffälliger Erschöpfung bestand, wurden differentialdiagnostisch Mittel wie Cuprum arsenicum oder Arsenicum jodum gewählt.[6]

Durch die Taubheitsempfindungen des Armes einst beunruhigt, lauscht Shila seither ängstlich sensibilisiert auf mögliche, weitere Symptome. Schließlich stellte sie eines Abends vor dem Einschlafen fest, daß sie durch den „Lärm" ihres Herzens gestört ist. Besorgt ließ sie bei einem Schulmediziner den Blutdruck messen.

Heute kann Shila dem homöopathischen Arzt nur den einen Wert „80" mitteilen. Seine Frage, ob es sich mit dieser Angabe um den systolischen, „oberen" oder diastolischen, unteren „niedrigen" Wert handelt, antwortet Shila: „Meiner ist niedrig" und zwar, indem sie für „niedrig" einen Anglizismus (low) in ihr sonstiges Hindi „einbaut". Die Antwort ist unklar, da Shila sich mit dieser Antwort ebensogut auf eine Information beziehen könnte, in der ihr mitgeteilt wurde, daß ihr oberer Blutdruckwert niedrig „low" sei. Eine andere Interpretation bestünde in der Möglichkeit, daß Shila die medizinisch-technische Frage nicht verstand. Über die Blutdruck-Meßtechnik mit oberem/unterem Wert nicht informiert, hätte sie hier annehmen können, der Arzt frage sie einfach, ob ihr Blutdruck hoch oder niedrig sei, wobei die Begriffe im Hindi, in dem das Gespräch geführt wurde, diese Ungenauigkeit unter Umständen zugelassen hätten. Die Messung wird bei dieser Konsultation nochmals vom homöopathischen Arzt durchgeführt und erweist sich als normal. Weiteres Hinterfragen führt scheinbar zu keinen aufschlußreicheren Informationen, doch geht aus Shilas Schilderung hervor, daß sie durch „diesen Test", den ersten Blutdrucktest, beunruhigt war.

Der Arzt interpretiert diese Beunruhigung zunächst als durch die fachsprachliche Verwirrung bedingt. Er bezieht sie aber auch auf die Beschwerden durch das HWS-Syndrom. Im Gespräch baut er für Shila umgangssprachlich einen Rahmen auf, innerhalb dessen sie mit ihrer Beschwerde umgehen lernen kann. So gibt er einige Ratschläge zur Lebensführung (Gewichtsreduktion, Übungen ...). Auf die Sorge um die „lärmende" Tätigkeit des Herzens bezieht sich der weitere Rat, ein Tonikum einzunehmen. Obwohl mir der Arzt mitteilte, daß diese Maßnahme aus klassisch homöopathischer Sichtweise nicht notwendig sei, ist sie aus kulturellen Gründen verständlich. Tonika, die flüssigen Medikamente, stehen in dem Ruf, sich schnell mit dem Blut zu vermischen. Sie bauen demnach unverzüglich verlorene Kraft wieder auf, gleichen Disharmonien in den Körperabläufen aus oder ersetzen verbrauchte Körpersäfte.

---

[6] Für die Beschreibungen dieser Arzneimittel, siehe Kent (1989), S. 42 oder vgl. jede andere Arzneimittellehre wie etwa Böhricke (1984).

Volksmedizinische Klassifikation

Die wiederholten Aussagen des Arztes zum Thema „Blutdruck" und die mißverständliche Antwort Shilas zuvor machen uns darauf aufmerksam, daß Shila nicht nur durch ihr HWS-Syndrom, sondern auch durch die medizinische Sprache, die sie nicht verstanden hat, so sehr beunruhigt war, daß sie sich des volksmedizinischen Ausdrucks „Schwäche" (im Hindi: „kamsori") bedient. Ihre Symptomatik entspricht gemäß der volksmedizinischen Klassifikation dem Zusammenhang zwischen Herzrasen und Bluthochdruck. Bluthochdruck, so ergab eine umfangreiche Analyse anderer Fälle in homöopathischen Praxen New Delhis[7], ist eines von mehreren Symptomen, das im Zusammenhang mit Taubheitsempfindungen, Unruhe und Schwindel auch als „Schwäche"-Syndrom „kamsori" aufgefaßt wird.

Der Mangel an sprachlicher Verständigungsmöglichkeit im medizinischen Labor trug in Shilas Fall nicht zur Klärung, sondern zu weiterer Ratlosigkeit bei. Typisch ist in dem hier vorgeführten Fall die Position der Thematisierung von „Schwäche": Sie tritt relativ spät auf und markiert ein baldiges Ende des therapeutischen Kreuzverhörs. Sie bildet hier den „generalisierten Endpunkt im Diskurs, über den hinaus persönliche Information nicht mehr gegeben oder verlangt wird."[8] Zu diesem Zeitpunkt hatte Shila die zur Verfügung stehende Klassifikation ausgeschöpft. Der Arzt erläuterte ihre Beschwerde anhand ihrer Lebensweise und traf eine Arzneimittelwahl. Die verwendete Umgangssprache trug in diesem Fall zur Aufklärung der Patientin bei, verringerte ihre medizinischen Unkenntnisse und erweiterte die Möglichkeiten der erkrankten Person zur Selbsthilfe.

Exkurs in die Bedeutung der Sprache

Der Arzt verstand, daß es sich bei der beschriebenen Herzbeschwerde und Schwäche um einen Ausdruck von Ängsten handelt, der im volksmedizinischen Zusammenhang zu deuten ist. Die dargestellte Schwäche geht als Syndrom aus dem Konzept eines Fließgleichgewichts im Körper hervor. Es kann von schwerwiegenderen Syndromen gefolgt werden, wenn keine Heilung erfolgt. Einzelne Symptome können in mehr als nur einem Syndrom auftreten und werden dadurch sprachlich mehrdeutig. Aufgrund dieser Unklarheit kann die Patientin nicht mit Bestimmtheit sagen, wie schwerwiegend ihr Zustand ist. Damit läßt sich ihre diagnostische Suche bei verschiedenen Ärzten begründen.

Derartige Ungenauigkeiten in der volksmedizinischen Deutung von Erkrankung leiten sich aus der Krankheitsklassifizierung der traditionellen

---

[7] Schumann (1993), Tab. 1, S. 96.
[8] Nichter (1989), S. 91.

indischen Medizin, des Ayurveda und Yunani ab. Zimmermann[9] beschreibt diesen Klassifikationsstil: „Um ein einfaches Wort oder ein Kompositum herum bilden und gruppieren sich andere Worte, um unterschiedliche, aber analoge Eigenschaften anzuzeigen." Ein derartiges Ordnungsverfahren dient „als eine Art Indikator, dieser qualifiziert eine bestimmte Substanz der Pharmakopöe[10] in entweder positiver Weise (sie beruhigt) oder negativer Weise (sie erregt)." Die volksmedizinischen Syndrome werden also „im alten Stil" der Beschreibung von Erkrankung gebildet. Dies ermöglicht den sprachlichen Ausdruck des körperlichen Fließgleichgewichtes.

Den Inhalten der Syndrome und den sprachlichen Wendungen liegen Netzwerke von Bedeutung zugrunde. Bedeutungen, die in therapeutische Gespräche eingebracht und in unterschiedlicher Vernetzung immer wieder neu ausgelöst werden, faßten Uexküll und Wesiack[11] als sprachlich hervorgebrachten Konsens über soziale Wirklichkeiten auf. Diese Vorgänge beruhen auf Phantasie, die durch bedürfnisorientierte Interpretation der eigenen Umwelt geprägt werde.[12] Traumata, Belastungen, Beschränkungen usw., die darauf Zwänge ausüben, stellen ein Charakteristikum der krankmachenden Situation dar.[13] Solch ein Charakteristikum dient in der Homöopathie als Schlüssel zur Krankheitsdiagnose. Darüber kann die passende Arznei, das Simillimum, ermittelt werden. Die Bestimmung des Arzneimittels beruht daher auf einer qualitativ-sprachlichen Methode, die die charakteristischen Symptome des Krankheitsfalles „vorzüglich" und „fast einzig fest in's Auge zu fassen" bemüht ist, wie schon der Begründer der Homöopathie, Samuel Hahnemann, forderte.[14]

Obwohl der homöopathische Krankenbericht von der Patientin medizinisch ungenau abgegeben wird, enthüllt sich also dennoch eine praktische Bedeutung. Der Medizinethnologe Allan Young versteht die medizinische Unsicherheit von Patienten und die folglich beständig neue Einschätzung von Symptomen als konstruktiven Beitrag, der vom behandelnden Arzt zu entschlüsseln ist.[15] Erst dann kommt es zwischen der wissenschaftlichen Vorstellung des Arztes und der kulturgebundenen Darstellung der Klientin zur Verständigung. Ein detailliertes Gespräch erleichtert diesen Vorgang. Homöopathische Ärzte erforschen, ähnlich wie auch die klassischen traditionellen Ärzte, den Hintergrund des „gesamten geschichtlichen Netzwerkes von sozialen Rollen und medizinischen Glaubenshaltungen".[16]

---

[9] Zimmermann (1987), S. 137.
[10] Meist staatlich genehmigte Arzneimittellehre.
[11] Uexküll und Wesiack (1991), S. 143.
[12] Uexküll und Wesiack (1991), S. 462.
[13] Uexküll und Wesiack (1991), S. 259ff.
[14] Hahnemann (1987), §153, S. 178f.
[15] Young (1981), S. 379f.
[16] Zimmermann (1987), S. 97. Den Rahmen einer solchen Ausrichtung hält Zimmermann für die Grundlage eines medizinischen Systems. Siehe dazu auch §81 aus dem Organon von Hahnemann (1987), S. 135f.

Medizinische Realität im Alltag

Für die medizinische Realität im Indien des Ayurveda und Yunani war von alters her die Selbsthilfe wichtig: Ärzte (vaidyas und hakims) wiesen die Pflegepersonen oder direkt die Erkrankten an, sich durch Befolgung bestimmter Diäten und Lebensweisen selbst zu helfen. Die medizinische Wirkung von Nahrungsmitteln und Speisen, aber auch von Leibesübungen, war immer von hoher Bedeutung gewesen und in jeder Küche und jedem Haushalt bestens bekannt. Auch Homöopathen bedienen sich, wie in diesem Fall, regelmäßig solcher Anweisungen.

Obwohl Diät kein entscheidender Bestandteil der homöopathischen Theorie ist, überschneiden sich in diesem Bereich die ordnenden Prinzipien der medizinischen Systeme Ayurveda, Yunani und Homöopathie. In allen drei Therapien hängt die Arzneimittelwahl von symptombegleitenden Modalitäten, der Lokalisierung und Intensität der Erkrankung ab. Während in den naturverbundeneren indischen Systemen das klimatische Umfeld eine Modalität bildet, das sich besonders auf diätetische Anweisungen auswirkt, sind Informationen über das Klima zwar in der Homöopathie noch für die Arzneimittelwahl, aber nicht für eine Diät relevant. Klimatische Bedingungen werden daher nicht aus dem homöopathischen Gespräch ausgeschlossen, sondern ihre Erwähnung wird ermutigt. Sie bieten, ebenso wie diätetische Anweisungen, den kaum differenzierenden Patienten einen scheinbar vertrauten therapeutischen Rahmen für ein scheinbar ähnliches Körperkonzept innerhalb dieser verschiedenen medizinischen Traditionen.

Allen Systemen gemeinsam fehlt zudem der von der Schulmedizin so bevorzugte, technologische Zugang zum Körper. Symptome werden nur auf der Grundlage von Mitteilungen und äußerlichen Wahrnehmungen wie Aussehen, Geruch, Beschaffenheit u.a. ermittelt. Ergänzend werden Patienten nur einfachsten körperlichen Untersuchungen unterzogen.

Psychosoziale Dimension bei der körperlichen Krankheitsbeschreibung

Die volksmedizinischen Klassifikationen weisen eine komplizierte Begrifflichkeit auf, in der man, in körperbezogenen Ausdruck eingekleidet, psychosoziale Probleme zur Sprache bringen kann. Die Behauptung des Medizinethnologen Arthur Kleinman,[17] daß nichtwestliche Kulturen angeblich nicht über ein psychologisches Krankheitsidiom verfügen, dafür aber über einen rein körpersprachlichen Ausdruck, konnte ich bei meinen Feldforschungen nicht bestätigen. Meine Beobachtungen legten eher nahe, daß Krankheit in Indien vielschichtiger ausgedrückt wird. Patienten bedienten

---

[17] Kleinman (1980), S. 311.

sich einer körperorientierten Terminologie, die aber in ihren individuell unterschiedlich gewählten Anwendungen im Gespräch subtile psychologische und psychosoziale Mitteilungen beinhaltet.

Der französische Soziologe Francis Zimmermann[18] stellte fest, daß in den klassischen indischen Medizintexten „der menschliche Körper die Berührungsfläche zweier verschiedener Ordnungen darstellt: diejenigen körperlichen Antriebs und moralischer Werte, physischer Kraft und angestrebter Ergebnisse von Taten (karman)." Ein derartiges Lebenskonzept hat im Verlauf von über zweitausend Jahren einen adäquaten verbalen Ausdruck nicht nur körperlichen, sondern auch psychischen Leidens gefunden. Die für die Homöopathie wichtige Mitteilung psychischen Befindens und sozialer Belastungen kommt einer derartigen Krankheitsdarstellung durch eine differenzierende und langwierige Ermittlungstechnik entgegen. In Shilas Beschwerde läßt sich feststellen, daß auch sie sich zunächst auf körperliche Symptome bezieht, schließlich aber einen Schwächezustand andeutet, den sie in Zusammenhang mit früher berichteten „Taubheitsgefühlen", nun „lärmendem Herz", und nicht nachgewiesenem, niedrigem „Blutdruck" sieht. Nun ist es an der Zeit, die in diesem kulturspezifischen Krankheitssyndrom enthaltene Botschaft zu verstehen.

Hitze und Kälte als grundlegendes Erklärungsmodell

Das „lärmende Herz" wurde hier im Zusammenhang von Ängstlichkeit mit Unruhe, Herzrasen und Taubheitsempfindungen interpretiert. Wie jedoch vollzog der Homöopath diese Übersetzung? Was bedeutet die Verwendung eines modern erscheinenden Krankheitsbildes „Blutdruck" in Bezug auf den volksmedizinischen Ausdruck „Schwäche"? Welche Hinweise gaben die zusätzlich genannten Symptome?

„Schwäche" stellt im Laienausdruck sowohl subjektive Empfindungen wie auch objektive Veränderungen dar. Diese sind im allgemeinen klassifiziert nach übertriebenen Bewegungsabläufen oder Erregungen im Körper: Herzrasen, zitternde Glieder, erhöhte Harnausscheidung, Tränenfluß, erhöhte Temperatur, Bluthochdruck, Durchfall, Bluten, Jucken der Haut, Unruhe, Nervosität, Ängstlichkeit und vieles andere mehr. Diese häufigen Symptome und ihre Kombination miteinander sind oft mit Taubheitsgefühlen verbunden. Vom Ayurveda her ist bekannt, daß derartige Beschwerden auf einer Abweichung des funktionellen Prinzips „pitta" beruhen, das im Körper als „Hitze"-Erregung wahrgenommen wird.

Obwohl der Arzt Shila richtig darüber informierte, daß „Blutdruck [...] keine Erkrankung" ist, beharrte sie auf ihrer Besorgnis über den „Test ... diese Schwäche", darauf, ein „Fall" zu sein. Doch welcher Art? Ein Blick auf die volksmedizinische Klassifikationsweise belegt, daß Shila sich auf

---

[18] Zimmermann (1983), S. 17.

eben diese bezieht, obwohl ihre Symptomatik nicht ganz gleich ist. Der Medizinethnologe Mark Nichter ist der Ansicht, daß solche Ungenauigkeiten häufig vorkommen und sogar strategischen Wert besitzen.[19] Obwohl „Blutdruck" in dieser Klassifikation unzutreffend ist, besonders niedriger, beinhaltet diese spezifische Mitteilung einen Hinweis, der sich über das grundsätzliche Erklärungsmuster von „Hitze" und „Kälte" verstehen läßt. Blut(hoch)druck liegt dabei im Bereich der erhöhten Hitzewahrnehmung. Auf diesen verweist Shila verschlüsselt.

Das bipolare Erklärungsmuster „Hitze/Kälte" ist ein linearer Maßstab für Krankheitswahrnehmung. Auf der Achse zwischen Hitze und Kälte werden variabel nach volkstümlicher Vorstellung Symptome und Symptomgruppen angeordnet, die die *Intensität* der Abweichung von einer ausgeglichenen Körperfunktion darstellen. Die Intensität der Beschwerde ist auch im homöopathischen Krankengespräch eine Meßgröße. Das von Shila beschriebene Syndrom läßt sich in jenem Bereich des Maßstabes von „Hitze/Kälte" einordnen, wo Hitze seit längerer Zeit und mit starker Intensität wahrgenommen wird. Shila bezieht ihre Aussage damit auf eine erhöhte Besorgnis um die Gesundheit, die schon längere Zeit nicht zufriedenstellend und unerklärt ist. Der beständige Verfall von Gesundheit wird also in diesem Fallbeispiel schon als fast chronisches Geschehen betrachtet. Die dem Syndrom „Schwäche" zugeschriebenen Symptome verweisen zunächst auf den Beginn eines ernsthaften Gesundheitsproblems, sowie auf die erste Aufmerksamkeit gegenüber einem bestehenden Problem, und auf Sorge um die Gesundheit. Der Zustand von „Schwäche" hat aber einen kurzfristigen, vorübergehenden Charakter. Er wird als Vorlaufphase einer Krankheitsäußerung betrachtet. Somit hat „Schwäche" also immer auch einen warnenden Charakter, besonders, wenn sich ein solcher Zustand, wie in Shilas Fall, in die Länge ziehen sollte.

In der weiteren Verfolgung des „Heiß/Kalt"-Erklärungsmodells gehen unbehandelte oder erfolglos behandelte Schwächezustände in schwerwiegendere Probleme über. Diese sind durch sich neu formierende Symptomgruppen gekennzeichnet, deren Charakteristikum zunächst zunehmende Hitze ist. Das dafür typische Syndrom ist „Schwellung", im Hindi als „sujan"[20] bezeichnet. In diesem Zustand eskaliert „Hitze" allmählich. In der nächsten Phase würde diese „Hitze" abkühlen. Unbehandelt würde die Dynamik der Erkrankung allmählich in Erstarrung oder Tod übergehen. „Kälte" wird daher auch als „Schwere", im Hindi „bharipan", beschrieben. Die prototypischen Symptome dieser „Schwere" können noch einmal zurückgehen auf Taubheitsempfindungen, sind aber dann häufig begleitet von zunehmenden Lähmungen, Darmträgheit und Verstopfung, Magenschwere, Gelenkschmerz, Ablagerungen und Steinen, Druckschmerz, Rückgratverkrümmungen, Frieren, Benommenheit und vieles andere mehr. Mit einer

---

[19] Nichter (1989), S. 111ff.
[20] Sprich: „sudschan".

gehen dabei Beschwerden über Einsamkeit, soziale Isolation wegen der körperlichen Unbeweglichkeit, aber auch Nachlassen der Geisteskraft. „Schwere" ist im volksmedizinischen Denken die logische Folge einer ungeheilten psychischen Erkrankung oder eines unverarbeiteten sozialen Konfliktes.

Solche Folgen befürchtete die Patientin Shila, als sie sich an den homöopathischen Arzt wandte, dessen Heilsystem in Indien für die erfolgreiche Behandlung chronischer Erkrankungen bekannt ist. Der therapeutische Erfolg der Homöopathie ist im Umgang mit solchen kulturspezifischen Vorstellungen auf die Annahme offener, sich fortwährend ändernder Gruppierungen von Erkrankungen angewiesen. Jeder Versuch einer Klassifikation entfällt.[21] Die volksmedizinische Darstellung wird vom Arzt hinsichtlich der Einschätzung der Intensität der Beschwerde, ihrer Modalitäten und Lokalisierungen auf eine der Homöopathie eigene Verarbeitungsstruktur übertragen.

Die symbolische Bedeutung des Herzens

Um Shilas Sorge umfassender, also auch in der psychosozialen Dimension zu verstehen, ist nun noch die symbolische Bedeutung des Herzens zu berücksichtigen. Innerhalb des indisch-medizinischen Körperkonzeptes wird das Herz als „Sitz des Geistes/Bewußtseins" gesehen.[22] In völligem Gesundheitszustand übe das Herz in dieser Funktion vollständige Kontrolle über die Tätigkeiten von Körper, Geist und Sprache aus. Derart helfe es, Krankheiten zu verhüten. Shila brachte zum Ausdruck, daß nun ihre Erkrankung außer Kontrolle gerate. Dies wurde durch die Ungenauigkeit und Unbeständigkeit der Symptomatik, die in den Zuständen „Schwäche", „Schwellung" und „Schwere" zu beobachten waren, verstärkt. Ihre Symptome (Taubheitsempfindungen, Schwindel/Benommenheit) überschneiden sich mit dem chronischen Bereich. Die wiederholte Betonung, an „Blutdruck" zu leiden, ist als Versuch zu werten, ein Element gesteigerter „Hitze" in die Thematik einzubringen, um die Erkrankung zu dramatisieren.

Die symbolische Bedeutung wird also im Gespräch nur angedeutet. Sie gibt sich durch die oben beschriebenen Folgen von Einschlüssen oder Ausschlüssen von Symptomen für den Arzt, der die Strategie der Mitteilung durchschaut, als Angst zu erkennen. In Shilas Fall wird die Gelegenheit sogleich beim Schopfe ergriffen, sie auf ihr Übergewicht anzusprechen und eine Diät zu empfehlen, etwa weniger Reis zu essen. Im Hinblick auf das angenommene Körperkonzept spricht der Arzt hier die Belastung des Ver-

---

[21] Hahnemann, (1987), §81, S. 135f.
[22] Zimmermann (1983), S. 15.

dauungsprozesses an, der durch „Hitze" gesteuert wird und durch „pitta" reguliert wird. Der Arzt geht damit scheinbar auf die symbolische Bedeutung von „Hitze" ein, dargestellt als „Blutdruck", und schlägt Regulierung im volksmedizinischen Sinne vor, womit sich Shila auch zunächst zufrieden gibt.

Derartige volksmedizinische Unterströmungen im Gespräch, die die nicht ausgesprochene Bedeutung der Patientenmitteilung beinhalten, werden von den homöopathischen Ärzten in Indien ungern zugegeben. Direkt befragt, verneinen viele zuerst einen solchen Einfluß auf ihr therapeutisches Vorgehen. Man zog es bis auf wenige Ausnahmen vor, sich auf eine „klassische" Therapieform zu berufen.[23] Auch dies war nicht unberechtigt, denn die Durchführung der Therapie kann klassischen Regeln folgen. Diese aber nimmt aufgrund ihrer ausführlichen Befragungstechnik detaillierten Bezug auf die Lebensweise von Patienten. Auf diese Weise werden die volksmedizinischen Mitteilungen eingeholt und in der Homöopathie eigene medizinische Kategorien umgewandelt.

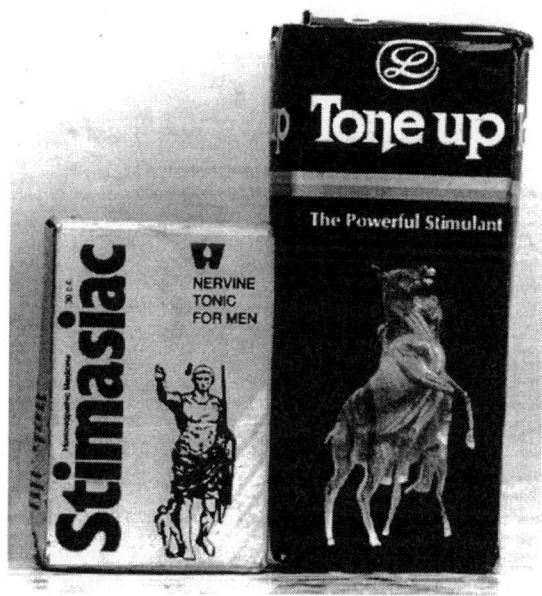

Abb. 21a: Homöopathisches Medikament zur männlichen Potenzsteigerung (?). Der homöopathisch-pharmazeutische Markt paßt sich der kulturspezifischen Nachfrage zum Beispiel durch Medikamente gegen Schwächezustände an. Als Medium werden dabei Tonika bevorzugt. (Quelle: Photographie: Ute Schumann)

---

[23] S. dazu: Bhattacharya (1987).

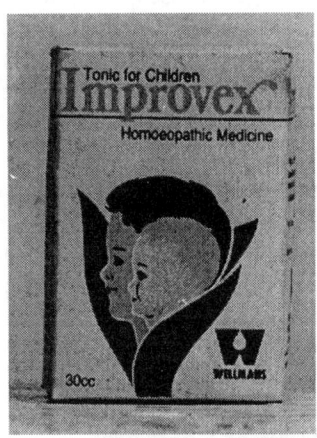
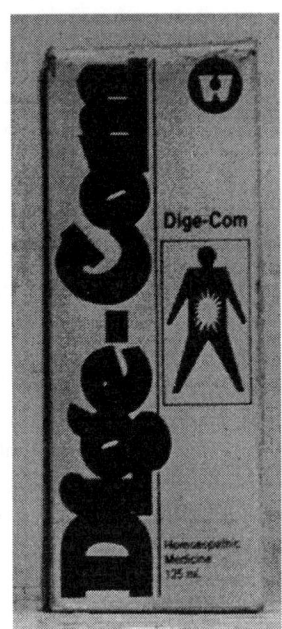

Abb. 21b   Abb. 21c

Abb. 21b: Homöopathisches Medikament für Kinder. In der beliebten Medikation durch Tonika zielt der pharmazeutische Markt auch auf die Jüngsten. Wachstum unterstützende Mittel gelten als marktsicher. (Quelle: Photographie: Ute Schumann)

Abb. 21c: Auch in Anlehnung an moderne Anatomievorstellungen versucht die homöopathische Pharmazie, Märkte zu erobern, nicht ohne Verzicht auch auf „modern-medizinische" Sprache. (Quelle: Photographie: Ute Schumann)

Pharmakologie und innerkörperliche Dynamik

Als besonders anstößig bei dem Prozeß der englischen, medizinischen „Modernisierung" wurden die Eigenschaften der Medikamente wahrgenommen. Deren rapide Wirkung auf den Körper gelten in Indien als aggressiv. Umso mehr wird die Pharmakologie der Homöopathie von den indischen Patienten geschätzt. Die homöopathische Arznei steht wegen ihrer hohen Verdünnung und geringeren Nebenwirkungen im Gegensatz zur schulmedizinischen Arznei, deren Nebenwirkungen beträchtlich sein können. Homöopathische Medizin wird in diesem Zusammenhang vor dem Hintergrund des „Heiß/Kalt"- Erklärungsmusters gesehen.

Nebenwirkungen wurden von den befragten Patienten als arzneiliche Wirkungen aufgefaßt, die den Körper verunreinigen und das Prinzip „heiß" dahingehend anregen, daß es aus dem Gleichgewicht gerät. Sie führen in dieser Vorstellung zu einem Überfluß an „Hitze" im Körper. Der reagiert dann zunächst mit dem „Schwäche"-Syndrom. So geschieht es zum Beispiel, daß Arbeitnehmer, die eine Grippe rasch mit schulmedizinischen Mitteln behandelten, sich nach einer solchen Behandlung an einen Homöopathen wandten, um Nebenwirkungen behandeln zu lassen. Die homöopathische Therapie soll dem Körper die „Hitze" nehmen.[24] Etwa 60% aller Patienten in homöopathischer Therapie gaben an, sie als Nachbehandlung zu nutzen, denn sie gilt als reinigend. Die Patienten trauen ihr zu, die „heißen" Effekte der schulmedizinischen Medikamente zu beseitigen.

Die häufigsten Beschwerden über Nebenwirkungen wurden durch das Syndrom der „Schwellungen" ausgedrückt. Auch dieses umfaßt mehrere Einzelsymptome und Symptomgruppen. Die darin meist genannte Klassifikation war „allergische Reaktion" auf schulmedizinische Medikamente, daneben stehen Beschwerden wie: Krämpfe, Hautbrennen, Sodbrennen, Leberschmerz, Husten, Atemnot, Nackenschmerz, Fieber, Aggression. Überschüssige „Hitze" im Körper wird als warnendes Symptom sich anbahnender Chronizität im Krankheitsverlauf gewertet. Zimmermann erläutert den Charakter dieser innerkörperlichen Dynamik gemäß dem ayurvedischen Krankheitskonzept damit, daß: „bei nicht rechtzeitig erfolgter Reinigung, der Wind (vata) zäh wird, steif und ein harter Körpersaft." Verhärtung, schon im Bereich „Kälte", wird dabei wahrgenommen als „krümmen", „zusammenziehen" oder „blockieren".[25] Auch der yunanische Kanon drückt sich ähnlich aus. Darin erregt Schmerz zunächst die Lebenskraft, worauf sich dann die Körperhitze erhöht (z.B. Fieber). Nimmt der Schmerz noch weiter zu, reagiert der Körper mit Abkühlung.[26]

Diese Vorstellungen von Krankheit und Schmerz lassen sich bei der homöopathischen Behandlung ausdrücken, wenn rheumatische Beschwerden, Steine der Nieren oder Galle oder Lähmungen von subjektiven Kältewahrnehmungen begleitet werden. Nur werden sie dann vom Arzt nicht in jenem Verlaufssystem gesehen, in dem sie in den klassischen indischen Vorstellungen beschrieben werden. Es handelt sich also um eine zufällige Übereinstimmung und nicht um gemeinsame Begrifflichkeiten von Homöopathie und klassischen indischen Medizinsystemen. Dennoch wird in Indien auch von den Ärzten der pharmakologischen Leistungsfähigkeit der Homöopathie zugetraut, ein subjektives Gleichgewicht zwischen „Hitze" und „Kälte" beeinflussen zu können, da auch die Homöopathie mit Temperaturwahrnehmungen arbeitet. Hieraus leitete schließlich die Patientenschaft ihre ergänzende Rolle zur Schulmedizin ab. Da sie diese Rolle mit den indischen Medizinsystemen teilt, steht Homöopathie eher als Alternative neben ihnen.

---

[24] Siehe dazu Schumann (1993), S. 169-214, Kapitel 5, in dem diese Zusammenhänge am Beispiel des unspezifischen Virusfiebers in New Delhi untersucht wurden.
[25] Zimmermann (1983), S. 20.
[26] Pugh (1986), S. 10.

Dazwischen pendeln Patienten seltener als zwischen Homöopathie und Schulmedizin oder zwischen Ayurveda/Yunani und Schulmedizin. Diese werden wechselseitig ergänzend in Anspruch genommen werden.

Patienten und Ärzte im gesellschaftlichen Wandel

Die Inanspruchnahme von Homöopathie von der indischen Bevölkerung wurde neben ihrem beschriebenen Umgang mit volksmedizinischen Vorstellungen auch durch die gesellschaftliche Situation in Indien gefördert. Während sie verbreitet wurde, befand sich Indien bereits in einem kolonial bedingten, gesellschaftlichen und kulturellen Wandel. Im Bereich der medizinischen Kultur bedienten Ärzte sich mit der Homöopathie eines Instrumentariums, das diesen Wandel entschärfen sollte. Sie galt auch als modern, nicht aber als „angresi" (Hindi für: „englisch"). Bis heute hat sich in aller Munde die Bezeichnung der Homöopathie als die „German Medicine" (englisch für: „deutsche Medizin") erhalten.

Diese Bezeichnung symbolisiert den Wunsch, den überwältigenden Auswirkungen medizinischer Umwälzungen auszuweichen. Die Wahl einer homöopathisch medizinischen Therapie und auch Ausbildung verhalf vielen geneigten Indern zum Zugang zu westlich modernen Errungenschaften. Diese befanden sich jedoch aufgrund der theoretischen Grundlagen und Inhalte der homöopathischen Medizin noch in Einklang mit althergebrachten Vorstellungsformen. Nicht nur äußerlich betrachtet, wirkte die Homöopathie daher zwischen Moderne und Tradition integrativ.

Auf dieser Grundlage förderten indische Mediziner die Beliebtheit der Homöopathie.[27] Vielen unter ihnen galt dieser Prozeß als konservative Chance, an der medizinischen Modernisierung teilzunehmen. In Anlehnung an eine bereits bestehende Tradition konnten sie durch Erlernen der Homöopathie Kenntnisse oder Techniken verbessern und ihren sozialen Status erhöhen. Besonders der Erwerb von Schriftkenntnissen oder Wissenschaft zählte in Indien seit Jahrtausenden zu den anerkannt wirksamsten Mitteln der Erhöhung gesellschaftlichen Ansehens.

Das Ansehen und die Macht der Ärzte hängt nicht nur von kulturgebundenen Vorstellungen der Patienten ab. Auch die Patienten spielen eine wesentliche Rolle bei der Erfüllung der gesellschaftlichen Aufstiegswünsche homöopathischer Ärzte. Das Interesse der Patienten an der Verbreitung der Homöopathie galt oftmals dem Versuch, althergebrachte gesellschaftliche Mechanismen des sozialen Ausschlusses durch das Kastenwesen zu überwinden, die auch den Zugang zur medizinischen Versorgung erschweren. Auf Patienten wirkte die Homöopathie deshalb anziehend, weil sie kostengünstig war. Vielen jungen Leuten fiel die Zulassung zum homöopathischen Studium leichter, weil ihr keine Beschränkungen auferlegt waren.

---

[27] Es handelte sich sowohl um Schulmediziner, als auch um Laienpraktiker.

Das Umfeld der Homöopathie stellte sich damit beiden Gruppen als offen dar und bot ihnen Gelegenheit, alte Ansprüche neu wahrzunehmen und zu stellen.

In Kerala, im Südwesten Indiens, betrieben um die Mitte des 19. Jahrhunderts pietistische Missionare der Baseler Mission kostenlose, homöopathische Behandlungen in den ländlichen Gebieten. Sie boten damit demjenigen Gesellschaftsteil eine medizinische Versorgung, der zuvor, selbst zur dort weitverbreiteten hinduistischen Medizin, kaum Zugang hatte. Die Ausübung dieser Medizin war ein Privileg für Angehörige der Kastengesellschaft. Die Homöopathie galt hier als ein innergesellschaftlicher Ausweg aus den Beschränkungen des Kastenwesens und als Mittel der sozialen Reform. In beiden Regionen, dem südwestlichen Kerala und der nordöstlichen Gangesebene, vorwiegend im heutigen Westbengalen, zeichnete sich die Verbreitung der Homöopathie als Ausweg aus der inneren oder der kolonial gesteuerten Unterdrückung durch die gesellschaftliche Elite aus. Dieser Prozeß wurde auf seiten der aufwärtsstrebenden Ärzte von einer sich gesellschaftlich und kulturell neu etablierenden, aber auch einer bereits bestehenden Elite getragen.

In weltweit unvergleichlicher Weise trieben indische Ärzte die Eingliederung der Homöopathie in den medizinischen Pluralismus ihres Landes voran. Dazu dienten ihnen nicht nur medizinische Ansichten, sondern auch gesellschaftspolitische Maßnahmen. 1881 wurde in Kalkutta eine erste Fachschule für Homöopathie eröffnet, der bis heute etwa 90 weitere im gesamten Land folgten. Einige dieser Schulen sind Universitäten angegliedert worden. 1973 war es schließlich gelungen, den Status des homöopathischen Arztes dem des Schulmediziners durch staatliche Anerkennung des homöopathischen Medizinsystems gleichzustellen.[28] Dies bedeutet, das seither für die homöopathische Ausbildung ein landesweit gültiger Lehrplan und Prüfungsanforderungen vorhanden sind.

Schlußfolgerung

Innerhalb der medizinischen Vielfalt in Indien erfüllt die Homöopathie für den Patienten nicht nur therapeutische Dienste, sondern wirkt auch, wie am Beispiel der Klärung des Begriffes „Blutdruck" und seiner Meßwerte gezeigt wurde, im Bereich der medizinischen Aufklärung mit. Dieser Vorgang wird durch das intensive therapeutische Gespräch unterstützt. Darin wird volksmedizinisches Kernwissen wie das „Heiß/Kalt-Erklärungsmodell" als wertvolle Information berücksichtigt.

Die Rolle der Homöopathie erklärt sich aus der kulturellen Kluft zwischen westlich-dualistischem und östlich-ganzheitlichem Denken in der

---

[28] Dies erfolgte durch Verabschiedung des „Homoeopathy Central Council Act" des indischen Parlaments, s. dazu Government of India (1973).

medizinischen Tradition. Mit ihrem Medizinsystem, das sich westlich medizinischer Begrifflichkeiten bedient, arbeiten Homöopathen interkulturell, wobei sie einerseits von Patienten verwendete, volksmedizinische Kategorien übersetzen und für die Patienten andererseits medizinische Begrifflichkeiten deuten. Dieser zweiseitige Übersetzungsprozeß trägt sowohl zu der ergänzenden Funktion der Homöopathie zur Schulmedizin in Indien bei, als auch zur Erhaltung traditioneller Erklärungsmodelle im medizinischen Bereich.

Obwohl in diesem Prozeß volksmedizinische Vorstellungen eine Bedeutung für die Mitteilung haben, dient die Begrifflichkeit der Homöopathie nur sehr begrenzt der Erneuerung dieses volksmedizinischen Denkens. Sie verarbeitet dieses überwiegend passiv, fördert jedoch wenig die aktive Auseinandersetzung damit. Ihre bedeutendste Funktion ist kulturelle Kontinuität im Patientendenken zu ermöglichen. Der sich besonders auf die Wirkungsweise von Arzneimitteln erstreckende Gegensatz zwischen der Homöopathie und der Schulmedizin bewirkte in Indien, daß die Homöopathie als ein unverzichtbares medizinisches System neben der Schulmedizin bestehen konnte.

Literatur

Bhattacharya, Benoy: The Science of Tridosha. The Three Cosmic Elements in Homoeopathy. Calcutta 1987.

Boericke, William: Pocket Manual of Homoeopathic Materia Medica. Comprising the Characteristic and Guiding Symptoms of All Remedies. New Delhi 1984, (deutscher Titel: Homöopathische Mittel und ihre Wirkung, Leer 1992).

Frauwallner, Erich: Geschichte der indischen Philosophie. 1. Band: Die Philosophie des Veda und des Epos. Das Samkhya und das klassische Yoga-System. Salzburg 1953.

Ders.: Geschichte der indischen Philosophie. 2. Band: Die naturphilosophischen Schulen und das Vaisheshika-System. Das System der Jaina. Der Materialismus. Salzburg 1956.

Government of India, Ministry of Law, Justice and Company Affairs (Hrsg.): The Homoeopathy Central Council Act, 1973 (59 of 1973). New Delhi 1973.

Hahnemann, Samuel: Die chronischen Krankheiten, ihre eigenthümliche Natur und homöopathische Heilung. Heidelberg 1979.

Ders.: Organon der Heilkunst. Blansingen 1987.

Jütte, Robert: Eine späte homöopathische Großmacht: Indien. In: Martin Dinges (Hrsg.): Weltgeschichte der Homöopathie. München 1996.

Kakar, Sudhir: Shamans, Mystics and Doctors. A Psychological Inquiry into India and its Healing Traditions. New Delhi 1982.

Kent, James T.: Lectures on Homoeopathic Materia Medica. New Delhi 1989, (deutscher Titel: Arzneimittelbilder, Heidelberg 1958).

Kleinmann, Arthur: Patients and Healers in the Context of Cultures. Berkely 1980.

Nichter, Mark: Anthropology and International Health. South Asian Case Studies. Doordrecht 1989.

Pugh, Judith: The Semantics of Pain in Unani Medicine. Ms. Paper presented at the 9th European Conference on Modern South Asian Studies. Heidelberg 1986.

Schumann, Ute: Entwicklungsperspektiven der Homöopathie in Indien zwischen traditioneller Medizinkultur und Modernisierungsbestrebungen. Medizin, Gesellschaft und Geschichte 11 (1992), S. 189-207.

Dies.: Homöopathie in der modernen indischen Gesundheitsversorgung: Ein Medium kultureller Kontinuität. Münster 1993.

Uexküll, Thure von und Wolfgang Wesiack: Theorie der Humanmedizin - Grundlagen ärztlichen Denkens und Handelns. München 1991.

Young, Allan: The Creation of Medical Knowledge. Some Problems of Interpretation. In: Social Science and Medicine, 15B (1981), S. 379-386.

Zimmermann, Francis: Remarks on the Conception of the Body in Ayurvedic Medicine. In: Günther Sontheimer (Hg.): Sources of Illness and Healing in South Asian Regional Literatures. Heidelberg 1983.

Ders.: The Jungle and the Aroma of the Meats. Berkeley 1987.

„[...] den Blick der Laien auf das Ganze gerichtet [...]"

Homöopathische Laienorganisationen am Ende des 19. und zu Beginn des 20. Jahrhunderts

Dörte Staudt

Homöopathische Laienvereine waren im Deutschen Reich schon vor dem Ersten Weltkrieg keine Seltenheit. Bei der Durchsicht zweier homöopathischer Laienzeitschriften - der „Leipziger Populären Zeitschrift für Homöopathie" (Jahrgänge 1870-1933) und der „Homöopathischen Monatsblätter", Stuttgart, (Jahrgänge 1876-1933) konnten 444 Vereine ermittelt werden. Sicher gab es darüber hinaus noch mehr Ortsvereine, die in diesen beiden „Gazetten" keine Erwähnung fanden. Die Beschäftigung von Menschen mit der Homöopathie, die aufgrund ihrer Vorbildung nichts mit dem medizinischen Bereich zu tun hatten - und die sich zu diesem Zweck einer Organisation anschlossen -, war also kein Einzelfall. Im folgenden soll untersucht werden, warum und unter welchen Bedingungen sie das taten.

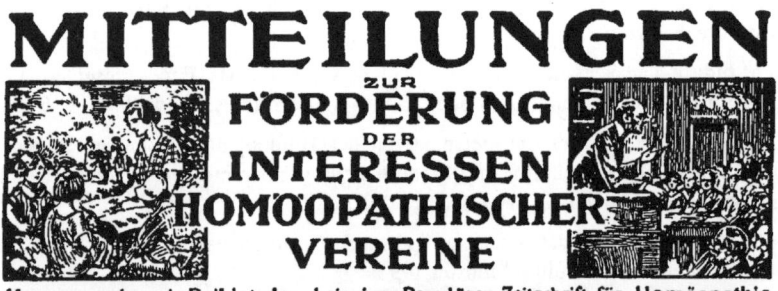

Abb. 22: Kopf des Beiblattes der „Leipziger Populären Zeitschrift für Homöopathie" von 1931. (Quelle: Photographie: Eberhard Wolff)

Vereinsgründungen als Ausdruck gesellschaftlichen Wandels

Das Vereinswesen erlebte in dieser Zeit einen großen Aufschwung. Waren aber Vereine oder „Associationen" in der Mitte des 19. Jahrhunderts, getarnt als Sänger- oder Turnvereine, vor allem zu politischen oder Bildungszwecken gegründet worden, so erlangten sie im letzten Drittel des 19. Jahrhunderts Bedeutung für einen bis zu dieser Zeit wenig bekannten Bereich des menschlichen Daseins: die Freizeit. Arbeitszeiten waren mehr und mehr festgelegt. Gleichzeitig erfolgte eine immer weitere Verstädterung. Es bildeten sich also zunehmend Zentren, in denen sich Gleichgesinnte bei der Vereinstätigkeit sammeln konnten. Für einen Großteil der Gesellschaft gab es nun auch eine deutlichere Trennung zwischen Tagesabschnitten, in denen gearbeitet wurde und anderen, die zur freien Verfügung standen. Viele Deutsche wurden durch alle Schichten hindurch zum Vereinsmenschen.[1]

Für die homöopathischen Vereine läßt sich das Gründungsdatum leider nicht immer eindeutig feststellen. Wenn ein Ortsverein in den homöopathischen Laienzeitschriften erwähnt wird, dann geschieht dies häufig wegen einer Exkursionsankündigung oder einer Einladung zu einem Vortrag, zu einer Versammlung oder einem geselligen Abend. Die jeweils erste Erwähnung markiert deshalb nur das spätestmögliche Gründungsdatum. Mit dieser Einschränkung lassen sich zwischen 1870 und 1880 35 Vereine ermitteln, zwischen 1880 und 1890 kommen 38 hinzu. Im darauffolgenden Jahrzehnt sind es 84, 1900-1910 79 Neugründungen. 1910-1920 ist der größte Zuwachs mit 135 weiteren Vereinen zu verzeichnen, 1920-1937 schließlich formieren sich 73 Vereine. Jeweils rund 30 % dieser Ortsvereine bestanden in Sachsen oder Württemberg. Diese regionale Ballung paßt in das Schema allgemeiner Vereinsgründungen: Überall dort, wo die Industrialisierung früh eingesetzt hatte und sich damit die Struktur der Gesellschaft veränderte, häuften sich im Deutschen Reich Vereinsaktivitäten gegenüber den rein ländlich gebliebenen Gebieten[2].

Wie kam es aber zu einem Engagement so zahlreicher Menschen gerade für die Homöopathie? In diesen Laienvereinen ging es nicht oder nur am Rande um den reinen Freizeitwert; weder wurde hier Sport getrieben noch wurden allgemeine politische Ziele verfolgt. Nahezu alle Aktivitäten dieser Laienvereine befaßten sich mit dem Thema „Homöopathie", angewandt auf Mensch und Tier. Ergänzend hierzu gab es lediglich Bildungsabende, die sich weitergehend mit einer gesunden Lebensführung wie Ernährung oder Kleidung beschäftigten.

---

[1] Dieser plakative Ausdruck ist von Max Weber 1910 formuliert worden, vgl. Tenfelde (1984), S. 58.
[2] Vgl. Tenfelde (1984), S. 71.

„[...] den Blick der Laien auf das Ganze gerichtet [...]"

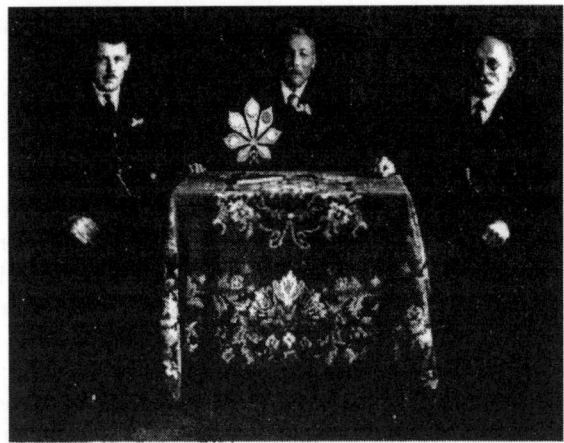

Die noch lebenden Gründer des Vereins.

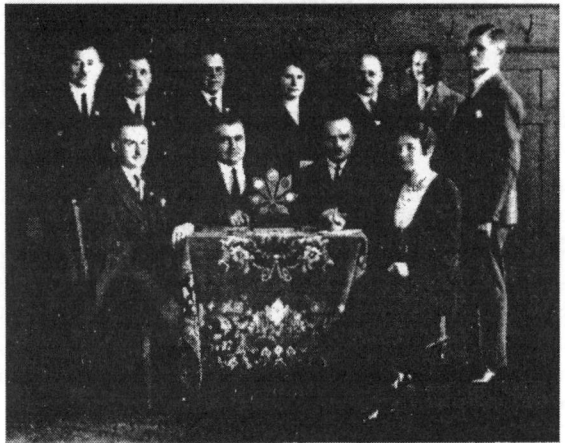

Vorstandschaft des Hauptvereins.

Abb. 23: Gründer und Vorstand des Vereins für Homöopathie und Lebenspflege Gablenberg 1933. (Quelle: Das Werden des Vereins, hrsg. zum vierzigjährigen Bestehen des Vereins für Homöopathie und Lebenspflege Gablenberg 1893-1933, Stuttgart 1933, S. 9)

Inhalt und Ausprägung der Medikalisierung

Homöopathiegeschichte, zu der auch die Geschichte der homöopathischen Laienvereine gehört, kann und darf jedoch nicht im luftleeren Raum betrachtet werden. Sie ist eingebettet in die allgemeine Entwicklung von Politik und naturwissenschaftlicher Medizin. Zur selben Zeit, in der man einen homöopathischen „Vereinsgründungsboom" ausmachen kann, findet in Deutschland ein Prozeß statt, der in der Forschung allgemein als „Medikalisierung" bezeichnet wird. Mit ihm soll die Entstehung eines Gesundheitssystems beschrieben werden, das im wesentlichen noch heute Bestand hat.

Dieser Begriff „Medikalisierung" ist ein moderner Forschungsbegriff, der ein ganzes Bündel von gesellschaftlichen und politischen Veränderungen zusammenfaßt. Im folgenden werden die drei Hauptfaktoren, die in den Begriff Medikalisierung eingehen, kurz aufgeführt.[3]

Zunächst sind die Fortschritte in der Medizin zu nennen. Schon seit dem späten 18. Jahrhundert hatte sich die Medizin weg von einer spekulativen und mit zahlreichen Wert- und Normvorstellungen beladenen zu einer auf Naturwissenschaft und Empirik basierenden Wissenschaft gewandelt. Aber erst am Ende des 19. Jahrhunderts erntete die Medizin verstärkt die Früchte dieses Wandels. Krankheitsursachen und -erreger wurden nachweisbar. Aus diesen Erkenntnissen konnten gezielte Behandlungsmethoden entwickelt werden. Gleichzeitig wurde die Ausbildung der akademischen Ärzte vereinheitlicht und vor allem verbessert. Diese Tatsache hieß für alle anderen Heilkundigen und nicht akademisch gebildeten Laienheiler, daß sie an den Rand der Legalität gedrängt wurden. Staatliche Maßnahmen unterstützten diesen Prozeß beispielsweise durch Kurpfuschergesetze und festgelegte Ausbildungsordnungen im medizinischen Bereich. Dies ist der zweite wichtige Faktor, den Medikalisierung stets beinhaltet. Denn die volkswirtschaftliche Bedeutung von „Gesundheit" trat gerade im Zuge der Industrialisierung immer stärker in das Bewußtsein der öffentlichen Stellen. So versuchte man durch Hygienemaßnahmen, aber eben auch durch die Verbesserung der medizinischen Versorgung, das Gesundheitsniveau der Bevölkerung anzuheben. Der Staat setzte dabei ganz auf die naturwissenschaftliche Medizin. Traditionelle Heilverfahren, die bis weit in das 19. Jahrhundert hinein noch große Bedeutung hatten, wurden von den offiziellen Stellen nicht mehr ernst genommen. Die Durchsetzung dieses neuen Medizinalwesens, als dritter Faktor der Medikalisierung, wurde durch die Einführung des gesetzlichen Krankenkassensystems unterstützt. 1883 wurden die ersten Krankenkassen eingerichtet. 1885 war bereits ein Viertel der Erwerbspersonen und 40 % der Lohnarbeiter krankenversichert; bis 1914 konnte dieser Versicherungsschutz auf fast die gesamte Lohnarbeiterschaft ausgedehnt werden. Hierdurch und durch eine allmähliche Einbeziehung der Familienmitglieder der Versicherten weitete sich der Markt für ärztliche Versorgung erheblich aus.

Diese kurze Skizze der Medikalisierung soll hier genügen. Vielfach ist geäußert worden, daß die Bildung von homöopathischen und auch von Naturheilvereinen eine Reaktion auf diese Veränderung der medizinischen

---

[3] Um nur einige Beispiele zur Medikalisierungsdiskussion anzuführen: Drees (1988); Frevert (1984); Göckenjahn (1985); Huerkamp (1985); Loetz (1993); Dieselbe (1994); Spree (1981)

Versorgung gewesen sei.⁴ Man muß sich klarmachen, daß während des ganzen 19. Jahrhunderts und auch über die Jahrhundertwende die Versorgung mit Ärzten noch sehr spärlich war. Statistisch gesehen kamen im Jahr 1876 auf 10 000 Einwohner im Deutschen Reich 3,2 Ärzte.⁵ Da es sich hier um eine durchschnittliche Berechnung handelt, kann man davon ausgehen, daß die Arztdichte auf dem Lande noch sehr viel geringer war. Wer also im kleinstädtischen Milieu oder auf dem Lande lebte, hatte schon allein aus räumlichen Gründen im Krankheitsfalle nur schwerlich Zugang zu einem akademisch gebildeten Arzt. Auch war die ärztliche Behandlung, die privat bezahlt werden mußte, im Verhältnis zu den Lebenshaltungskosten extrem teuer; für viele war deshalb eine Konsultation aus materiellen Gründen nicht möglich. Man griff zu den über Generationen hinweg weitergegebenen Hausmitteln und befragte auch weiterhin Personen, die traditionell als medizinisch gebildet galten. Zudem war das Vertrauen in eine Schulmedizin, die erst ab den 1880er Jahren die wirklich bahnbrechenden Erfolge in der Diagnose und erst weit später in der Therapie vorweisen konnte, noch sehr gering. Die soziale Distanz zwischen den sogenannten „kleinen Leuten" und den bürgerlichen, approbierten Ärzten tat das Ihrige dazu, daß eben diese, auch wenn sie grundsätzlich erreichbar waren, nicht gerne oder nur in den schlimmsten Fällen befragt wurden.⁶

„In allen Ortschaften, wo keine öffentliche Apotheke besteht, und kein Arzt ist, werden die Geistlichen, Lehrer, Gutsbesitzer, Ortsbeamte, Gemeinde-Vorstände, Fabrikbesitzer, Förster u.s.w. als der intelligentere Teil der Bevölkerung im Orte so oft - und selbst mitten in der Nacht - bei Erkrankungen um Hülfe angefleht."⁷

Das aber war durch die vielfältigen Kurpfuschergesetze im Deutschen Reich nicht mehr unverfänglich. So wird in den „Homöopathischen Monatsblättern" über die Verurteilung des Pfarrers Georg Stegmüller aus Emersacker in Württemberg berichtet, der an die „Müllersehefrau Ursula Megg in Langeneichen ein Glas Medicin unberechtigt abgegeben habe".⁸ Was der Bevölkerung an traditioneller Krankenbehandlung also verblieb, war die weitgehende Selbstmedikation. Hier boten die Gesundheitsvereine eine Alternative: die Hilfe zur Selbsthilfe.

Die Grundzüge homöopathischer Behandlung

Während die Naturheilvereine vor allem Aufklärung für die allgemeine Lebensführung anboten, also Krankheitsprophylaxe in den Vordergrund

---

⁴ So als Beispiel Huerkamp (1986), S. 181.
⁵ Zahl nach Stürzbecher (1977), S. 255.
⁶ Vgl. Alber/Dornheim (1983), S. 177.
⁷ F. Sch.: Wie vermögen die Laien die Homöopathie auf die beste Weise zu fördern? (1880), S. 155.
⁸ Deutsche Gerechtigkeit in Medicinal - Angelegenheiten (1880), S. 112.

stellten, war und ist die Homöopathie eine Diagnose- und Therapieform, die im akuten Krankheitsfall zur Anwendung kommt.[9] Sie basiert auf drei grundsätzlichen und sich von der naturwissenschaftlichen Medizin unterscheidenden Konzepten. Die gründliche Anamnese eines jeden individuellen Krankheitsbildes steht hier an erster Stelle. Für Samuel Hahnemann, den Begründer der Homöopathie, weisen die möglichst genau beschriebenen Symptome auf die richtigen Arzneisubstanzen hin, über die er 1796 schreibt: „Jedes wirksame Arzneimittel erregt im menschlichen Körper eine Art eigner Krankheit, eine desto eigenthümlichere, ausgezeichnetere und heftigere Krankheit, je wirksamer die Arznei ist. Man ahme die Natur nach, welche zuweilen eine chronische Krankheit durch eine andere hinzukommende heilt und wende in der zu heilenden Krankheit dasjenige Arzneimittel an, welches eine andere möglichst ähnliche künstliche Krankheit zu erregen im Stande ist, und sie wird geheilet werden. Similia similibus curentur."[10]

Gleiches mit Gleichem zu heilen ist die zweite tragende Säule der Homöopathie. Für jedes Symptom gibt es ein spezifisches Medikament. Diese Arzneigaben, das ist der dritte große Unterschied zur Schulmedizin, wird in potenzierten, das bedeutet in diesem Fall, minimalen Dosen verabreicht.

Die homöopathische Methode als Therapie wurde schon bald nach ihrer Entwicklung von Laien entdeckt. Obwohl dies in ärztlichen homöopathischen Kreisen nicht unumstritten war, bot ihre relativ leichte Handhabbarkeit die Möglichkeit zur Selbstmedikation nach den Aufzeichnungen Samuel Hahnemanns. Durch eine Vielzahl von einfach geschriebener Hausarztliteratur konnten sich Laien mit der Therapiemethode vertraut machen. Auch gefährliche Stoffe wurden in ihrer stark verdünnten Aufbereitung für Laienhände unbedenklich. Und durch den Besitz einer homöopathischen, die wichtigsten Grundmittel enthaltenden Hausapotheke glaubte man, im plötzlich eintretenden Krankheitsfall von den teuren und schlecht erreichbaren Ärzten unabhängig zu sein.

Zusätzliche Hilfestellung boten die Vereine durch „Fortbildungsabende", zumeist mit Vorträgen, durch das Zusammentragen von Büchern, die den Mitgliedern zur Verfügung standen, und durch die Zusammenarbeit mit Apothekern, die die homöopathischen Arzneien nach den strengen Richtlinien Hahnemanns herstellten und oftmals an Vereinsmitglieder billiger abgaben als an andere Kunden.

Der Lokalverein als kleinste Einheit

Trotzdem ist die Motivation zur Gründung homöopathischer Vereine nicht allein „von unten", von den einzelnen Mitgliedern, ausgegangen. Die

---

[9] Zu Naturheilvereinen vgl. vor allem Regin (1995).
[10] Hahnemann (1796), S. 433.

„[...] den Blick der Laien auf das Ganze gerichtet [...]"

homöopathischen Ortsvereine Laichingen, gegründet 1910, und Fellbach, gegründet 1905, formierten sich beide durch den Anstoß des „Landesverbands württembergischer homöopathischer Vereine" mit Sitz in Cannstatt. Und schon bald nach den Gründungsveranstaltungen mit jeweils 14 bzw. 26 Gründungsmitgliedern beklagen die Eintragungen in den Protokollbüchern den schlechten Besuch der Veranstaltungen. Für Fellbach, das im folgenden als Beispiel eines kleinen Ortsvereins herangezogen werden soll[11], heißt es: „Der Vorstand [...] war der Ansicht, daß wir blos Mitglieder hätten in Krankheitsfällen, aber für Versammlungen und sonstige Veranstaltungen da fehle das Interesse vollständig [...] "

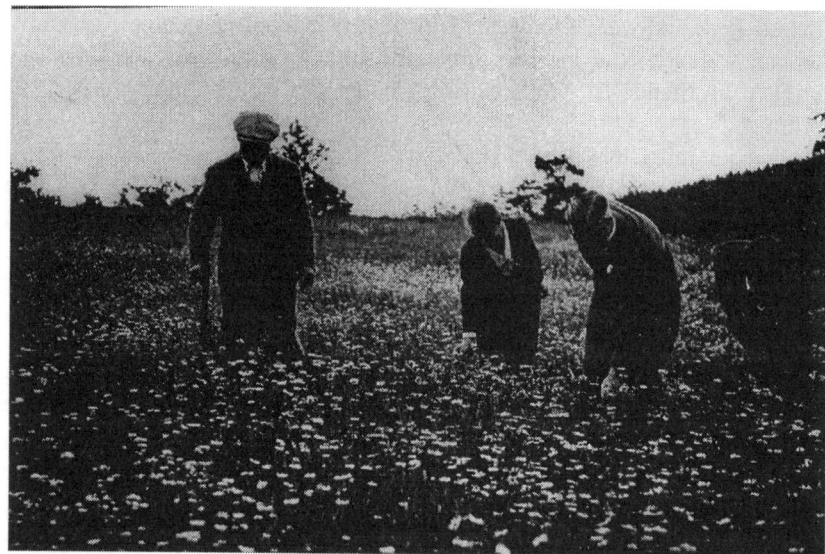

Abb. 24: Mitglieder des Homöopathischen Vereins Heidenheim bei einer Kräuterexkursion (ca. 1930er Jahre). (Quelle: Bildarchiv des Homöopathischen Vereins Heidenheim)

Als Beispiel führt der Protokollant einen Vortrag im Gasthof „Adler" an, an dem kaum zwei Dutzend Personen teilnahmen. Der Vorstand schlug daher vor, „ ... daß die Frühjahrsunterhaltung nicht stattfinde, da der Ausschuß bei der großen Interesselosigkeit der Mitglieder Zweifel hätte, ob nicht Defizit gemacht würde."[12]

---

[11] Die Protokollbücher der beiden Homöopathischen Vereine Laichingen und Fellbach liegen der Autorin derzeit als Leihgabe vor. Weitere Protokollbücher homöopathischer Laienvereine bewahrt das Institut für Geschichte der Robert Bosch Stiftung in Stuttgart auf; vgl. dazu Dinges (1993), S. 229f. Zu einem weiteren württembergischen Lokalverein liegt bereits eine Mikrostudie vor: Wolff (1989).

[12] Eintrag im Protokollbuch Fellbach vom 11.04.1908.

Den Mitgliedern ging es offensichtlich, wie auch in den Aufzeichnungen des Protokollbuchs unterstellt, hauptsächlich um die praktische Anleitung im Krankheitsfall und um den Bezug der „Leipziger Populären Zeitschrift für Homöopathie", die zentral über den Verein abonnniert wurde. Darüber hinaus gehende Aktivitäten waren stets nur schwach besucht. Dabei war unerheblich, ob es sich um eine Heilkräuterausstellung oder botanische Ausflüge in das Umland handelte. Dennoch stieg die Mitgliederzahl des Ortsvereins Fellbach von 26 Gründungsmitgliedern 1905 auf 117 im Jahre 1909 bis zu der stattlichen Zahl von 490 Mitgliedern 1920.[13] Unter diesen fanden sich stets auch einige Personen, die sich über die eigene Krankheits-Selbsthilfe hinaus für die homöopathische Methode einsetzten: Als der Ortsverein Göppingen 1908 zu einer Protestversammlung gegen das Kurpfuschergesetz aufrief, wurde der Fellbacher Vorstandsvorsitzende, ein Herr Kohler, als Delegierter bestimmt. Wenige Monate danach findet ein Vortragsabend zu eben diesem Gesetz statt. Im folgenden Jahr fordert der Fellbacher Verein seine Mitglieder zur Unterschriftensammlung gegen das Kurpfuschergesetz auf - die Initiatoren sind nicht bekannt - und es „wurde Abstand genommen und die persönliche Vorsprechung von seiten des Vorstandes bei Reichstags-Abgeordneten Kiel für gut geheißen". Statt sich also eher passiv an einer Unterschriftenaktion zu beteiligen, entschied sich der Fellbacher Lokalverein zu einem aktiven Einsatz gegen das Gesetz, das einer weiteren Ausübung der Homöopathie im Wege stand.

Im Jahr 1909 entschloß der Fellbacher Verein sich, aus dem „Landesverband württembergischer homöopathischer Vereine", Cannstatt, auszutreten. Dies geschah nur aus einem Grund: weil die Kosten der Beiträge in keinem Verhältnis zum tatsächlich aus der Mitgliedschaft erwachsenen Nutzen standen. Eine Identifikation mit den Zielen des Dachverbands bestand aber weiterhin. So verzeichnete der Protokollant mit Freude, daß ein Abgeordneter im Landtag für die Homöopathie eintrat: „ ... auch wurde von ihm gerade unser Verein angeführt betreffs seiner großen Mitgliederzahl und ist daraus zu ersehen, daß, wenn wir uns keiner Vereinigung anschließen, wir bei irgendwelchen Eingaben dennoch dementsprechend Anklang finden."[14] Es ging dem Fellbacher Lokalverein also nicht allein um die Selbsthilfe im Kleinen; vielmehr unterstützte man sehr bewußt alle Maßnahmen, die die Anerkennung der homöopathischen Methode zu erstreiten versuchten.

Der Austritt bedeutete auch keineswegs das Ende jeder Zusammenarbeit mit den Dachorganisationen: So half man 1911 der „Hahnemannia", der

---

[13] Zum Vergleich: Nach Auskunft des Stadtarchives wies der Ort Fellbach im Jahr 1900 4300 Einwohner auf, 1919 7938. Da sich die Vereinszugehörigkeit auch bei ganzen Familien über die Mitgliedschaft der Männer definierte, kann man davon ausgehen, daß die Zahl der Homöopathie betreibenden Personen tatsächlich noch um einiges höher angesetzt werden kann.

[14] Eintrag im Protokollbuch Fellbach vom 31.08.1913.

„[...] den Blick der Laien auf das Ganze gerichtet [...]"

zweiten, mit dem Cannstatter Landesverband konkurrierenden Vereinigung homöopathischer Vereine, bei der Datensammlung zum Thema „Homöopathische Behandlung von Maul- und Klauenseuche".

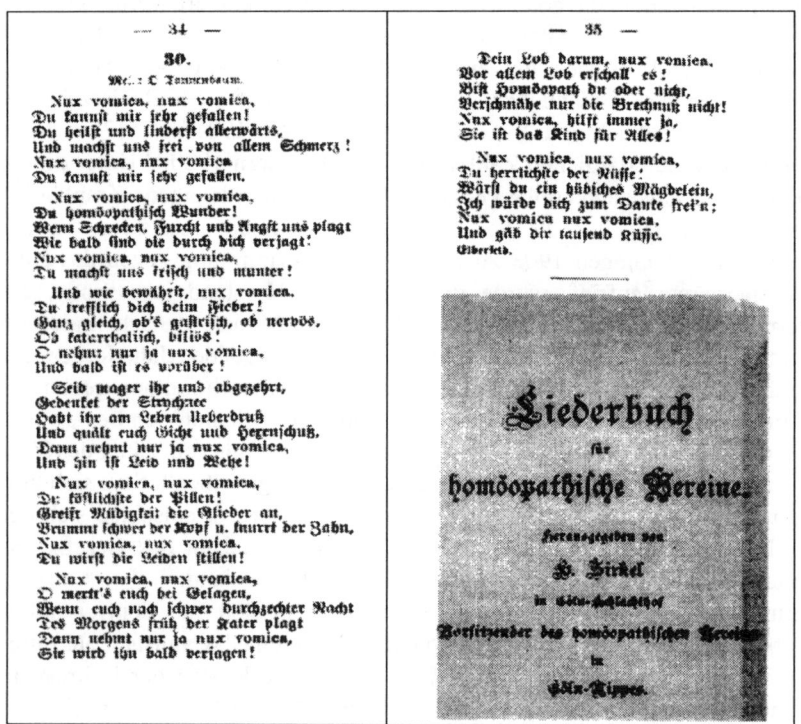

Abb. 25: Textseite „O Tannenbaum" aus dem Liederbuch für homöopathische Vereine (ca. 1900). (Quelle: Liederbuch für homöopathische Vereine, hrsg. von H. Zirkel, Köln o. J., S. 34f.)

Die Hahnemannia, Beispiel eines Dachverbandes

Die im Jahr 1868 gegründete „Hahnemannia"[15] bot nicht nur Einzelpersonen eine Mitgliedschaft in einem homöopathischen Ortsverein. Vielmehr deklarierte sie sich schon bald nach der Gründung zu einer Art Dachorganisation für württembergische Lokalvereine. 1879 gehörten der „Hahnemannia" neben 2008 Einzelpersonen weitere 1459 in Lokalvereinen organisierte Homöopathen an. In dieser selbstgewählten Rolle als Dachorganisation konnte sich der Verband mit Sitz in Stuttgart wesentlich wirkungsvoller an die Öffentlichkeit wenden, als dies die Lokalvereine zu leisten imstande waren. Die Vereinssekretäre der „Hahnemannia" hielten in den „Filialvereinen" Vorträge über homöopathische Belange, betrieben also Fortbildung innerhalb der Vereine, in der Hauptsache aber betätigte sich der

---

[15] Zur „Hahnemannia" vgl. Ausschuß der Hahnemannia (1889) und Staudt (1996).

Verband im Bereich der Öffentlichkeitsarbeit. Schulmediziner erhielten ebenso wie Geistliche und Schullehrer homöopathische Schriften, daneben wurden Flugblätter zu verschiedenen Themen verbreitet.[16]

Das größte Gewicht bei der Vereinsarbeit lag aber stets auf dem Einsatz für die offizielle, das heißt gesetzliche Anerkennung der homöopathischen Heilmethode durch das Königreich Württemberg. Zahlreiche Petitionen mit dieser Zielsetzung erreichten das Königliche Ministerium des Inneren. Einmal ging es um die Errichtung eines homöopathischen Lehrstuhls an der Universität Tübingen. Dann ging es um die „Dispensierfreiheit", also die Erlaubnis für homöopathische Ärzte, ihre Medikamente selbst herstellen und verkaufen zu dürfen, oder um einen Protest gegen den von den Homöopathen nicht anerkannten Kuhpocken-Impfzwang. Ferner informierte der Dachverband durch die „Homöopathischen Monatsblätter", das Vereinsorgan. Diese Zeitschrift wurde nicht nur von Mitgliedern, sondern auch von einer darüber hinaus gehenden Abonnentenschaft gelesen. Neben rein fachlichen Artikeln zur Homöopathie und Vereinsnachrichten wurde hier kontinuierlich über neueste Gerichtsfälle und -entscheidungen berichtet.

Ein Beispiel soll das illustrieren: Als das Oberamt Reutlingen entscheidet, daß „das Wasserverdünnen einer aus der Apotheke stammenden Arznei als Selbstdispensieren gilt und als solches bestraft wird", veröffentlicht die „Hahnemannia" nicht nur dieses Urteil in ihrer Zeitschrift, sondern wendet sich gleichzeitig an das Königliche Ministerium des Inneren, mit der Bitte, „Oberämtern geeignete Instruktionen" zu geben.[17] Ferner heißt es in diesem Artikel: „Wir ersuchen nun unsere Mitglieder, welche ohne als „Ärzte" approbiert zu sein, praktizieren, über alle in den letzten Jahren gegen sie ergangenen Verfügungen uns in Bälde zu benachrichtigen." An diesem Beispiel zeigen sich deutlich die besseren Möglichkeiten, die ein Dachverband im Vergleich zu den einzelnen Lokalvereinen hatte. Die „Hahnemannia" besaß durch ihre Größe, durch das Vereinsorgan und einen höheren finanziellen Spielraum die Möglichkeit, Informationen zu bündeln, weiterzugeben und vor allem mit mehr Nachdruck in der Öffentlichkeit aufzutreten.

Dachorganisationen als Interessengruppen

Die bereits angesprochene Konkurrenz zwischen dem „Verband württembergischer homöopathischer Vereine für Homöopathie" mit Sitz in Cannstatt und der „Hahnemannia" bestand aufgrund banaler Macht- und Einflußkämpfe. Inhaltliche Differenzen spielten eine untergeordnete Rolle. Besonders deutlich wurde dies 1897. Der Homöopathische Verein Göppingen rief in diesem Jahr zur Gründung eines dritten Landesverbandes auf.

---
[16] So z.B. 1870 zum Thema „Wundbehandlung in Lazaretten".
[17] Redaktions-Comité der Homöopathischen Monatsblätter (1877), S. 145; das folgende Zitat ebenda.

Nachdem die „Hahnemannia" bei dieser Neugründung ihre Position, die von ihr herausgegebenen „Homöopathischen Monatsblätter" als Verbandsorgan zu führen und den Redakteur dieser Zeitschrift gleichzeitig zum Sekretär des Verbandes zu erklären, nicht durchsetzen konnte, sah sie von einem Beitritt ab. Es war aber überhaupt keine Frage - und das allein ist hier wichtig - daß ein möglichst vollständiger Zusammenschluß der homöopathischen Laienvereine grundsätzlich befürwortet wurde. So wurde die drohende Aufhebung des Kurierzwangs im Deutschen Reich zum Anlaß für die Landesverbandsgründung: Nur noch approbierte Ärzte sollten in Zukunft eine Behandlungsgenehmigung erhalten. Die „Hahnemannia" schreibt hierzu: „Daß mit vereinten Kräften einem solchen Eingriff in die Gewerbefreiheit besser begegnet werden könnte, als wenn die einzelnen Vereine Schritte thun, war und ist die allgemeine Ueberzeugung."[18]

Und diese Überzeugung galt nicht nur für den konkreten Anlaß der Kurierfreiheit. Die Vereinsorganisatoren selber sahen ihre Aufgabe in der Verbreitung und Durchsetzung der homöopathischen Methode. Darin wurden sie nach Kräften von den homöopathischen Ärzten unterstützt, die die Selbstmedikation der Vereinsmitglieder aus naheliegenden Gründen unter den Aufgaben eines Laienvereines ganz hintenan stellten. Ein homöopathischer Arzt, Dr. Moeser aus Karlsruhe, definiert diese in einem Artikel für die „Homöopathischen Monatsblättern" folgendermaßen: „Was wollen oder sollen die homöopathischen Laienvereine? - Nun, sie sollen ganz gewiß nicht ihre Aufgabe darin suchen, Kurpfuscher und sogenannte ‚Selbstärzte' zu züchten, die eitel auf ein bißchen Wissen, an den Verordnungen des Arztes eine billige Kritik zu üben sich zum Beruf machen ... nicht bloß practisch, auch über die theoretischen Grundlagen der Homöopathie und Naturheilkunde, sowie über die Grundsätze naturgemäßer Lebensweise, Gesundheitspflege und Krankheitsverhütung soll der Verein seine Mitglieder zu belehren suchen, damit dieselben auch in der Lage sind, Angriffe auf den von ihnen vertretenen Standpunkt erfolgreich zurückzuweisen und damit auch für die gute Sache zugleich Propaganda zu machen." Von Umfang und Form dieser Öffentlichkeitsarbeit hat Dr. Moeser ebenfalls konkrete Vorstellungen: „Und diese Propaganda soll sich nicht allein auf die Unterhaltung von Mund zu Mund erstrecken, sie soll sich auch der Großmacht der Presse bedienen ... Ist es nötig, dann sollen die Vereine nicht zögern, zum Schutz und Besten der Homöopathie mit darauf hinzielenden Anträgen bei den Gemeinde- und Landesbehörden vorstellig zu werden."[19]

Dieses Beispiel aus dem württembergischen Raum kann aus dem ganzen deutschen Reichsgebiet beliebig ergänzt werden. So wurde schon 1873 auf dem ersten deutschen Kongreß homöopathischer Laienvereine in Döbeln (Sachsen) der „Sächsische Landesverein für Homöopathie" gegründet, „um

---

[18] Redaktions-Comité (1899), S. 57.
[19] Moeser (1899), S.161.

die Laienvereine fester zu einigen".[20] Auch hier wird als Ziel angegeben: „[...] Volksvertreter, die die Sache der Homöopathie unterstützen könnten und wollten, müsse man in die Kammern, in den Reichstag wählen; das sei aber nur durch Erwärmung größerer Kreise für unsere Sache möglich, durch die Vereine sowie durch die eng miteinander zu einem Landesverein verbundenen Localvereine."

Lokalvereine als Interessengruppen

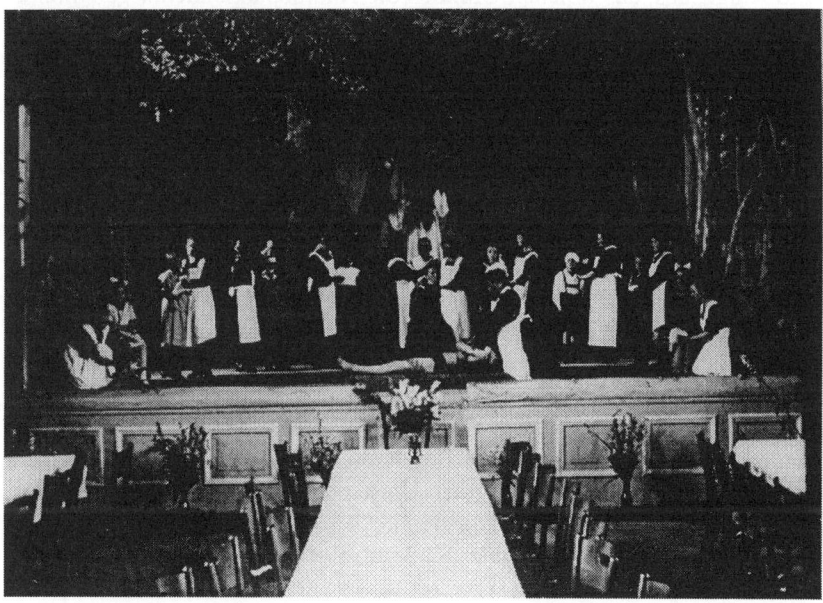

Abb. 26: Lebendes Bild des Verbandskurses des Heidenheimer Homöopathischen Vereins anläßlich des 40. Vereinsjubiläums im Heidenheimer Konzerthaus 1926. (Quelle: Bildarchiv des Homöopathischen Vereins Heidenheim)

Ein anderes Beispiel aus Sachsen zeigt die Wirkung der Zusammenarbeit einzelner Lokalvereine.[21]

Am 26. Juli 1899 richtete die „Gesellschaft für Homöopathie und Gesundheitspflege" in Dresden an den Rat der Stadt bzw. an das Krankenpfle-

---

[20] Die Jahresversammlung homöopathischer Ärzte in Dortmund und Wien und der erste Congreß homöopathischer Laienvereine in Döbeln (1873), S. 80, das folgende Zitat ebenda, S. 82.
[21] Das hier genannte Beispiel beruht auf einem Aktenbestand des Stadtarchivs Dresden, Abg.-Reg.No. 253, Fasc. XXV 916.99, Rath zu Dresden, Krankenpflegeamt.

geamt ein Schreiben, in dem um die „Errichtung je einer besonderen Abtheilung im jetzigen und im neuzubauenden städtischen Krankenhause für die Behandlung der verschiedenen Krankheiten nach der homöopathischen Heillehre" gebeten wurde. In dieser Petition stellt sich die Gesellschaft selber als Verein vor, dessen Ziel es sei, die Homöopathie in „immer weitere Kreise der Bevölkerung hiesiger Stadt und Umgebung zu verbreiten". Sie beklagt, daß dieser Methode, trotz des gehörigen Bekanntheitsgrades ihrer Erfolge, bisher die staatliche Anerkennung versagt geblieben sei. In insgesamt sechs handgeschriebenen Seiten führt der Vorsitzende des Vereins, Otto Kluge, aus, aus welchen Gründen die Homöopathie die ihr gebührende Anerkennung nicht zuteil werde, welche Anhängerschaft jedoch hinter der Methode Hahnemanns stünde und nennt diverse Krankheitsbilder, die durch die Homöopathie besonders beeindruckend zu heilen seien: Scharlach, Diphtherie, Cholera und Pest.

Der Dresdener Stadtrat reagiert auf diese Eingabe mit dem Auftrag an den Stadtbezirksarzt, ein Gutachten diesbezüglich zu erstellen, das am 29. September desselben Jahres 23 Seiten stark vorliegt. Der Verfasser spricht hier über die Homöopathie als ein „mit ebensoviel Phantasie wie Sophistik vorgetragenes" Heilverfahren, von „mystisch-verworrenen Lehren". Und über Hahnemann schreibt er: „ ... noch deutlicher offenbaren die von ihm aufgestellten Lehrsätze die Wirrnis seines Geistes und den tiefen Stand seiner naturwissenschaftlichen Erkenntnis." So kommt er in seinem Gutachten zu dem Ergebnis, daß das Gesuch des Dresdner Vereins abschlägig beschieden werden solle, und zwar mit der Begründung, daß die Homöopathie nicht nur uneffektiv, sondern auch unter Umständen gefährlich werden könne, wenn durch die Behandlung „der rechte Augenblick zu spezialärztlichem Eingreifen versäumt" werde. Der Stadtrat folgt in seiner Entscheidung diesem Gutachten.

Nahezu ein Jahr später, am 1. Mai 1902, gab es eine erneute und gleichlautende Petition an den Dresdener Stadtrat. Diesmal nicht vom Dresdener Verein selbst, sondern von einer ganzen Reihe homöopathischer Vereine aus der Dresdener und Pulsnitzer Umgebung.[22] Jeder dieser Vereine legte der Eingabe eine Unterschriftenliste der Mitglieder bei, die zwischen 67 und 165 Namen aufwiesen. In dieser neuen Petition wird schließlich auch angeführt, daß, „wenn alle in Dresden wohnenden Anhänger der Homöopathie Mitglieder des Vereins wären, derselbe ohne Übertreibung gut einige tausend Mitglieder haben würde". Im August 1902 wird auch dieses Gesuch mit der Begründung abgelehnt, „daß die für die damalige Ablehnung maßgebend gewesenen Gründe auch heute noch fortbestehen" und darüber hinaus „die hiesigen Krankenanstalten überwiegend zunächst für hiesige Kranke bestimmt sind".

---

[22] Aus Pulsnitz, Bischheim, Brettnig, Großröhrsdorf, Lichtenberg, Ohorn, Niedersteina, Seifersdorf und Wachau.

Homöopathische Laienvereine — mehr als nur Fortbildungsinstitutionen

Anhand der hier angeführten Beispiele lassen sich zwei Typen von Mitgliedschaften erkennen. Die Organisation einzelner in den Lokalvereinen ist sicher aus dem Wunsch zu erklären, sich selbst und der Familie die Selbsthilfe im Krankheitsfalle zu ermöglichen. „Die homöopathische Laienpraxis ist das schönste Zeugniß für den Werth der Homöopathie. Denn, wenn man bedenkt, wie viele Stunden man oft auf dem Lande warten muß, bis ärztliche Hilfe eintreffen könne, und wie diese dann oft nur durch einen Dorfchirurgen vertreten wird, der Vormittags ein halbes Wissen und Nachmittags einen ganzen Rausch aufzuweisen hat, da wird jeder Menschenfreund die Wohltat der göttlichen Heilkunst - Homöopathie! - ... zu würdigen wissen."[23]

In diesem Sinne sind die homöopathischen Laienvereine als eine Gegenbewegung innerhalb der neuen Medikalstruktur zu sehen. Die fehlende Inanspruchnahme der Schulmedizin wirkt hier als „passiver Widerstand" gegenüber der Verwissenschaftlichung der Fachleute im medizinischen Bereich.

Aber alle über die Anleitung zur Selbstmedikation hinausgehenden Aktivitäten auch der kleineren Laienorganisationen zeigen, daß diese nicht das einzige Ziel der Bewegung war.[24]

Die Protagonisten der Vereine und Dachorganisationen kämpften für die medizinische und staatliche Anerkennung der homöopathischen Methode. Sie warben mit statistischen Ergebnissen und sammelten Belege für den Beweis der Wirksamkeit der Homöopathie, um innerhalb der verwissenschaftlichten Medizin zu Wort zu kommen. Ganz wichtig war ihnen die Aufnahme in die Institutionen, die im Zuge der Modernisierung an Zahl und Bedeutung zunahmen. Das galt vor allem für die Krankenhäuser und Universitäten, aber auch bezüglich des Krankenkassensystems. Die zahlreichen Petitionen der Verbände um die Errichtung homöopathischer Lehrstühle innerhalb der medizinischen Fakultäten zeigen, daß nicht die strengere und vereinheitlichte Ausbildung der Ärzte, sondern die fehlende Einbeziehung der Homöopathie in das Ausbildungsraster Anlaß zur Klage war. Das hier zitierte Dresdener Beispiel um eine Abteilung im neu zu erbauenden Krankenhaus ist ebenfalls so einzuordnen. Die Homöopathen - dies gilt gleichermaßen für Ärzte und Laien - suchten nicht die Konfrontation mit, sondern eine Integration ihrer Therapiemethode in das sich neu formierende Medikalsystem.

---

[23] F. Sch. (1880), S. 155.
[24] Ebenda, S. 156.

Literatur

Alber, Wolfgang / Dornheim, Jutta: Die Fackel der Natur vorangetragen unter Hintansetzung allen Aberglaubens - zum Entstehungsprozeß neuzeitlicher Normensysteme im Bereich medikaler Kultur. In: Jutta Held (Hrsg.): Kultur zwischen Bürgertum und Volk, Berlin 1983 (Argument Sonderband Nr. 103), S. 163 - 181.

Ausschuß der Hahnemannia (Landesverein für Homöopathie in Württemberg) in Stuttgart (Hrsg.): Geschichte der Entwicklung der Homöopathie in Württemberg (bis zur Gründung der Hahnemannia, den 24. Februar 1868), Stuttgart 1889.

Deutsche Gerechtigkeit in Medicinal - Angelegenheiten. In: Homöopathische Monatsblätter 8 (1880), S. 112.

Die Jahresversammlung homöopathischer Ärzte in Dortmund und Wien und der erste Congreß homöopathischer Laienvereine in Döbeln. In: Populäre Zeitschrift für Homöopathie 9 (1873), S. 80 - 82.

Dinges, Martin: Verzeichnis des Bestandes „Varia" des Instituts für Geschichte der Medizin der Robert Bosch Stiftung. In: Medizin, Gesellschaft und Geschichte 12 (1993), S. 221 - 230.

Drees, Annette: Die Ärzte auf dem Weg zu Prestige und Wohlstand. Sozialgeschichte der württembergischen Ärzte im 19. Jahrhundert. Münster 1988.

Frevert, Ute: Krankheit als politisches Problem 1770-1880. Soziale Unterschichten in Preußen zwischen medizinischer Polizei und staatlicher Sozialversicherung. Göttingen 1984.

Göckenjahn, Gerd: Kurieren und Staat machen. Gesundheit und Medizin in der bürgerlichen Welt. Frankfurt/Main 1985.

Hahnemann, Samuel: Versuch über ein neues Princip zur Auffindung der Heilkräfte der Arzneisubstanzen, nebst einigen Blicken auf die bisherigen. In: Journal practischer Arzneykunde 2 (1796), S. 433.

Huerkamp, Claudia: Der Aufstieg der Ärzte im 19. Jahrhundert. Göttingen 1985.

Dieselbe: Medizinische Lebensreform im späten 19. Jahrhundert. Die Naturheilbewegung als Protest gegen die naturwissenschaftliche Universitätsmedizin. In: Vierteljahresschrift für Wirtschafts- und Sozialgeschichte 73 (1986), S. 158-182.

Loetz, Francisca: Vom Kranken zum Patienten. „Medikalisierung" und medizinische Vergesellschaftung am Beispiel Badens (1750-1850). Stuttgart 1993.

Dieselbe: „Medikalisierung" in Frankreich, Großbritannien und Deutschland, 1750 - 1850: Ansätze, Ergebnisse und Perspektiven der Forschung. In: Wolfgang U. Ekkart/Robert Jütte (Hrsg.): Das europäische Gesundheitssystem: Gemeinsamkeiten und Unterschiede in historischer Perspektive, Stuttgart 1994, S. 123 - 163.

Moeser, H.: Die Aufgaben der homöopathischen Laienvereine und die Förderung des Vereinslebens. In: Homöopathische Monatsblätter 24 (1899), S. 161 - 164.

Redaktions-Comité der Homöopathischen Monatsblätter: Ohne Titel. In: Homöopathische Monatsblätter 2 (1877), S. 145.

Dasselbe: Ohne Titel. In: Homöopathische Monatsblätter 24 (1899), S. 57.

Regin, Cornelia: Selbsthilfe und Gesundheitspolitik. Die Naturheilbewegung im Kaiserreich (1889 bis 1914), Stuttgart 1995.

Sch., F.: Wie vermögen die Laien die Homöopathie auf die beste Weise zu fördern? In: Leipziger Populäre Zeitschrift für Homöopathie 11 (1880), S. 155 - 157.

Spree, Reinhard: Soziale Ungleichheit vor Krankheit und Tod. Göttingen 1981.

Staudt, Dörte: The Role of Laymen in the History of German Homeopathy. In: Günther Risse/Robert Jütte (Hg.): Culture, Knowledge and Healing: Historical Perspectives of Homeopathic Medicine in Europe and America. 1996 (im Druck).

Stürzbecher, Manfred: Die medizinische Versorgung und die Entstehung der Gesundheitsfürsorge zu Beginn des 20. Jahrhunderts in Deutschland. In: Rolf Winau, Gunter Mann (Hrsg.): Medizin, Naturwissenschaft, Technik und das 2. Kaiserreich. Göttingen 1977.

Tenfelde, Klaus: Die Entfaltung des Vereinswesens während der industriellen Revolution in Deutschland (1850-1873). In: Otto Dann (Hrsg.): Vereinswesen und bürgerliche Gesellschaft in Deutschland, München 1984, S. 55-113.

Wolff, Eberhard: Gesundheitsverein und Medikalisierungsprozeß. Der homöopathische Verein Heidenheim/Brenz zwischen 1886 und 1945. Tübingen 1989.

„Eine gesunde Concurrenz sei für das Publicum stets von Vortheil"

Der homöopathische Arzneimittelmarkt zwischen Apotheken und Laienvereinen[1]

Eberhard Wolff

Im Jahre 1900 wandte sich der Karlsruher homöopathische Arzt Moeser mit einem dringenden Anliegen an die Konsumenten homöopathischer Arzneimittel. In einem Artikel in der Laienzeitschrift „Homöopathische Monatsblätter" warnte er vor dem „Mißbrauch homöopathischer Hausapotheken". Durch sie würden die Laien nicht nur von der bisweilen unumgänglichen Konsultation des Arztes abgehalten und zum Gebrauch falscher homöopathischer Mittel verführt. Diese privaten Arzneikästen führten auch „zur Ungeduld und zum Übertreiben im Arzneigebrauch. Hilft das mehr oder weniger rasch gewählte Mittel nicht in kürzester Zeit, dann wird sofort ein anderes herausgesucht und - scheint auch dieses zu versagen - einige Stunden darauf ein drittes, ein viertes u.s.w. Wir haben's ja! [...]. Und nicht nur zu einem Vielerlei der Mittel führt der Mißbrauch der Hausapotheke, sondern auch zu einem zu häufigen Arzneigebrauch. Es gibt Homöopathen, die der Meinung sind, es könne überhaupt keine Krankheit ohne Anwendung eines homöopathischen Mittels heilen. Nicht nur bei wirklich ernsten Erkrankungen, auch bei jedem Schnupfen oder anhaltenden Niesen, bei dem leichtesten Bauchzwicken, wenn der Herr des Hauses zu lange beim Abendschoppen gesessen oder Madame 'ihre Nerven' hat, immer wird sogleich aufs Geratewohl in den allezeit gefälligen Arzneikasten gegriffen und ein Gläschen zum Einnehmen herausgesucht."[2]

---

[1] Siehe zu diesem Beitrag allgemein auch Wolff (1992). Herzlicher Dank für Hinweise und Ratschläge sei den Stuttgarter Kollegen, insbesondere Dr. med. Thomas Schlich und PD Dr. Martin Dinges, gesagt. Freundliche Hinweise aus dem Bereich der Pharmaziegeschichte erhielt ich dankenswerterweise von Gabriele Beisswanger und Prof. Dr. Erika Hickel, beide Braunschweig, sowie Dr. Robert Steffens, Greifswald.

[2] Moeser (1900), S. 66f. Ein Lied aus einem „Homöopathischen Liederbuch" spielt auf etwas ähnliches an. Es war ein Lobgesang auf das Mittel „Nux vomica" und seinen Gebrauch nach zu viel Alkoholkonsum, das auf die Melodie des Weihnachtsliedes „O Tannenbaum" gesungen wurde. Ein Vers lautet: „Nux vomica, Nux vomica, / oh merkt's euch bei Gelagen, / wenn euch nach schwer

Auf den ersten Blick liegt es nahe, Moesers Artikel unter die vielen Klagen homöopathischer Ärzte zu zählen, daß Laien diese Heilmethode nicht sachgemäß betreiben. Doch hier spiegelt sich weit mehr. Mit seiner Kritik an der Fixiertheit mancher Anhänger der Homöopathie auf das reine Einnehmen von Arzneimitteln gibt er einen kleinen Eindruck von der immensen Bedeutung, die Arzneimittel für die homöopathische Patientenschaft hatten. Um diese Bedeutung soll es im vorliegenden Beitrag gehen. Er fragt, welche Interessen die Konsumenten der Homöopathie vor allem im späten 19. und frühen 20. Jahrhundert in bezug auf ihre Versorgung mit homöopathischen Arzneimitteln hatten und wie sie diese Interessen durchzusetzen versuchten. Den Schwerpunkt der Untersuchung bilden dabei allerdings nicht die Patienten als Einzelpersonen, sondern die Fälle, in denen sie als Konsumenten organisiert in homöopathischen Vereinen auftraten.[3] Daraus wird ein Bild entwickelt, wie sich das Verhältnis dieser Vereine zu den lokalen und überregionalen Apotheken und Arzneimittelfirmen darstellte, nämlich als Kräftemessen um Preis, Vielfalt und Verläßlichkeit des homöopathischen Angebots und um die professionelle Autonomie und das Berufsmonopol des Apothekerstands.

1 Homöopathie - Homöopathika - Homöopathiegeschichtsschreibung

Homöopathie ist eine Arzneimitteltherapie. Auf den ersten Blick erscheint dies als Selbstverständlichkeit. Beim näheren Hinsehen zeigt sich indes, daß dieser Umstand gerade die Besonderheit dieses therapeutischen Systems ist und darin einer ihrer großen Unterschiede zur „Schulmedizin" und zu anderen „alternativen" Heilmethoden begründet liegt. Die Schulmedizin etwa wendet neben Pharmazeutika auch operative Eingriffe, Bestrahlungen und anderes an, um Krankheiten zu heilen. Die klassische Naturheilkunde setzt physikalische Mittel, etwa Licht und Wärme, zur Behandlung von Krankheiten ein und verwirft „Arzneimittel" im engeren Sinne. Anders die Homöopathie; sie baut nahezu ausschließlich auf der Verordnung von Arzneimitteln auf, indem sie von ihrer Definition her nichts anderes ist als das Finden und Anwenden des passendsten Heilmittels für eine individuelle Erkrankung. Entsprechend beziehen sich die wesentlichen Grundsätze der Homöopathie ganz zentral auf Heilmittel: Nach der Ähnlichkeitsregel wird das Heilmittel ausgewählt, und durch die Regeln der Potenzierung, d.h. der homöopathischen Verdünnung, ist seine Herstellung festgelegt.[4]

---

durchzechter Nacht / des Morgens früh der Kater plagt, / dann nehmt nur ja Nux vomica, / sie wird ihn schnell verjagen." Liederheft (1933), S. 24f. Vgl. Abb. 25.

[3] Zum homöopathischen Laienvereinswesen siehe den Beitrag von Staudt in diesem Band sowie Wolff (1989).

[4] Vgl. z.B. Dellmour (1992); Steinbichler (1957).

"Eine gesunde Concurrenz...

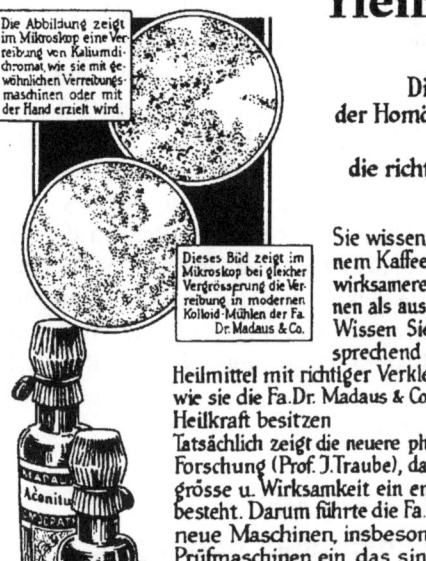

Abb. 27: Anzeige, in der die Verbesserung bei der Zerkleinerung homöopathischer Substanzen auch als Ursache für erhöhte Wirksamkeit dargestellt wird (1930). (Quelle: Dr. Madaus & Co [Hrsg.]: Jahrbuch 1930, Dresden, S. 60)

Kein Wunder also, wenn auch die Homöopathiegeschichtsschreibung häufig die Arzneimittel thematisiert. In einer großen Zahl herkömmlicher Untersuchungen geht es im wesentlichen um die Frage, welcher homöopathische Arzt - zumeist ist es der Begründer Hahnemann selbst - zu welcher Zeit und nach welchen Regeln bei welchen Symptomen welches homöopathische Arzneimittel welchem Patienten in welchem Potenzierungsgrad verordnet hat.⁵ So wichtig dies sein mag, beleuchtet diese Perspektive aber nur einen kleinen Ausschnitt aus dem, was Homöopathie als Arzneimitteltherapie in der Geschichte bedeutete und in der Gegenwart noch bedeutet. Homöopathie ist mehr als nur der einseitige Akt, daß ein Arzt einem Patienten ein bestimmtes Mittel verschreibt. Viele andere Fragen ergeben sich. Wer hat das Mittel hergestellt? Wer bietet es an? Woher bezieht es der Patient? Sind Hersteller und Vertreiber - etwa in der Person des Apothekers - identisch? Wo wird es verabreicht oder eingenommen, zu Hause oder etwa im Krankenhaus? Wer darf es abgeben? Was kostet es? Wer bezahlt für das Mittel? Hat das Mittel einen Produktnamen? Welche Mittel wünscht sich der Patient? War bei der Mittelwahl überhaupt ein professioneller Therapeut beteiligt, sei es ein Arzt oder ein Heilpraktiker, hat der Patient sich das Mittel selbst verordnet, oder folgte er dem Ratschlag von Bekannten bzw. Büchern?

Damit die Homöopathie zu dem werden konnte, was sie wurde, bedurfte es eines Arzneimittelmarktes. Es bedurfte der Produktion, des Angebots, des Vertriebs, der Verordnung und der Nachfrage von Arzneimitteln. Anders gesprochen bedurfte es verschiedener Akteure, nämlich des Produzenten, des Vertreibers, der Person, die das Mittel verordnete oder empfahl sowie des Konsumenten. Konkret waren dies Apotheken, Ärzte, Arzneimittelfirmen und nicht zuletzt Patienten.⁶ Das homöopathische Arzneimittel verband alle diese Akteure zu einem Netz. Zudem traten sie nicht nur alleine auf, sondern auch in Organisationen, seien es pharmazeutische Verbände, Ärztevereine oder eben homöopathische Laienvereine. Hinzu traten von außen beeinflussende Kräfte oder Akteure. Ohne Kapital konnten die Mittel weder produziert noch vertrieben und schon gar nicht erworben werden. Gesetzgeber regelten, wer welches Arzneimittel herstellen, verkaufen oder verordnen dürfe. Gemeinsam etwa mit Krankenkassen entscheiden sie, wer für die Kosten eines Arzneimittels aufkommen mußte.

Schließlich hatten Medien - Bücher, Zeitschriften, Vorträge oder Werbung - einen Einfluß darauf, wieviele und welche Arzneimittel nachgefragt und damit umgesetzt wurden. Die homöopathiegeschichtliche Forschung hat einzelne dieser breiteren Fragestellungen zum homöopathischen Arz-

---

⁵ Einen Eindruck der großen Bedeutung dieser Fragestellung in der Homöopathiegeschichtsschreibung vermitteln Auflistungen einschlägiger Forschung. Siehe etwa die Berichte laufender homöopathiegeschichtlicher Untersuchungen in den letzten Jahrgängen der Zeitschrift „Medizin, Gesellschaft und Geschichte", die einschlägigen neueren Veröffentlichungen, wie sie in dieser Zeitschrift als Zugänge der Homöopathie-Bibliothek aufgelistet sind, oder die Auflistungen im „International Network for the History of Homeopathy" (= Dinges [1994]). Das Zentrum dieser Forschungsrichtung stellt die Edition von Hahnemanns Krankenjournalen am Stuttgarter Institut dar. Samuel Hahnemann: Krankenjournale. Kritische Gesamtedition, Hg. von Robert Jütte. Heidelberg 1991ff.

⁶ Siehe dazu neuerdings Dinges/Schlich (1995), insbesondere die Einleitung von Martin Dinges.

neimittelmarkt bereits aufgegriffen,[7] doch ist bis heute die homöopathische Pharmaziegeschichtsschreibung ein „Stiefkind" dieser Forschungsrichtung.[8]

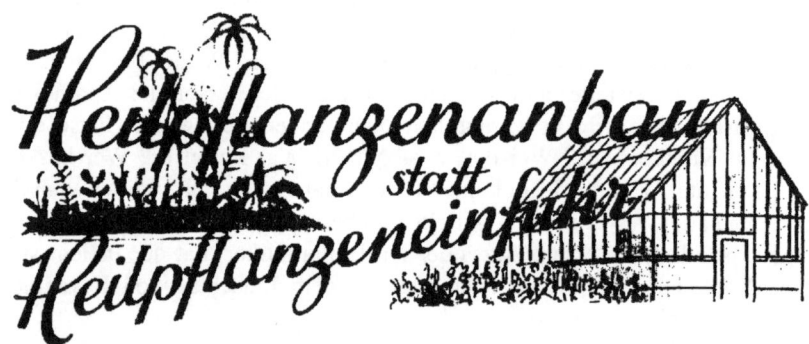

Abb. 28: Werbung für die Ausweitung des Heilpflanzenanbaus in Deutschland im Rahmen der NS-Propaganda für wirtschaftliche Autarkie. (Quelle: Dr. Madaus & Co [Hrsg.]: Jahrbuch 1937, Dresden 1937, S. 34)

Auf seinem Weg vom Hersteller bis zum Konsumenten traf das homöopathische Arzneimittel - konkret oder im übertragenen Sinn - auf alle Beteiligten dieses homöopathischen Systems. Verfolgen wir diesen Weg, wird schnell klar, daß die Akteure nicht einfach nur nebeneinander existierten. Das homöopathische Arzneimittel stiftete auch enge und nicht immer konfliktfreie Beziehungen unter ihnen. Das bekannteste Beispiel für eine solche reibungsvolle Beziehung innerhalb des homöopathischen Arzneimittelmarktes stellt dabei der sogenannte „Dispensierstreit" dar. Homöopathische Ärzte, allen voran Hahnemann, die Apotheker und der jeweilige Gesetzgeber stritten lange Zeit darum, ob die Ärzte die von ihnen verordneten Homöopathika selbst herstellen und abgeben, also „dispensieren" dürften, oder ob dies nicht zu weit in den Aufgabenbereich der Apotheker eingriffe.[9] Dies hatte einerseits ökonomische Hintergründe, andererseits lag es im geringen Vertrauen der homöopathischen Ärzte in die Qualität der von manchen Apothekern zubereiteten Homöopathika. Die Bedeutung, die dieser Streit erlangte, spiegelt nicht nur eine quasi „natürliche" Wichtigkeit der Arzneimittel in der Homöopathie wider. Michalak hat herausgearbeitet, wie

---

[7] Ein Beispiel wäre etwa der fast kometenhafte Aufstieg der Leipziger Arzneimittelfirma Willmar Schwabe als Hersteller, aber auch als Vertreiber von Homöopathika. Vgl. Jäger (1991).

[8] So auch Kümmel (1992), S. 28. Als Beispiel sei etwa das Standardwerk (Tischner (1932-39)) genannt. Im Register sind etwa unter „Apotheker" lediglich zwei Seitenhinweise auf deren Unzuverlässigkeit (s.u.) enthalten.

[9] Siehe dazu vor allem Michalak (1991) am Beispiel Leipzigs.

Hahnemann darüber hinaus dieses Problem durch Überspitzung instrumentalisierte, um die Homöopathen als verantwortungsvolle Ärzte positiv im öffentlichen Bewußtsein zu verankern.[10]

Mit dem Beispiel des „Dispensierstreits" ist bereits eine weitere Besonderheit der Homöopathie angesprochen. In ihrer Praxis waren die Akteure dieses Arzneimittelmarktes noch weniger klar voneinander zu trennen als in anderen pharmazeutischen Bereichen. Teilweise konnten die Tätigkeiten verschiedener Akteure in der gleichen Person oder Institution zusammenfallen. Die homöopathischen Ärzte hatten eher als ihre „schulmedizinischen" Kollegen den Willen bzw. die Möglichkeit, mit dem Herstellen und Dispensieren der von ihnen verordneten Mittel zumindest teilweise auch in die Rolle von Apothekern zu schlüpfen. Herstellung und Vertrieb waren noch weniger voneinander getrennt. Viele Apotheken stellten die Mittel, die sie verkauften, selbst her. Erst mit der Zeit reduzierte sich ihre Rolle auf die des Handels mit homöopathischen Markenprodukten.[11] Größere homöopathische Arzneimittelproduzenten vertrieben im Gegenzug ihre Produkte nicht nur über Apotheken, sondern über einen Versandhandel auch direkt an den Konsumenten.[12]

Die Person des nachmaligen Köthener Arztes Arthur Lutze, auf den Streuber in diesem Band näher eingeht, verdeutlicht am eindrucksvollsten, wie viele Tätigkeiten und Bereiche innerhalb des homöopathischen Angebotsmarktes in einer Person vereinigt werden konnten. Lutze bot nicht nur die Verordnung oder Empfehlung homöopathischer Heilmittel durch seine ärztliche Praxis an. Er produzierte die Mittel in seinem kleinen Imperium selbst, er vertrieb sie im großen Stil, und zwar direkt, per Versand oder in seiner eigenen Klinik, schließlich warb er in seinen Büchern und Broschüren, die er zusammen mit den Arzneimitteln vertrieb, für seine Pharmazeutika.[13] Lediglich den Erwerb und Verbrauch der Mittel überließ er der Patientenschaft.

2 Die „milde Macht" als „Axt im Hause": Der homöopathische Arzneimittelmarkt aus der Sicht der Endverbraucher

Die Einleitung hat zur Genüge gezeigt, wie viele mögliche Ansatzpunkte es gibt, den homöopathischen Arzneimittelmarkt in der Geschichte zu untersuchen. Hier soll das Phänomen vom Endverbraucher her angegangen

---

[10] Michalak (1991), S. 71f.
[11] Zum Markenprodukt im pharmazeutischen Handel vgl. Schwabe (1939), S. 18ff.
[12] Ebd., S. 35.
[13] Siehe die Beiträge Streuber und Willfahrt in diesem Band sowie Müller-Jahncke (1985).

werden, denn ohne eine Patientennachfrage nach homöopathischen Heilmitteln konnte es keinen entsprechenden Arzneimittelmarkt geben. Doch aus der Perspektive der Konsumenten von Homöopathika ist dieser Markt bislang noch in den seltensten Fällen betrachtet worden. Es wird allerdings auch hier nicht um die Frage gehen, welche homöopathischen Mittel unter den Patienten bei welchen Krankheiten in welchen Darreichungsformen und Potenzierungen besonders beliebt waren. Es soll statt dessen um die Bedeutung der Arzneimittelversorgung für die Patienten, um deren Erwartungen, wie eine angemessene Versorgung auszusehen habe, und schließlich um die Aktivitäten gehen, die die Patienten zur Realisierung ihrer Wünsche zeigten. Es wird untersucht, wie homöopathische Laienvereine versuchten, ihren Mitgliedern eine quantitativ wie qualitativ gute Versorgung mit homöopathischen Arzneimitteln zu ermöglichen. Daraus ergeben sich dann auch Hinweise, wie sich das Verhältnis homöopathischer Vereine zu den Apotheken ausgestaltete.

Die eingangs bereits angesprochene immense Bedeutung der Arzneimittel innerhalb der Homöopathie zeigt sich besonders bei den Patienten. Sie konnten zwar ohne einen entsprechenden Arzt homöopathisch geheilt werden; die Homöopathie bot mit ihrer verhältnismäßig einfachen Praktizierbarkeit durch Laien sogar geradezu an, daß Nichtärzte sich oder die Familie mit dieser Methode pharmazeutisch behandelten, ohne einen Arzt zu konsultieren.[14] Umgekehrt konnte aber niemand ohne homöopathische Arzneimittel eine entsprechende Therapie durchführen. Dies mag ein Grund für die Popularität der homöopathischen Hausapotheken während der letzten zweihundert Jahre gewesen sein. So hieß es etwa in einer volkskundlichen Untersuchung am Anfang dieses Jahrhundert, es würden „die handlichen homöopathischen Hausapotheken in immer weitere Kreise [...]" vordringen.[15]

Im Zweifelsfall ersetzte eine homöopathische Hausapotheke und entsprechende Literatur sogar den nicht vorhandenen Arzt. So schrieb die Witwe eines württembergischen Pfarrers rückblickend: „Im Herbst 1864 mit unserem Abgang von Hechingen wurden wir mit der Homöopathie bekannt. Wir zogen auf die Pfarrei Wollhausen bei Crailsheim, und uns war bange, daß wir nun den Rat des allopathischen Arztes für uns und die kleinen Kinder, den wir viel in Anspruch genommen hatten, entbehren werden. So ließen wir uns mit der Homöopathie bekannt machen, und mein Mann war bald davon begeistert. Die erste Apotheke in Streukügelchen und 2 Bücher bezog er von Herrn F. A. Günther; die Bücher studierten wir fleißig und hatten die Freude, bald gute Kuren und Heilungen in der eigenen Familie und in der Gemeinde zu machen, besonders auch an Kindern."[16]

---

[14] Als Beispiel hierfür siehe die Beiträge von Häcker-Strobusch und Faltin in diesem Band.
[15] Höhn (1920), S. 62.
[16] Wolf (1912).

Eine Apotheke im Hause ersetzte nicht nur den fehlenden Arzt, sie versprach auch, zumindest bei leichteren Erkrankungen, die Arztkosten zu ersparen. Schließlich kam sie einem Bedürfnis der Patientenschaft nach eigener Aktivität im Krankheitsfalle um so mehr entgegen, als das Einnehmen von Arzneimitteln, gleich welcher Art, seit jeher ein besonders beliebter Weg war, sich selbst zu therapieren.[17] Dies hoben die homöopathischen Vereine immer wieder hervor, auch wenn die Metaphorik dabei manchmal ein wenig übertrieben wurde.

So stellte der Vorstand des Homöopathischen Vereins „Hahnemannia" in Göppingen im Jahre 1924 einen Vortrag über Hausapotheken unter das Motto „Die Axt im Hause ersetzt den Zimmermann". Daß die gemeinhin als „milde Macht"[18] und sanfte Heilweise angesehene Homöopathie damit einen etwas martialischen Beigeschmack bekam, scheint den Vorstand nicht gestört zu haben. Lediglich kritischen Einwänden der Ärzteschaft beugte er vor, indem er einschränkte: „Die Hausapotheke ist die Axt im Hause, wenn auch nicht der Ersatz für den Arzt."[19]

So groß die Bedeutung der Arzneimittelversorgung für die Laienanhänger der Homöopathie war, so groß war sie auch für die Aktivitäten der Laienvereine. Neben anderen sahen die Homöopathischen Vereine eine wesentliche Aufgabe darin, für ihre Mitglieder ein großes Maß an homöopathisch-medizinischen Dienstleistungen zu organisieren. Das war erstens ein Informationsangebot durch Vorträge oder Bibliotheken, zweitens die Sorge für ärztlich-homöopathische Sprechstunden und drittens eine alle Wünsche befriedigende Versorgung mit homöopathischen Arzneimitteln. Darüber hinaus beteiligten sich die Dachorganisationen der Laienhomöopathie nach außen hin als Propagandisten an der öffentlichen Diskussion um die Rolle und den Wert der Homöopathie und Laienhomöopathie.

Die angemessene Versorgung der Mitglieder mit homöopathischen Arzneimitteln zählte dabei zu den zentralen Anliegen der homöopathischen Vereine und ihrer Dachverbände.[20] Bereits die ersten, in den 1830er Jahren zum Teil während Choleraepidemien entstandenen Zusammenschlüsse von homöopathisch gesonnenen Nichtärzten sahen eine ihrer wesentlichen Aufgaben darin. Ein Zeitgenosse schrieb: „Da, wo in der Nähe die rettenden Männer [meint: homöopathische Ärzte, E.W.] fehlten, bildeten sich Vereine, die mit jenen correspondirten, sich Schutz- und Heilmittel erbaten, und gründliche Instructionen erhielten, zum richtigen Gebrauche dieser Mittel."[21]

---

[17] Faure (1987).
[18] Zu diesem klassischen Zitat der Homöopathie vgl. Klunker (1989), S. 76. Den Hinweis auf diese Literaturstelle verdanke ich Daniel Kaiser, Göttingen.
[19] Bericht (1924).
[20] So auch Haug (1986), S. 230.
[21] Wahrhold (1835), S. 2.

Die Arzneimittelversorgung der Mitglieder stellte auch im 1886 gegründeten Verein in der ostwürttembergischen Oberamtsstadt Heidenheim[22] eine der wichtigsten organisatorischen Aufgaben dar. Wichtiger war dem Verein lediglich die Niederlassung eines bzw. eines zweiten homöopathischen Arztes am Ort.[23] Der Leitung des Vereins war über viele Jahrzehnte hinweg sehr daran gelegen, das Angebot nach den Wünschen der Mitglieder zu gestalten. Denn eine gute Versorgung mit homöopathischen Arzneimitteln war für die eigene Laienpraxis ebenso wichtig wie für die homöopathische ärztliche Behandlung. Der Verein kümmerte sich deshalb erstens um die Schaffung eines möglichst breiten Angebotes, zweitens um einen möglichst billigen Bezug der Arzneimittel und drittens um die Sicherung des Vertrauens in die Qualität der Arzneimittel. Diese Aktivitäten entsprachen fast identisch den Erwartungen der Konsumenten der Homöopathie vor allem im späten 19. und frühen 20. Jahrhundert an das homöopathische Arzneimittelangebot: Homöopathen wünschten sich ein möglichst breites Angebot von möglichst hoher Qualität zu möglichst günstigen Preisen.

3 Schaffung und Regelung einer breiten Angebotspalette

Der Heidenheimer Verein war seit Anbeginn vor allem um die Verbreiterung des Angebotes für Homöopathika besorgt. Gleich nach der Vereinsgründung veranlaßte er, daß die örtliche Apotheke auch homöopathische Arzneimittel aus eigener Produktion bereitstellte. Eine zweite Apothekenlizenz am Ort ging zehn Jahre darauf (1896) an einen ausgesprochen homöopathisch orientierten und ausgewiesenen Apotheker. Die seitdem bestehende lokale Konkurrenzsituation nutzte der Verein weidlich aus, um die Interessen der Mitglieder besser durchsetzen zu können. Außerdem sicherte der Verein die Arzneimittelversorgung seiner Mitglieder seit seiner Gründung noch zusätzlich ab durch postalische Einzel- wie Sammelbestellungen im Direktbezug bei verschiedenen überregionalen homöopathischen Arzneimittelfirmen.

Diese „zweite Konkurrenzebene" wurde noch wirkungsvoller, als 1914 die erste homöopathische Arzneimittelfirma ihre „Markenprodukte" vor Ort in einer der Apotheken verkaufte. Diese Verkaufsart war offensichtlich nicht so sehr im Interesse der lokalen Apotheker, wahrscheinlich weil die Gewinnspanne dabei geringer ausfiel. Erst in den 1920er Jahren bewirkte es wohl die Nachfrage, daß beide Apotheken - und zusätzlich die eines nahen

---

[22] Vgl. zu diesem Verein im folgenden Wolff (1989).
[23] Homöopathische Arzneimittel konnte sich der einzelne Anhänger der Homöopathie relativ einfach per Post von auswärtigen Herstellern beschaffen. Ärztliche Sprechstunden waren nur mit der kollektiven Kraftanstrengung des Vereins zu organisieren.

Schaffung und Regelung einer breiten Angebotspalette

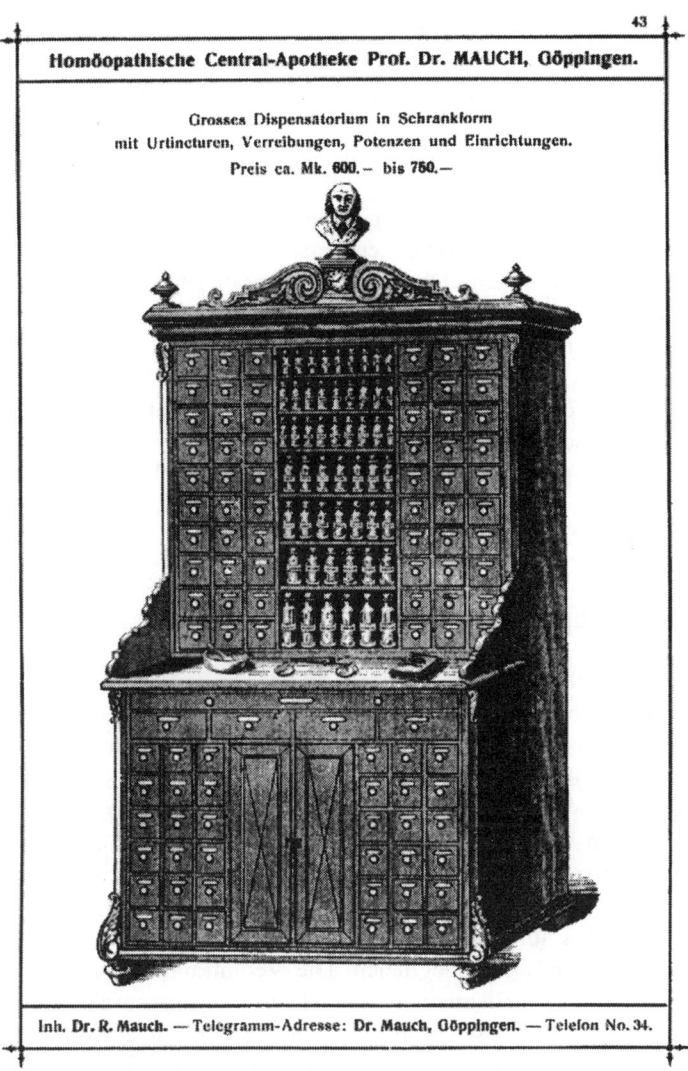

Abb. 29: Dispensatorium in Schrankform aus dem Jahre 1914. (Quelle: R. Mauch: Illustrirtes Preisverzeichnis der homöopathischen Central-Apotheke in Göppingen / Württemberg, Göppingen 1914, S. 42)

Nachbarortes - Verkaufsdepots für industriell gefertigte Homöopathika einer oder sogar mehrerer Firmen neben ihren Mitteln aus der Hausproduktion anlegten. Der Verein nutzte auch diese weitere Konkurrenzebene, um seine Interessen durchzusetzen. Unter den Mitgliedern dachte man, „eine gesunde Concurrenz sei für das Publicum stets von Vortheil" (so die in den Protokollen festgehaltene Meinung eines Mitglieds im Jahre 1903). Wenn die Mitglieder (aus welchen Gründen auch immer) mit einer der Apotheken unzufrieden waren, dann sprach der Vorstand in seinen Versammlungen immer wieder Empfehlungen aus, aus welcher anderen Quelle die Mitglieder ihre Nachfrage decken oder auf welche anderen Produkte die Mitglieder zurückgreifen sollten.

Der Heidenheimer Verein war sich seiner relativ einflußreichen Stellung als attraktiver Absatzmarkt für die Anbieter homöopathischer Arzneimittel durchaus bewußt. Seine Bedeutung konnte er nicht zuletzt daran erkennen, daß diese Anbieter mit Geschenken versuchten, den Verein ihnen gegenüber gewogen zu halten. Die örtlichen Apotheker taten dies eher mit Geldspenden, die überörtlichen Hersteller eher mit geschenkten Büchern, gedruckten Vortragstexten oder einer Vielzahl von jährlich verteilten Kalendern.[24]

Bezeichnend für die starke Stellung des Vereins ist auch, daß sich die erste homöopathische Arzneimittelfirma, die ihre Markenprodukte über eine Heidenheimer Apotheke absetzen wollte, im Jahre 1914 nicht an die Apotheken selbst, sondern zunächst an den Verein wandte und daraufhin der Verein mit den Apotheken in Verhandlungen trat.

4 Vereinsapotheken

Unter den Aktivitäten der Vereine, mit denen sie ihren Mitgliedern ein adäquates Angebot an Homöopathika ermöglichen wollten, sticht eine Institution ganz besonders hervor: die sogenannten Vereinsapotheken. Sie sind ein Phänomen, dessen vielfältige Geschichte noch zu schreiben ist.[25] Vereinsapotheken waren zentrale Lager jeweils eines Homöopathischen Vereins, in denen sich die gebräuchlichsten rezeptfreien homöopathischen Mittel in größeren Mengen befanden. Der zuständige Verwalter der Apotheke gab den Mitgliedern die Mittel nach Bedarf für sie selbst oder ihre Familie kostenlos ab. Die dafür anfallenden Kosten wurden meist über den Mitgliedsbeitrag pauschal beglichen. Die Vereinsapotheken stellten damit eine Mischung von Elementen einer Konsumgenossenschaft und einer Versicherung auf Gegenseitigkeit dar. Der zentrale Einkauf im Großgebinde verbilligte die Arzneimittel, und durch die Umlage der Kosten auf die Mitglieder wurde das ökonomische Krankheitsrisiko jedes einzelnen - zumindest was die Arzneimittel anging - solidarisch auf die Vereinsmitglieder verteilt.

---

[24] Siehe dazu Schwabe (1939), S. 139f. sowie den Beitrag von Willfahrt in diesem Band.

[25] Das Homöopathie-Archiv des Instituts für Geschichte der Medizin der Robert Bosch Stiftung besitzt im übrigen in seinem Bestand „Varia" umfangreichere Aktenbestände über die sogenannte „Homöopathenverfolgung" vor allem zum Ende des 19. Jahrhunderts. Diese Akten sind ein interessantes Material, um die hier aufgeworfene Thematik zu vertiefen. Vgl. Dinges (1993), hier vor allem S. 221, 226f.

Die Vereinsapotheken sind ein gutes Beispiel, um zu illustrieren, daß die Vereine im Arzneimittelmarkt nicht nur den Akteur „Endverbraucher" in organisierter Weise vertraten. Mit den Vereinsapotheken, aber auch mit Sammelbestellungen, übernahmen die Vereine quasi als Zwischenhändler die Funktion des Vertriebs von Arzneimitteln. Nebenbei beeinflußten die Vereine als vermittelnde Kraft noch die Nachfrage nach Homöopathika, wenn den Mitgliedern in Vereinsveranstaltungen und außerhalb von Vereinsexperten Empfehlungen gegeben wurden, welche Mittel sie bei welcher Krankheit nehmen sollten, oder welche Hausapotheke sie sich zulegen sollten.

Wie wichtig das Engagement der Vereine für eine reibungslose Arzneimittelversorgung war, ist daraus ersichtlich, daß einige Vereine nach der Auflösung ihrer Vereinsapotheken nicht mehr sehr lebenskräftig waren oder sich sogar auflösten.[26] Dies zeigt sogar, daß die Verbesserung der Arzneimittelversorgung eines der Hauptziele dieser Organisationen war.

Bereits einer der ersten Homöopathischen Vereine im Jahre 1835 besaß eine solche Einrichtung.[27] Wieviele Vereine in Deutschland eine Vereinsapotheke betreiben, läßt sich nicht rekonstruieren, auch weil diese Einrichtungen seit dem späten 19. Jahrhundert zunehmend in die Illegalität und damit aus der Öffentlichkeit gedrängt wurden. Nach einer zeitgenössischen Aussage von Richard Haehl waren „bis zum Anfang des Jahres 1892 [...] eine größere Anzahl homöopathischer Vereine Württembergs im Besitze von Vereinsapotheken."[28] Als das württembergische Oberlandesgericht am 15. Juli 1893 einen Apothekenverwalter in einer letztinstanzlichen Entscheidung verurteilte, trafen sich einige Wochen später Vorstandsmitglieder der meisten homöopathischen Vereine Württembergs, um über das weitere Vorgehen zu beraten.[29] Dies läßt den Schluß zu, daß zu diesem Zeitpunkt zumindest die große Mehrheit der Vereine auch eine Vereinsapotheke führte. Ob es im Heidenheimer Verein eine solche Einrichtung gegeben hat, ließ sich nicht klären.[30]

Um diese Vereinsapotheken entspann sich ein jahrzehntelanger juristischer Streit zwischen den Vereinen und der Verwaltung bzw. der Justiz. Die staatlichen Institutionen sahen in dieser Praxis in der Regel eine Abgabe von Arzneimitteln „an andere", was nach § 367 Abs. 3 des damaligen Strafgesetzbuches nur Konzessionierten wie den Apothekern erlaubt war

---

[26] Vgl. Wolf (1925) oder Fischle (1933), S. B79. Im letzteren Falle hatte die Auflösung mehrerer Vereine wohl auch politische Gründe.
[27] Tischner (1932-39), S. 599.
[28] Haehl (1902), S. 185.
[29] Das oberlandesgerichtliche Urteil (1893). Insgesamt waren 39 Vereine vertreten. Sieben Jahre später besaß Württemberg 50 Homöopathische Vereine. Vgl. Bericht (1900).
[30] Einige undeutliche Hinweise in den Quellen des Vereinsarchivs lassen vermuten, daß dem zumindest zeitweise so war. Auf dem Kirchheimer Treffen war Heidenheim indes nicht vertreten.

und im Übertretungsfalle mit einer Strafe von bis zu 150 Mark bedroht wurde. Die Vereine dagegen sahen in ihren Apotheken nützliche und ungefährliche Institutionen, besonders in ländlichen Gebieten ohne Apotheken mit homöopathischem Angebot. Außerdem, so ihre Argumentation, sei die Verteilung des gemeinsamen Vereinsbesitzes an Mitglieder keine Abgabe „an andere".[31] Der Streit um die Vereinsapotheken ist somit eine Art zeitverschobene Laienvariante des homöopathischen „Dispensierstreits", den die Ärzte mit den Apotheken um das Recht bzw. Monopol ausfochten, homöopathische Arzneimittel an die Patienten abzugeben.

Die Geschichte der Vereinsapotheken erscheint in der historischen Betrachtung vor allem als langwieriger, zäher Prozeß ihrer Verdrängung durch gerichtliche Verbote, der sich von den 1890er Jahren bis in die 1920er bzw. 1930er Jahre hinzog.[32] Nach Ansicht des Hahnemannia-Sekretärs August Zöppritz war die Praxis der Vereinsapotheken „bis zum Tode Ihrer Majestät der Königin Olga unbeanstandet" geblieben.[33] Das war im Jahre (1892). Die nun einsetzende „Verfolgung" der Vereinsapotheken hatte in seinen Augen wohl damit zu tun, daß der Schutz, unter dem die Homöopathie in Württemberg von seiten der Königin stand, nun nicht mehr gegeben war. Im Jahre 1903 erging eine weitere oberlandesgerichtliche Entscheidung gegen die Vereinsapotheken. Der Dettinger Lehrer Schlotterbeck wurde darin das dritte Mal wegen Abgabe von Mitteln an andere verurteilt. Dagegen hatte es in Baden, Preußen und Sachsen in ähnlichen Verfahren kurz zuvor offensichtlich Freisprüche gegeben.[34]

Auch nach den jeweiligen Verboten hielten sich einige Vereine noch insgeheim Vereinsapotheken, da sie die Illegalität dieser in ihren Augen nützlichen Einrichtungen nicht einsehen wollten. In der Zeit zwischen der Jahrhundertwende und dem Beginn des Ersten Weltkriegs müssen allerdings viele der Vereine angesichts des staatlichen Drucks auf ihre Vereinsapotheke verzichtet haben. Der Hahnemannia-Sektretär stellte 1914 fest: „Die oft genug wiederholte Mahnung, sich keine Übertretung des allbekannten § 367, Abs. 3 zuschulden kommen zu lassen, scheint allmählich begriffen und beherzigt zu werden." Es sei aber nicht zu leugnen, daß „in mehreren Oberämtern von Amts wegen Vereinsapotheken geschlossen (wurden, E.W.), die Mittel mit Beschlag belegt und den Vereinen die Auflage gemacht worden ist, die Mittelvorräte an die liefernden Zentral-Apotheken zurückzugeben."[35]

---

[31] Vgl. Der Erlaß (1892).

[32] Vgl. z.B. Wolf (1925). Im April 1925 wurde vom stellvertretenden Reichspräsidenten Simon auf Reichsebene verfügt, daß solche Vereinsapotheken unstatthaft seien (ebd., S. B30). S. a. Für alle Fälle (1933), S. 136.

[33] Zöppritz (1893).

[34] Haehl (1904).

[35] Wolf (1914).

Plastisch kommt die juristische Verdrängung der Vereinsapotheken in einem Homöopathen-Lied zum Ausdruck, das in zwei einschlägigen Liederbüchern abgedruckt wurde. Das Lied besang die Vorzüge der Homöopathischen Vereine auf die Melodie von „Freiheit, die ich meine". In einer Version aus der Zeit der Jahrhundertwende heißt es in einem Vers:

> „Andere Vereine machen oft auch krank
> unsern vollen Beutel, daß er wird ganz schlank.
> Doch hier wird zum Sparen mancher Rath ertheilt,
> Apothekerwaaren billigst ausgeteilt."[36]

Bezeichnenderweise waren in einem Liederbuch aus dem Jahr 1933 die letzten beiden Zeilen des gleichen Verses umgedichtet in:

> „Wie man viel kann sparen, wie man billig heilt,
> könnt Ihr hier erfahren, Rat wird ausgeteilt."[37]

Die „richtigen" Apotheken standen den Vereinsapotheken unterschiedlich gegenüber. Wenn die Vereine ihre Mittel über sie bezogen, waren ihnen diese Einrichtungen durchaus sympathisch. Dies war meistens bei den sogenannten „Zentralapotheken" der Fall. Selbst zu einem Zeitpunkt, als die Illegalität der Vereinsapotheken schon bekannt gewesen sein dürfte, machte eine Reihe von homöopathischen Apotheken einem noch unwissenden Vereinsvorstand vorbehaltlos Verkaufsangebote, ohne ihn vor seinem strafbaren Vorhaben zu warnen.[38] Dagegen waren die Vereinsapotheken „den ortsansässigen, zumeist allopathisch orientierten Apothekern" viel eher „ein Dorn im Auge".[39] Offensichtlich sahen sie den lokalen Umsatz an die großen homöopathischen Zentralapotheken entschwinden.

Die Laienverbände rieten den Lokalvereinen seit den ersten Verurteilungen davon ab, weiterhin Vereinsapotheken zu unterhalten. Als Alternative empfahlen sie eine andere gängige Praxis, um die Arzneimittelversorgung ihrer Mitglieder zu unterstützen, nämlich komplette homöopathische Hausapotheken in Sammelbestellungen bei den Zentralapotheken zu beziehen.[40] Diese Praxis entsprach zwar nicht mehr dem Prinzip der Versicherung auf Gegenseitigkeit, die Verfügbarkeit von Arzneimitteln war nicht mehr so problemlos und die Vergünstigung nicht mehr so groß. Aber die Alternative „Sammelbestellung" vermochte immer noch, den Mitgliedern die Versorgung mit Arzneimitteln zu erleichtern. Als Ersatz für die Vereinsapotheken unterstützten manche Vereine ihre Mitglieder finanziell, wenn diese sich homöopathische Hausapotheken zulegten.[41]

---

[36] Zirkel (o.J.), S. 27.
[37] Liederheft (1933), S. 19.
[38] Haehl (1902), S. 188.
[39] Haug (1986), S. 230.
[40] Vgl. z.B. Zöppritz (1893), S. 128; Haehl (1902), S. 189; Ausschuß der Hahnemannia (1913).
[41] Vgl. Für alle Fälle (1933), S. 136.

5 Rabatte

Es wurde bereits angesprochen, daß die Vereinsapotheken nicht nur ein breites, schnell verfügbares Angebot von Arzneimitteln für die Vereinsmitglieder bereithielten, sondern die Mittel auch erheblich verbilligten. Gerade diese ökonomische Funktion der Vereinsapotheken kam deutlich zum Ausdruck, wenn es in dem oben zitierten Lied hieß, daß dort die „Apothekerwaaren billigst ausgetheilt" würden. Konkret reduzierte sich der Beschaffungspreis der Mittel auf die Hälfte, wenn die Vereine statt der privat üblichen 10g-Gläser 100g-Gläser anschafften.[42] Hier zeigt sich, wie wichtig es war, woher die Kunden das Mittel bezogen. Wie entscheidend die Funktion der Vereinsapotheken, die Arznei zu verbilligen, war, zeigt sich auch daran, daß die Hahnemannia nach dem Urteil von 1893 besonders nach günstigen Alternativen zu diesen Einrichtungen suchte. Sie fanden diese in sehr einfachen Hausapotheken, deren Kauf empfohlen wurde. Die liefernden Apotheker boten bei Sammelbestellung sogar eine Lieferung zum halben Preis an.[43]

Auch der Heidenheimer Verein versuchte laufend, die Arzneimittelpreise für seine Mitglieder möglichst günstig zu halten, selbst wenn er keine Vereinsapotheke besaß. Das hieß vor allem, daß er sich um Rabatte für die Mitglieder bemühte. Zwei Beispiele: Nach der Einrichtung des besagten Verkaufsdepots 1914 gewährte der Apothekeninhaber speziell den Vereinsmitgliedern je nach Rechnungshöhe zwischen 5 und 25% Rabatt. Vereine als Besteller erhielten generell 25% Preisnachlaß. Einen gleich hohen Abschlag gewährte auch die Leipziger Firma Willmar Schwabe, die mehrfach den Direktbezug durch Sammelbestellungen anbot. 1925 z.B. lieferte sie das 10g-Glas für 45 anstatt für ortsübliche 60 Pfennige.[44] Das tatsächliche Ausmaß von Einzel- oder Sammeleinkauf verbilligter homöopathischer Pharmazeutika kann hier nicht genau beziffert werden, da dies zum Teil privat abgewickelt wurde und somit im Vereinsarchiv nicht oder nur andeutungsweise dokumentiert ist. Über den gesamten Beobachtungszeitraum verstreute Hinweise lassen jedoch auf eine kontinuierliche Praxis verbilligten Arzneimitteldirektbezugs schließen.

Wie wirkungsvoll die Organisationsform „Verein" für solche Rabatte war, stellten die Homöopathischen Monatsblätter 1902 heraus. Sie hatten nämlich bemerkt, daß die homöopathischen Vereine „einen gewissen Einfluß [...] auf die Preise der homöopathischen Arzneimittel ausüben", da ein allgemeiner Preisaufschlag für die Mittel in Württemberg, das mit homöopathischen Vereinen „übersät" sei, nicht durchgesetzt wurde.[45]

---

[42] Haehl (1904), S. 12.
[43] Das oberlandesgerichtliche Urteil.
[44] S. a. Schwabe (1939), S. 31.
[45] Die Billigkeit (1902), S. 28.

6 Vertrauen und Mißtrauen in die Qualität der Arzneimittel

So zentral die Rolle der Arzneimittel in der Homöopathie auch ist, so sehr ist die Qualität ihrer Zubereitung aber auch ihre Achillesferse. Das fertige Arzneimittel kann in der Regel nicht mehr daraufhin überprüft werden, ob es nach den Regeln der Homöopathie hergestellt wurde. Letztlich war dies eine Frage des Vertrauens des Kunden in seinen Lieferanten. Auch hier zeigt sich die essentielle Bedeutung einer der eingangs gestellten Fragen, nämlich wer das Mittel hergestellt hatte. Richard Haehl schrieb: „[...] darüber herrscht wohl kein Zweifel, daß man beim Bezug höherer homöopathischer Arzneiverdünnungen dem betreffenden Apotheker muß ein gewisses Vertrauen entgegenbringen können, zumal uns weder die Chemie noch die Mikroskopie darüber Aufschluß zu geben vermag, ob die Mittel mit der nötigen Sorgfalt hergestellt wurden oder nicht. Nun fragt es sich: kann man jedem Apothekenbesitzer dieses Vertrauen schenken? Diese Frage ist unbedingt zu verneinen."[46]

In homöopathischen Kreisen war die Klage häufig, „daß die Apotheker die potenzierten Arzneien nachlässig und oftmals bewußt falsch zubereiteten".[47] Dieses Mißtrauen hatte eine Tradition, die bis zu Hahnemann zurückführte.[48] Belege von Mißtrauen überzeugter Homöopathen gegenüber Produzenten homöopathischer Arzneimittel, Verdächtigungen, daß die Mittel nicht richtig hergestellt wurden und Geschichten, in denen dies offensichtlich so war, ziehen sich wie ein roter Faden durch die homöopathische Literatur. Vor allem unter denjenigen Apothekern, die der Homöopathie kritisch gegenüberstanden, gaben einzelne, speziell bei seltenen Mitteln oder Potenzen, einfachen Spiritus oder Milchzucker statt des homöopathischen Arzneimittels ab, was sich allerdings nur in den seltensten Fällen nachweisen ließ.

Die Laienbewegung unternahm häufig Anstrengungen, solche Betrügereien aufzudecken und bekannt zu machen.[49] Zur Untermauerung ihres Mißtrauens beriefen sich die Laienhomöopathen auf verschiedene Fälle nachgewiesener Unregelmäßigkeiten beim Dispensieren durch Apotheker.[50] Zu einiger Berühmtheit etwa gelangte die Geschichte der Frau in Breslau, die ihren Diener zwei Einkäufe erledigen ließ, ein homöopathisches Mittel in der Apotheke und den Artikel namens „Estamatura 5" in einer Baum-

---

[46] Haehl (1904), S. 48. S. a. Der Erlaß (1892), S. 2.
[47] Wölfing (1974), S. 76.
[48] Vgl. Michalak (1991), S. 35f., 39, 43, 46, 51, 69f.
[49] Vgl. z.B. Wolf (1925), S. B30.
[50] Z.B. der Fall eines Apothekers in Weingarten, der offen bekannte, dem homöopathischen Arzt Fischer „statt der verlangten homöopathischen Arznei stets Spiritus oder Milchzucker abgegeben" zu haben. Vgl. Ausschuß der Hahnemannia (1889), S. 17.

wollhandlung. Der Diener legte in der Apotheke den geschriebenen Einkaufszettel vor - und bekam „Estrematura 5", ein homöopathisches Mittel, das es gar nicht geben konnte.[51] Das häufigste und eklatanteste Beispiel für willentliche oder unwillentliche Unregelmäßigkeiten war der Test, den Berliner Ärzte im November 1887 mit 89 dortigen Apotheken gemacht hatten, nicht zuletzt, um ihr eigenes Dispensierrecht gegen die Apotheker zu verteidigen. Von diesen Apotheken fertigten „77 angeblich homöopathische Arzneien an gegen Bezahlung, auf Grund von fingierten Rezepten, auf welchen sinnlose Namen von gar nicht bestehenden Arzneimitteln, mit homöopathischen Potenznummern verziert, verschrieben waren."[52] In einem weiteren Test um die Jahrhundertwende war das Verhältnis 88 zu 67.[53]

Andere Fälle nachgewiesenen Apothekenschwindels liefen nach ähnlichen Mustern ab. Eine Möglichkeit war, daß die Apotheker auf fingierte Rezepte wie „Madaroma fraudulantum" (= „betrügerischer Glatzkopf")[54] hereinfielen. Im Jahre 1931 veröffentlichten die Homöopathischen Monatsblätter einen anonymen Fall, in dem ein Apotheker auf Rezepte hin „Mulus torpidus" (= „störrischer Esel") und „Vates medicamentarius vanus" (= „schwindelhafter Apotheker") jeweils in der dreißigsten Potenz abgegeben hatte.[55] Der Fall erwies sich als wahr, und dem entsprechenden Apotheker wurde vor dem Ehrengericht der württembergischen Apothekerkammer eine „empfindliche Geldbuße" auferlegt.[56] Zum Teil konnten die Apotheker sich aber damit entschuldigen, einem Versehen erlegen zu sein.[57]

Bei bestimmten niederen Potenzen ließ sich etwa an der Farbe oder am Geruch des Arzneimittels nachweisen, daß der verlangte Stoff nicht in der Flüssigkeit war. Bisweilen hatte der Apotheker das abgegebene Mittel auch gar nicht in der Urtinktur am Lager.[58] Eine dritte Möglichkeit war, daß die Apotheker unwissentlich bei ihrem Schwindel beobachtet wurden. Der Ulmer Arzt Adolf Pfleiderer etwa hatte um die Jahrhundertwende einmal

---

[51] Schweikert (1877). Der Apothekengehilfe, der das Mittel abgefüllt hatte, hatte sich in der Verlegenheit gesehen, das Mittel nicht zu kennen und hatte angenommen, es sei „eins von den neuen amerikanischen homöopathischen Arzneimitteln" (ebd., S. 104). Dieses und andere Beispiele auch in Tischner (1932-39), S. 719f.

[52] Sorge (1896), hier S. 86f. Die Apotheker wurden jeweils mit einer Strafe von 20 Mark belegt. Dieser Fall wurde auch von Laien häufig aufgegriffen. Vgl. z.B. Die Unzuverlässigkeit (1888); Haehl (1904), S. 49 (Haehl nennt versehentlich das Jahr 1877); Paul (1926), S. 54.

[53] Haehl (1904), S. 49.

[54] Schier (1912), S. 203. Der Erlaß (1892), S. 4.

[55] Th. K. (1931).

[56] Otto (1931).

[57] Z.B. Sorge (1896), S. 87; Schier (1912), S. 201. In diesem Fall konnten die Apotheker nicht wegen Betruges belangt werden.

[58] Ein solcher Fall wurde zum Beispiel 1899 aus Karlsruhe gemeldet. „Zur Warnung!" (1899).

beobachtet, „wie in einer Apotheke im Nebenzimmer, das durch eine versehentlich nicht ganz geschlossene Tür von ihm eingesehen werden konnte, verschiedene von ihm geforderte Mittel alle aus derselben Flasche abgefüllt wurden, die die Bezeichnung „Globuli Saccharum Lactis" auf ihrer Etikette führte."[59]

Sicherlich war die Furcht der Kunden, statt des Arzneimittels nur Spiritus oder Milchzucker zu erhalten, dominierend. Das gestörte Verhältnis zwischen den lokalen Apothekern und den Kunden hatte daneben aber noch eine andere, eher emotionale bzw. atmosphärische Dimension. Offensichtlich war es für die Laienhomöopathen ein Problem und eine häufiger gemachte Erfahrung, die verlangten Homöopathika vom lokalen Apotheker nur „unter allerlei anzüglichen, spöttischen Bemerkungen" zu erhalten.[60] Die Hahnemannia rief deshalb auf, solche Fälle eines Verkaufs mit „spöttischen Bemerkungen und Minen"[61] zu melden und damit publik werden zu lassen.

Folge dieser Unsicherheit auf Seiten der Kunden war eine Skepsis gegenüber lokalen Apothekern, die die Mittel selbst herstellten. Noch 1948 sprach der homöopathische Arzt Fritz Donner in seinen „Zwölf Vorlesungen" über die „Abneigung des Publikums gegen vom Apotheker selbst hergestellte Verdünnungen". Im Gegenzug bestand ein großes Vertrauen in die von den homöopathischen Zentralapotheken hergestellten Produkte.[62] Kranke, so ebenfalls Donner, bestünden darauf, „das verordnete Mittel in der versiegelten Originalpackung einer der bekannten homöopathischen Arzneimittelfirmen zu bekommen."[63] Ebenso häufig, wie das Mißtrauen in lokale Apotheker durch solche Einzelfälle genährt wurde, wurde von den homöopathischen Laienfunktionären empfohlen, die Arzneimittel nur aus den Zentralapotheken zu beziehen.[64] In der Literatur wurde ein Fall, in dem die homöopathische Zentralapotheke Hofrat V. Mayer in Cannstatt ein ihr unbekanntes Mittel nicht abgegeben, sondern beim verschreibenden Arzt nachgefragt hatte, als Bestätigung verstanden, daß das wesentlich größere Vertrauen in die homöopathischen Zentralapotheken gerechtfertigt sei[65] (siehe Abb. 30, S. 120).

Ein süddeutscher Arzt schrieb darüber hinaus 1909: „Seitdem wir [...] in 5 Apotheken Originalarzneien aus homöopathischen Zentralapotheken haben, seitdem auf Rezept nur versiegelte Originalfläschchen mit voller

---

[59] Donner (1948), S. 132.
[60] Wolf (1914), S. B25f.
[61] Herrmann (1920), S. B19.
[62] S. auch Schwabe (1939), S. 20f., der noch unterscheidet in Markenname und Markengeschäft, wie es gerade die homöopathischen Zentralapotheken repräsentierten.
[63] Donner (1948), S. 131.
[64] Z.B. Wolf (1914), S. B25f...].
[65] Vgl. z.B. Schier (1912), S. 209, wiederaufgegriffen in Wolf (1913), S. 4.

Signatur abgegeben werden dürfen, seitdem sind unsere Verhältnisse für meine Patienten und mich durchaus sicherer."[66] Die Konsumenten der Homöopathie haben deshalb zweifellos dazu beigetragen, den Übergang von den einzeln in der Apotheke gefertigten zu industriell hergestellten Pharmazeutika mit bekannten Markennamen zu beschleunigen - zumal dieser Prozeß in der Homöopathie offensichtlich schneller ablief als bei den allopathischen Erzeugnissen.[67]

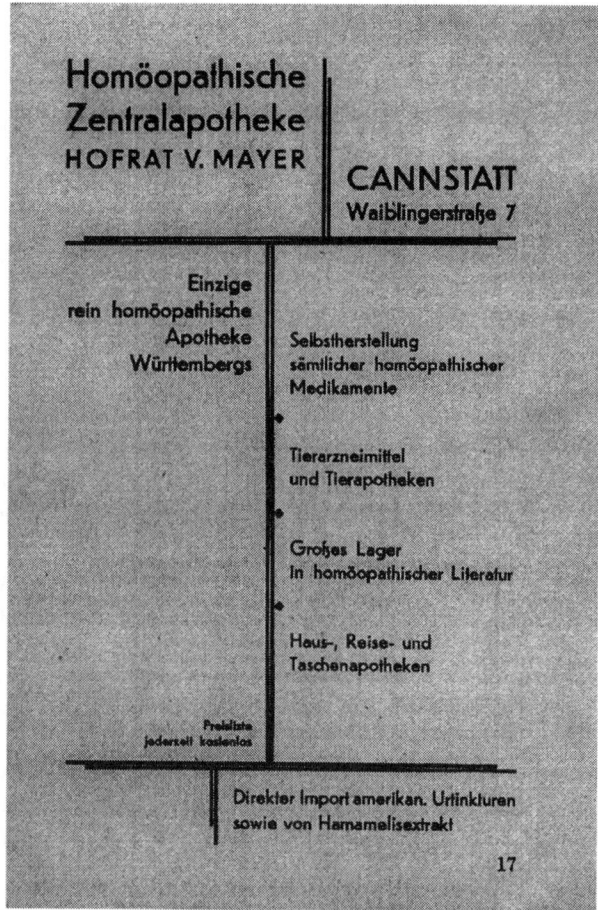

Abb. 30: Werbeanzeige der Homöopathischen Zentralapotheke Hofrat V. Mayer in Cannstatt 1927. (Quelle: Homöopathischer Verein Feuerbach mit Frauengruppe e.V. [Hrsg.]: 40 Jährige Jubelfeier, Stuttgart 1927, S. 17)

---

[66] Zit. nach Schier (1912), S. 212.
[67] Nach einer Untersuchung des Umsatzes einiger Apotheken durch Schwabe lag 1939 der Anteil bei den Homöopathika bei 4/5 Industriepräparaten, im Bereich der Allopathie jedoch nur bei 3/4. Schwabe (1939), S. 83.

Auch die Vereinsapotheken hatten in dieser Hinsicht noch eine Funktion mehr als nur diejenige, viele und billige Arzneimittel zu liefern. Wenn die jeweiligen Mittel aus homöopathischen Zentralapotheken bezogen wurden, dann hatten die Vereinsapotheken auch die Funktion, die Versorgung mit ordentlich hergestellten Mitteln zu ermöglichen, weil man dann, so Richard Haehl, „versichert sein konnte, wirklich gute, mit der notwendigen Sorgfalt hergestellte Arzneimittel zu erhalten."[68]

Die Laienverbände versuchten dem Problem Arzneimittelschwindel nicht nur durch das Sammeln und Veröffentlichen von Einzelfällen sowie der Empfehlung, bei Zentralapotheken einzukaufen, entgegenzutreten. Die Verbandszeitschrift veröffentlichte zudem eine Liste derjenigen Apotheken des Landes, die sich über das gesetzlich geforderte Maß hinaus der regelmäßigen Prüfung ihrer Bestände durch Homöopathie-Sachverständige der Medizinalbehörde unterwarfen.[69]

Wie bedeutsam für die Homöopathischen Vereinsmitglieder die Frage von Vertrauen und Mißtrauen in den Lieferanten der Homöopathika auch jenseits spektakulärer Einzelfälle war, zeigt das Beispiel des Heidenheimer Vereins. Darüber hinaus machen seine Reaktionen aber auch deutlich, wie der Verein aktiv mit dem eigenen Mißtrauen umging und wie er sich dafür einsetzte, für seine Mitglieder nicht nur ein breites Angebot billiger Arzneimittel zu schaffen, sondern auch sozusagen Vertrauen in die Qualität der Arzneimittel zu ermöglichen.

Der Heidenheimer Verein war seit seiner Gründung über viele Jahrzehnte hinweg relativ kontinuierlich und ernstlich um die Qualität der von den örtlichen Apothekern hergestellten Arzneimittel besorgt. Den Mitgliedern waren Fälle von homöopathischem Arzneimittelschwindel in der Regel durch Zeitschriften und Vorträge bekannt. In einem Fall hatten sie davon aber auch direkt aus der persönlichen Erzählung eines Vereinsmitglieds gehört, dem ein Apotheker diese Praxis zugegeben hatte. Es geht aus den Vereinsprotokollen jedoch nicht hervor, ob sich dieser Fall vor Ort in Heidenheim zugetragen hat oder nicht.

Das so entstandene Mißtrauen prägte über Jahrzehnte das Verhältnis des Vereins zu den örtlichen Apothekern. Worauf es dann im einzelnen jeweils konkret beruhte, ist in den Protokollen allerdings nur relativ vage festgehalten. Bereits 1887, noch im ersten Jahr nach der Gründung, nahm eine Kommission des Vereins aufgrund eines Verdachts eine „Einsichtnahme" in die Apotheke vor, welche für den Verein jedoch „beruhigend" ausfiel. Es illustriert das Selbstbewußtsein des Vereins, wenn dieser Besuch im Protokoll nachträglich eine „Revision" genannt wurde.

Die nächste Vertrauenskrise brach dann 1903 auf, als im Verein der Verdacht aufkam, eine der nunmehr beiden Apotheken hätte eine „schlampige

---

[68] Haehl (1904), S. 48.
[69] Verzeichnis (1920). Keine der beiden Heidenheimer Apotheken war in dieser Liste aufgeführt.

Einrichtung zweiter, dritter Güte". Der Verein richtete einen Brief an beide Apotheker, der um genaue Kennzeichnung der verkauften Medikamentengläser bat. Dieser Brief des Vereins empörte jedoch beide Adressaten. Das Problem wurde im persönlichen Gespräch mit dem einen Apotheker und wiederum mit einem „Besuch" bei dem anderen, anfangs eigentlich verdächtigten Apotheker, geklärt. Ob man den „Besuch" wirklich vornehmen solle, darüber wurde vereinsintern gestritten, letztlich wurde er von einigen Vereinsmitgliedern privat durchgeführt und beruhigte den Verein. Doch auch dies bedeutete noch kein Ende des Mißtrauens, denn beide Apotheken wurden von den Mitgliedern in den Folgejahren aufmerksam beobachtet.

Deutliche Entspannung machte sich erst breit, als 1914 die besagte erste Verkaufsstelle sog. „plombierter" Mittel, also von Markenpräparaten, gerade in der Apotheke eingerichtet wurde, die vom Verein immer wieder argwöhnisch betrachtet worden war. In der Folgezeit rief der Verein dann auf, gerade diese Apotheke „kräftig" zu unterstützen.

Überhaupt hatte der Verein in die Produkte der traditionsreichen großen Hersteller, wie etwa der Firma Willmar Schwabe, Leipzig, ein ziemlich uneingeschränktes Vertrauen. Nur von den Produkten eines überregionalen Herstellers von Homöopathika, biochemischen Produkten und Phytotherapeutika, wurde im Verein gesagt, seine Produkte seien „nicht einwandfrei". Selbst das Angebot dieses Herstellers, einen 40%igen Rabatt einzuräumen, konnte den Verein nicht umstimmen.[70] Das ist insofern interessant, weil es eine Hierarchie unter den verschiedenen Interessen der homöopathischen Konsumenten offenbart. Wenn die beiden Ziele „Vertrauen in die Qualität der Mittel" und „günstiger Einkauf" miteinander in Konflikt gerieten, war das Vertrauen immer noch wichtiger als das Sonderangebot. Ein anonymer Autor in den Homöopathischen Monatsblättern äußerte 1902 in entsprechender Weise „ein gewisses Mißtrauen, ob ein [...] Apotheker, der beim Verkauf seiner homöopathischen Arzneien kaum noch einen Nutzen haben konnte, auch so gewissenhaft und ehrlich sein werde, wie es bei der Herstellung und Abgabe homöopathischer Arzneimittel nötig oder mindestens wünschenswerth ist."[71]

Gegenüber den Heidenheimer Apotheken brachen auch nach 1914 die Klagen über schlechte Bedienung und unzureichende Versorgung nicht ab. Das Wechselspiel aus Mißtrauen, Verdächtigungen, Kontrollen, Beruhigung und dem Wechsel der Bezugsquellen setzte sich bis in die 1930er Jahre fort. Das Mißtrauen wurde dem Verein sogar noch von einem Apotheker bestätigt, der eine der Apotheken übernommen und dort nach seinen Aussagen „sonderbare Mißstände angetroffen" hatte. Aber auch nach dem Inhaberwechsel blieben noch Klagen über „gewissenlose Zubereitung und

---

[70] Diese Rabattmarge wurde auch genannt in: Die Billigkeit (1902), S. 28.
[71] Ebd., S. 27.

Vertrauen und Mißtrauen in die Qualität der Arzneimittel

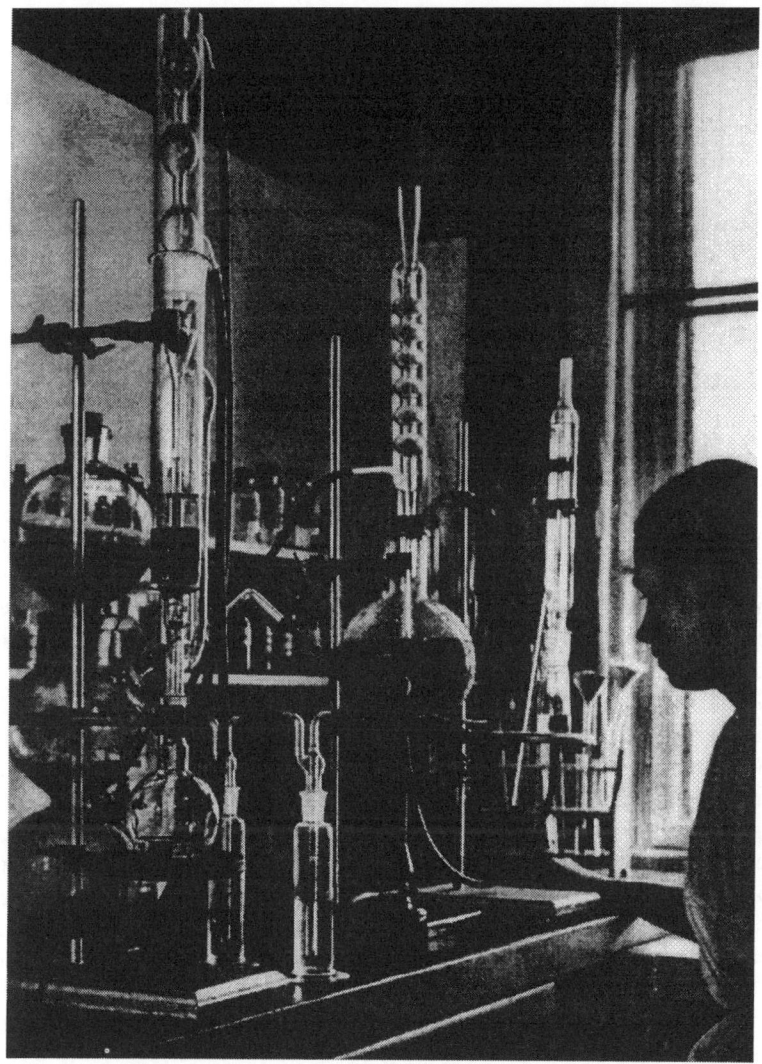

Abb. 31: Arbeit mit Perforator und Mikroextraktionsapparat in der Firma Dr. Willmar Schwabe in Leipzig 1939. (Quelle: Willmar Schwabe [Hrsg.]: Aus unserer Arbeit. Zweiter Bericht aus unserer Arbeit auf dem Gebiete der Homöopathie und der Biologischen Heilweisen, Leipzig 1939, S. 15)

Wirkungslosigkeit der Mittel einer hiesigen Apotheke" (1925), so daß der Verein wiederum auf den Fremdbezug der Mittel von auswärts zurückgriff.

Es kann und soll hier nicht entschieden werden, ob die Verdächtigungen und Anschuldigungen gegenüber den Apotheken jeweils gerechtfertigt waren oder nicht. Wichtig ist in unserem Fragenzusammenhang, daß der Verein als Organisation das offenbar tiefsitzende Mißtrauen seiner Mitglie-

123

der gegenüber den örtlichen Apothekern aufgriff und dieses Problem mit einem großen Selbstbewußtsein aktiv zu lösen versuchte. Er tat dies einerseits, indem er den Mitgliedern alternative Bezugsquellen für Homöopathika eröffnete und mit seiner ökonomischen Machtstellung versuchte, Druck auf einzelne Apotheker auszuüben. Andererseits tat er dies, indem er selbstbewußt als Kontrolleur der Apotheken auftrat und damit bis an die Grenze dessen ging, was die Apotheker über sich ergehen ließen. Allerdings gingen im Verein die Meinungen darüber auseinander, wie weit dieser eine Kontrolleursrolle annehmen solle.

7 Zusammenfassung: Ein Kräftemessen

Die vorangegangene Darstellung ging zwar von der Frage aus, wie sich die homöopathischen Endverbraucher den Arzneimittelmarkt wünschten und wie sie ihre Interessen durchzusetzen versuchten. Die einzelnen Kapitel haben dabei ihren Fokus aber noch erweitert. Sie haben einen Eindruck davon gegeben, wie schnell das Verhältnis zwischen den Lieferanten und den Konsumenten homöopathischer Arzneimittel zu einem Kräftemessen werden konnte. Dabei ging einmal die eine Seite als Sieger hervor, einmal die andere.

Zunächst stellte sich dieses Verhältnis als ein rein wirtschaftliches Kräftespiel dar, wie es einem ökonomischen Markt entspricht: Angebot und Nachfrage regelten den Preis. Die Anbieter der Homöopathika hatten anfangs nur dann eine starke Stellung gegenüber den Konsumenten, wenn sie ein relatives Monopol, etwa als einzige Apotheke am Ort, besaßen. Ansonsten waren die Konsumenten in diesem Verhältnis ein weit größerer Machtfaktor, weil sie eine Nachfrage repräsentierten, auf die die Apotheker einmal mehr, einmal weniger angewiesen waren. Die Schaffung mehrerer möglicher Bezugsquellen für Homöopathika versetzte den Verein und seine Mitglieder in die Lage, Forderungen vor allem an die lokalen Apotheker zu stellen, denen diese nachkommen mußten, wollten sie sich den Verein als Kunden erhalten.

Wie stark die Konsumentenseite war, zeigt sich auch daran, daß es die Vereine vermochten, mit den Anbietern erhebliche Rabatte auszuhandeln. Die Forderungen der Vereine bzw. Abnehmer bezogen sich allerdings nicht nur auf den Preis, sondern auch auf die Qualität der Produkte. Die Konsumenten konnten es durchsetzen, daß die lokalen Apotheker Markenprodukte neben ihren selbst hergestellten Mitteln verkauften, sich also wider ihren Willen eine Konkurrenz ins eigene Haus setzen mußten.

Einen Konkurrenzkampf um Absatzmärkte gab es aber auch unter den verschiedenen Anbietern von Homöopathika. Dabei waren die Zentralapotheken in der Regel den lokalen Apothekern überlegen, denn die Kundschaft schenkte den ersteren in der Regel mehr Vertrauen. Die Zentralapotheken durften deshalb die meisten Vereinsapotheken beliefern, die Sammelbestellungen liefen bei ihnen ein, und schließlich drängten sie die lokalen Apotheken in die Position eines reinen Zwischenhändlers mit ihren Markenprodukten ab. Aber selbst die Hersteller von Markenprodukten mußten um die attraktive Kundschaft der Vereinsmitglieder kämpfen.

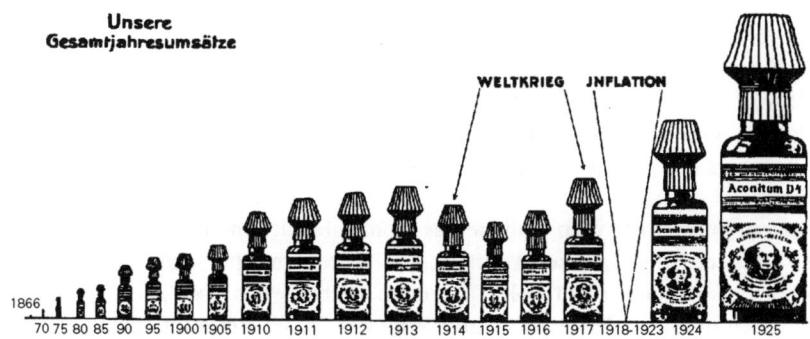

Abb. 32: Darstellung der Jahresumsätze der Firma Dr. Willmar Schwabe von 1866-1925. (Quelle: Willmar Schwabe [Hrsg.]: 60 Jahre im Dienste der Homöopathie 1866-1926, Leipzig 1926, S. 24)

Neben dem rein marktwirtschaftlichen Kräftespiel bestand ein weiteres zwischen den Lieferanten und den organisierten Konsumenten von Homöopathika um die berufliche Autonomie der Apotheker und ihr Monopol des Arzneimittelvertriebs. Das heißt, es ging damals und geht hier um Fragen der „Professionalisierung" des Apothekerberufs (s.u.). In diesem Konfliktbereich waren die Kräfte allerdings noch uneinheitlicher verteilt.

Die Vereinsapotheken bedeuteten eine noch größere Herausforderung der Vereine gegenüber den Vertreibern von Homöopathika als der Preis- und Angebotskampf. Vor allem galt das für die lokalen Apotheker, selbst wenn diese Aktivitäten gar nicht als Herausforderung gedacht waren. Doch griffen die Vereine mit ihren eigenen Apotheken in ungekannter Intensität in die angestrebte Monopolstellung der Apotheker ein. Hierbei konnten sich die Vereine aber auf die Dauer nicht durchsetzen und mußten sich aus dem Aufgabengebiet der „Abgabe" homöopathischer Mittel an andere zurückziehen. Mit Hilfe des Gesetzgebers und der Gerichtsbarkeit vermochte der Apothekerstand in dieser Hinsicht seinen Status, das Vertriebsmonopol für Arzneimittel, zu verteidigen.

Ebenso wie die Qualität der Arzneimittel die Achillesferse der Homöopathie war, so war das Vertrauen der Kunden in die Produktqualität die Achillesferse der Hersteller. In diesem Bereich des professionellen Kräftespiels mußten die lokalen Apotheker deutlich zurückstecken und - wie am Heidenheimer Beispiel gesehen - eine Kontrolle durch die Konsumenten über sich ergehen lassen, die grundsätzlich ihrer angestrebten professionellen Autonomie widersprach - mag diese Kontrolle nun „Einsichtnahme", „Revision" oder „Besuch" genannt worden sein. Oberhalb der Ebene der Einzelvereine scheinen die Laienverbände die direkte Kontrollfunktion zwar nicht selbst ausgeübt zu haben. Immerhin aber haben sie durch Aktivitäten wie das Veröffentlichen von Betrugsfällen und Listen kontrollierter Apotheken die Überwachungsfunktion anderer unterstützt.

Nun wird unser Untersuchungszeitraum gemeinhin als die Zeit angesehen, in der sich die „Professionalisierung" dieses Berufsstandes relativ weit durchgesetzt hatte. Zur Etablierung eines Berufsstandes als Profession gehörte aber unabdingbar ein Monopol der eigenen Tätigkeit wie auch die Autonomie einer standesinternen Kontrolle.[72] Das Beispiel, wie homöopathische Vereine die Apothekerschaft direkt oder indirekt kontrollierten, ist allerdings ein Zeichen, daß deren Professionalisierung zu diesem Zeitpunkt durchaus Grenzen hatte und die Apotheker keinen so unangefochtenen Autonomiestatus hatten, daß sie das Kontrollersuchen des Vereins auf Dauer entrüstet zurückweisen konnten. Die einzelnen Apotheker waren gegenüber den Kunden nicht völlig autonom, selbst wenn sie diesen Status anstrebten und der Verein die Autonomie der Apotheker zumindest zum Teil respektierte.

Im übrigen zeigte der Heidenheimer Verein gegenüber der örtlichen homöopathischen Ärzteschaft ansatzweise ähnliche Vorstellungen von der eigenen Kontrollfunktion und vom Recht auf Einflußnahme. Allerdings basierte dieses letztere Verhältnis nicht auf Mißtrauen, sondern eher auf unterschiedlichen Vorstellungen von einer optimalen Therapie.[73] Im Gegensatz zur Ärzteschaft erkannte der Verein jedoch die berufliche Fachkompetenz und Autonomie der Apotheker viel weniger an. Dies ist wohl auf zwei Gründe zurückzuführen. Erstens ließen sich die Apotheker vor Ort viel eher kontrollieren als ihre ärztlichen Kollegen. Doch spiegelt dies wohl nur die allgemeine Tatsache wider, daß der deutsche Ärztestand im 19. und 20. Jahrhundert einen viel stärkeren Professionalisierungsprozeß durchmachte als die Apotheker.[74] Zweitens lief der Verein beim Arzneimittelbezug viel weniger Gefahr, einen unersetzbaren Teil der homöopathischen Infrastruktur am Ort zu verlieren, wie es beim Verlust des einzigen homöopathischen Arztes am Ort der Fall gewesen wäre. Denn zu einem für den Verein problematischen Arzneimittelbezug gab es einfachere Alternativen wie die zweite Apotheke, Markenpräparate bzw. deren postalischer Direktbezug.

Wenn die Endverbraucher homöopathischer Arzneimittel in den gezeigten Beispielen eine verhältnismäßig große Macht ausübten, dann besaßen

---

[72] Die These einer weitgehenden Professionalisierung des Apothekerberufs im 19. Jahrhundert vertritt Hickel (1978). Neuerdings hat Steffens darauf hingewiesen, wie schwierig und komplex die Frage sei, „ob der Apothekerberuf als Profession anzusehen ist" und ob es nicht auch Prozesse der Deprofessionalisierung gegeben hat. Steffens (1995), Ms. S. 26f. Dort auch eine konzise Übersicht der gemeinhin angewandten Bestimmungskriterien für eine Profession.

[73] Vgl. dazu ausführlicher Wolff (1989), S. 139-162.

[74] Zur ärztlichen Professionalisierung vgl. Frevert (1984); Huerkamp (1985). Zur Professionalisierung unter homöopathischen Ärzten siehe Dinges (1996b).

Zusammenfassung: Ein Kräftemessen

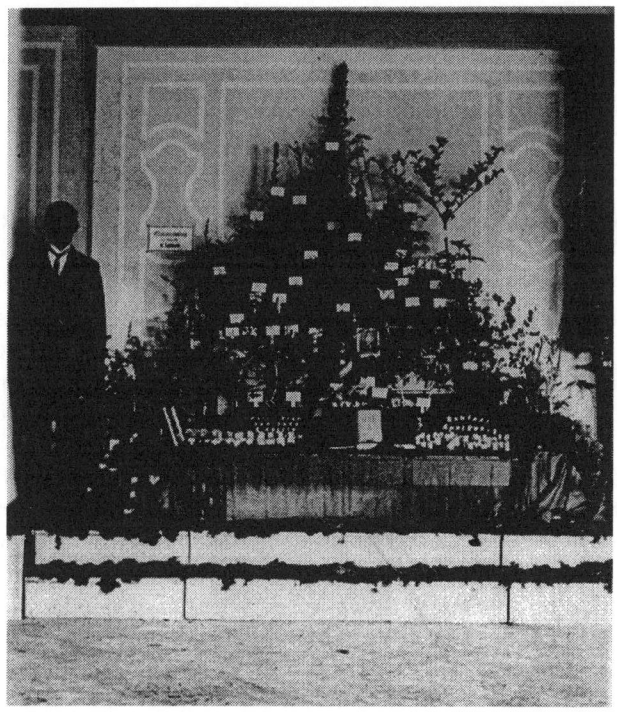

Abb. 33: Ausstellung von gesammelten Kräutern und homöopathischen Medikamenten der beiden konkurrierenden Apotheken in Heidenheim anläßlich des 40. Vereinsjubiläums im Heidenheimer Konzerthaus im Jahre 1926. (Quelle: Bildarchiv des Homöopathischen Vereins Heidenheim)

sie diese Macht aber nicht als Konsumenten schlechthin, sondern lediglich dann, wenn sie organisiert auftraten und als Vereine über größere Abnahmemengen verhandeln konnten. Die beschriebene Art, wie die Vereine die Interessen ihrer Mitglieder durchsetzten, zeigt deutlich, wie diese Organisationsform sich als selbsternannte halböffentliche medizinische Kontrollinstanz verstand. Mit heutigen Worten könnte man diesen Verein allgemein als eine Art medikales Verbraucherbüro bezeichnen. Homöopathische Laienvereine im Deutschland des späten 19. und frühen 20. Jahrhunderts waren in dieser Hinsicht vor allem Interessenvertreter für ihre Mitglieder. Durch die Organisationsform Verein konnte der einzelne interessierte Laie bzw. Patient seine Interessen effektiver durchsetzen oder verwirklichen als alleine. Zu diesen Interessen zählte vor allem der Aufbau und Erhalt einer homöopathischen Infrastruktur. Diese bestand aus der Versorgung mit Arzneimitteln, ärztlichen Dienstleistungen sowie homöopathischer wie allgemein medizinischer Laieninformation und -beratung. Dabei machten sich die Vereine mit der Zeit zunehmend selbst zum Teil dieser Infrastruktur, etwa indem sie Informationsveranstaltungen durchführten, Sammelbestellungen organisierten, eigene kleine Apotheken betrieben oder den Unmut über Apotheker weitergaben und teilweise zur selbsternannten homöopathischen Kontrollinstitution aufstiegen. Diese Rollen der Vereine wurden bedingt sogar von außen akzeptiert, indem Ärzte, Apotheker und Arzneimittelfirmen diese Vereine auch als Ansprech- und Verhandlungspartner benutzten.

In diesem Zusammenhang war eine der weiteren wesentlichen Rollen der Homöopathischen Laienvereine in Deutschland die, im homöopathischen Gesamtsystem ein Bindeglied zu sein zwischen dem Patienten und seinem jeweiligen professionellen Gegenüber, insbesondere ein Transmissionsriemen von Patienteninteressen in das professionelle Medizinsystem. Um einen Fachbegriff von Alfons Labisch zu übernehmen, stellten solche Laienvereine also sog. „intermediäre Instanzen" dar zwischen dem Individuum und dem öffentlichen Gesundheitssystem. Die „besondere Rolle" solcher relativ informeller Gruppen ist Labisch zufolge diejenige, gesundheitsrelevante Problemlagen aufzudecken, Handlungsdefizite auszugleichen und das Handlungspotential der Laienhilfe aufzugreifen und zu lenken.[75] Genau dies haben diese Vereine im Bereich der Homöopathie getan. Daß dies nicht immer reibungslos abging, ist an einer ebenso wichtigen wie heiklen Schnittstelle des Medizinsystems nicht verwunderlich.

---

[75] Labisch (1990), S. 37f. Zu medizinkritischen Bewegungen siehe demnächst Dinges (1996).

Literatur

Ausschuß der Hahnemannia (Landesverein für Homöopathie in Württemberg) in Stuttgart (Hrsg.): Geschichte der Entwicklung der Homöopathie in Württemberg (bis zur Gründung der Hahnemannia, den 24. Februar 1868). Stuttgart 1889.

Ausschuß der Hahnemannia: Warnung. In Homöopathische Monatsblätter (im folgenden: HM) 38 (1913), S. B145f.

Bericht des Homöopathischen Vereins „Hahnemannia" Göppingen. In: HM 49 (1924), S. B14.

Bericht über die 32. Generalversammlung der Hahnemannia. In: HM 25 (1900), S. 92.

Das oberlandesgerichtliche Urteil. In: HM 18 (1893), S. 129f.

Die Billigkeit homöopathischer Arzneimittel. In: HM 27 (1902), S. 27f.

Die Unzuverlässigkeit der Apotheker. In: HM 13 (1888), S. 17f.

Dellmour, Friedrich: Homöopathische Arzneimittel: Geschichte, Potenzierungsverfahren, Darreichungsformen. Wien 1992.

Dinges, Martin: Verzeichnis des Bestandes „Varia" des Instituts für Geschichte der Medizin der Robert Bosch Stiftung. In: Medizin, Gesellschaft und Geschichte (= Med GG) 12 (1993), S. 221-230.

Dinges, Martin (Koordinator): International Network for the History of Homeopathy. Stuttgart o.J. (1994).

Dinges, Martin / Schlich, Thomas (Hrsg.): Neue Wege in der Seuchengeschichte. Stuttgart 1995 (= Medizin, Gesellschaft und Geschichte, Beiheft 6).

Dinges, Martin: Organisierte Macht homöopathischer Ärzte? Deutschland und die USA im Vergleich. Erscheint in: Medizin, Gesellschaft und Geschichte 14 (1996b).

Dinges, Martin (Hrsg.): Medizinkritische Bewegungen im Deutschen Reich ca. 1870 bis 1933. Stuttgart 1996 (= Medizin, Gesellschaft und Geschichte, Beihefte 9) (im Druck).

Donner, Fritz: Zwölf Vorlesungen über Homöopathie. Gehalten an der Berliner Akademie für ärztliche Fortbildung in den Jahren 1939-1945. Berlin, Tübingen, Saulgau 1948.

Der Erlaß des kgl. Medizinalkollegiums vom 16./21. April 1892 und Widerlegung der darin enthaltenen Irrtümer und Ungenauigkeiten. Stuttgart 1892 [In der Stuttgarter Homöopathie-Bibliothek angeheftet an: HM 17 (1892), Heft 11].

Faure, Olivier: Démande sociale et Médicalisation au XIXe Siècle. In: Zentrum für interdisziplinäre Forschung (Hrsg.): Arbeitsgemeinschaft „Historische, anthropologische und soziologische Aspekte von Gesundheit und Krankheit in Deutschland und Frankreich" im Zentrum für interdisziplinäre Forschung der Universität Bielefeld, Bielefeld, 11. bis 13. 6. 1987. Vervielfältigte Arbeitspapiere. Bielefeld 1987.

Faure, Olivier (Hg.): Practiciens, Patients et Militants de l'Homeopathie aux XIXe et XXe Siècles (1800-1940). Actes du Colloque franco-allemand Lyon - 11-12 octobre 1990. Lyon (Presses Universitaires de Lyon, Editions Boiron) (1992).

Fischle, C.: Führertagung in Hohenheim am 25. Juni 1933. In: HM 58 (1933), S. B78-B81.

Frevert, Ute: Krankheit als politisches Problem 1770-1880. Soziale Unterschichten in Preußen zwischen medizinischer Polizei und staatlicher Sozialversicherung. Göttingen 1984 (= Kritische Studien zur Geschichtswissenschaft, Bd. 62).

Für alle Fälle die homöopathische Hausapotheke. In: HM 58 (1933), S. 135f.

H[aehl], R[ichard]: Homöopathische Vereinsapotheken. In: HM 27 (1902), S. 185-189.

H[aehl], R[ichard]: Homöopathische Vereinsapotheken vor Gericht. In: HM 29 (1904), S. 11-13, 28-30, 47-49.

Haug, Alfred: „Für Homöopathie und Volk". Protokolle des Süddeutschen Verbands für Homöopathie und Lebenspflege an der Schwelle zum Dritten Reich. In: Allgemeine Homöopathische Zeitung 231 (1986), S. 228-236.

Hermann, I.: Die Homöopathie im Württembergischen Landtage. In: HM 45 (1920), S. B18-B20.

Hickel, Erika: Der Apothekerberuf als Keimzelle naturwissenschaftlicher Berufe in Deutschland. In: Medizinhistorisches Journal 13 (1978), S. 259-276.

Höhn, Heinrich: Volksheilkunde I. Mitteilungen über volkstümliche Überlieferungen in Württemberg Nr. 8. In: Württembergische Jahrbücher für Statistik und Landeskunde 1917/18. Stuttgart 1920, S. 60-158.

Huerkamp, Claudia: Der Aufstieg der Ärzte im 19. Jahrhundert. Vom gelehrten Stand zum professionellen Experten. Göttingen 1985 (= Kritische Studien zur Geschichtswissenschaft, Bd. 68).

Jäger, Volker: Im Dienste der Gesundheit. Zur Geschichte der Firma Willmar Schwabe. In: Med GG 10 (1991), S. 171-188.

K., Th.: „Der schwindelhafte Apotheker" im Arzneigläschen. In: HM 56 (1931), S. 158f.

Klunker, Will: Zu einem Hering-Zitat. In: Zeitschrift für Klassische Homöopathie 33 (1989), S. 76.

Kümmel, Werner F.: L'état de la recherche en histoire de l'homéopathie. In: Faure (1992), S. 15-29.

Labisch, Alfons: Problemwahrnehmung und Interventionsformen präventiver Medizin. Versuch einer historischen Typologie der medizinischen Gesundheitswissenschaften des ausgehenden 19. und frühen 20. Jahrhunderts. In: Rolf Rosenbrock und Andreas Salmen (Hrsg.): Aids-Prävention. Berlin 1990 (= Ergebnisse sozialwissenschaftlicher AIDS-Forschung, Bd. 1), S. 31-43.

Liederheft für Homöopathische Vereine (herausgegeben vom Homöopathischen Verein Hahnemannia Göppingen). Göppingen 1933.

Michalak, Michael: Das homöopathische Arzneimittel. Von den Anfängen zur industriellen Fertigung. Stuttgart 1991 (= Heidelberger Schriften zur Pharmazie- und Naturwissenschaftsgeschichte, Bd. 5).

Moeser, H.: Über den Mißbrauch der homöopath. Hausapotheken. In: HM 25 (1900), S. 66-68.

Müller-Jahncke, Wolf Dieter: Der Homöopath Arthur Lutze und seine Poliklinik in Köthen - Die rechtliche Auseinandersetzung um die Homöopathie. In: Pharmazeutische Zeitung 130 (1985), S. 816-821.

Otto: Erklärung. In: HM 56 (1931), S. 192.

Paul, G.: Wie ich mit der Homöopathie bekannt wurde. In: HM 51 (1926), S. 53-55.

Schier: Das Dispensierrecht der Ärzte für homöopathische Arzneimittel. In: Berliner Homöopathische Zeitschrift 31 (1912), S. 201-219.

Schwabe, Wolfgang: Marktbedingungen und Absatzwirtschaft der biologischen Heilmittelindustrie. Diss. rer. pol. Leipzig 1939.

Schweikert, Johannes: Eine Apothekergeschichte. In: Allgemeine Homöopathische Zeitung 95 (1912), S. 103f.

Sorge, W.: Dispensirfreiheit der Ärzte und Monopol der Apotheker. In: Zeitschrift des Berliner Vereins homöopathischer Ärzte 15 (1896), S. 73-92.

Steffens, Robert: Von der Berufsgruppe zur Binnenprofession - die Krankenhausapotheker. Überlegungen zu einem Modell eines Professionalisierungsprozesses innerhalb der Pharmazie. Erscheint in: Medizin, Gesellschaft und Geschichte 14 (1995).

Steinbichler, Eveline: Geschichte der homöopathischen Arzneibereitungslehre in Deutschland bis 1872. Eutin 1957 (= Veröffentlichungen der Internationalen Gesellschaft für Geschichte der Pharmazie, Neue Folge, Bd. 11).

Tischner, Rudolf: Geschichte der Homöopathie. 4 Bde., Leipzig 1932-1939.

Verzeichnis der homöopathischen Apotheken und Dispensatorien in Württemberg, die sich der regelmäßigen Prüfung durch die Medizinalbehörde unterwerfen. In HM 45 (1920), S. B20.

Wahrhold, C. E.: Vorwort. In: Ders. (Hrsg.): Volksblätter für homöopathisches Heilverfahren. Deutschlands Nichtärzten gewidmet und in zwanglosen Heften herausgegeben. 1 (1835), S. 1-7.

Wölfing, Achim: Entstehung und Bedeutung des Begriffes Schulmedizin. med. Diss. Freiburg 1974.

Wolf, Immanuel: Pfarrer a.D. Robert Moser gestorben. In: HM 37 (1912), S. 45f.

W[olf], I[mmanuel]: Zum neuen Jahre. In: HM 38 (1913), S. 1-6.

Wolf, [Immanuel]: Bericht über das 46. Geschäftsjahr der Hahnemannia. In: HM 39 (1914), S. B25f.

Wolf, [Immanuel]: Bericht über die 5. Hauptversammlung des Verbands homöopathischer Laienvereine Württembergs am 16. und 17. Mai in Göppingen. In: HM 50 (1925), S. B29-B31, B33-B35.

Wolff, Eberhard: Gesundheitsverein und Medikalisierungsprozeß. Der Homöopathische Verein Heidenheim zwischen 1886 und 1945. Tübingen 1989.

Wolff, Eberhard: Le rôle du mouvement des non-médecins dans le developpement de l'homéopathie en Allemagne". In: Faure (1992), S. 197-230.

Zirkel, H. (Hrsg.): Liederbuch für homöopathische Vereine. Köln o.J. (Anfang 20. Jahrhundert).

Zöppritz, A.: Aufruf. In: HM 18 (1893), S. 128.

„Zur Warnung!". In: HM 24 (1899), S. 11-13.

Heilkundige

Johann David Steinestel (1808 - 1849) Drechsler - Missionar - Homöopath: ein Beruf, zwei Berufungen

Elisabeth Häcker-Strobusch

Johann David Steinestel ist der erste öffentlich auftretende Homöopath in Stuttgart. Er erregt 1834 nicht nur die Gemüter seiner Zeitgenossen, sondern wird von allen berücksichtigt, die sich später mit der Entwicklung der Homöopathie in Württemberg befassen. Zum einen wird er als Opfer der Verfolgung durch Ärzte und Apotheker dargestellt,[1] zum anderen als einer, der durch die eigenen Übertreibungen zu Fall kam.[2] Nach Haehl habe er der Homöopathie durch z.T. unerfüllbare Zusicherungen und Versprechen mehr geschadet als genützt.[3] "Er glich einem Meteor am homöopathischen Himmel unseres Landes, das [sic!] mit hellem Glanz aufleuchtete, aber bald wieder erlosch, ohne tiefere Wirkung zu hinterlassen."[4] Das klingt so, als ob es ihn lieber nicht gegeben haben sollte! Dennoch hat er etliche sehr interessante Spuren hinterlassen, denen ich in dieser biographischen Annäherung nachgehe.

Geistig ist er ein Enkel Samuel Hahnemanns, des Begründers der homöopathischen Lehre. Er hat nämlich bei der ersten Generation von Ärzten, die Hahnemanns Schriften studierte, gelernt. Einmal jedoch hat er sich in seiner Bedrängnis direkt brieflich an Hahnemann gewandt und von ihm auch Antwort erhalten. Dieser Antwortbrief ist eine kleine Kostbarkeit, die bis heute als Leitlinie für Prüfungen in der Homöopathie zu gebrauchen ist. Doch davon wird später die Rede sein.

Aus Steinestels Lebensgeschichte geht hervor, daß schon 1830 erste missionsmedizinische Überlegungen, wie der hohen Sterblichkeit der Missionare gegengesteuert werden könnte, von der Baseler Mission in die Tat umgesetzt wurden. Erstaunlicherweise wurde die noch ganz junge Homöopathie als therapeutische Methode ausgewählt und der werdende Missionar sowohl theologisch als auch medizinisch ausgebildet. Diese Vernetzung war bisher unbekannt und ist noch nicht erforscht.

Schließlich gehört Steinestel zu denjenigen, die nach Amerika auswanderten. Was trieb ihn hinaus in die unbekannte und auch unsichere Ferne? Er erhoffte sich die freie, uneingeschränkte Ausübung seines Berufes, der ihm Berufung war. Als homöopathischer Praktiker wollte er kranke Menschen

---

[1] Hahnemannia (1889), S. 7.
[2] Paul v. Sick (1892), S. 411-430.
[3] Haehl (1921), S. 37-39, 46-47, 57-58.
[4] Haehl (1921), S. 58.

behandeln und, wenn möglich, heilen. Für ihn ist „the american dream" in Erfüllung gegangen: In einem freien Land standen jedem alle Möglichkeiten offen, wenn er sie begabt und fleißig zu nutzen verstand. Zertifikate waren nicht entscheidend.

Kindheit und Jugend in Schorndorf — Prägungen[5]

Die Kindheit war zunächst durch die Einflüsse aus dem unmittelbaren Familienumfeld geprägt. Der Vater schlug sich als Weingärtner durch. David war das erste Kind einer vielköpfigen Kinderschar, die nur zum Teil das Erwachsenenalter erreichte. Geld war immer rar und in den Hungerjahren 1816-19 reichte es der sechsköpfigen Familie zwar zu Brot auf den Tisch, so daß sie die öffentliche Fürsorge nicht beanspruchen mußte, aber die drei Kinder, die in dieser Zeit geboren wurden, starben. Auch der Vater kränkelte fünf Jahre lang mit Gliederweh und genas erst, als der Rat einer Frau, die an der Haustür in ein Gespräch verwickelt wurde, in die Tat umgesetzt wurde: Man hielt den Mann über heißen „Sefenbaum"-Dampf. Durch eine Wiederholung dieser Kur erholte er sich vollständig. Solche Krankheiten, häufige Geburten und der Tod im elterlichen Haus gehörten zu den Lebenserfahrungen des Jungen. Einmal sagte sein Großvater über ihn, als er eine verwegene Geschichte über seine Erlebnisse mit einem entlaufenen Bullen erzählte: „Auf den muß man acht geben, der wird uns noch zu schaffen machen!"[6]

Vom sechsten bis zum vierzehnten Lebensjahr besuchte er die deutsche Knabenschule, die neben den Grundfertigkeiten in Lesen, Schreiben und Rechnen im wesentlichen Disziplin einübte. Sein Schulweg führte ihn diese acht Jahre lang an den beiden Apotheken des Städtchens vorbei. Auch das kann eine Prägung bewirken, nicht zuletzt durch den typischen Duft, der jedem Apothekenlager entströmte. 1822 wurde er konfirmiert und begann seine Lehre als Drechsler. In diesem Handwerk werden aus Holz, Horn, Metall und Perlmutt alle möglichen, feinen Gegenstände für den gehobenen Bedarf gedreht. Die Ausbildung schulte also genaues, feinmotorisches Arbeiten, Form- und Stilgefühl, vermittelte mechanische Kenntnisse und erlaubte indirekt Einblick in den Lebenswandel gehobener Stände, die solche Möbelteile, Futterale, Tabakspfeifen, Kinderspielzeug und Gesellschaftsspiele in Gebrauch hatten.

---

[5] Ausführlichere Darstellung in Häcker-Strobusch (1994).
[6] Stadtarchiv Schorndorf, Familienchronik Steinestel; eine handschriftliche Sammlung von Geschichten von und über den Vater Ludwig Steinestel, aufgeschrieben von einem Familienmitglied, das ihn noch persönlich kannte; ergänzt durch Bemerkungen, Briefe und Gedichte anderer Familienmitglieder. Im Januar 1928 von Frau Obergefell, geb. Hägele abgeschrieben.

Sein Elternhaus war pietistisch geprägt. Beim Vater fanden einmal in der Woche die gemeinsamen, herrnhutischen Gebetsstunden statt. „Wenn ihr etwas an mir seht, was nicht recht ist, so macht es nur nicht nach, sondern sucht es besser zu machen!"[7] Dieses Zitat des Vaters aus der Familienchronik charakterisiert gut dessen grundsätzliche Lebenshaltung. Der Bruder der Mutter war mit 20 Jahren zu einer Herrnhuter Gemeinschaft gegangen und von dort als einer ihrer ersten Missionare 1815 ausgesandt worden. Er arbeitete 37 Jahre lang bei den Eskimos und kehrte dann wohlbehalten nach Deutschland zurück. Die „Stundenleute" (Teilnehmer der Gebetsstunde) waren die soziale Gruppe, auf die man sich in guten und in schlechten Tagen beziehen konnte. Sie halfen sich untereinander auch in wirtschaftlichen Angelegenheiten aus, wie aus den Schuldscheinen im Hinterlassenschaftsverzeichnis des Vaters zu entnehmen ist.[8]

Am Ende seiner Lehrzeit (ca. 1826) hatte David Steinestel die damalige Begeisterung für die Sache der Mission ergriffen, und er trat vor seinen Vater, um sich dessen Zustimmung zum Eintritt ins Baseler Missionshaus zu holen. Er wollte soviel lernen, daß er den Missionar Gobat nach Abessinien begleiten könne.[9] Diese erste, innere Berufung änderte seinen Lebensweg gründlich.

Pietistische Weltsicht — Was ist das ?

Da das Welt- und Selbstverständnis dieser religiösen Bewegung wie ein roter Faden die verschiedenen Lebensetappen des David Steinestel durchzieht, lohnt es sich, genauer auf sie einzugehen.[10] Im Jahre 1675 brachte der Pfarr-Senior Philipp Jacob Spener ein Reformprogramm mit dem Titel „pia desideria" heraus. Damit wandte er sich an seine Kollegen, um sie zur Bildung geistlicher Kleingruppen in ihren Gemeinden anzuregen. Der württembergische Prälat Johann Albrecht Bengel integrierte solche Gruppen, die die Bibel selbständig lasen und zu verstehen suchten, in die Landeskirche. Seine Schüler verbreiteten diesen Ansatz zur Aktivierung des Gemeindelebens weit im Land und förderten gezielt die Entwicklung solcher Gemeinschaftsstunden. Daraus entstand eine Laienbewegung, die zeitweilig den Charakter einer innerkirchlichen Gegenkultur annahm. Glaube war von jedem selbst zu verantworten. Ein Stück von der Tradition des allgemeinen Priestertums aller Glaubenden schimmerte durch den selbständigen Umgang mit der Bibel hindurch. „Die erfahrene Wirklichkeit und Weltgeschichte wurden zusammengedacht mit dem prophetischen Wort der Bi-

---

[7] Stadtarchiv Schorndorf, Familienchronik Steinestel.
[8] Stadtarchiv Schorndorf, Inventuren und Teilungen, Hinterlassenschaftsverzeichnis des Ludwig Steinestel, Sign I , Fasz. 56 Nr. 2825.
[9] Stadtarchiv Schorndorf, Familienchronik Steinestel.
[10] Lehmann (1969).

bel."[11] Dieses schlichte, unmittelbare Für-wahr-nehmen der biblischen Aussagen stand durchaus im Gegensatz zu der Theologie an den Universitäten, in denen sich neben protestantischer Orthodoxie und wissenschaftlichem Rationalismus die historisch - kritische Forschung entwickelte.

„Die Mitglieder der Gemeinschaften sind die ruhigsten und geordnetsten Bürger.(...) Sie sind arbeitsam und fleißig. Sie sind sorgfältig in der Kinderzucht und im Hauswesen. Sie sind tätig für die christliche Erziehung der Kinder; darum zeichnen sich auch ihre Kinder in der Schule und im Konfirmandenunterricht aus durch Fleiß, Aufmerksamkeit, Fortschritte und Kenntnisse." Dies bescheinigte Dekan Gaupp 1821 den Pietisten des Cannstatter Bezirks in seinem Bericht an das Königliche Konsistorium. „Dies alles wird in der Gemeinschaft von Schwestern und Brüdern bedacht und belebt in Auseinandersetzung mit der umgebenden Weltwirklichkeit; es wird verantwortet und praktiziert mitten in der Kirche, in der man aktives Glied ist und mitten in einer Welt, in der man als Laie seinem Beruf nachgeht.[...] Der schwäbische Pietismus war und blieb reserviert gegenüber allen Formen von Idealismus; davor bewahrte ihn das Wissen um die Tiefe der menschlichen Verderbtheit.[...] Er übte starken Einfluß aus auf das württembergische Ethos, besonders im Bereich der Einstellung zur anvertrauten Zeit, zur anvertrauten Kraft und zur anvertrauten Arbeit."[12] Die Gemeinschaft soll jeden einzelnen in seinem persönlichen Glaubensleben stärken damit er zu einer eigenen, individuellen Gottesbeziehung findet. „[...] daß die Pietistische Sammlung zur Sendung dienen soll hinein in die nicht vom Glauben geprägte Menschenwelt"[13]

Die allgemeine soziale Erfahrung und die pietistische Tradition haben sich bei Steinestel gedeckt: Wer sparsam und treu lebte und mit anderen teilte, der hatte auch bessere Chancen zu überleben. Man wollte als achtbare Pflanze im großen Garten Gottes leben. Da körperliche Arbeit als Mittel zur Buße wohlgeheißen wurde und die helfende Tat, das gottgefällige Werk mehr galt als das Diskutieren von Glaubensfragen, war der Boden vorbereitet für „[...] rastlose Arbeit in den von Gott gezogenen Grenzen - ohne Rücksicht auf Erfolg, so ließe sich wohl die berufsethische Einstellung des Pietismus formulieren [...]"[14] - Dies könnte als Motto über Steinestels Verhalten in der Stuttgarter und der amerikanischen Zeit stehen.

Im Haus der Baseler Mission — Horizonterweiterung

Nachdem Steinestel mit 20 Jahren militärfrei war, nahm ihn das Baseler Missionshaus tatsächlich zur Ausbildung auf. Dies spricht dafür, daß er bei

---

[11] Scheffbuch(1990), S. 10-11.
[12] Scheffbuch (1990), S. 19.
[13] Scheffbuch (1990), S. 23.
[14] Friesch (1983), der zitiert S. 123 Ruth (1927).

guter Gesundheit war, denn anders wäre er für die Strapazen des Missionsdienstes nicht geeignet gewesen. Ihm begegnete jetzt eine ganz andere Dimension von Wissen sowohl in den Unterrichtsgegenständen als auch in Form der Bibliothek, die in Basel zur Verfügung stand. Lernen als Anregung zu eigener geistiger Aktivität und nicht nur als Einübung von Gehorsam und Disziplin - das sprengte den enge Schorndorfer Schulhorizont. Dazu trug auch das Leben in einer Großstadt mit Universität bei, wenngleich die zeitlichen Möglichkeiten, in der Stadt sich umzutun, sicher wegen der strengen Hausordnung sehr beschränkt waren. Durch die Berichte der rückkehrenden Missionare wehte der Wind der weiten Welt immer wieder durch das Haus. Fremde Welten relativierten die eigene Welt. Wie wichtig ihm dies alles wurde, läßt sich aus seiner eigenen Bibliothek ablesen, die er sich bis zu seinem 27. Lebensjahr angeschafft hatte.[15] Bücher müssen ihn fasziniert haben, denn er besaß zu diesem Zeitpunkt bereits ca. 200 Bände, deren Wert auf 700 Gulden geschätzt wurde. Steinestel hatte also einen großen Teil seines verdienten Geldes an dieser Stelle investiert. Die Sammlung bestand aus Grundlagenwerken in allen medizinischen Fächern, homöopathischer Fachliteratur und theologischen Werken für Laien ebenso wie für Fachleute. Auch hielt er über das Ausscheiden aus dem Missionshaus hinaus das „Missionsmagazin".

Was wissen wir über seine Ausbildung zum Missionar? Am ehesten gibt uns auch hier seine Bibliothek Aufschluß. Darin sind es vor allem seine persönlichen Aufschriebe, die er sorgfältig in Saffian (feines Leder) gebunden hatte. 1829 war wohl das erste Ausbildungsjahr, damals hat er sich intensiv mit der deutschen Sprache beschäftigt. Im Jahr 1830 folgen Aufzeichnungen über Logik und Bibelexegese (Auslegung). Dieser Unterricht zog sich bis zum Abschluß 1833 hin und füllte 6 Bände. 1831 kam Pastoraltheologie dazu und 1832 setzte er sich mit dem Koran und seinen Erklärungen in zwei Bänden auseinander. Parallel dazu studierte er Dogmatik, die er von Christian Gottlieb Blumhardt[16] in einer Ausgabe besaß. Neben dieser theologischen Ausbildung wurden offensichtlich auch vielerlei Sprachstudien getrieben, denn er besaß Lexika, Bibelausgaben und einzelne fremdsprachige Werke in Englisch, Französisch, Latein und Griechisch.

In dieser Zeit hatte die Mission große Probleme in Afrika und Asien, denn von den ausgesandten Missionaren starben viele kurze Zeit nach Beginn ihres Einsatzes an einer der vielen Tropenkrankheiten. Oft handelte es sich um die schwere Form der Malaria, die man Schwarzwasserfieber

---

[15] Stadtarchiv Schorndorf: Inventuren u. Teilungen, Mechanikus Steinestels Beibringens Inventarium, Bibliotheksverzeichnis, Sign. I Fasz. 13 Nr. 614. Es wurde mit Hilfe von Dr. Götz E. Hübner transkribiert und mit Hilfe von Frau S. Dietrich identifiziert. Deren Arbeit wurde von der Robert Bosch Stiftung finanziert.

[16] Ev. Theologe und Missionsinspektor der Baseler Mission von 1816 - 1838.

nennt.[17] Es war also notwendig, den künftigen Missionaren nicht nur Sprachkenntnisse zu vermitteln. Sie sollten auch medizinische Kenntnisse besitzen. Was die Entscheidungsträger im Missionshaus veranlaßte, Steinestel zu einem homöopathischen Arzt in Ausbildung zu schicken, ist noch unklar. Fest steht, daß er mindestens ab 1830 bei Professor Franz-Josef Siegrist (1795-1840) in Basel unterrichtet wurde.[18] Diese Begegnung führte zu seiner zweiten Berufung, der er ungeachtet aller Widrigkeiten sein Leben lang treu blieb. In einem direkten Lehrverhältnis wurde er in Siegrists Praxis ausgebildet. Wahrscheinlich verbrachte Steinestel größere Teile des Tages in dessen Haus und hatte so Gelegenheit, die Lebensumstände und alltäglichen Gepflogenheiten eines Professorenhaushaltes kennenzulernen.

Die homöopathische Ausbildung fand ihren ersten Niederschlag in dem selbstverfaßten Repertorium (Nachschlagewerk für Krankheitssymptome und dazu passende Heilmittel), das 1830 beginnt und in drei Bänden bis 1835 fortgeführt wird. Ab 1831 zeichnete er Krankengeschichten auf; vier weitere Bände entstanden bis 1835. Im selben Jahr begann Steinestel Materia-medica-Aufschriebe, die er in Bern und Stuttgart in Form einer Heilmittellehre fortsetzte. Das ergab nochmals fünf Bände. Von 1832 bis 1835 hat er „Vorlesungen über Homöopathie" festgehalten. Da er sie als eigene Manuskripte betitelte, ist es möglich, daß er diese selbst gehalten hat. Aus seiner Stuttgarter Zeit ist dies von Zeitzeugen berichtet worden.[19] Erst 1833 legte er sich Notizen zur Arzneimittelherstellung an. In dieser Kunst muß er recht bewandert gewesen sein, denn von Stuttgart aus versorgte er etliche Ärzte mit homöopathischen Handapotheken, die den gestellten Anforderungen zur vollen Zufriedenheit entsprachen.[20] Über das „Organon", das Grundlagenwerk der Homöopathie von S. Hahnemann, welches er auch besaß, verfaßte er 1834 zwei Bände mit Aufzeichnungen in Stuttgart. Das ist ein Ausdruck seiner intensiven Auseinandersetzung mit diesem Buch.

Seine Ausbildung setzte er bei Dr. Emanuel Nichans in Bern fort. Dieser war dort als praktischer Arzt niedergelassen und unterhielt drei Kilometer vor Bern eine kleine Privatirrenanstalt.[21] Alle Aufzeichnungen Steinestels setzen sich über die Berner Zeit hin fort. Sein Zeugnis über diese Ausbildungsphase muß sehr gut gewesen sein. Das wird jedenfalls in seiner Biographie berichtet.[22]

---

[17] Grundmann (1992), S. 299.
[18] Siegrist war einer der ersten Homöopathen in der Schweiz. Seine Praxis wurde von seinem Sohn A. Siegrist fortgeführt.
[19] Hahnemannia (1889), S. 7.
[20] Hahnemannia (1889), S. 8.
[21] Dr. Emanuel Nichans starb 1871 in der Nähe von Bern. Sein genaues Geburtsdatum war nicht zu ermitteln; es muß vor 1815 liegen.
[22] Haehl (1921), S. 38.

Medizinische Ausbildung um 1830

Um den Werdegang des David Steinestel richtig einordnen zu können, ist es sinnvoll, die damalige Ausbildung von Ärzten kurz vorzustellen. Es gab nämlich zwei Möglichkeiten, medizinische Fachkompetenz zu erlangen. Es bedeutete nicht automatisch einen Qualitätsunterschied, den einen oder anderen Weg gegangen zu sein. Zumindest in der Sicht der „Nutzer" war ein erfahrener Wundarzt unter Umständen beliebter und wurde eher aufgesucht als ein Amtsphysikus. Letzterer war den Weg des Studiums an einer Universität gegangen, nachdem er vorher die Lateinschule besucht und die Fakultätsprüfung bestanden hatte. In Württemberg konnte man zu dieser Zeit nur in Tübingen Medizin studieren, da die „Hohe Carlsschule" 1794 wieder hatte schließen müssen. Das Studium dauerte drei Jahre und umfaßte vor allem theoretische Fächer. Chirurgie und Geburtshilfe erhielten nur zögerlich eine gewisse Bedeutung in der Ausbildung.[23] Praktische Erfahrungen sammelte ein approbierter Arzt nach seinem Studium auf Bildungsreisen, die er auf eigene Faust unternahm. Der Universitätsabsolvent verstand sich ganz und gar als „Internist", wie wir es heute nennen. Ziel war es, die Krankheiten von innen heraus zum Abheilen zu bringen bzw. schweren Verläufen vorzubeugen, so daß eine äußerliche Behandlung gar nicht notwendig wurde. Deshalb gehörte auch die Diätetik als Ordnung der gesamten Lebensweise so unbedingt zur ärztlichen Therapie und das Verschreiben von Arzneien, die die Körpersäfte wieder reinigen sollten, war üblich (Brech-, Abführ-, harn- oder schweißtreibende Mittel). Dazu kam noch der Aderlaß und das Schröpfen. Beides wurde unter dem Gesichtspunkt eingesetzt, den Organismus von schädlichem „Zuviel" zu entlasten. Die berechtigte Kritik an solchen „Curen" richtete sich gegen die enorme Schwächung, die ein Patient durch die Kombination dieser Maßnahmen erfuhr. Auf 10.000 Einwohner kam damals in Württemberg etwa ein Arzt, aber ein bis zwei Wundärzte, ihre Dichte nahm auf dem Land sogar zu.[24] Zudem gab es in den ländlichen Regionen noch eine Hebamme auf ca. 200-500 Einwohner. Das Einkommen eines Arztes lag etwa doppelt so hoch wie das eines Wundarztes und sechsmal höher als das einer Hebamme.[25]

Die Wundärzte, Chirurgen oder Bader hatten einen ganz anderen Ausbildungsweg. Sie zählten sich zu den Handwerkern, waren in Zünften organisiert und hatten eine Lehre bei einem Meister zu absolvieren. Um sich in die Lehre einschreiben zu können, mußte man möglichst Kenntnisse in der lateinischen Sprache haben. Die Lehrzeit betrug drei Jahre und umfaßte einerseits das Lernen durch Zuschauen und nachmachen, andererseits auch das Studium von Fachliteratur.[26] Barbiere (= Pelikanisten = Chirurgii puri)

---
[23] Sander (1989), S. 43.
[24] Sander (1989), S. 178 f., sowie Loetz (1993), S. 172 f.
[25] Sander (1989), S. 42.
[26] Sander (1989), S. 147.

besaßen eigene Zunftsiegel in Württemberg, im Gegensatz zu den Badern (= Impuri = Chirurgen zweiter Klasse) ohne eigenes Siegel. Am Ende der Lehrzeit stand eine Prüfung, die von einem Zunftvertreter und einem Physikus (amtlich bestellter Arzt) vorzunehmen war. Die Gesellenzeit betrug sechs Jahre, die zumeist auf der Wanderschaft verbracht werden sollten, um bei verschiedenen Meistern zu lernen - möglichst auch außerhalb der Landesgrenzen. Während der Wanderzeit sollten die angehenden Barbiere unverheiratet bleiben. Sie trafen sich alle vier Wochen zu den „Geboten", einem Treffen, das dem Erfahrungsaustausch und dem Verlesen der Medizinalordnung diente. Sie sollten in der Gesellenzeit selber Tiersektionen vornehmen, Arzneipflanzen sammeln und in die Apotheke gehen, um eigenhändig Arzneien herzustellen. Erwünscht war auch die Arbeit in Hospitälern und Feldlazaretten sowie die Teilnahme an gerichtsmedizinischen Untersuchungen und Leichenöffnungen. In der Gesellenzeit konnten sie sich auch beim Militär als Feldscherer verdingen und so praktische Erfahrungen sammeln.

Zur Meisterprüfung mußte bei dem Kollegium medico chirurgicum „präsentiert" werden. Diese Kommission führte eine mündliche Prüfung über Chirurgie und Anatomie durch und ließ sich erlernte Handgriffe zeigen. Zusatzfragen über Physiologie, Geburtshilfe, Augenheilkunde und die Lehre von den chirurgischen Arzneimitteln und ihrer Anwendung waren möglich, je nach Spezialisierung in der Ausbildung. Das Ergebnis der Prüfung drückte sich in einer Einordnung als Chirurg erster Klasse (Meister nach allen Stücken), zweiter Klasse (Meister nach ordinären Stücken) und dritter Klasse (Meister nach gemeinen Stücken) aus.

Steinestels medizinische Ausbildung — ein Zwitter

Für die Missionsanstalt war entscheidend, daß Steinestel medizinisches Wissen erwarb, das in vielen Alltagsfällen anwendbar war. In Afrika oder Asien fragte niemand nach Meisterbriefen oder Studienabschlüssen. Da entschied die Antwort auf die Frage: „Kannst du helfen?"; und eine schicksalswendende Tat galt mehr als alle Belesenheit. Darum erhielt er eine praxisbezogene Ausbildung, die auch Elemente der chirurgischen Tätigkeit ebenso wie geburtshilfliche Praktiken einschloß. Insoweit entspricht sein Werdegang am ehesten dem eines Wundarztes. Sein Lehrherr war aber ein studierter Mann, der sogar den Professorentitel führte, und wenn Steinestel die Bücher, die er sich anschaffte, auch alle gelesen hatte, so besaß er ein deutlich höheres und breiteres medizinisches Fachwissen als die übrigen Wundärzte.[27] Seine Lateinkenntnisse dürften durch die Schulung im Missionshaus recht gut gewesen sein. Heute würde man seinen Ausbildungsweg folgendermaßen zusammenfassen: Nach erfolgreich abgeschlossener Lehre

---

[27] S. zum Literaturbestand der Chirurgen Sander (1989), S. 83.

hat Steinestel auf dem zweiten Bildungsweg einen dem Abitur vergleichbaren Abschluß erworben und dann eine Ausbildung zum Heilpraktiker angeschlossen. Aber die Berufsbezeichnung „Heilpraktiker" gab es damals noch nicht. Sie entstand erst 1939 mit dem Heilpraktikergesetz. Steinestels Ausbildung fand in der Praxis von Ärzten statt. Er war Famulus im besten Sinne!

Immer wieder haben zeitgenössische Ärzte den unbefriedigenden Zustand ihrer Behandlungsmöglichkeiten beklagt. Der therapeutische Nihilismus, d.h. der bewußte Verzicht auf eingreifende „Curen" war eine ernstzunehmende Richtung der damaligen Schulmedizin.[28] Indem Steinestel die homöopathische Heilweise erlernte, bildete er sich in der damals am stärksten heilungsorientierten Methode aus. In der Homöopathie werden aus Beobachtung und Erfahrung gewonnene Erkenntnisse in Regeln für Behandlungs- und Heilungsverläufe umgesetzt.[29] So gesehen war er zum Zeitpunkt seiner Aussendung bestens für die Aufgaben gerüstet, die ihn erwarteten. Nur für eines war er nicht ausgebildet worden: für den Verbleib in der Heimat und ein medizinisches Wirken dort. - Diese Alternative zog er aber vor. Machte sich darin der Eigensinn bemerkbar, den schon sein Großvater beklagte? War es doch eine Furcht vor dem plötzlichen Tod in fernen Landen, von dem er schon so oft gehört hatte? Oder war es ein innerer, missionarischer Impuls, das therapeutische Heil in die Heimat zurückzutragen? Dort wurde es, wie er aus eigener Lebenserfahrung wußte, bitter nötig gebraucht.

Erster Versuch mit einer eigenen Praxis — Aufstieg

Als er 1833 zu Besuch bei seiner Verlobten Sophie Louisa Moser in Stuttgart war, um sich noch einmal vor der Aussendung zu erholen, gerieten seine Fähigkeiten anhand eines Buches, das er mitgenommen hatte, ins Gespräch, und alsbald entstand eine kleine Ferienpraxis. Über „Mundpropaganda" kamen die Menschen zu ihm ins Haus. Das Bedürfnis nach Hilfe bei ihren Gebrechen muß sehr groß gewesen sein. Dennoch kehrte Steinestel ins Missionshaus zurück. Diese Erfahrungen arbeiteten aber weiter in ihm. Es gab auch Freunde, die ihn unbedingt nach Stuttgart ziehen wollten. Auf ihr Drängen hin löste er sein Verpflichtungen gegenüber der Missionsanstalt und schied offiziell am 18.12.1833 dort aus.

1834 besaß Steinestel eine Wohnung in Stuttgart. Rastlos war er dabei, Patienten zu behandeln, die homöopathische Heilmethode durch öffentliche Vorträge bekannt zu machen und seine eigenen Studien zu vertiefen. Als korrespondierendes Mitglied im Homöopathischen Verein des Großherzog-

---

[28] Näheres dazu in Wiesemann (1993).
[29] Hahnemann (1811). Dieses Exemplar befand sich in Steinestels Bibliothek. Das Organon erschien in sechs Auflagen, die immer wieder überarbeitet wurden.

Johann David Steinestel (1808-1849)

tums Baden ist er kurz nach dessen Gründung nachweisbar. In dessen Zeitschrift Hygea veröffentlichte er Zuschriften.[30] Die „Brüder", über deren Erfahrungen mit Gewürzen und homöopathischen Medikamenten in Indien er berichtete, waren die Missionsbrüder.[31] Offenbar sind gleichzeitig ausgebildete Missionsschüler in der Anwendung von Homöopathika unterrichtet und von ihm mit Reiseapotheken ausgestattet worden. Zwischen Steinestel und ihnen bestand wohl weiterhin ein Informationsaustausch.

Sein Lebensstil in Stuttgart läßt sich anhand des Beibringensverzeichnisses, welches anläßlich seiner Eheschließung am 1.2.1835 erstellt wurde, in etwa rekonstruieren. Seine umfangreiche Apothekenausrüstung bestätigt die Mitteilungen, daß er imstande war, homöopathische Mittel selbst herzustellen und auch über einen genügend großen Vorrat an Ausgangssubstanzen verfügte, um andere Ärzte zu beliefern. In seinem Sprechzimmer befanden sich Tisch und Arbeitstisch mit Sofa und Sessel, Schreibmaterialien, Wanduhr sowie Barometer und Thermometer. Im Behandlungszimmer waren in einem großen Sekretär seine chirurgischen Werkzeuge untergebracht (Impflanzetten, Augen-, Ohr-, Zahnoperationsinstrumente, Höllensteinbüchschen, Silbernadeln). Außerdem gab es noch den Entbindungsraum mit Entbindungsapparat, Tisch und Sessel. - Alle Räume waren mit Vorhängen, Spiegeln und Portraits ausgestattet. Sie entsprachen also gehobenem, bürgerlichen Wohnkomfort. Daneben hatte Steinestel aber auch einen Raum mit einer mechanischen Drehbank und allem Zubehör, das für sein erlerntes Handwerk notwendig war. Dies scheint mir ein sinnfälliger Ausdruck seines Lebens zwischen zwei Welten zu sein. Zu beiden fühlte er sich zugehörig - beide pflegte er weiterhin.

Die Woge der Zustimmung trug ihn nach oben. Er bekam einen viersitzigen Wagen geschenkt sowie einen kostbaren Ring mit einem großen Brillianten. Er nannte den Ring in seinem Verzeichnis ein „Ehrendenkmal", das nach seinem Ableben seine Frau erben sollte. Ob dieser vom König stammte, wie es seine Chronisten berichten, läßt sich nicht mehr feststellen. Jedem Neubeginn wohnt ein Zauber inne, aber auch ein Zwang, sich zu beweisen. Steinestel hatte schon zweimal in seinem Leben alle Bindungen, die ihm Halt und Orientierung gaben, gelöst. Das erste Mal war es beim Eintritt ins Missionshaus, als er Familie und Heimat hinter sich ließ und die Missionsgesellschaft als seine neue Familie wählte. Der Glaube sollte seine Orientierung in der Welt sein. Durch die Erlebnisse bei seinen medizinischen Lehrern geriet er in innere und äußere Probleme. In der Familienchronik wird berichtet, daß „bei dem jungen Doktor sich ein schrecklicher Stolz und Nichtachtung der Ordnungen des Missionshauses einstellte, so daß er den Lehrern, sowohl als dem Vorsteher samt dem Comitee viel Not machte".[32] Als der Vater davon erfuhr, reiste er selber nach Basel, um ihm

---

[30] Vgl. dazu den Beitrag von Faber in diesem Band.
[31] Hahnemannia (1889), S. 8.
[32] Stadtarchiv Schorndorf, Familienchronik Steinestel.

ins Gewissen zu reden. Der Abschied zwischen den beiden, bei dem der Vater sich in den Straßengraben stellte und dem Sohn die Hand hinaufreichte und dazu sagte: „Um soviel höher sind deine Gedanken und Ausübungen, sowohl gegen mich als deine Vorgesetzten"[33], setzte den Sohn in heftiges Erschrecken. Er habe sich nach seiner Rückkehr ins Haus vor Pein auf dem Boden gewälzt, berichtete ein Mitbruder erstaunt nach Schorndorf. Im Pietismus spielen die gottgefälligen Werke eine große Rolle, am Gelingen des eigenen Werkes läßt sich ablesen, ob ein Segen darauflieg. „...die Transzendierung des (leiblichen) Vater-Sohn Konfliktes, die absolute Unterwerfung unter den Vater, in dessen Gnade und Ungnade der Gläubige ausgeliefert ist, der Versuch, ihn durch gute Taten zu überzeugen ..."[34]- Als Steinestel sich entgegen den Wünschen des Vaters doch zu einer Lösung vom Missionsdienst entschloß, hatte er sich in doppelter Hinsicht isoliert. Er war gezwungen, durch „gute Taten" sich und der Welt zu beweisen, daß er recht handelte. Das mag wesentlich zu dem rastlosen Eifer beigetragen haben, der ihn jetzt beseelte. Auch im Missionshaus wirkte die Erfahrung mit J.D. Steinestel nach und 1840 wurde die „Chrischona Brüderschaft" ins Leben gerufen. In ihr sollten nicht so gut ausgebildete Missionare als Handwerker, die ihren Lebensunterhalt selbst verdienen konnten, und als Christen durch Wort und Tat Zeugnis ablegen für ihren Glauben.[35]

Wie er in die „Räder der Bürokratie" gerät — Ernüchterung

Steinestels Heilerfolge führten zu soviel öffentlicher Unruhe, daß offiziell bei der Regierung nachgefragt wurde, ob er überhaupt berechtigt sei, die Heilkunde auszuüben. Diese Angelegenheit wurde vor den König gebracht. Immer wieder wird von einem direkten Gespräch, einer Art Audienz berichtet, die stattgefunden haben soll.[36] Auf Geheiß des Königs wurde Steinestel beauftragt, Heilversuche an krätzekranken Soldaten in einem Militärhospital durchzuführen.[37] Krätze galt als chronische Hautkrankheit, da der Erreger noch nicht bekannt war.[38] Diese Versuche fanden unter Leitung des Generalstabsarztes statt, der bestätigte, daß eine nachteilige Wirkung der

---

[33] Stadtarchiv Schorndorf, Familienchronik Steinestel.
[34] Friesch (1983), S. 124.
[35] Ausstellungstafeln „Missionare aus dem Remstal" 1986 von Richard Vollmer zusammengestellt, im Dekanat Schorndorf einsehbar. Außerdem Scheffbuch (1985), S. 141.
[36] Im offiziellen Audienzbuch ist darüber nichts zu finden (Auskunft des Hauptstaatsarchivs Stuttgart). Vielleicht hatte jemand das Gespräch persönlich zuwege gebracht.
[37] Staatsarchiv Stuttgart, E 14 Bü 1025.
[38] Laut Deutschem Krankheitsnamen-Buch von Höfler: „Jede Krankheit der Haut, die zum Kratzen derselben oder zur Abschabung der Haut Veranlassung gibt..."

angewandten Mittel auf die Gesundheit der Soldaten auch im Nachhinein nicht aufgetreten wäre. Eine sichere Heilwirkung wurde Steinestel von dem Generalstabsarzt aber nicht bescheinigt.[39] In seiner Gegendarstellung wies Steinestel zwar darauf hin, daß von den 14 Soldaten neun durch ihn geheilt wurden und die restlichen durch widrige Umstände nicht zu Ende behandelt werden konnten,[40] aber diese detaillierte Langzeitbeobachtung ging nicht in die öffentliche Meinungsbildung ein.

Dieser angeblich nicht gelungene Wirksamkeitsbeweis wird Steinestel von seinen bisherigen Chronisten als Hauptfehler und Ausdruck der Überschätzung seiner Fähigkeiten vorgehalten.[41] Nur im Bericht der Hahnemannia wird dies nüchterner gesehen. Die anderen Krätzepatienten wurden nämlich mit traditioneller Behandlung auch nicht geheilt, sie waren zum Teil sogar schwerer krank als vorher.

Dazu muß man bedenken, daß S. Hahnemann erst 1828 seine Bücher über die chronischen Krankheiten veröffentlicht hatte. In deren Vorrede berichtete er selbst von seinen Mühen und Mißerfolgen bei eben diesen chronisch Kranken, bis er zur Weiterentwicklung seiner Methode fand. Also kann dieser Aspekt der homöopathischen Methode noch nicht Allgemeingut gewesen sein. Es ist die Frage, ob sich Steinestels Lehrer damit schon auseinandergesetzt hatten. In seiner Bibliothek befand sich Hahnemanns fünfbändiges Werk im Jahr 1835 jedenfalls nicht.

Zu Anfang des Jahres 1834 müssen auch öffentliche Kontrollmaßnahmen seiner Tätigkeit begonnen haben, denn im Bericht des Innenministers wird auf die Verfügung der Stadtdirektion zurückgegriffen, die Behandlung von Kranken niederzulegen. Auch war die Bestätigung dieser Verfügung durch die Regierung des Neckarkreises schon erfolgt. Wenn man für jeden dieser Vorgänge einen Monat veranschlagt, so hätte Steinestel die ersten medizinalpolizeilichen Warnungen spätestens im März erhalten. Als Reaktion darauf trat er offensichtlich selber mit der Bitte an den König heran, ihm die Ausübung des homöopathischen Heilverfahrens zu gestatten. Dies wurde von acht weiteren, unmittelbaren Eingaben seiner Patienten unterstützt. Aus der Stellungnahme des Innenministers Schlayer[42] geht klar hervor, daß es ihm nicht um eine Ablehnung der Homöopathie ging, sondern um die Kontrolle von Steinestels medizinischer Ausbildung. Ohne den geforderten Nachweis einer wissenschaftlichen Bildung und ohne eine Prüfung Steinestels vor einem medizinische Fachgremium würde der Staat seine öffentliche Fürsorgepflicht vernachlässigen. Steinestel selbst hatte in seiner Bitt-

---

[39] Das entspricht der Situation, in der die Homöopathie noch heute steht. Jeder gibt zu, daß sie nicht schadet, aber ob sie wirklich etwas nützen kann, wird bezweifelt oder energisch bestritten.
[40] Ankündigung im „Beobachter" vom 14.1.1835.
[41] Haehl (1921), S. 38; Sick (1892), S. 413.
[42] Johann von Schlayer, geboren am 11.3.1792 in Tübingen, gestorben am 3.1.1860.

schrift dem König anheimgestellt, seine Prüfung zu befehlen. Allerdings fügte er den Wunsch bei, daß sie von einem homöopathischen Arzt vorgenommen werden sollte.

Nun entwickelten sich die Ereignisse sehr schnell: Am 10. Juni 1834 nahm der Innenminister Stellung, parallel dazu schreibt Steinestel am 11. Juni seinen ersten Bief an Hahnemann, in dem er ihn um Unterstützung bei seinem Ringen um Anerkennung bat. Am 12. Juni erging das Decret des Königs: „...daß Ich dem Steinestel bei den vorwaltenden eigenthümlichen Verhältnissen die Erstehung der Fakultätsprüfung gnädiglichst erlassen und noch weiter gestattet haben will, daß die gesetzliche Staatsprüfung - welcher er sich zu unterwerfen hat - durch den Dr. Kammerer von Ulm ... im Beisein der Medizinalbehörde vorgenommen werde."[43] Am 14.6.1834 schickte Steinestel einen zweiten, noch drängenderen Brief an Hahnemann. Diesmal bat er um schriftliche Prüfungsfragen, die er beantworten und ihm zurückschicken wolle. Auf das Ergebnis hin solle ihm Hahnemann ein Bescheinigung zusenden, die ihn für befugt und berechtigt erklärt, die Homöopathie auszuüben.[44] Hahnemann antwortete am 20.6.1834. Nach Haehl ist dieses Schreiben „eines der wertvollsten Dokumente aus der literarischen Hinterlassenschaft Hahnemanns"[45], denn hier hat der Meister selber festgelegt, was ein Schüler der Homöopathie zumindest wissen muß, bevor er Kranke heilen darf (siehe Abb. 34, S. 149).

Samuel Hahnemanns „Prüfungsfragen" für David Steinestel[a]

den 20[.][b] Jun[i] 1834
Lieber Herr Steinestel!
Ihre Bekanntschaft ist mir angenehm, und Ihrem Wunsche zufolge, lege ich Ihnen hier Fragen vor, aus deren Beantwortung Ihre Fähigkeit zur homöopathischen Praxis und Heilung der Kranken aller Art von mir beurtheilt werde könne[n].

1. Wie machts der wahre (homöopathische) Arzt, um sich in Kenntniß zu setzen über das Krankhafte und folglich an dem Kranken zu Heilende?
2. Warum reicht ein Krankheits=Name nicht hin den Arzt zu belehren, was er zu thun habe, daß der Kranke geheilt werde? Warum soll er zum Beispiele ihm nicht gleich China geben, wenn der Kranke sagt, er habe das Fieber (wie der Alläopath thut)?
3. Wie erfährt der wahre Arzt, wozu jede Arznei hülfreich sei und folglich, gegen welche Krankheits=Zustände sie Hülfe und Heilung bringen könne?

---
[43] Hauptstaatsarchiv Stuttgart, Kabinettsakten Medizinalwesen, Homöopathie, E 14 Bü 1025
[44] Diese Briefe sind transkribiert in: Haehl (1921), S. 46-47, 57-58. Die Originale befinden sich im Archiv des Instituts für Geschichte der Medizin der Robert Bosch Stiftung, Stuttgart, Bestand A.
[45] Haehl (1921), S. 58.

Johann David Steinestel (1808-1849)

4. Warum ist es dem wahren Arzte ein Gräuel, mehre Arznei=
Substanzen in ein Rezept zusammen gemischt gegen eine Krankheit
verordnet zu sehen?
5. Warum ist es dem wahren Arzte ein Gräuel, irgend einem Kranken
Blut abzapfen zu sehen, sei es durch Ader=Oeffnung oder
blutsaugende Egel oder Schröpfen?
6. Warum ist es dem wahren Arzte ein Gräuel,
Mohnsaft gegen alle Art Schmerzen, gegen Durchfall oder
Schlaflosigkeit von den Alläopathen geben zu sehen?
7. Warum bereitet der Homöopathiker das Gold, das Reißblei,
den Bärlappstaub, das Kochsalz und so weiter durch Reiben
mit einer unarz[nei]lichen Substanz, wie Milchzucker ist, Stunden
lang durch Reiben und schütteln eines davon aufgelösten
kleinen Theils in Wasser und Weingeist, was man Potenziren
nennt?
8. Warum darf der wahre Arzt keine Arzneien gegen ein einzelnes
Symptom (gegen eine einzelne Krankheits=Beschwerde) seinem
Kranken geben?
9. Wenn der wahre Arzt eine feine Gabe einer nach Aehnlichkeit
der ausgezeichnetsten Beschwerden der Krankheit ausgesuchten,
ähnliche Beschwerden in gesunden Menschen hervorzubringen
fähige Arznei dem Kranken (wie natürlich) mit hülfreichem
Erfolge gereicht hat - wann ist es dann wieder Zeit, ihm
abermals eine Gabe Arznei zu reichen?
Worauf sieht er denn, welche Arznei er ihm nun zu geben hat?
10. Warum kann die homöopathische Arznei nie durch Apotheker aus=
gegeben werden, ohne dem Publikum zu schaden?

Wenn Sie mir diese Fragen schriftlich beantwortet haben
werden, kann ich urtheilen, ob Sie ein wahrer homöopathischer
Heilkünstler sind.
Heil einem König, dem nur heilbringende Wahrheit
am Herzen liegt und der Menschen verderbliche alte
Observanzen[c] mit starker Hand zu Boden schlägt als ein
Stellvertreter der gütigsten und weisesten Gottheit auf
Erden.

Ihr ergebenster S[amuel] H[ahnemann]

Cöthen, d[en] 20[.] Jun[i] 1834

a) Die Transkription gibt das Original zeilengetreu mit Besonderheiten der Orthographie und Zeichensetzung wieder.
   Quelle: Archiv des Instituts für Geschichte der Medizin der Robert Bosch Stiftung, Stuttgart, A 452.
b) Nicht von Hahnemann stammende Ergänzungen werden in eckigen Klammern wiedergegeben.
c) Unterstreichungen im Orginal.

Wie er in die „Räder der Bürokratie" gerät

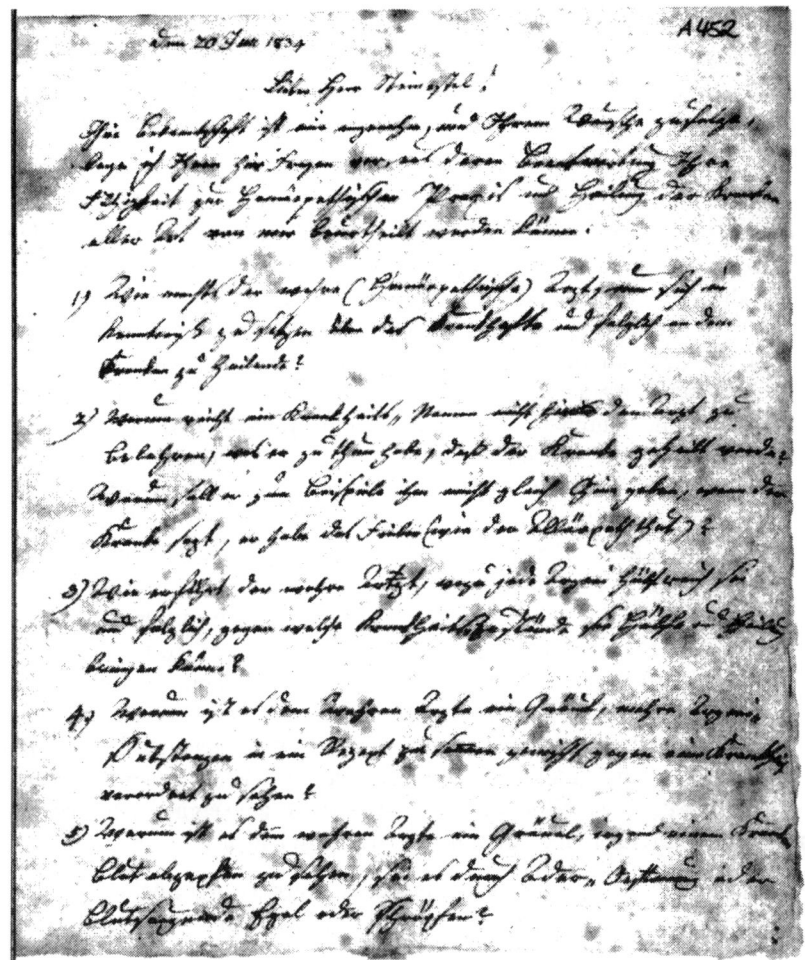

Abb. 34: Erste Seite des Briefes von Samuel Hahnemann an Johann David Steinestel vom 20. Juni 1834. (Quelle: Bildarchiv des Instituts für Geschichte der Medizin der Robert Bosch Stiftung, Stuttgart)

Diese Prüfungsfragen sind ein noch heute aktueller Katalog. Ob Steinestel jemals diese Fragen beantwortet hat, wissen wir nicht. Auch ein Zertfikat von Hahnemann ist nicht überliefert.

Daß Steinestel nicht viel Zutrauen in die Objektivität des Urteils des Medizinalkollegiums hatte, geht aus den Briefen an S. Hahnemann hervor. Aufgrund seiner bisherigen Erlebnisse sah Steinestel in den Mitgliedern der Behörde seine Verfolger und Feinde, weil er mit seiner besseren Heilkunst dabei war, sie von ihren Posten zu vertreiben. Steinestel hatte also in hohem Maße seine eigenen Gefühle und Sehnsüchte in die anderen projiziert. Daß er die Lage nicht völlig falsch einschätzte, zeigt sich daran, daß die württembergische Königin Olga (1822-1892, verheiratet mit König Karl) ab 1882 von einem homöopathischen Leibarzt versorgt wurde.[46]

Zunächst muß Steinestel sich intensiv auf diese Prüfung vorbereitet bzw. dies vorgehabt haben. Denn er schaffte sich in diesem Jahr 35 frisch verlegte medizinische Bücher an. Davon waren 17 homöopathische Schriften (ohne die Zeitschriften, die er hielt) und 13 Bücher aus den unterschiedlichsten Bereichen der Medizin (Physiologie, medizinische Semiotik, gerichtliche Arzneikunde, Pathogenie, Kinderkrankheiten, Gesundheitslexikon, praktisches medizinisches Wörterbuch usw.). Ob er dies neben seiner Praxis auch alles durcharbeiten konnte, bleibt fraglich. Zudem heiratete er am 10. August Sophie Louisa Moser, die als Tochter eines Müllers aus Stuttgart am 14.5.1813 geboren war. Der neue Ehestand beanspruchte Zeit und Aufmerksamkeit. So bat er zunächst um Aufschub der Prüfung, die inzwischen von Dr. Carl Kammerer (1796-1866)[47] als Homöopath und zwei Mitgliedern des Medizinalkollegs abgehalten werden sollte. Schließlich stellte er sich der Prüfung aber nicht. Er begnügte sich mit der Zusage im königlichen Dekret, daß er seine angefangenen Kuren fortsetzen dürfe. Allerdings hätte er keine neuen Behandlungen mehr beginnen sollen! Dies war ihm zur Auflage gemacht worden. Als Ausweg aus dieser eingeschränkten Möglichkeit zu praktizieren wurde ihm angeboten, nochmals nach Tübingen zum Studium zu gehen. Angesichts seiner neuen familiären Verhältnisse und des Wissens, das er sich schon angeeignet hatte, scheint ihn diese Möglichkeit überhaupt nicht gelockt zu haben.[48]

Der öffentliche Skandal schaukelte sich nun erst richtig hoch. In der Tageszeitung der „Beobachter" erschienen ab August mehrfach Artikel, die sich mit der homöopathischen Heilkunst im allgemeinen und Steinestels Therapien im besonderen auseinandersetzen.[49] Diesen öffentlichen Angriffen und Verteidigungen durch andere Ärzte folgte am 14.1.1835 ein eigenes Inserat, in dem Steinestel einiges richtig zu stellen versuchte. Die Anfeindungen hörten jedoch nicht auf und verleideten ihm den Aufenthalt in Stuttgart. Ob es wirklich zu einer polizeilichen Ausweisung gekommen ist,

---

[46] Der Leibarzt war Prof. Dr. Georg Rapp (1818-1886). Das unveröffentliche Manuskript seiner speziellen Pathologie wird im Bestand „Varia" des Instituts für Geschichte der Medizin der Robert Bosch Stiftung aufbewahrt. Rapp wird erwähnt in: Hahnemannia (1889) S. 20f.
[47] Geboren in Rottweil am 4.11.1796, gestorben in Gmünd am 29.1.1866. Er veröffentlichte das Heft: Die Homöopathie heilt ohne Blutentziehung (1834) (mit einem Vorwort von S. Hahnemann).
[48] Hahnemannia (1889), S.7.
[49] Hahnemannia (1889), S. 9.

wie in den alten Berichten behauptet wird, ist heute nicht mehr nachprüfbar. Möglicherweise handelte es sich nur um eine Abschiebeaktion, da er kein Bürgerrecht in Stuttgart besaß. Entsprechende Akten sind nicht überliefert. Seinen Umzug nach Schorndorf betrieb er gegen Ende 1835. Das erste Kind, eine Tochter, wurde jedenfalls am 3.7.1835 noch in Stuttgart geboren.

Familienjahre in Schorndorf — Rückzug

„[...] denn es fiel bei seinem Sohn wohl Ansehen und Verdienst, aber nicht sein stolzer Geist bis endlich die Not aufs äußerste kam. Da kamen Rührung und Zeichen der Busse bei seinem Sohn vor, so dass er sich der Fürbitte u. Gemeinschaft in Schorndorf befahl,[...]".[50] Und diese nahm ihn auch wieder auf, vor allem der Vater kümmerte sich darum, daß die neue Familie eine geeignete Bleibe erhielt und fand die Pfarrwitwe Reinhart, die bereit war, ihr Haus zu verkaufen, was am 1.10. 1835 in Schorndorf besiegelt wurde. Der Vater gab ihm das Geld (Wert von 2425 Fl), der Sohn unterschrieb den Kaufvertrag und mußte fürderhin den Hauszins zahlen. Zum Haus gehörte ein Garten neben dem Dekanatsgarten. Außerdem bekam der Sohn von einer Pfarrfrau Fuchs einen Garten zur Nutzung, bei seiner späteren Auswanderung wurde die noch ausstehende Zahlung von 55 Fl ebenfalls vom Vater übernommen.

An Lichtmeß, dem 2. Februar 1836, konnte die Familie David Steinestels das Haus Nr. 157 in der Neuen Straße beziehen. Es war dreigeschossig, mit rundgewölbtem Keller, einem Hofraum und einer Bäckereieinrichtung.[51] Die gewerblichen Räume nutzte D. Steinestel für seine Zwecke und machte daraus einen kleinen Laden und seine Dreherwerkstatt. Um sich auf den neuesten Stand seines Handwerks zu bringen, hatte er sich noch in Stuttgart ein aktuelles Buch über „verbesserte und vervollkommnete englische Drehbänke" gekauft. Nebenher widmete er sich der Feldarbeit, um anzubauen, was seine Familie für ihre Ernährung brauchte.

Im kommenden Jahr (1837) wandte sich die Familie wieder mehr nach außen. D. Steinestel inserierte im örtlichen Blatt mit Privatanzeigen und bot seine Waren und Dienste an. Seine Frau errichtete in Privatinitiative im ersten Halbjahr 1837 eine Kleinkinderschule in ihrem Haus. Es war die erste in Schorndorf und auch eine der ersten in Württemberg.[52] - J. D. Steinestel hatte seine Frau etwa 1832/33 in Basel als „Missionsfreundin" kennengelernt. Vielleicht kam die Idee zu dieser Kleinkinderschule von den Einrichtungen der Baseler Mission in Beuggen am Rhein, wo es ab 1820 eine „Rettungsanstalt für verarmte Kinder" gab, die von Christian Heinrich

---
[50] Stadtarchiv Schorndorf, Familienchronik Steinestel.
[51] Stadtarchiv Schorndorf, Kaufbuch Mai 1835-39, S. 35r + 36.
[52] Bürgermeisteramt Schorndorf (1987).

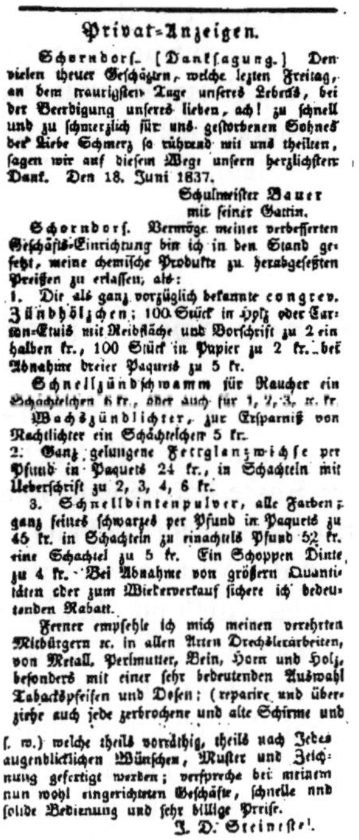

Privat=Anzeigen.

Schorndorf. [Danksagung.] Den vielen theuer Geschäzten, welche lezten Freitag, an dem traurigsten Tage unseres Lebens, bei der Beerdigung unseres lieben, ach! zu schnell und zu schmerzlich für uns gestorbenen Sohnes der Liebe Schmerz so rührend mit uns theilten, sagen wir auf diesem Wege unsern herzlichsten Dank. Den 18. Juni 1837.

Schulmeister Bauer
mit seiner Gattin.

Schorndorf. Vermöge meiner verbesserten Geschäfts-Einrichtung bin ich in den Stand gesezt, meine chemische Produkte zu herabgesezten Preißen zu erlassen, als:

1. Die als ganz vorzüglich bekannte congrev. Zündhölzchen; 100 Stück in Holz oder Carton-Etuis mit Reibfläche und Vorschrift zu 2 ein halben kr., 100 Stück in Papier zu 2 kr. bei Abnahme dreier Paquets zu 5 kr.

Schnellzündschwamm für Raucher ein Schächtelchen 6 kr., oder auch für 1, 2, 3, rc. kr.

Wachszündlichter, zur Ersparniß von Nachtlichter ein Schächtelchen 5 kr.

2. Ganz gelungene Fettglanzwichse per Pfund in Paquets 24 kr., in Schachteln mit Ueberschrift zu 2, 3, 4, 6 kr.

3. Schnelldintenpulver, alle Farben; ganz feines schwarzes per Pfund in Paquets zu 45 kr. in Schachteln zu einachtels Pfund 52 kr. eine Schachtel zu 5 kr. Ein Schoppen Dinte zu 4 kr. Bei Abnahme von größern Quantitäten oder zum Wiederverkauf sichere ich bedeutenden Rabatt.

Ferner empfehle ich mich meinen verehrten Mitbürgern rc. in allen Arten Drechslerarbeiten, von Metall, Perlmutter, Bein, Horn und Holz, besonders mit einer sehr bedeutenden Auswahl Tabackspfeifen und Dosen; (reparire und überziehe auch jede zerbrochene und alte Schirme und s. w.) welche theils vorräthig, theils nach Jedes augenblicklichen Wünschen, Muster und Zeichnung gefertigt werden; verspreche bei meinem nun wohl eingerichteten Geschäfte, schnelle und solide Bedienung und sehr billige Preise.

J. D. Steinestel.

Abb. 35: Geschäftsanzeige des Drehers Johann David Steinestel im Schorndorfer Intelligenzblatt von 1837. (Quelle: Intelligenzblatt für die Oberamtsbezirke Schorndorf und Welzheim Nr. 25, 20.06.1837, S. 100. Photographie: Elisabeth Häcker-Strobusch)

Zeller, einem Schüler Johann Heinrich Pestalozzis (1746-1827), geleitet wurde.[53] Frau Steinestel packte die Sache beherzt an, obwohl sie mit ihrem zweiten Kind schwanger war, und führte die Anstalt bis zu ihrer Auswanderung nach Amerika. Im zweiten Jahr waren schon 46 Kinder zu betreuen, darunter sehr viele arme Kinder, die nicht einmal ausreichende Kleidung hatten. Viel Geld wird sie also auf diesem Wege nicht verdient haben. Von Anfang an war Frau Steinestel dabei auf Unterstützung von außen angewiesen. Am 2. September machte J. D. Steinestel eine Eingabe an den Bürgerausschuß und bat um einen Klafter Holz, damit die Lehrstube geheizt werden konnte. Dies wurde ihm auch bewilligt. Ebenso beantragte Frau Steinestel immer wieder eine Unterstützung bei der Katharinenstiftung in Schorndorf. Die von Louisa Steinestel geführte Kleinkindbewahranstalt wollte vor allem sicherstellen, daß die Kinder unter Aufsicht waren. Dazu kam Unterricht in persönlicher Sauberkeit, Sprech-, Mal- und Schreibübun-

[53] Christian Heinrich Zeller (1779-1860) gründete als Einrichtung der Baseler Mission die „Rettungsanstalt für verarmte Kinder" 1820 und war ihr erster Hausvater. Text bei der Missionsausstellung, Dekanat Schorndorf und Schlatter (1915).

gen, Auswendiglernen von Liedern, kleine Handarbeiten sowie Bewegungsübungen und Spiele im Freien. Dabei beobachtete die Lehrerin sowohl den Fleiß als auch die Intelligenzleistungen der Kinder.

Entsprechend den Wünschen des Vaters und den Erwartungen ihres sozialen Umfeldes lebte die Familie D. Steinestel arbeitsam und in „Liebeswerken" engagiert, hielt sich zu ihrer religiösen Gruppierung und vergrößerte sich um weitere Kinder (fünf insgesamt).

Kranke suchen weiter Hilfe — Verlockung

Das darf nicht darüberhinwegtäuschen, daß der Dreher Steinestel weiterhin auch der Homöopath Steinestel war. Seine ehemaligen Patienten vergaßen ihn nicht und suchten den Heilkundigen immer wieder auf. Andere, die von seinen Behandlungen Gutes hörten, folgten ihren Spuren. Und er konnte sich dem nicht verschließen, wie in der Akte des Innenministers vom 17. November 1836 zu lesen ist. Aus ihr geht hervor, daß er nach dem königlichen Erlaß vom Juni 1834 schon zweimal von der Stadtdirection Stuttgart verwarnt worden sei, keine neuen Kranken mehr anzunehmen. Eine Zuwiderhandlung würde als „medikastrieren" angesehen und dies wäre bei Strafe verboten. Nun war in Schorndorf derselbe Sachverhalt ruchbar geworden, und man hatte ihn im Oktober 1836 bei der Regierung des Neckarkreises dazu vernommen. Auf die Vorhaltung: „[...] da Sie sonach im Bewußtsein, eine strafbare Handlung zu begehen, die Annahme neuer Kranken fortgesetzt haben, womit wollen Sie diese Handlung entschuldigen?" antwortete er: „Ich kann mich mit nichts entschuldigen."[54] Also ein Wiederholungstäter, der um seine Schuld wußte und keine Ausflüchte suchte. Dem entsprach das verhängte Strafmaß: achttägige Turmstrafe bei Wasser und Brot.

Nun trat aber seine Gattin für ihn ein. Sie reichte am 16. November ein Gnadengesuch mit dem Hinweis beim König ein, daß es sich doch bloß um alte Kunden handelte. Obwohl die Untersuchungen einwandfrei ergeben hatten, daß Steinestel dem Verbot zuwiderhandelte, ging der König am 6. Dezember auf das Ersuchen der Steinestelin ein und begnadigte ihren Gatten mit Straferlaß. Der König muß ihm positiv zugetan gewesen sein.

Vielleicht wurde die Strafe aber auch nur „auf Bewährung" ausgesetzt. Steinestel litt offensichtlich nicht unter Schuldbewußtsein und hatte der Untersuchungskommission auch sein Krankentagebuch übergeben, aus dem eindeutig die neubegonnenen Kuren hervorgingen. Er verhielt sich geradeso, als wäre er stolz auf das Geleistete! So wird es wohl weitergegangen sein, denn seine Chronisten aus dem vorigen Jahrhundert berichten, daß er

---
[54] Staatsarchiv Stuttgart, E 14 Bü 1025.

zuletzt doch noch eine achttägige Gefängnisstrafe absitzen mußte.[55] Mit den von ihm angewandten Kuren scheint aber auch kein ernsthafter Schaden entstanden zu sein, denn sonst wären andere Punkte angeklagt worden und das Strafmaß wäre höher gewesen.

Medikastrieren — Was ist damit gemeint?

Die Begriffe „Pfuscherei" und „Medikastrieren" werden in der Zeit parallel gebraucht und meinen eine „unberechtigte Ausübung einer medizinischen Tätigkeit, die Durchkreuzung des Berufsmonopols eines anderen".[56] Es geht also immer um die wirtschaftliche und soziale Auswirkung einer therapeutischen Tätigkeit. Im Freiraum zwischen bestallten Ärzten und Apothekern bewegten sich schon seit dem 18. Jahrhundert Heilkundige, deren Tätigkeit das ihnen zugeteilte Aufgabengebiet überschritt. Der jeweilige Staat griff in die daraus entstehenden Händel korrigierend ein. So entstanden zahlreiche Verordnungen, zu deren Durchsetzung eigene Akten geführt wurden. Oftmals handelt es sich um anderweitig medizinisch Tätige, die sich selbst weitergebildet hatten, so daß sie mehr von Therapie verstanden als sie behandeln durften. Verklagt waren z.B. Hebammen und Wundärzte, die innere Krankheiten behandelt hatten.[57] Bis 1730 gab es in Württemberg relativ häufig Sondergenehmigungen zur Ausübung der inneren Medizin.[58] Später wurden diese nur noch ungern erteilt, aber Einzelgenehmigungen kamen in unterversorgten Gebieten oder bei nachgewiesenen Notfällen immer wieder vor. Die Erinnerung daran war also noch zu Steinestels Zeiten wach.

Außerdem gab es prominente Homöopathen, die auch keine studierten Ärzte waren und dennoch offiziell die Heilkunst ausüben durften. Dazu gehörten unter den Homöopathen Clemens v. Bönninghausen, der in Münster Jurist und Botaniker war. Über die Heilung seines eigenen Leidens kam er zur Homöopathie, behandelte zuerst Tiere, dann auch Menschen und erhielt im Jahre 1843 per königlichem Dekret die Erlaubnis, andere nach homöopathischen Grundsätzen zu behandeln.[59] - Melanie Hahnemann, die zweite Frau von S. Hahnemann, erhielt 1840, auf Hahnemanns Bitten und Versicherungen über ihrer Kenntnisse, ein Diplom der Allentown Homeopathic Academy in den USA. Dennoch hat sie ihren ersten Prozeß wegen unerlaubter Ausübung der Heilkunde und Abgabe von Medikamenten in

---

[55] Hahnemannia (1889), S. 9. Laut Auskunft des Staatsarchivs Ludwigsburg sind die Akten des Schorndorfer Rats- und Ellwanger Landgerichts nicht mehr vollständig erhalten. Im jetzigen Bestand ist über Steinestel nichts zu finden.
[56] Sander (1989), S. 50.
[57] Hauptstaatsarchiv Stuttgart, E 14 Bü 1025.
[58] Sander (1989), S. 51.
[59] Kottwitz (1985).

Paris 1847 verloren. Ihr Mann war 1843 gestorben und ihre eigenen Anhänger waren gesellschaftlich nicht stark genug, sie zu schützen. Als sich die politischen Verhältnisse verändert hatten, wurde ihr 1872 doch noch die amtliche Zulassung als Ärztin in Paris gewährt.[60] Auch außerhalb der Homöopathie waren es oft Ärzte, die ihr Wissen an Laien weitergaben, und sie damit unter der Hand als Therapeuten anerkannten.[61]

Neue Orientierung — Amerika

Daß D. Steinestel aus einer gewissen Verbitterung heraus die Auswanderung nach Amerika beschloß, wie es in der ersten Chronik dargestellt wird,[62] erscheint möglich. Von Steinestel selbst haben wir dazu keine Aussagen. Jedenfalls suchte er einen Platz auf der Welt, an dem er seinen Impuls und seine Befähigung, medizinische Hilfe weiterzugeben, auch leben konnte, ohne Strafe dafür fürchten zu müssen. Vielmehr wollte er dafür von der Gesellschaft geschätzt und geachtet werden. Beides war in Nordamerika möglich. Auch mußte er dort den Preis einer „mörderischen" Klimaumstellung nicht zahlen. Interessanterweise hatte die Baseler Mission kurz vorher (1844) begonnen, auf Anfrage der Auswanderer hin, die Chrischona-Brüder zu den protestantischen Deutschen nach Amerika zu schicken.

Um die weitere Versorgung der Kleinkinderschule zu regeln, traten die Steinestels im September 1846 an das Kirchenamt heran. Dieses befürwortete die Übernahme der Anstalt in öffentliche Verwaltung und beschloß eine Eingabe an den Stadtrat und eine Anzeige im „Intelligenzblatt", um neue Räumlichkeiten und eine neue Lehrerin zu finden.[63]

Am 29.9.1846 wurde ein Schuldschein an den Vater ausgestellt über 350 Fl, die dieser im Vorgriff auf das Erbe auszahlte. Außerdem übernahm der Vater die Abwicklung von Haus und Gärten nach der Abreise. D. Steinestel reduzierte seine Bibliothek und ließ einige Bände hier, von denen drei noch heute im Familienbesitz sind.[64] Ob er seine Drehbank mitnahm, wissen wir nicht. Vielleicht gab er sie seinem jüngeren Bruder Gottlieb, der 27jährig und jung verheiratet als Drehermeister in Schorndorf lebte. Das Vermögen der Eheleute wurde auf 1600 Fl geschätzt. Diese Angabe finden wir im Stadtratsprotokoll vom 23.9.1846, in dem die Zustimmung zur Auswanderung gegeben wird.[65] Der Vater bürgte für ihn. - Im Oktober 1846 erfolgte mit der ganzen Familie die Auswanderung nach Missouri, USA.

---

[60] Handley (1993), S. 221.
[61] Loetz (1993), S. 118.
[62] Hahnemannia (1889), S. 9.
[63] Stadtarchiv Schorndorf, Abt.III, Kirchenkonventsprotokoll 1846-1864, S. 32 f.
[64] Persönliche Mitteilung der heute lebenden Nachfahrin Frau Schaal-Lenhard in Schorndorf.
[65] Stadtarchiv Schorndorf, Gemeinderatsprotokoll, Sign.: I 1846 Bl. 151f (§386)

Johann David Steinestel (1808-1849)

Damit trat David Steinestel endgültig aus dem bisher gültigen sozialen Zusammenhang aus und weigerte sich, die darin enthaltenen Normen zu den seinen zu machen. Ihn trieb es, die eigene Wahrheit zu leben. Was in den Briefen an Hahnemann noch an Großsprecherischem mitschwang[66], kommt nun nicht mehr vor. Er hatte sich und seine Grenzen ausprobiert und wußte, wen er behandeln konnte und wo er keine Chance mehr hatte. 1844 hatte er hinnehmen müssen, daß sein zweiter Sohn mit fünf Monaten an „Gichtern" (hochfieberhafte Erkrankung, möglicherweise Fieberkrampf) gestorben war. Wir finden die Familie wieder in St. Louis, Missouri, wo er als homöopathischer Arzt in eigener Praxis arbeitete.[67] Außer ihm gab es vier bis sechs andere Homöopathen in der Stadt. Die genaue Zahl ist schwer auszumachen, da ein häufiger Wechsel des Wohnortes üblich gewesen zu sein scheint.

Seit 1844 gab es das „American Institute of Homeopathy", die erste nationale medizinische Gesellschaft Amerikas. Die Lizenz zur Ausübung des Arztberufes wurde in manchen Bundesländern von den medizinischen Gesellschaften vergeben.[68] In Missouri wurde von etwa zwölf homöopathischen Praktikern erst im Juni 1853 eine medizinische Gesellschaft gegründet.

Frau Steinestel muß den Anstrengungen der Umsiedlung und des Neubeginns nicht gewachsen gewesen sein. Sie verstarb bald. 1847 ging Steinestel eine zweite Ehe mit einer Holländerin aus Utrecht, Frau Benjamine Winne Miche, ein. Im darauffolgenden Jahr gebar sie einen Sohn. Als Johann David Steinestel am 16. Juli 1849 plötzlich innerhalb weniger Stunden an Cholera starb, war sie mit einem zweiten Kind schwanger, das gegen Ende des Jahres als Sohn geboren wurde. Steinestel starb mitten aus der Arbeit heraus. Durch die rastlose Versorgung seiner Patienten selbst erschöpft, wurde er innerhalb von Stunden von der Krankheit dahingerafft.[69] Nach seinem Tod kehrte die zweite Frau mit allen sechs Kindern zurück in ihr elterliches Haus in einem benachbarten Bezirk von St. Louis. Dort lebte sie 1850 mit der Familie ihres Bruders und ihren Schwestern zusammen in einem Haus.[70] Steinestels ältester Sohn wurde Apothekergehilfe und kam bei einem Hotelbrand in St. Louis um. Zwei der älteren Mädchen verheirateten sich, eine blieb ledig und arbeitete als Lehrerin. Alle drei zogen in den Staat New York. Die zwei Kinder aus zweiter Ehe werden erwähnt, über ihren Verbleib ist nichts bekannt.[71]

---

[66] „[...] bei Hof bis zu dem geringsten Landmann herab ist die Homöopathie das tägliche Gespräch." und „[...] kann durch Gunst des Königs öffentliche Anstalten errichten, so viel er will, kann Medicinalrath, Leibmedicus und alles werden, und seinen Kollegen recht segensreich dienen", zitiert in Haehl (1921), S. 47.

[67] King (1905), Bd. 1, S. 365.

[68] Ullmann (1992), außerdem Dinges (1995).

[69] Hahnemannia (1889), S. 9 und Familienchronik.

[70] Missouri State Archive Jefferson City: Census of Gasconade County, 1850.

[71] Nachricht, die den Nachlaßakten des Vaters von 1863 beigefügt war. Stadtarchiv Schorndorf, Hinterlassenschaftsverzeichnis des Ludwig Steinestel, Sign I Invent. und Teilungen, Fasz. 56 Nr. 2825

Erinnerungen - Zuschreibungen

Die starke Beziehung zwischen Vater und erstgeborenem Sohn J. D. Steinestel, die sich durch die ganze Biographie hindurchzieht, und die beider Leben mit Freude und Leid füllte, spiegelt sich auch nach dem Tod des Sohnes wider. Der Vater bekam offensichtlich Nachricht von dem Ergehen dieser Familie, aber die Geschwister hatten nur ein ungefähres Wissen; die Rechte der Nachkommen wurden nach dem Tod des Vaters 1863 von einem Hinterlassenschaftspfleger wahrgenommen. Niemand hielt mehr Kontakt zu diesem amerikanischen Familienzweig. Vielleicht wirkte der Eindruck unterschwellig nach, David Steinestel habe sich zuviel genommen. Denn sein Erbteil betrug 1147 Fl , er hatte aber bis zu seiner Ausreise 1753 Fl erhalten, also 606 Fl mehr als die anderen Kinder später bekamen. Etwas davon muß der Vater vorausgeahnt haben, denn im Dezember 1852 ließ er im benachbarten Winterbach bei dem dortigen Amtsnotar unter Zeugen eine Urkunde ausfertigen, in der er zusammenstellte, was der Sohn neben dem Heiratsgut von ihm erhalten hatte. Darin sind die Haus- und Gartenabrechnung enthalten. Offenbar war es ihm ein dringendes Anliegen, noch vor seinem Tode etwaigen Erbstreitereien zuvorzukommen. „[...]indem er nicht zugeben konnte, daß seine übrigen Kinder durch die Unterlassung verkürzt werden[...]"[72]- Dennoch wird dieser Älteste in der Familienchronik tradiert als einer, „der viel Leid + Not über die Seinen gebracht habe". Es klingt, als ob man geradezu froh war, als er endlich nach Amerika auswanderte und man sich mit seiner selbstbewußten und weltoffenen Art nicht weiterhin befassen mußte.

Dabei waren ihm die Geschwister gar nicht so fremd. Aus ihrem Werdegang ist ablesbar, daß es jeweils Berührungspunkte zu seinem Lebenslauf gab. Die älteste Schwester wanderte 1853 mit ihrer Familie nach Amerika aus, die nächste Schwester wurde Hebamme, ein Bruder auch Dreher, einer trat in Vaters Fußstapfen und wurde Weingärtner, zudem Gemeinderat in Schorndorf. Die letztgeborene Schwester lebte lange in der Herrnhuter Gemeinschaft in Königsfeld (Schwarzwald), die von Schorndorf aus gegründet worden war. Nur der zweitälteste Bruder machte etwas ganz anderes: Er wurde Tuchmachermeister in Schorndorf.

Das genaue Todesdatum war bis auf den heutigen Tag einzig in Basel aufbewahrt. Das spricht dafür, daß das Missionshaus eine Todesanzeige erhalten hat. Soviel Verbundenheit mit der Baseler Mission war mindestens aus der Sicht der Familie des J. D. Steinestel bis zuletzt vorhanden. Der Missionsgedanke war in der Großfamilie, aber auch in Schorndorf selber besonders lebendig. Von 1825 bis 1855 wurden im Missionshaus mindestens zehn Missionare aus Schorndorf ausgebildet. Zu dem Kreis seiner engen Bekannten zählte Vater Steinestel allein zwei Familien, deren unmit-

---

[72] Stadtarchiv Schorndorf: Hinterlassenschaftsverzeichnis, beigefügte Akte L 14.

Johann David Steinestel (1808-1849)

telbare Angehörige als Missionare tätig waren.[73] Auf diesem Hintergrund wird es verständlich, warum dem alten Steinestel „eine gänzliche Trennung mit dem Sohn David und der Mission [...] weh tat bis in sein hohes Alter".[74] Und letzlich geht in der Urenkelgeneration auch wieder einer in die Missionsarbeit.[75]

Die Ambivalenz, mit der die hiesige Familie den Werdegang des Johann David verfolgte, schlug sich bis in die biographischen Artikel von R. Haehl 1921 nieder. Und von dort wurde es seither weitergetragen.[76] Aber sein Wirken in Stuttgart und Schorndorf trug mit dazu bei, daß es zu der Gründung eines Laienarbeitskreises um den Schullehrer Mathias Mast[77] kam, aus dem 1863 ein kleiner Verein der Freunde der Homöopathie wurde.[78] Bei der endgültigen Gründungsversammlung der „Hahnemannia" im Februar 1868 waren etliche Mitglieder aus Schorndorf dabei und in Schorndorf selbst gab es sehr bald einen eigenen, lokalen homöopathischen Verein.

Steinestel war weniger ein „rasch verglühender Meteor", wie ihn Haehl eingestuft hatte, sondern eher „ein Stern am Himmel der Homöopathiegeschichte", der bis heute unscheinbar und zart leuchtet, aber für einen Betrachter mit geschultem Auge deutlich zu erkennen ist. Steinestel stieß Entwicklungen an, die er sich in jugendlichem Überschwang wünschte, später aber selber nicht mehr für möglich hielt.

---

[73] In der Realteilung des J.L. Steinestel erwähnt: Gottlieb Daiber, Bruder des David Friedrich Daiber, Herrnhuter Missionar in West-Indien und Christine Kies, Mutter von Johann Gottlieb Kies, Baseler Missionar in Ostindien (Missionsausstellung und Familienregister Schorndorf).

[74] Schorndorfer Stadtarchiv: Familienchronik Steinestel.

[75] Ernst Ludwig Steinestel, Enkel des Drehers Gottlieb Steinestel als Missionskaufmann nach Indien, wo er nach kurzer Zeit verstarb - siehe Text bei Missionsausstellung und Familienregister im Kirchenregisteramt Schorndorf.

[76] Als „Trittbrettfahrer" der Homöopathie wird David Steinestel von Risch bezeichnet (1990), S. 54 f.

[77] Mathias Mast, Schullehrer in Kemnat bei Stuttgart von 1846 bis 1865, war durch die Erfolge Steinestels auf die Homöopathie aufmerksam geworden, vgl. Hahnemannia (1889), S. 15.

[78] Hahnemannia (1889), S. 30; Laufzettel von 1865 in Innenseite des Deckblattes von „Organon der Heilkunst" Cöthen 1865, derzeit im Stadtarchiv Schorndorf.

Literatur

Bürgermeisteramt Schorndorf (Kindergarten Aichenbach), (Hrsg.): Festschrift 150 Jahre Kindergarten Schorndorf. o.O. 1987.

Dinges, Martin: Ärztliche Macht? Organisierte Homöopathen in den USA und Deutschland im Vergleich. In „Medizin, Gesellschaft und Geschichte 14 (1996) (im Druck).

Friesch, Dietmar: Die kleinen Leute von Schorndorf. Tübingen 1983.

Grundmann, Christoph H.: Gesandt zu heilen. Gütersloh 1992.

Häcker-Strobusch, Elisabeth: Kindheit und Jugend des Johann David Steinestel. In: Heimatblätter, Jahrbuch f. Schorndorf u. Umgebung 10 (1994).

Haehl, Richard: David Steinestel. In: Homöop. Monatsblätter 46 (1921) S. 37-39, S. 46-47, S. 57-58.

Hahnemann, Samuel: Organon der rationellen Heilkunde. Dresden 1811.

Hahnemannia, Ausschuß der (Hrsg.): Geschichte der Entwicklung der Homöopathie in Württemberg. Stuttgart 1889.

Handley, Rima: Eine homöopathische Liebesgeschichte. München 1993.

Höfler, Max: Deutsches Krankheitsnamen-Buch. Hildesheim-New York 1970.

King, William Harvey: History of Homeopathy and its Institutions in America. Vol 1, Philadelphia 1905.

Kottwitz, Friedrich: Boenninghausens Leben. New York 1985.

Lehmann, Hartmut: Pietismus und weltliche Ordnung in Württemberg 17. bis 20 Jh. Stuttgart 1969.

Loetz, Francisca: Vom Kranken zum Patienten, Medikalisierung und medizinische Vergesellschaftung am Beispiel Badens 1750-1850. Stuttgart 1993.

Risch, Gerhard: Wer ist ein echter Homöopath? In: Naturheilpraxis 1/1990, S. 54-56.

Ruth, Karl: Die Pädagogik der süddeutschen Rettungsbewegung. Berlin 1927.

Sander, Sabine: Handwerkschirurgen, Sozialgeschichte einer verdrängten Berufsgruppe. Göttingen 1989.

Scheffbuch, Rolf: Pietismus an Rems und Murr, Vortrag am 17.5.1990. In: „Typisch im Rems-Murr-Kreis", Heft 3.

Scheffbuch, Rolf: Pietismus im Remstal um die Mitte des 19. Jahrhunderts. In: Heimatblätter 2, Schorndorf 1985, S. 125-141.

Schlatter, Wilhelm: Geschichte der Baseler Mission. Basel 1915.

Sick, Paul v.: Rückblick auf die Entwicklung der Homöopathie in Württemberg. In: Zeitschrift der Berliner Vereinigung homöopathischer Ärzte 11 (1892), S. 411-430.

Ullmann, Dana: Homöopathie, die sanfte Heilkunst. München 1992.

Wiesemann, Claudia: Der Aufstand in der Fakultät. Zur rhetorischen Funktion des „therapeutischen Nihilismus" im vormärzlichen Wien. In: Historie and Philosophy of the Life Sciences 15 (1993), S. 181 - 204.

Ein Macher: Arthur Lutze (1813-1870)
„Der Mensch kann, was er will, doch muß er glauben und vertrauen."[1]

Ingeborg Streuber

Schon der Name Arthur Lutze löst bei Homöopathen, Medizinhistorikern, lokalen Geschichtsforschern, bei Heilpraktikern und Laien, die sich für die Geschichte der Homöopathie interessieren, die unterschiedlichsten Reaktionen aus. Die Mehrheit neigt dazu, Lutze als Homöopathen von vornherein abzulehnen und sich erst gar nicht näher mit ihm und seinem Wirken zu beschäftigen. Andere sind fasziniert von dieser schillernden Persönlichkeit der Medizingeschichte und möchte mehr über den „Dichter", „Wunderheiler", „Prediger" und Geschäftsmann erfahren. Verglichen mit dem umfangreichen Nachlaß Lutzes und dem Bekanntheitsgrad seiner Person sind die Veröffentlichungen über ihn eher spärlich. Die umfassende wissenschaftliche Aufarbeitung seiner homöopathischen Tätigkeit steht nach wie vor aus.[2] Vielleicht ist dieser Beitrag ein Anreiz, sich intensiver mit dem „Thema Lutze" auseinanderzusetzen.

Als Sohn eines wohlhabenden Kaufmanns und englischen Konsuls aus Stettin und einer Pfarrerstochter, die in erster Ehe mit dem Rittergutsbesitzer von Wedell auf Silligsdorf in Pommern verheiratet war, wurde Arthur Lutze am 1. Juni 1813 in Berlin geboren, wo seine Eltern gerade auf der Durchreise waren. Er wuchs zunächst auf dem elterlichen und nach ihm benannten Gut „Arthursberg" nahe Stettin behütet und in Wohlstand auf. 1811 waren die drei Geschwister Lutzes, zwei Mädchen und ein Junge, gestorben. Arthur Lutze schreibt in seiner Autobiographie über seine Geburt: „Endlich nach vielen heißen Wünschen und Gebeten erschien ich im Sommer 1813, gleichsam als Ersatz für den großen Verlust [...] Darum war ich nun auch ihre einzige Sorge, ihr ganzes Leben!"[3] Vom Vater, der bereits 1828 starb, wird später berichtet, daß er über seine Verhältnisse gelebt und sich zu gern mit übermäßigem Luxus umgeben haben soll. Zumindest war nach seinem frühen Tod das gesamte Vermögen aufgebraucht und der Familie blieb nur noch, sich in Berlin eine bescheidene Wohnung in der Dorotheenstraße zu mieten und von einer Pension der englischen Regierung zu leben.[4]

---
[1] Das ist Lutzes Motto, welches sich unter fast jeder Abbildung von ihm als Autograph befindet; so z.B. als Frontispiz in seiner Selbstbiographie.
[2] Eine umfangreiche Analyse der Lutze-Klinik liefert Heinz Eppenich in seiner Dissertation (Eppenich [1995]).
[3] Lutze (1866), S. 3.
[4] Ebenda, S. 27.

Nachdem Lutze zunächst von seinen Eltern zu Hause unterrichtet worden war, wurde er mit sieben Jahren eingeschult. Er war im Vergleich zu seinen Klassenkameraden körperlich etwas zurückgeblieben und hatte besondere Schwierigkeiten im Lesen. Nach dem Besuch der Königlichen Waisen- und Schulanstalt in Bunzlau (1827-1829) folgte die Aufnahme in das Joachimsthal'sche Gymnasium zu Berlin. Der junge Arthur begann schon mit acht Jahren Gedichte zu schreiben. Als auch seine Mutter 1830 starb, war es ihm nicht mehr möglich, den bis dahin gehegten Wunsch, Theologie zu studieren, in die Tat umzusetzen. Eine entfernte Cousine, die sich um das Waisenkind bemühte, überredete ihn, die Laufbahn bei der Post einzuschlagen, was ihm eine, wenn auch bescheidene, Existenz als Beamter sichern sollte.

Postsekretär wider Willen

So begann Arthur Lutze seinen Dienst 1831 bei der Königlich-Preußischen Post, zunächst in Berlin und wenig später in Nordhausen. Anfänglich als „Postschreiber" und „Calculator" tätig, arbeitete er sich zum Postsekretär empor. Bei Überprüfung seiner Tätigkeit bescheinigte man ihm 1839 „lobenswerte Ordnung und Pünktlichkeit".[5]

In Nordhausen traf Lutze auf den Arzt Dr. Philipp Rath (1786-1860).[6] Rath war durch die Auseinandersetzung mit der Homöopathie auf die Heilmethode aufmerksam und zu deren Anhänger und Vertreter geworden. Diesen Arzt scheint Lutze, neben dem Begründer der Homöopathie, Samuel Hahnemann, besonders verehrt zu haben. Aus Anlaß von Raths 50. Doktor-Jubiläum am 13. Mai 1859 rief Lutze in seinen „Fliegenden Blättern" die „Homöopathen der Nachbarschaft" zu den Feierlichkeiten in Magdeburg auf.[7]

Während eines kurzen Zwischenspiels bei der Post in Berlin „heilte" Lutze zum ersten Mal mit einem homöopathischen Mittel. Einer Frau, die offenbar an einer Entzündung des Gesichtsnervs litt, half er durch die Verabreichung von Spigelia, obwohl er sich nur durch Zufall an dieses Mittel, das eine Verwandte gegen Kopfschmerzen einnahm, erinnerte. Sein (unverhoffter) Erfolg faszinierte ihn selbst so sehr, daß er von Stund an ein Verfechter der Homöopathie wurde und sich zum Heiler berufen fühlte.[8]

---

[5] Historisches Museum Köthen (=HMK): Handschriftenbestand, Acta personalia betr. den Postsecretair Lutze, 1833, V S 165, S.22.

[6] Nach Auskunft des Stadtarchivs Magdeburg ist Dr. Johann Philipp Rath ab 1841 im Magdeburger Adreßbuch als „homöopathischer Arzt und Geburtshelfer" nachgewiesen. Laut AHZ Nr.10 vom 29.8.1853 war Rath auch Mitglied des Centralvereins Homöopathischer Ärzte.

[7] Fliegende Blätter für Stadt und Land über Homöopathie (=FLI) 8, 24.4.1859, S.64.

[8] Lutze (1866), S. 80/81.

Ein Macher: Arthur Lutze (1813-1870)

Ab 1839 finden wir Lutze in Halle, wo er neben seiner Arbeit bei der Post homöopathische Heilungen vornahm. Während eines Besuches der Kaiserin von Rußland in dieser Stadt, versuchte Lutze mit Macht eine Audienz zu erzwingen. Wegen dieses Vorfalls sollte er nach Gleiwitz versetzt werden, er erfand jedoch viele Gründe, der Aufforderung nicht nachzukommen.[9] In seiner Selbstbiographie wird er später vom huldvollen Empfang der Kaiserin schreiben; aus den Akten ergibt sich, daß gar keine Audienz stattgefunden hat.[10] In Halle ist Lutze offenbar des öfteren mit dem Spätromantiker de la Motte Fouqué (1777-1843) zusammengetroffen, der ihn in seinen schwülstigen Dichtungen ermutigte. Zu ihm läßt sich eine gewisse Seelenverwandtschaft mit Lutze vermuten. Auch Lutze stellte in seinen Dichtungen kaum einen Bezug zu seiner Zeit her und reimte fast ausschließlich frömmelnde Verse.

Von Halle wurde Lutze 1840 nach Cottbus versetzt. Dorthin konnte er nicht sofort reisen, weil Hochwasser und Dammbrüche an der Elbe bei Torgau ihn daran hinderten. Freudig nahm er diese „Vorsehung" an und besuchte auf dem erzwungenen Rückweg über Leipzig Felix Mendelssohn-Bartholdy (1809-1847). Er überbrachte ihm ein Gedicht von sich. Der Komponist schenkte ihm als Dank ein musikalisches Rätsel mit Widmung.[11]

Es folgt 1841 die Versetzung nach Langensalza. Bei Kontrolle der von Lutze bei seinem Abgang übergebenen „Zeitungs- und Expeditionskasse" stellte man einen Fehlbetrag von 160 Talern fest, der zunächst Lutze angelastet wird. Darüber hinaus beschuldigte man ihn unsittlicher Berührungen eines jungen Mädchens, mit dem er in der Postkutsche gefahren sein soll. Beide Vergehen konnten ihm nicht nachgewiesen werden, so daß er die ursprünglich angedrohten zwei Jahre Festungsarrest nicht zu verbüßen brauchte. Dessen ungeachtet nahmen Lutze diese Anschuldigungen nach eigenen Angaben so mit, daß er in ein „Nervenfieber" fiel und unter „Halluzinationen" litt. Durch homöopathische Behandlung[12] wurde er wieder gesund. Er fing an, Eingaben an die Oberpostdirektion zu versenden, in denen er Verbesserungsvorschläge für den Postdienst unterbreitete. Er hatte sogar die Absicht, dieselben drucken zu lassen, was jedoch durch die erneute Versetzung - diesmal nach Mühlhausen - nicht realisiert werden konnte.[13] Bis 1843 war Lutze nun in dieser Stadt angestellt. Hier, wo er erstmalig seine Rede zu Ehren Hahnemanns aus Anlaß von dessen Tod hielt[14], wurde

---

[9] HMK: V S 165, S. 47.

[10] Ebenda.

[11] Lutze (1866), S. 114.

[12] Lutze (1866), S. 117. Die Behandlung erfolgte durch Friedrich August Günther, Langensalza. Günther war der Herausgeber von „Der Homöopathische Hausfreund", Sondershausen 1840 und „Der Homöopathische Thierarzt", Sondershausen 1864.

[13] Lutze (1866), S. 120 ff.

[14] Lutze (1859).

er im Juni aus dem Postdienst entlassen. Es ist anzunehmen, daß die alten Anschuldigungen gegen ihn wieder auflebten und den Postbehörden das Auftreten Lutzes, seine „Verbesserungsvorschläge", sein unentschuldigtes Fernbleiben vom Dienst und seine nebenberufliche homöopathische Tätigkeit unzumutbar erschien. Lutze selbst ist wohl nicht traurig über die Entlassung gewesen, konnte er doch einem Ruf des preußischen Regierungs- und Schulrates Wilhelm von Türk (1774 - 1846) nach Potsdam bzw. Klein-Glienicke folgen, wo er ein Amt als Hauslehrer antreten sollte. Bereits zu dieser Zeit, im November 1843, unterzeichnete er seine Korrespondenz mit „Dr. Arthur Lutze".[15]

Heilungen

An der von Türk eingerichteten Waisen-Anstalt unterrichtete Lutze Latein und Französisch. Nebenher kurierte er die vorwiegend unterernährten und verwahrlosten Kinder der böhmischen Weberkolonie Nowawes (heute Potsdam-Babelsberg) auf homöopathische Weise, wobei eine maßvolle und geregelte Ernährung sowie ordentliche Wohnverhältnisse das Ihrige zur „Heilung" beigetragen haben werden. Das ehemalige Jagdschloß Glienicke, seit 1827 im Besitz des Regierungsrates von Türk, war Domizil des Waisenhauses, in dem Lutze zu Ende des Jahres 1843 das Kinder-Lazarett „Hahnemannia" (wie er es nannte) eröffnete. Im Januar 1844 konnte das erste Kind aufgenommen werden. Direktor der Einrichtung war laut Statut Arthur Lutze selbst, „Praktiker der reinen Homöopathie".[16] Bereits hier wird die Absicht bekundet, ein „Blatt" herauszugeben, welches die Fortschritte der Homöopathie in Preußen verbreiten und neue wissenschaftliche Erkenntnisse auf diesem Gebiet bekanntmachen sollte.[17] Erst 1858 wird dieses Vorhaben in Köthen mit den „Fliegenden Blättern" realisiert. Wie lange das Kinderlazarett „Hahnemannia" tatsächlich existiert hat, ist bislang nicht bekannt.[18] Womöglich blieb die im Statut erwähnte „landesherrliche Bestätigung" aus, so daß man bereits im Jahre 1844 zur Auflösung der „Hahnemannia" gezwungen war. Das ist jedoch recht unwahrscheinlich, weil von Türk in Berlin zahlreiche ähnliche Häuser begründete.

Jedenfalls war Lutze bereits 1844 in Berlin und Potsdam „freiberuflich" als Homöopath tätig. Seine öffentlichen Auftritte mit dem Vortrag „Hahnemann's Todtenfeier" in verschiedenen Sälen der beiden Städte sowie seine Tätigkeit als Homöopath, dem viele Kranke aufwarteten, rief die

---

[15] HMK: V S 165, S. 136.
[16] Lutze (1866), S. 176.
[17] Ebenda, S. 175.
[18] Nachfragen im Landesarchiv Berlin und im Geheimen Staatsarchiv Preussischer Kulturbesitz Berlin konnten keine weiteren Erkenntnisse bringen. Recherchen vor Ort, auch im Brandenburgischen Landeshauptarchiv, Potsdam, wären jedoch sicher fruchtbar.

Medizinalbehörden auf den Plan. Und so brach eine Zeit der Duldung und Verfolgung Lutzes an; ein Wechselspiel zwischen dem Bedürfnis der Bevölkerung, die zumeist chronischen Leiden homöopathisch heilen zu lassen und dem versuchten Verbot der Heiltätigkeit Lutzes durch die Aufsichtsbehörden. Diese Auseinandersetzungen gipfelten darin, daß Lutze 1845 zu sechs Wochen Gefängnis verurteilt wurde, weil er die Regierung beleidigt hatte. Andere Anschuldigungen, nämlich unerlaubtes Führen eines Doktor-Titels, unerlaubtes Ausgeben von Medikamenten und „fahrlässige Behandlung von Patienten" konnten nicht aufrechterhalten werden, da sich die Medizinal-Gesetze nicht auf den noch relativ jungen Bereich der Homöopathie anwenden ließen. Auch wußten die Behörden mit dem Problem der homöopathischen Behandlungmethoden und deren Einordnung nicht so recht umzugehen. Darüber hinaus kündigte Lutze an, den Staat Preußen in Richtung England verlassen zu wollen, was ein weiteres Vorgehen der Justiz gegen ihn erübrigte. So saß Lutze nur wegen des geringeren Vergehens der Beleidigung im „Schuldzimmer", wohin er Möbel, Bücher und sogar seine homöopathischen Medikamente mitnehmen konnte. Auch hatte er die Möglichkeit, zweimal in der Woche nach Hause zu gehen. Er heilte Mitgefangene auf homöopathischem Wege und bemerkte an sich die „Fähigkeit", magnetische Kuren auch aus der Ferne vorzunehmen.[19] Zum ersten Mal brachte er alle seine bisherigen Heilerfolge zu Papier. Das führte er von da an fort, so daß seine „Heilungen" in „Hahnemann's Todtenfeier", in den „Fliegenden Blättern..." und in seiner Selbstbiographie veröffentlicht wurden. In Köthen wird er später (mindestens) ein Album anlegen, in dem er die Heilungen im Zeitraum von 1847 bis 1852 notiert und sich den Erfolg von den Patienten oder (bei Kindern) von den Erziehungsberechtigten bestätigen läßt.[20] Wegen seiner angezeigten Absicht, nach London zu gehen, ließ er schnell noch die beiden Schriften „Zahnschmerzen durch Riechen zu heilen" und seine „Lebensregeln" ins Englische übersetzen und veröffentlichte sie mit der Angabe der Verlagsorte London(!) und Potsdam.[21]

Arthur Lutze in Köthen

Es trügt das Bild, als sei Lutze mit seiner Niederlassung in Köthen endlich aller Sorgen ledig und als seien mit der Einrichtung seiner Klinik alle Zweifel an ihm endlich beseitigt gewesen. Erreichte Lutze in Köthen auch ein ungeheueres Maß an Popularität, waren die Patientenzahlen auch so hoch, daß sie schon ans Unglaubliche grenzten, so war doch die Köthener Zeit für Lutze selten ohne Schwierigkeiten und Anfeindungen. Auch hier

---
[19] Lutze (1866), S. 216.
[20] HMK: Handschriftenbestand, „Heilungen", von Lutze geführtes Buch über seine Heilerfolge, 1847-1852, V S 628.
[21] Lutze (1846).

mußte er sich behaupten und seine tatsächlichen Fähigkeiten unter Beweis stellen. Bevor Lutze sich in Köthen einrichten konnte, waren zunächst einige Hürden zu nehmen. In einem Schreiben vom 17. Juli 1846[22] bat er, nachdem er über zwei Regierungsangestellte zum anhalt-köthenschen Hof Kontakte hergestellt hatte, um die Erlaubnis der Niederlassung. Er bot dabei an, nur seine ausländischen und bisherigen Patienten zu behandeln, damit er den Köthener Medizinalbeamten nicht deren „Markt" verkleinere. Die Köthener Regierung wollte sich absichern und holte in Potsdam Erkundigungen über Lutzes „wissenschaftliche Bildung, seinen moralischen Wert und seine ärztliche Stellung"[23] ein. Erneut wurden die Anschuldigungen gegen ihn laut: unbefugtes Kurieren, Anmaßung des Doktortitels, fahrlässige Behandlung von Patienten, Tötung mehrerer Menschen, wiederholte Beleidigung der königlichen Regierung in Potsdam. Diese Antwort ließ die anhalt-köthensche Regierung zunächst aufhorchen. Die Herzogliche „Medicinaldirektion" unter Leitung von Dr. med. Johann Wilhelm von Brunn[24] forderte den Nachweis einer medizinischen Ausbildung. Man wies darauf hin, daß es in Köthen bereits einen niedergelassenen Homöopathen gab, Hofrat Gottfried Lehmann (1788 - 1865), den einstigen Famulus von Hahnemann in den letzten Köthener Jahren.[25] Auch Lehmann selbst meldete sich zu Wort und bat darum, dem „Treiben des A. Lutze Einhalt zu thun" und ihm nicht eher die Niederlassung zu erlauben, als er die erforderlichen Nachweise zur Ausübung der Praxis erbringe.[26] Als Attest legte Lutze Gutachten von Gustav Wilhelm Groß (1794 - 1847) aus Jüterbogk und Johann

---

[22] HMK: Handschriftenbestand, Acta, die dem homöopathischen Arzte Arthur Lutze aus Potsdam gnädigst erteilte Erlaubniß zur temporären Niederlassung in Köthen und zur Ausübung der ärztlichen Praxis betreffend. 1846 - 54. Abtheilung des Innern u.d. Polzei. H[erzogliche] Regierung zu Köthen. V S 164, S. 2.

[23] HMK: Ebenda, S. 3.

[24] Die von Brunns waren eine alteingesessene Köthener Familie und sind vom Beginn des 19. Jahrhunderts bis zur Mitte des 20. Jahrhunderts in Köthen nachweisbar. Über Jahrzehnte hinweg brachten sie Ärzte hervor, die zum großen Teil wichtige Ämter am anhaltischen Hof innehatten. So z.B. Dr. Julius Wilhelm von Brunn, Hofrat und Kreisphysikus in Köthen und Johann Wilhelm von Brunn, „Regierungs- und Medizinalrath zu Dessau und Geheimer Obermedizinalrath von Köthen". Die von Brunns hatten bereits Hahnemann in Köthen das Praktizieren und Selbstdispensieren erschweren wollen.

[25] Lehmann war einst als Patient mit Frau und Kindern zu Hahnemann gereist und, durch dessen praktische Heilerfolge angeregt, vom „Allopathen" zum „Homöopathen" geworden. 1833 erhielt er die fürstliche Erlaubnis für die homöopathische Praxis und zum Selbstdispensieren. Nach Hahnemanns Weggang von Köthen richtete er 1835 eine eigene Praxis in der Wallstraße, ganz in der Nähe von Hahnemanns Haus ein, die er bis 1865 führte. Lehmann korrespondierte mit Hahnemann noch bis zu dessen Tod 1843. Zu Lehmann siehe auch Haehl (1922), I, S. 446.

[26] HMK: V S 164, S. 50 ff.

Ernst Stapf (1788 - 1860) aus Naumburg vor. Beide waren ehemalige Kollegen Hahnemanns, die Lutze gute Kenntnisse in der Homöopathie bescheinigten.[27] Eine große Anzahl von teilweise angesehenen, namhaften und begüterten Einwohnern des kleinen Ländchens Anhalt-Köthen waren bereits bei Lutze vorstellig geworden. Seit August hatte er sich nämlich im Gasthof „Zum Bunten Fasanen" eingemietet. Sie ersuchten nun Herzog Heinrich (1778-1847) in Petitionen darum, Lutze die Eröffnung einer regulären Praxis zu ermöglichen. Am 30. Oktober bewilligte der Fürst den „temporären Aufenthalt im Herzogtum auf die Dauer von 3 Monaten" sowie die Erlaubnis, selbst zu dispensieren,[28] wenn er nach den Regeln der Homöopathie vorgehe.[29] Ferner wird ihm auferlegt, wöchentlich die Namen und Krankheiten der Patienten zu melden. Das hält er nach der Aktenlage aber nur bis zu Beginn des Jahres 1847 durch.[30]

In der Anhalt-Cöthenschen Zeitung vom 21.11.1846 gab Lutze „Zur Notiz", daß er vom 2. November an in seiner Wohnung im „Fasan" eine „allgemeine Hausklinik" der „reinen Homöopathie und des Lebens-Magnetismus" eröffnet habe. Er bot unentgeltliche Hilfe und Arzneien für Unbemittelte an und forderte „sämtliche Medizinalpersonen" auf, sich von seiner Tätigkeit zu überzeugen. Nach seiner Aufstellung der Patienten, die Lutze dann, wie befohlen, einreichte, hatte er bereits im November 1.135 Patienten behandelt. Ein Sekretär und eine Pflegeschwester halfen ihm bei der Abfertigung. Unter den ersten Patienten war, neben anderen „Honoratioren", auch der berühmte Ornithologe Johann Friedrich Naumann (1780 - 1857) mit seiner Familie aus Ziebigk bei Köthen.[31] Ihn finden wir mit seiner Unterschrift in Lutzes Gästebuch (Poesiealbum ?) für die Zeit von 1850 bis 1857 verewigt. In diesem Buch begegnet uns auch eine Eintragung von Melanie Hahnemann aus dem Jahre 1852, in der sie mit einem Gedicht in

---

[27] Ebenda, S. 28 f.

[28] Unter Dispensieren versteht man die Möglichkeit, Medikamente selbst herzustellen und zu vertreiben. Wirtschaftlich gesehen, ist die Gestattung des „Selbstdispensierens" sehr lukrativ für die Ärzte gewesen, zog jedoch unweigerlich den Streit mit ansässigen Apothekern nach sich.

[29] HMK: V S 164, S. 62.

[30] Ebenda, S. 96-152.

[31] Johann Friedrich Naumann gilt als Begründer der wissenschaftlichen Vogelkunde Mitteleuropas. Gemeinsam mit seinem Vater und Bruder fing, präparierte und zeichnete er die Vögel in ihrer natürlichen Umgebung. Seine große Vogelsammlung von ca. 700 Exemplaren kaufte Herzog Ferdinand von Anhalt-Köthen (1769-1830) im Jahre 1821 für 2000 Thaler. Sie ist in der originalen Biedermeier-Aufstellung von 1835 im Schloß Köthen zu besichtigen. 1822 gab Naumann sein wichtigstes Werk, „Die Naturgeschichte der Vögel Mitteleuropas" heraus. 1837 wurde er durch Herzog Heinrich von Anhalt-Köthen zum Professor ernannt.

französischer Sprache den Tod Hahnemanns beklagt.[32] Lutze war damals zu einem „Studienaufenthalt" in Paris, wo er sich die Einrichtung der modernsten Krankenhäuser anschaute.

Unbefangen unterzeichnete Lutze jeden Schriftverkehr mit dem Doktortitel, was umgehend von der Medizinalbehörde beanstandet wurde. Er wiederum rechtfertigt sich mit der Behauptung, daß er schon 1842 von Constantin Hering (1800 - 1880) zum Doktor und Professor an die homöopathische Akademie in Philadelphia berufen worden sei.[33]

Obwohl die Köthener Ärzte ein recht negatives Urteil über Lutzes „Heilungen" abgaben (ein Arzt verwies sogar darauf, daß Lutze selbst ihm gegenüber seine „Unwissenheit" und sein „Unvermögen" eingestanden hätte)[34], blieb der Patientenansturm ungebrochen. Die Regierung wies die Ärzte in die Schranken, mit ihrem Urteil über Lutze etwas vorsichtiger zu sein, da er mit „allerhöchster" Erlaubnis tätig sei.

So schien sich Lutze nun tatsächlich zu etablieren. Im November 1847 heiratete er die Pfarrerstochter Auguste Lautsch (1823-1900) aus Aschersleben[35] und bat um Erlangung des Bürgerrechtes. Zu keiner Zeit ist Lutze jedoch regulärer Bürger der Stadt Köthen gewesen.[36] Obwohl er nach seinen Angaben mit mündlicher Erlaubnis des Herzogs das Desbaratsche Grundstück in der Springstraße[37] erwarb, ist er auch danach nicht in den Bürgerlisten zu finden. In den Hausbesitzerverzeichnissen ist er ab 1849 jedoch mit detaillierter Angabe der zu leistenden Gebühren für „Schoß, Orgel, Wächter, Opfer, Kehr und Brunnengeld" registriert.[38]

Herzog Heinrich von Anhalt-Köthen starb im November 1847 im Alter von 69 Jahren. Ob Lutze auch ihn behandelt hat, wie es für Hahnemann in bezug auf Herzog Ferdinand (1769 - 1830) durch die Krankenjournale

---

[32] Stadtarchiv Köthen (=STAK): Sammelmappe Lutze, Besucherbuch 1850-57, 3 / 1779 / C59.

[33] HMK: V S 164, S. 124. Von 1835 bis 1842 existierte die „Nordamerikanische Akademie der Homöopathischen Heilkunst" in Allentown (80 km westlich von Philadelphia) unter der Leitung von Constantin Hering. Erst 1848 wurde in Philadelphia das „Homoeopathic Medical College of Pennsylvania" gegründet.
Nach Auskunft von Dr. R. Schüppel (siehe auch seinen Beitrag zu Constantin Hering in diesem Band) läßt sich momentan kein Beweis für die Behauptung Lutzes erbringen.

[34] HMK: V S 164, S. 163.

[35] Mit Auguste Lautsch hatte Lutze drei Söhne: Ernst Arthur (1848 - 1924), promovierte 1874; Karl Arthur (1851 - 1917), promovierte 1890 und Paul Arthur (1853 - 1937), promovierte 1881.

[36] Stak: Bürgerbücher der Stadt Köthen 1832 - 1852 und 1853 - 1876, ohne Signatur.

[37] Heute hat das Haus die Nummer 28. Bis 1857 wurde das Grundstück, bei durchgängiger Häusernumerierung und Einteilung der Stadt Köthen in „Viertel" und „Vorstädte", unter der Nummer 399a geführt.

[38] STAK: Caemmerei-Rechnungen 1849 ff, ohne Signatur.

dokumentiert ist, entzieht sich unserer Kenntnis.[39] Man muß dies allerdings für unwahrscheinlich halten, weil Lutze sonst sicher davon in seinen „Heilungen" berichtet hätte. Der Herzog übergab, da die Linie kinderlos geblieben war, sein Ländchen an Anhalt-Dessau, das sich 1863 mit Anhalt-Bernburg zum Herzogtum Anhalt (bis 1918 existent) vereinte.

Im Mai 1848 unterbreitete die Herzogliche Regierung unter Fürst Leopold Friedrich von Anhalt-Dessau (1794-1871) den Vorschlag, Lutze die Aufenthaltserlaubnis und die Genehmigung zur Praxis zu entziehen. Dieses Ansinnen wurde jedoch nach Angaben der Cöthenschen Zeitung dahingehend eingeschränkt, daß die Umstände für ein solches Vorgehen erst noch geprüft werden sollten. Anlaß für die Zurücknahme des Regierungsvorschlages war eine Welle von Protesten seitens der Patienten von Lutze. Petitionen wurden verfaßt und Unterschriften gesammelt.[40] Sogar ein Fakkelumzug endete vor Lutzes Wohnung, und die Teilnehmer bekundeten ihre Solidarität mit dem Homöopathen. Lutze nutzte alle seine Möglichkeiten und ließ einen „Offenen Bericht"[41] drucken, in dem er seinen Entwicklungsweg und alle Umstände seiner Tätigkeit in Köthen darlegte, nicht ohne Atteste und Dankesschreiben von anderen Homöopathen bzw. Patienten zu zitieren. Es folgten Dank-Annoncen und Lobpreisungen an Lutze in der örtlichen Presse.

Erneut trat jedoch die Medizinaldirektion in Aktion, als sie unter Lutzes Schriften folgende Bezeichnung lesen mußte: „Herzoglich Anhalt-Cöthenscher approbirter Arzt". Wiederum hatte man einen Grund, gegen ihn vorzugehen. War er wirklich „approbirt"? Lutze konterte die Angriffe geschickt und wortgewandt und verwies auf den Wortlaut der Erlaubnis von Herzog Heinrich. Man sah sich außerstande, auf der Grundlage von Gesetzen gegen Lutze vorzugehen, führte jedoch ins Feld, daß man Lutze nicht mit den in Köthen tätig (gewesenen) Homöopathen Samuel Hahnemann, Theodor Moßdorf[42] und Gottfried Lehmann (1789 - 1865) vergleichen kön-

---

[39] Eine Behandlung Herzog Heinrichs durch Hahnemann in der Zeit von 1830 bis 1835 ist bis zum 7.9.1832 (Ende des D 36) nicht nachzuweisen. Eine weitere Durchsicht der Krankenjournale steht noch aus.

[40] HMK: V S 164, S. 194 ff.

[41] Ebenda, S. 203.

[42] Theodor Moßdorf (Mohsdorf) aus Dresden war Student bei Hahnemann in Leipzig gewesen und dieser hatte ihn offenbar nach Köthen geholt. Am 1. Juni 1822 erhielt er das Niederlassungspatent für Köthen (Haehl, Bd.2, Anlage 64). Er war vor allem für die homöopathische Behandlung der Dienerschaft des Fürstenhauses zuständig und bezog dafür ein Jahresgehalt von 60 Thalern. Nach den Kammerrechnungen Köthen (LAO) war Moßdorf bis zum 1. Januar 1826 in Köthen tätig. Am 28.7.1822 heiratete er Louise Hahnemann. Es war eine Doppelhochzeit gemeinsam mit deren Schwester Amalie, die Dr. Leopold Süß aus Wittenberg zum Mann nahm. Die Ehe von Louise und Theodor Moßdorf wurde bald geschieden.

ne. Diese hätten nämlich eine schulmedizinische Ausbildung genossen und jahrelange Praxis auf diesem Gebiet gehabt, bevor sie zur Homöopathie übergetreten seien.[43]

Seit 1847 unternahm die preußische Regierung alle Anstrengungen, Lutze aus Anhalt ausweisen zu lassen, damit er seine bislang nicht angetretene Strafe verbüßen konnte. Nach Meinung der preußischen Behörden hatte es Lutze auch versäumt, ein Gnadengesuch einzureichen. Lutze fand verschiedene Vorwände, die Haft nicht anzutreten, u.a. diverse Krankheiten. Ein Gnadengesuch, welches er dann von Köthen aus stellte, wurde im November 1848 abgelehnt.[44] Alle Auseinandersetzungen mündeten im Frühjahr 1849 darin, daß Lutze in Köthen inhaftiert wurde. In einer Zeitungsnotiz gab er bekannt: „Da der König von Preußen die Freiheitsstrafe von vor 5 Jahren nicht niedergeschlagen hat", wird er Dienstag, den 13. März seinen Arrest im Straf- und Armenhause antreten.[45] Ihm sei es jedoch erlaubt, vormittags und nachmittags dort (!) Sprechstunde abzuhalten. Die Haft mußte er erst eine Woche später antreten, jedoch bei einem Herrn Weichelt in der Hallischen Straße und nicht im „Arresthause". Weichelt war offenbar der Aufseher im Gefängnis, das sich im Hallischen Turm befand, und wohnte gegenüber desselben. Am 25. April 1849 konnte Lutze seinen treuen Patienten in der Zeitung verkünden: „Von nun an bin ich an allen Wochentagen ...in meinem Hause am Springthore zu sprechen."

Lutze „macht" seinen Doktor

Mit der „Inhaftierung" Lutzes war zunächst ein Problem aus der Welt geschafft. Die Forderung nach einer medizinischen Prüfung, der sich Lutze unterziehen solle, blieb aber nach wie vor bestehen. Ein Gutachten der „Vereinigten Medicinal-Deputation" vom Dezember 1849 zeichnet kein sehr positives Bild von Lutze. Die bekannten Zweifel und Forderungen wurden erneut ins Feld geführt. Für Lutze gab es nun keinen anderen Weg, als den Behörden seine Fähigkeiten durch einen ordentlichen Doktor-Titel nachzuweisen und somit endlich allen Zweifeln in Bezug auf seine medizinischen Fähigkeiten und Kenntnisse entgegentreten zu können. So tat er denn im März 1850 kund, daß er seine Promotion vorbereite und in Halle einen Kursus für Augenheilkunde absolviere. Spätestens im Mai wolle er alle entsprechenden Dokumente vorlegen. Doch auch dieser wichtige Abschnitt im Leben Lutzes sollte nicht ohne Zweifel seitens der „Allopathen" vorübergehen. Der Vorsitzende der Medizinalbehörde, Dr. von Brunn,

---
[43] HMK: V S 164, S. 244.
[44] Landeshauptarchiv Oranienbaum (=LAO): Acta, die Requisition des Königlichen Stadtgerichts zu Potsdam zur Erörterung zweier Straferkenntnisse gegen p. A. Lutze, und was deshalb weiter ergangen betr. 1847/49, C 9 d Nr. 8, S. 13-66.
[45] Anhalt-Cöthensche Zeitung Nr. 33 vom 25.4.1849.

bezweifelte, daß Lutze in Jena eine „wirkliche" Prüfung bestanden habe. Er vermutete, daß es sich eher um eine Art „Ehrendiplom" handle.[46] Die Universität legte auf Anforderung der anhaltischen Regierung die Sachverhalte dar: Lutze habe den Doktor-Titel in „absentia" beantragt und auf Grund der beigebrachten Vorlagen bekommen. Die Unterlagen werden aufgelistet:

1. die Erlaubnis von Herzog Heinrich und der Regierung, sich in Köthen niederzulassen, 2. die Bescheinigung des Prof. Blasius in Halle über die Teilnahme Lutzes an einem „Privatissimum" zu Augenoperationen, 3. ein Zeugnis des Königlich-Preußischen Regierungs- und Schulrates Wilhelm von Türk darüber, daß er als Postbeamter in Berlin und Halle philosphische und medizinische Vorlesungen gehört habe, 4. die Bürgschaft eines Medizinalrates von Köhring aus Wernigerode, der ein naher Verwandter von Lutzes Frau war, wie sich bald herausstellt, 5. ein Zeugnis des Herzoglichen Polizeiamtes zu Köthen, daß Lutze hier einer Privat-Heilanstalt vorsteht, und sich sittlich tadellos geführt habe, 6. eine Dissertation: „de cataractae extractione" mit der eidesstattlichen Versicherung, daß er der Verfasser sei, sowie 7. das curriculum vitae (Lebenslauf).[47]

Erstaunlich, daß sowohl in den Unterlagen der Universität Jena[48] als auch in den Polizeiakten nur der Anfang der Dissertation zu finden ist, genauer: ein gedrucktes „Prooemium" und nicht mehr.[49] Lutze erklärte das am 14. Mai 1850 damit, daß der Druckerei Plenz in Köthen einige Typen zum Druck gefehlt hätten, die erst besorgt werden müßten, sich deshalb der Termin der Promotion um 14 Tage verschiebe.[50] Das Doktor-Diplom ist auf den 18. Mai 1850 ausgestellt.[51] Die Frage, ob sich Lutze seinen Doktor-Titel nur erkauft hatte, muß den Köthener Behörden keine Ruhe gelassen haben, denn wiederum forderte von Brunn ein Examen Lutzes vor einer ihm zugewiesenen Kommission. Die Nachforschungen der anhaltischen Regierung in Jena ergaben nur, daß auf Grundlage der geltenden Universitätsstatuten das Doktordiplom Lutzes regulär war und von dieser Seite keine Zweifel erhoben werden konnten. Trotzdem kam Lutze der Köthener Forderung nach und ließ sich u.a. von Julius Aegidi (1795-1874) in Berlin prüfen.[52] Aegidi bescheinigte Lutze im Januar 1851 nach einem „mehr-

---

[46] HMK: V S 164, S. 297.
[47] Ebenda, S. 307 ff.
[48] HMK: Kopien der Jenaer Unterlagen im Historischen Museum Köthen.
[49] HMK: V S 164, S. 278.
[50] Ebenda, S. 277 ff.
[51] Ebenda, zw. S. 296 und 297: Promotionsurkunde.
[52] Karl Julius Aegidi, bekannt als Mitstreiter Hahnemanns, wie auch durch die von ihm initiierte Diskussion über die Verwendung von „Doppelmitteln", war 1834 vom Anhalt-Bernburger Herzog Alexander Karl zum Medizinalrat ernannt worden. Der Herzog war ein Bruder der Prinzessin Friedrich von Preußen, bei der Aegidi bis ca. 1846 Leibarzt war. Ob um 1851 noch Kontakte Aegidis zum Bernburger Hof bestanden haben, ist nicht nachweisbar. Der Herzog war wegen eines Nervenleidens praktisch nicht mehr fähig zu regieren und wurde vom

stündigen colloquio" seine „recht guten theoretischen Kenntnisse in der Homöopathik, insbesondere der physiologischen Arzneimittellehre und ihrer praktischen Anwendung."[53]

Im Juli 1851 wurde Lutze mit Ministerialverfügung die Ausübung seiner „Heilmethode nunmehr bis auf weiteres gestattet".[54] Obwohl der medizinische Verein von Anhalt-Köthen (an der Spitze der Homöopath Hofrat Dr. med. Lehmann, der offenbar um seine Existenz bangen mußte) auch gegen diese Verfügung kämpfte, blieb der Herzog bei seinem Entschluß, so daß Lutze vorerst in Ruhe gelassen wurde.

Lutze baut die „Homöopathische Heil- und Lehranstalt"

Auf der Höhe des Jahres 1854 schien Lutzes Ansehen in Anhalt sich so weit gefestigt zu haben, und der Patientenansturm war so groß, daß er sich ermutigt fühlte, an den Bau eines neuen Klinik-Gebäudes zu denken. Lange schon reichten die Räumlichkeiten in dem - allerdings schon etwas umgebauten - ehemaligen Hause des Mundkochs nicht mehr aus, und der Standard, den der Arzt seinen Patienten bieten wollte, war noch nicht erreicht.

Der Bildhauer August Schmitz aus Straußberg bei Berlin arbeitete für Lutze dabei offenbar auch als Architekt. Zumindest hatte er die Entwurfszeichnungen für den Neubau geliefert. Die auf solch einem, von Achilles in Köthen gedruckten Stich vorgestellte und ursprünglich geplante Fassadengestaltung der Klinik wurde jedoch seitens der Regierung nicht gebilligt.[55] Gedacht war demnach, eine Christus (Lutze-??)-Figur in einer Nische an der Nord-Ost-Ecke des Gebäudes unterzubringen. Da es sich jedoch nicht um einen kirchlichen Bau handelte, wurde diese Absicht vereitelt. In diesem Zusammenhang muß Lutzes Rolle als „Prediger" erwähnt werden. Mindestens seit 1849 sind in der Cöthenschen Zeitung Annoncen zu finden mit dem Hinweis auf Gottesdienste der „Gemeine [ohne d] Gottes", die alle 14 Tage am Sonntagvormittag durch Lutze abgehalten wurden. Welches Anliegen vertrat diese „Gemeine"? Lutzes Ambition kam es sicher entgegen, daß

Bernburger Hofmaler Wilhelm von Kügelgen, dem wir die köstliche Beschreibung Lutzes und seiner Klinik verdanken (vgl. Anmerkung 56!), auf Schloß Hoym unterhalten. Es ist anzunehmen, daß man versucht hatte, den „in Dummheit gefallenen" Herzog auch auf homöopathische Weise von seinem Leiden zu befreien. Die Behandlung durch Aegidi oder Lutze ist jedoch nicht nachzuweisen.

[53] HMK: V S 164, S. 332.
[54] Ebenda, S. 335.
[55] LAO: Acta, die Heilanstalt des Dr. Arthur Lutze in Köthen betreffend. Staatsministerium Dessau 2, Rep 7, K 38, S. 6 f.

Ein Macher: Arthur Lutze (1813-1870)

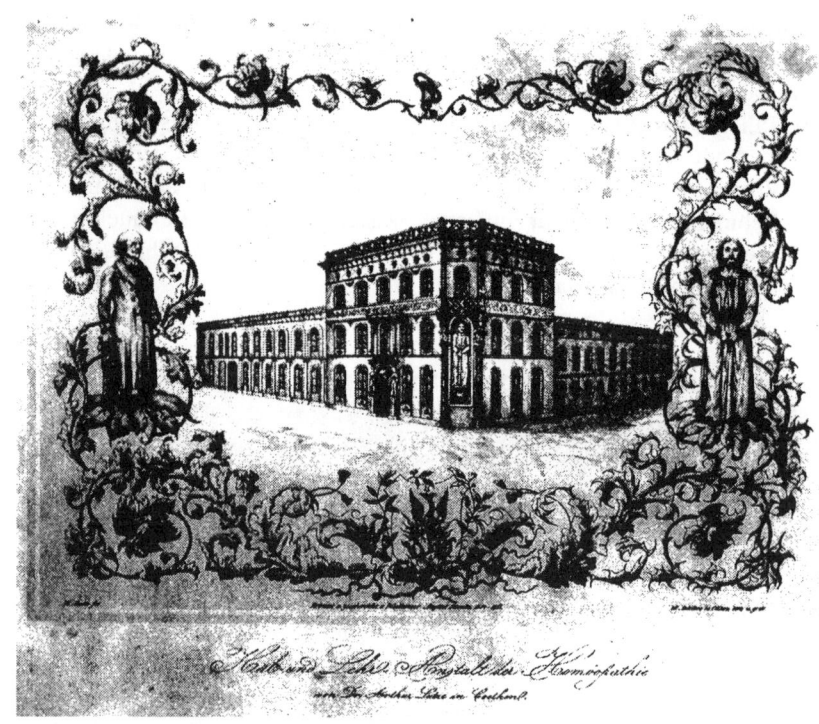

Abb. 36: Entwurfszeichnung für den Bau von Lutzes Klinik von H. Muhr, Druck W. Achilles, Cöthen (Quelle: Bildarchiv des Historischen Museums Köthen/Anhalt)

er seine Patienten (und nicht nur diese?) sonntags zur Predigt als Auditorium vor sich hatte. So konnte er wenigstens teilweise seinen schon als Kind gehegten Wunsch in die Tat umsetzen. Auf Lutze als Prediger geht auch Wilhelm von Kügelgen (1802-1867) ein: „Denke Dir eine kurze gedrungene Gestalt mit einem großen, aber schönen und intelligenten Kopf, von welchem lange schwarzgraue Haare bis auf den Rücken herabhängen und ein ungeheurer Prophetenbart, der wie eine Schürze die halbe Vorderseite des kleinen Kerls bedeckt [...] Am Sonntage versammelte er alle Hausgenossen in seinem rasch zur Kapelle umgewandelten Sprechsaal und hielt uns eine ordentliche Predigt über das Evangelium des Tages und zwar ex tempore, denn zum Studieren hat der von allen Seiten unablässig angelaufene Mensch keine Zeit. Es war nichts Besonderes, weder christlich noch unchristlich, aber eine ganz geschickte, geschmackvoll wohlgeordnete Rede; er selbst gefiel sich ungemein als Geistlicher."[56]

---

[56] Kügelgen (1925), S. 235, 360 f.
Wilhelm von Kügelgen hatte sich nach anfänglichen Vorbehalten gegenüber der Homöopathie 1865 dann doch in die Behandlung von Lutze begeben, weil er für

Die sonntäglichen Gottesdienste gehörten zum Klinik-Alltag wie die Behandlung und das „Potenzieren", wie Diät und einfache Kost, wie Spaziergänge im Park[57], Hausmusik, Gesellschaftsspiele und literarische Vorträge. Sogar Landpartien unternahm Lutze mit seinen Patienten. Ob er dazu den „Omnibus" benutzte, den er angeschafft hatte, um seine Patienten vom Bahnhof abholen zu können?

Die Klinik wurde von allen Seiten wegen ihrer interessanten Architektur und ihrer modernen Ausstattung gerühmt. Einschließlich der privaten und Patientenzimmer, des großen Saales und der Praxisräume umfaßte sie 72 Zimmer[58].

Die Lutze-Thaler

Im Oktober 1854 begann Lutze mit dem Neubau der Klinik, den er nach seinen eigenen Aussagen mit den täglichen Einnahmen, einem Zuschuß der Landesbank Dessau und den 1000 Talern, die er von der Regierung zur Wiedererrichtung der Springpforte[59] und des dazugehörigen Torwächterhauses erhalten hatte, finanzierte. 149 Arbeiter wurden beschäftigt, bis das Gebäude nach zwei Monaten „unter Dach" war. Als während des Baues das Geld knapp wurde, entschloß sich Lutze zur Herausgabe von einer Art Privat- oder „Not"-Geld, den „Lutze-Thalern". Zwar wurden diese Taler-Anweisungen von seiten der herzoglichen Regierung geduldet (es gab kein Gesetz, das die Herausgabe von Privatgeld verbot), Lutzes Behauptung, daß er selbige mit ausdrücklicher Genehmigung des Anhaltischen Staatsministeriums habe drucken lassen, ist jedoch falsch. Ungeachtet dessen kamen die Taler in Umlauf, kursierten etwa von 1854 bis 1858, und bereits im ersten Monat wurden davon 3.570 ausgeteilt, von denen jedoch bis dahin

---

sein schweres Asthma keine anderen Möglichkeiten der Heilung sah. Diese wurde ihm auch bei Lutze nicht zuteil, aber interessante Eindrücke konnte er so doch noch sammeln, die er seinem Bruder in den bekannten Briefen mitteilte. So sind uns auf diesem Wege einmalige Schilderungen der Lutze-Klinik erhalten geblieben.

[57] Der Lutze-Park erstreckte sich von der Springstraße über die gesamte „Lange Gasse" bis zum Gasthof „Zum bunten Fasan". Von dort ging es gleich in die ehemalige fürstliche Fasanerie. Die Patienten konnten also ausgedehnte Spaziergänge im Grünen unternehmen. 1874 ließ der älteste Sohn Lutzes, Ernst Arthur, ein Badehaus in der Langen Gasse errrichten.

[58] Eppenich (1995). Heinz Eppenich geht ausführlich auf die Klinik und die Methoden Lutzes ein.

[59] Der Standort der Klinik war genau an einem ehemaligen alten Stadttor von Köthen, der „Springpforte". Private Gärten und der Schloß-Park lagen einstmals hinter der Stadtgrenze und bildeten einen natürlichen Abschluß. Zu Lutzes Zeiten begann die Stadt sich über diese Begrenzung auszudehnen und neue Straßen wurden angelegt. Eigentlich hatte sich also die Wiedererrichtung der Sprinpforte bereits erübrigt.

Ein Macher: Arthur Lutze (1813-1870)

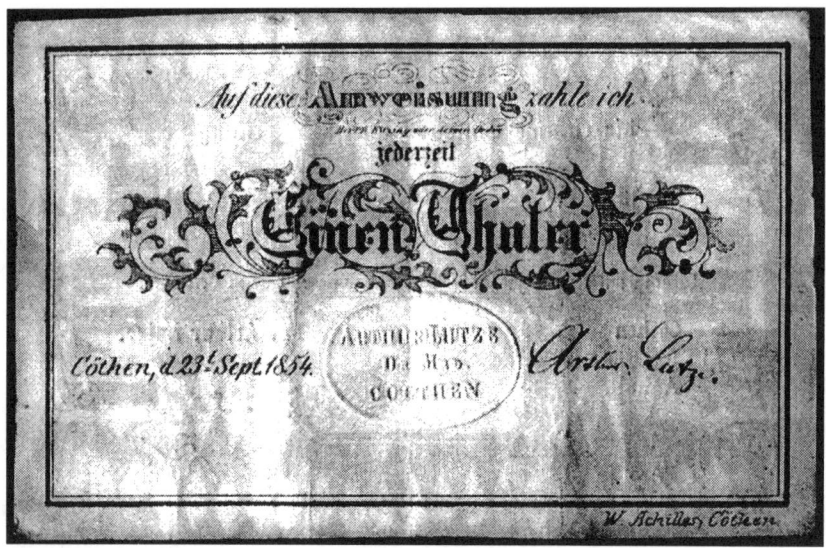

Abb. 37a: Lutze-Thaler von 1854. (Quelle: Münzsammlung des Historischen Museums Köthen/Anhalt)

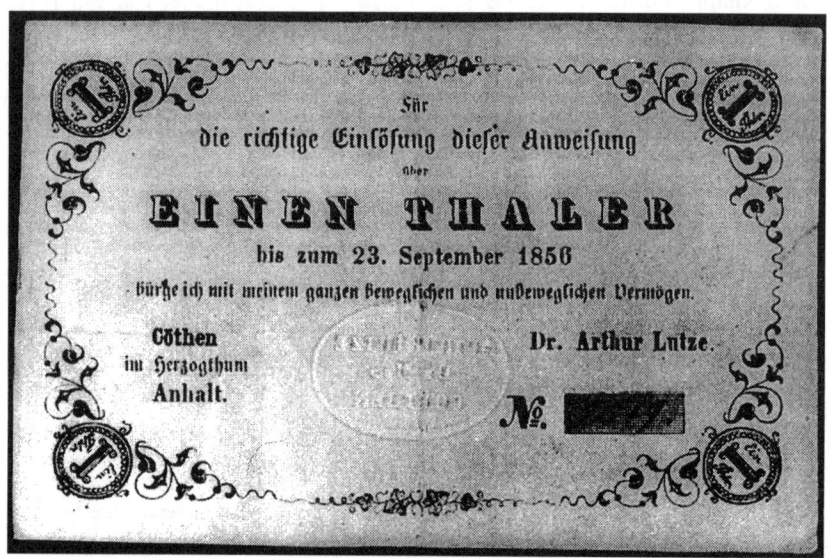

Abb. 37b: Lutze-Thaler von 1856. (Quelle: Münzsammlung des Historischen Museums Köthen/Anhalt)

nur 200 eingelöst wurden.[60] Schon damals sind sie offenbar als Souvenir oder Kuriosum gesammelt worden. In verschiedenen Ausführungen sind die Taler heute bekannt: auf stärkerem und dünnem Papier, auf Papier mit

---
[60] LAO (wie Anm. 55), S. 19-25.

174

leicht farbigem Unterdruck; mit handschriftlicher und gedruckter Eintragung des „Einlösers" (Herr Kitzing) und mit vier verschiedenen Einlösedaten. Fraglich ist, wie hoch die gesamte Auflage der Taler gewesen ist. Lutze selbst hat sie durchnumeriert und sie weisen vierstellige Zahlen auf.[61] Hat die Stückzahl der ausgegebenen Taler-Anweisungen nicht 3570 überschritten, so hat Lutze mit diesem Privatgeld gar nicht so viel Geld erwirtschaftet, wie landläufig angenommen wird. Demgegenüber wäre Lutzes Bemerkung über die Kosten der in der Klinik installierten Warmwasserheizung zu prüfen, die er alleine mit 15000 Talern beziffert. Die Gesamtkosten für den Klinikbau verschweigt er. Er teilt lediglich mit, daß er kurz vor der Fertigstellung im Frühjahr 1855 nochmals 1000 Taler Zuschuß von der Landesregierung bekam. Bei den vielen Tausend Patienten[62], die Lutze in einem Jahr behandelte, konnte er pro Konsultation („auf einen oder zwei Monate"[63]) zwischen 2 Taler und 1 Louis d'or kassieren; für „Pension" (d.h. Behandlung mit Übernachtung und Verpflegung in der Klinik) nahm Lutze pro Monat zusätzlich pro Patient, je nach Klassifizierung, zwischen 30 und 50 Taler ein.[64] Bei dem guten Absatz an homöopathischen Haus- und Reiseapotheken sowie der Druckschriften aus eigenem Verlag müssen die erwähnten „täglichen Einnahmen" tatsächlich so gut gewesen sein, daß sich Lutze nicht verschuldete. In einem Schreiben an die anhaltische Regierung spricht er von ca. 55.000 Thalern Einnahmen im Jahr, die gerade zur Deckkung seiner Ausgaben reichten.[65]

Doktor Lutze — Der Mäzen

Das Lutze-Bild rundet sich, wenn man auch den Umgang des Homöopathen mit den Künsten sowie seine Rolle als Sammler, Gönner, Dichter und Stifter betrachtet. Im Jahre 1853 lernte Lutze den jungen Bildhauer August Schmitz aus Straußberg kennen. Ihn versuchte er zu fördern, nahm ihn auf seiner Reise nach Kopenhagen im selben Jahr mit und erteilte ihm später den Auftrag für ein Hahnemann-Denkmal. In Kopenhagen besuchten beide das Atelier von Bertel Thorvaldsen (1768-1844). Lutze nahm Schmitz mit nach Köthen, ließ ihm eigens für die Herstellung des Denkmals ein Atelier

---

[61] Das Historische Museum Köthen kann in seiner Sammlung an Lutze-Thalern die höchste Numerierung von 3.561 nachweisen. Es gibt unter den Numismaten Vermutungen, daß Lutze die Numerierung der Scheine noch auf den Druckbögen willkürlich vorgenommen habe und somit sehr hohe Nummern zustandegekommen seien. Ein Nachweis dafür ist jedoch nicht zu erbringen.
[62] Nach den Jahresberichten in den „Fliegenden Blättern" Nr. 2 vom 24.4.1858 und Nr. 1 vom 10.1.1870 stieg die Patientenzahl von rund 112.200 im Jahre 1857 auf rund 213.000 im Jahr 1869.
[63] Lutze (1862), S. 91.
[64] Lutze (1859), S. 136.
[65] LAO (wie Anm. 55), S. 41.

bauen, welches nach der Fertigstellung des Standbildes als Orangerie genutzt wurde, und beschäftigte ihn später in seiner Klinik als „Assistenten", worauf ich zurückkomme.

Das Hahnemann-Denkmal wurde, wie die Klinik selbst, anläßlich des 100. Geburtstages von Hahnemann, am 10. April 1855, feierlich eingeweiht.[66] Nach 1913 soll es wegen „künstlerischen Unwertes" abgebrochen worden sein. Es war kaum lebensgroß und demnach kein imposantes Standbild,[67] doch immerhin hat Lutze aus eigener Kraft versucht, dem Vater der Homöopathie ein bleibendes Denkmal zu setzen. Das Vorhaben von 1848, in Köthen ein Hahnemann-Denkmal errichten zu lassen, war an der Entscheidung des Zentralvereins homöopathischer Ärzte gescheitert. Das für Köthen gedachte Standbild von Carl Johann Steinhäuser (1813-1879) - Lutze hatte sich reichlich an der Finanzierung beteiligt[68] und die Stelle für das Denkmal an der Nord-Ost-Ecke des Köthener Marktplatzes stand schon fest - wurde nach langen Debatten dann endlich 1851 in Leipzig plaziert.[69]

Lutze sah sich gern als Kunstliebhaber, Sammler und Mäzen. So hatte er seine Klinik mit Antiquitäten, Kupferstichen, Ölgemälden, Naturalien, Waffen, Münzen, mit Musikautomaten und - für die damalige Zeit neuen - Fotografien nach Originalen von Moritz von Schwind (1804-1871) und Wilhelm von Kaulbach (1805-1874) angefüllt. Seine umfangreiche Autographensammlung[70] enthielt Handschriften berühmter Zeitgenossen Lutzes und Personen aus Geschichte und Kunst. Wir begegnen Namen wie Achim von Arnim (1781-1831) und Bettina von Arnim (1785-1859), Joseph Freiherr von Eichendorff (1788-1857) und Friedrich Fröbel (1782-1852), Georg Forster (1754-1794), Heinrich Heine (1797-1856), Heinrich Hoffmann von Fallersleben (1798-1874), August von Kotzebue (1761-1819), Ludwig Tieck (1773-1853), Johann Heinrich Pestalozzi (1746-1827) und Fürst Hermann von Pückler-Muskau (1785-1871). Aber auch die Homöopathen

---

[66] Das Historische Museum Köthen besitzt ein von Schmitz signiertes Modell, das nach starker Zerstörung restauriert wurde und in der Ausstellung „Homöopathie in Köthen" zu besichtigen ist. Siehe auch den Katalog „Homöopathie in Köthen" anläßlich der Ausstellung zu den „1. Köthener Homöopathietagen". Streuber (1993).

[67] Bär (1955), S. 15. Vgl. auch Haehl (1922), Band 1, S. 403.

[68] HMK: Acta von wegen der Feier des 50jährigen Doctorjubiläums des hiesigen Hofrates Dr. Samuel Hahnemann betreffend, August 1829.V S 19. Darin S. 7-27 zum Hahnemann-Denkmal; S. 19: Spendenliste der Köthener Sammlung.

[69] AHZ Nr. 4 vom 14.10.1850, Nr. 14 vom 23.12.1850, Nr. 16 vom 6.1.1851 und Nr. 23 vom 24.2.1851.

[70] HMK: Autographensammlung Dr.med. Arthur Lutze, V S 196. Dieses Verzeichnis beinhaltet nur die Namen der Autoren. Auf dem Buchdeckel ist handschriftlich durch den ehemaligen Museumsmitarbeiter Koch vermerkt, daß die Sammlung selbst vermutlich bei der Flucht der Familien Maringer und Koffroth (Töchter des Paul Lutze) „vor den Russen" mitgenommen wurde.

Samuel Hahnemann (1755-1843) und sein Enkel Leopold Süß-Hahnemann (1826-1914), Constantin Hering (1800-1880), Ernst Stapf (1788-1860) und Carl Friedrich Zimpel (1800-1878) sind vertreten. Kontakte zu Anbietern von Autographen[71] belegen die gezielte Sammeltätigkeit Lutzes auf diesem Gebiet.

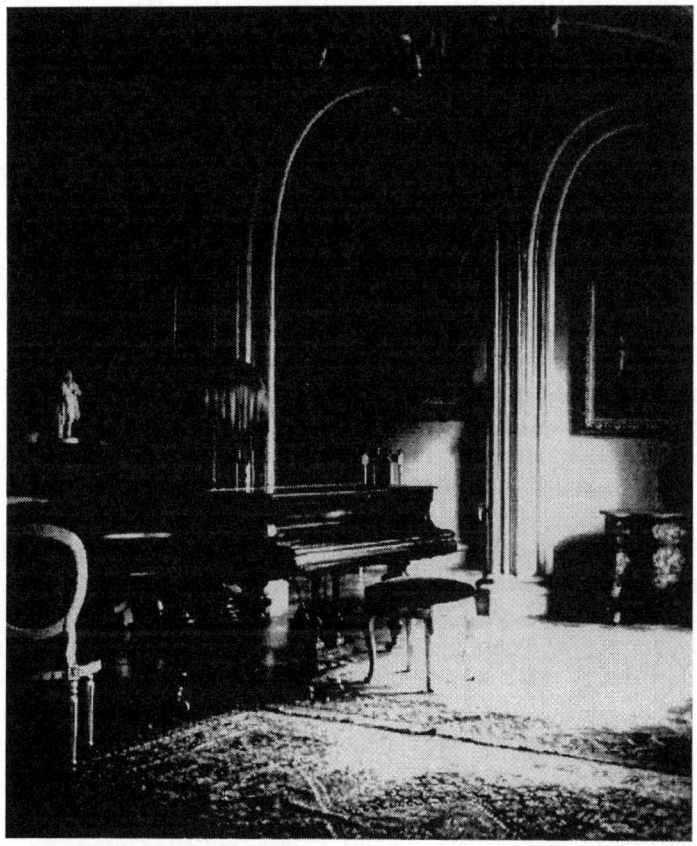

Abb. 38: Musiksaal der Lutze-Klinik um 1910. (Quelle: Bildarchiv des Historischen Museums Köthen/Anhalt)

Schon alleine die Klinik mit ihrer imposanten Architektur und sehr modernen Ausstattung, mit exotischen Gewächsen reich ausgeschmückt, muß die Neugierigen nach Köthen gelockt haben. Für die Kleinstadt Köthen[72]

---

[71] HMK: Zwei Geschäftsbriefe von Arthur Lutze an einen Händler (?), 1868, V S 195 e,f. Darin u.a. die Bemerkung „Hahnemann's Brief hätte ich auch gern gehabt."

[72] Die Residenz Köthen konnte man bis zur Mitte des 19. Jahrhunderts als einen gemütlichen, etwas verschlafenen kleinen Ort bezeichnen. Einen gewissen Aufschwung erlebte die Stadt durch die 1840 eingeweihte Bahnstrecke Magdeburg-

mit damals ca. 7.500 Einwohnern war dies alles sensationell und brachte den Handwerkern und Gewerbetreibenden gute Verdienstmöglichkeiten, der Stadt selbst hohes Ansehen und Interesse außerhalb der Landesgrenzen.

Veröffentlichungen in unzähligen Auflagen

Mit Gründung des Selbstverlages in seiner Klinik konnte Lutze ab 1862 seine Veröffentlichungen ohne Probleme massenhaft verbreiten.[73] Köthener und Dessauer Druckereien waren dabei seine Geschäftspartner.

Neben dem wohl wichtigsten und am häufigsten noch heute von Homöopathen benutzten Werk, seinem „Lehrbuch der Homöopathie" aus dem Jahre 1860, verfaßte er die schon erwähnte Schrift „Hahnemann's Todtenfeier" (1843) und seine „Lebensregeln" (1861). Die breite Themenpalette zeigen die weiteren Titel von Lutze: „Anweisung für junge Frauen zum naturgemäßen Verhalten vor, in und nach dem Wochenbette" (vor 1866), die „Genaue Anweisung für Mütter zur Heilung der häutigen Bräune", „Die Schutzpockenimpfung: völlig unnütz und Verderben bringend" (vor 1860), „Zahnschmerzen auf homöopathischem Wege zu heilen" (vor 1846), „Zahnschmerzen durch Riechen zu heilen" (vor 1846), die „Anweisung zur schnellen Selbsthülfe bei der Cholera und Schutzmittel dagegen" (vor 1850), die „Sichere Heilung der Pocken oder Blattern durch homöopathische Mittel", „Krätze, Syphilis und Sykosis und deren homöopathische Heilung", die „Gedächtnisbrücke für angehende Homöopathen" (1866), seine „Selbstbiographie" (1866) und die „Fliegenden Blätter" (ab 1858). Nicht zuletzt sei die 6. Auflage des „Organon" (1865)[74] erwähnt, die Lutze ohne die Erlaubnis der alleinigen Erbin des schriftlichen Nachlasses von Samuel Hahnemann, der Witwe Melanie, jedoch mit Zustimmung von Louise Mohsdorf, der Tochter Hahnemanns in Köthen, herausgab. Durch

---

Köthen-Halle-Leipzig, die sich ab 1841 mit der von Berlin über Dessau nach Köthen kreuzte. 1846, im Jahr von Lutzes Einzug in Köthen, wurde die „Berlin-Anhaltische-Eisenbahn" bis nach Bernburg verlängert. Somit war Köthen der erste Eisenbahnknotenpunkt des Deutschen Bundes. Die Industrie etwickelte sich nur sehr schleppend aus vorwiegend kleinen handwerklichen und gewerblichen Betrieben (Spinnereien, Lohgerbereien, Leimsiedereien, Brauhäuser, Ziegeleien u.ä.). Die erste Zuckerfabrik entstand 1811 in einem Dorf bei Köthen; erst 1862 in Köthen selbst. Die Zuckerindustrie wiederum bedingte einen großen Aufschwung der Braunkohlenförderung in Anhalt und führte zur Errichtung der ersten Maschinenfabrik (für Zuckerverarbeitung) 1860. 1861 beendete man den ersten öffentlichen Krankenhausbau. 1847 eröffnete der Jude Baruch Friedheim (seine Tochter war Patientin bei Lutze) das erste Bankhaus in Köthen. Eine Großmälzerei entstand 1865. Die gewaltlosen Revolutionsereignisse 1848 führten u.a. Michail Bakunin und Heinrich Hoffmann von Fallersleben nach Köthen.

[73] Vgl. den Beitrag von Joachim Willfahrt in diesem Band.
[74] Lutze (1881).

Veröffentlichungen in unzähligen Auflagen

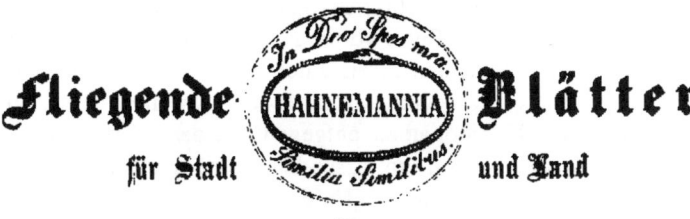

Achter Jahrgang.

Fliegende HAHNEMANNIA Blätter
für Stadt   und Land
über
HOMOEOPATHIE
von
Dr. Arthur Lutze.
Sanitätsrath.

Monatlich 2 Nummern. Preis für den Jahrgang 15 Sgr., in allen Post-Anstalten 18¾ Sgr.

No. 2. Cöthen, in Anhalt, am 24. Januar. 1865.

Samuel Hahnemann's älteste Schrift.

Durch die Güte des Herrn Rudolph Zeune in Dresden, Enkel des seiner Zeit berühmten Philologen, Professors Zeune, erhielt ich dieser Tage ein lateinisches Gedicht Samuel Hahnemann's, an den genannten Professor, zum Geschenk, welches im Jahre 1775 gedruckt, und jedenfalls Unicat ist. Hahnemann war damals 20 Jahre alt, und da selbst die einzige noch lebende Tochter unsres Meisters Nichts aus der Jugendzeit ihres unsterblichen Vaters besitzt, so ist dies Gedicht jedenfalls das älteste Andenken seiner literarischen Wirksamkeit. Da es gewiß allgemein interessirt, so lasse ich es hier wörtlich abdrucken.

M. Joanni Carolo Zeunio
Professori recens creato
Vota faciunt
tres ejus auditorum
Mich. Christ. Justus Eschenbach.
Johannes Fridericus Eschenbach.
Christianus Fridericus Samuel Hahnemann. Autor.

Quid cessas hilari Pieridum choro
Misceri, Philyrae docta cohors? Age!
Celebrate modis hancce diem bonam.
Digni Calliope diem

Abb. 39: Titelseite der Zeitschrift „Fliegende Blätter" aus dem Jahr 1865. (Quelle: Bibliothek des Historischen Museums Köthen/Anhalt, Photographie: Ingeborg Streuber)

die Verbreitung dieser Ausgabe des „Organon" forderte Lutze erneut seine Gegner heraus. Melanie Hahnemann konnte nicht gerichtlich gegen Lutze vorgehen, da es kein Urheberrechts-Abkommen zwischen Frankreich und dem Staate Anhalt gab. Die Befürwortung von Doppelmitteln im „Organon" schürte wieder einmal den Streit unter den Homöopathen. Andererseits kam Lutze mit einer neuen Ausgabe des „Organon" einer großen Nachfrage unter den Homöopathen entgegen, da das Werk schon lange vergriffen war. Neben seinen umfassenden homöopathischen Schriften verfaßte Lutze Gedichte und gab sie als Sammelwerke heraus. Er schrieb Schauspiele für Kinder, Jugendliche und Erwachsene, von denen das Stück „Herzog Heinrich und Marie" sogar in Potsdam aufgeführt wurde.[75]

Die Mittel

Lutze beschreibt die Herstellung seiner homöopathischen Mittel, seiner 30er- oder „X-Potenzen", an einer Stelle seiner Biographie, als er den Tagesablauf in seiner Klinik schildert. Bei Erledigung der Korrespondenz mit Hilfe eines Sekretärs, „potenzierte" er die Mittel: „Während dieser Arbeit bin ich mechanisch mit dem Anfeuchten und Potenzieren der Arzneien beschäftigt, was ich täglich allein besorge, und nie einer fremden Hand überlasse."[76] Lutze schildert seine erste ungewollte „Arzneimittelprüfung" während seines Aufenthaltes in Mühlhausen in der Selbstbiographie. Zu dieser Zeit war er bereits einige Jahre als homöopathischer Laienheiler tätig. Er hatte sich damals angewöhnt, die „alten" Streuzuckerkügelchen in den Tee zu geben. Als er das wieder einmal mit 200 „alten" Digitalis-Kügelchen tat, verspürte er wenig später die „ähnlichen" Symptome und war von da an selbst erst richtig von der Wirkung homöopathischer Mittel überzeugt.[77]

In seiner Klinik hatte Lutze ständig eine Vielzahl verschiedener Hausapotheken im Angebot. Es waren Luxus- und einfache Ausführungen; in Holz-, Leder- und Pappkartons. Neben den vier Spezialapotheken gegen Zahnschmerzen, Cholera, Pocken und Bräune gab es die sogenannten Hausapotheken mit 144, 80, 60 oder 43 Mitteln, die Taschenapotheken im Etui mit 80 oder 43 Mitteln und die Hausapotheken im Pappkästchen (vorrangig „für Landschullehrer") mit 43 oder 24 Mitteln. Man konnte einzelne Fläschchen zum Auffüllen der Apotheken kaufen, aber auch starke Tinkturen von Calendula, Arnica, Thuja u.a. zur äußeren Anwendung erwerben.

---

[75] Lutze: Heinrich (1866). In dieser 2. Auflage des Schauspiels ist auf der ersten Seite nach der Haupttitelseite der gedruckte Vermerk zu lesen: „Zum ersten Male aufgeführt im Königl. Schauspielhause zu Potsdam, am 15. Febr. 1865".
[76] Lutze (1866), S. 331.
[77] Ebenda, S. 136.

Die „Assistenten" und die „Krankenjournale"

Neben Lutze und seiner Frau waren über die Jahre hinweg mehrere „Assistenzärzte", Sekretäre, Schwestern und anderes Hilfspersonal beschäftigt. In den Jahresberichten der Klinik, die in den „Fliegenden Blättern" für den Zeitraum von 1857 bis 1870 abgedruckt sind, ist von 21 bis 23 „Beamten einschließlich der Assistenzärzte" die Rede. Registriert und mit Namen genannt sind sie in den Jahresberichten nicht. Bei seinen von 1847 bis 1852 schriftlich festgehaltenen „Heilungen" quittieren neben den Patienten auch verschiedene Zeugen die erfolgreiche Behandlung Lutzes. Unter solchen Zeugen finden wir Namen wie Dr. Moldenhauer, Dr. Schwencke, Dr. Loewenstein u.a. Ist uns Dr. Schwencke als homöopathischer Arzt in Köthen bekannt, so sagen die anderen Namen wenig. Der bekannte Spagyriker Carl Friedrich Zimpel (1800-1878), der sich 1849 in der Lutze-Klinik aufhielt und dem Lutze ein Abschlußdiplom über dessen Fähigkeiten in Theorie und Praxis der Homöopathie und des Magnetismus ausstellt, ist demgegenüber nicht in den „Heilungen" zu finden. Ob Lutze auch anderen Assistenten solch ein Diplom ausgestellt hat, ist leider nicht bekannt.[78] Wir erfahren allerdings mehr über die sogenannten „Assistenten", als der Bildhauer August Schmitz (sein alter Freund!) Ende des Jahres 1860 gegenüber der Regierung das „unsittliche und gesetzwidrige Treiben" in der Heilanstalt des Dr. Lutze beklagte.[79] Unter anderem bezichtigte er Lutze der „Charlatanerie", „Unwissenheit" und der „Erschleichung des Doktor-Diploms", des „Unfugs in medizinalpolizeilicher Hinsicht" und der „Verletzung der Sittlichkeit". Nach der daraufhin eingeleiteten Untersuchung wurde aufgedeckt, daß „Lutze zwar eine grobe Unwissenheit in den Anfangsgründen der medizinischen Wissenschaft besitzt", ihm aber die „Erschleichung des Doktor-Diploms" nicht nachgewiesen werden kann. Andererseits überführt man ihn, daß er „Laien zu assistenzärztlichen Verrichtungen gebraucht" hat; unter diesen waren neben dem Bildhauer selbst ein Buchbinder, ein türkischer Major, ein gesuchter Dieb, ein Schneider- und ein Webergeselle. Junge Mädchen hätten die Korrespondenz (also die Diagnose und die Mittel-Verordnung) sowie die Arzneimittelzubereitung erledigen müssen. In bezug auf die Anschuldigung der Unsittlichkeit wird festgestellt, daß er ein junges Mädchen bei verschlossener Tür am Bette belästigt habe und sie davon überzeugen wollte, daß sie „nur durch geschlechtlichen Umgang" geheilt werden könne. Zur Anklage kam es wegen der Pikanterie dieses Sachverhaltes nicht und weil man Lutze selbst nicht der „Kurpfuscherei" überführen konnte. Dieser Vorwurf träfe allenfalls

---

[78] HMK: Diplom für Carl Friedrich Zimpel, ohne Inventarnummer. Ein zweites Exemplar dieses Diploms existiert in der Staufen-Pharma, Göppingen. Siehe Wolf-Dieter Müller-Jahncke: Der Homöopath Arthur Lutze und seine Poliklinik in Köthen [...]. In: Pharmazeutische Zeitung 130. Jg., Nr. 13, 28.3.85, S 816 ff.

[79] LAO (wie Anm. 55), S. 45 ff.

seine Beschäftigten. Dessen ungeachtet verfügte man eine strengere Kontrolle des Geschäftsgebarens in der Klinik durch das Physikat (die Medizinalbehörde), und verordnete, daß etwaige Assistenzärzte durch die Regierung bestätigt sowie die Krankenjournale regelmäßig vorgelegt werden müßten.

Spätestens hier taucht erneut die Frage nach Lutzes Erfassung der Patienten und ihrer Behandlung auf. Hatte Lutze in den ersten dreizehn Wochen seiner Tätigkeit in Köthen die Patienten und ihre Krankheiten regelmäßig gemeldet[80], so unterblieb das offenbar in den Jahren darauf. Wenn Lutze selbst behauptet, er habe in den ersten Jahren ein Krankenjournal im Stile Hahnemanns geführt, so steht dem entgegen, daß er offenbar schon ab 1844, spätestens jedoch ab 1846, seine „fliegenden Journale"[81] benutzte. Es finden sich nämlich derartige Zettel mit dem Aufdruck „Arthur Lutze, Potsdam, Brauerstraße Nr. 1 und Waisenstraße Nr. 68."[82] Interessant und weiterer Nachforschungen wert ist auch die Tatsache, daß Lutze der Aufforderung zur Vorlage der Krankenjournale nicht nachkam (weil er sie als wichtiges Arbeitsmittel brauche und er für Vervielfältigungen derselben einen Kopisten anstellen müsse[83]), obwohl er sie doch angeblich ordentlich geführt hatte. In die „fliegenden Journale" wickelte Lutze die Arzneimittelfläschchen ein. Auf ihnen waren der Name des Patienten, Diätvorschriften, Einnahme der Mittel sowie der Termin für die nächste Konsultation vermerkt. Die als revolutionär[84] bezeichnete Methode der „fliegenden Journale" war vielleicht doch nicht so optimal. Einerseits gingen die Zettel leicht verloren, wie sich in einem zu untersuchenden Fall, in dem eine „Somnambule" (Schlafwandlerin) verwickelt war, zeigte[85], andererseits war m.E. keine Übersicht über die Patienten und die Krankheitsgeschichten möglich, denn auf den kleinen Zetteln konnte nur sehr wenig vermerkt werden. Hat Lutze auch durch diese Methode die Patienten in die Verantwortung für ihre Behandlung mit einbezogen und hat er versucht, eine effektivere Möglichkeit der Erfassung zu finden, so ist ihm dies nicht mit dem

---

[80] HMK: V S 164, S. 96-152.

[81] Bei diesen „Fliegenden Journalen" handelt es sich um kleine Zettel, die im Laufe der Zeit unterschiedliche Formate aufweisen (von 5,5 x 11 cm bis zu Abmaßen von 8 x 13 cm). Es befinden sich darauf vorgedruckt auf der Vorderseite: Diätvorschriften, Anweisungen, wie das Mittel verwendet und eingenommen werden soll, der Hinweis, daß der Zettel zu jeder Konsultation mitgebracht werden soll, sowie Name und Anschrift von Lutze. Handschriftlich dazwischen sind eingetragen: Name, Anschrift und Beruf des Patienten, selten die Krankheit. Auf der Rückseite ist Platz für Bemerkungen Lutzes und des Patienten selbst. Bei den kleineren und älteren Zettelchen ist sehr wenig Platz für handschriftliche Notizen, da die Rückseite mit den Diätvorschriften versehen ist.

[82] HMK: V S 628.Hier sind verschiedene „Fliegende Journale" eingeklebt worden

[83] LAO (wie Anm. 55), S.53.

[84] Jütte (1995).

[85] STAK: Akten betr. die Lutzesche Klinik 1850-1870, 606 / 4 / B 38, unpaginiert.

entsprechenden Erfolg gelungen. Außerdem sind der Nachwelt so wahrscheinlich wichtige Dokumente verlorengegangen. Als der älteste Sohn Lutzes, Ernst Arthur, 1874 die Klinik übernimmt, weist er anfänglich insbesondere auf die Führung der Patientenbücher hin, die in der Klinik verbleiben und jederzeit einzusehen sind. Ist diese Feststellung eine kritische Anspielung auf die Methoden seines Vaters?

Arthur Lutze starb im 57. Lebensjahr, am 11. April 1870, an den Folgen eines Gelenkrheumatismus, den er wegen seiner Unrast und der Verantwortung für seine Patienten nicht richtig auskurierte. Ihm wurde ein stattliches Begräbnis zuteil. Tagelang war er in der Klinik aufgebahrt, und die Köthener erwiesen dem Heiler ihre letzte Ehre. Sogar eine Abordnung des Magistrats nahm am Begräbnis teil, nachdem offenbar vorher länger darüber verhandelt worden war. Eine Zeit lang zieht sich durch die „Fliegenden Blätter" noch die Diskussion über die angeblich „allopathische" Behandlung Lutzes in seinen letzten Tagen. Der Sohn Ernst Arthur erklärte die Sachverhalte detailliert und wies den Vorwurf entschieden zurück.

Nach Lutzes Tod leitete die Klinik zunächst formell ein Baron von Heyer, dem ab September 1870 Ferdinand Katsch (1828 - 1896) folgte. Dieser gründete 1872 in Köthen selbst eine Homöopathische Heilanstalt[86], weshalb von 1872 bis 1874 ein Dr. med. A. Schirks[87] die Lutzesche Klinik führte. Im Oktober 1874 übernahm Ernst Arthur Lutze nach Abschluß des Medizinstudiums und der Promotion die väterliche Klinik. Er wagte neue Ansätze: Er nahm erfolgreich chirurgische Operationen vor und baute zur Erweiterung der Therapie ein großes Badehaus im Garten der Klinik. Die Anziehungskraft, die die Klinik zu Lebzeiten des Vaters hatte, war jedoch mit dessen Tod durch den Verlust seiner Ausstrahlung für immer verloren. Trotz aller Bemühungen der Söhne - ab 1881 wird Sohn Paul Arthur Leiter der Klinik - war Köthen nicht mehr der Wallfahrtsort der Homöopathie wie um die Mitte des 19. Jahrhunderts.

Ist auch das vorhandene Material über Lutze, seine Schriften und Dichtungen, die Akten und andere Hinterlassenschaften, sehr umfangreich, so können doch nicht alle Fragen schlüssig beantwortet werden. Für die Nachwelt bleibt ein widersprüchliches und reizvolles Bild: Ein geschäftstüchtiger und eitler, aber auch mit liebenswerten Zügen und menschlicher Güte ausgestatteter Heiler, der durch seine persönliche Ausstrahlung sensationelle Heilerfolge erzielen und somit die Gunst einer enormen Patientenzahl erlangen konnte.

---

[86] Eppenich: (1995), S. 148 ff.
[87] Vgl. FLI Nr. 19 vom 10.10.1874. Am 5. Oktober 1874 hatte sich Dr. Schirks als homöopathischer Arzt in Eisleben niedergelassen.

Literatur

Allgemeine Homöopathische Zeitung (=AHZ) 1846-1856 und 1870.

Anhalt-Cöthensche Zeitung 1846-1848, 1855, 1870 (teilweise).

Bär, Erich: Dr. med. Samuel Hahnemann, in: Unsere Köthener Heimat, Heft 3, 1955.

Eppenich, Heinz: Geschichte der deutschen homöopathischen Krankenhäuser bis zum Ende des Ersten Weltkrieges, Heidelberg 1995.

Fliegende Blätter für Stadt und Land über Homöopathie. Hahnemannia (=FLI), Jg. 1/1858-Jg.25/1882.

Haehl, Richard: Samuel Hahnemann, sein Leben und Schaffen. Band 1 und 2, Leipzig 1922.

Jütte, Robert: Case Histories And Their Use In „Alternative Medicine". Manuskript.

Kügelgen, Wilhelm von: Lebenserinnerungen des Alten Mannes 1840 - 1867, Leipzig 1925.

Müller-Jahncke, Wolf-Dieter: Der Homöopath Arthur Lutze und seine Poliklinik in Köthen. In: Pharmazeutische Zeitung 130. Jg., Nr. 13, v. 28.3.85.

Lutze, Arthur: The tooth-ache to be cured by smelling, London und Potsdam 1846.

Lutze, Arthur: De cataractae extractione, Leipzig 1850.

Lutze, Arthur: Hahnemann's Todtenfeier, Cöthen 1859.

Lutze, Arthur: Lebensregeln der neuen naturgemäßen Heilkunst so wie Anweisung zur Heilung von Wunden und Verbrennungen, Cöthen 1862.

Lutze, Arthur: Herzog Heinrich und Marie oder der Triumph der Liebe. Historisches Schauspiel in fünf Acten, Cöthen 1866.

[Lutze, Arthur]: Selbstbiographie, Cöthen 1866

Lutze, Arthur (Hrsg.): Samuel Hahnemann's Organon der Heilkunst. Mit Abdruck der Vorreden und wichtigsten Varianten der ersten bis fünften Auflage, neuen Bemerkungen und einem Anhange aus Samuel Hahnemann's Schriften. 1865, 7. Auflage, Köthen 1881.

Populäre Zeitschrift für Homöopathie (Hrsg. Willmar Schwabe), 1870.

Streuber, Ingeborg: Homöopathie in Köthen. Katalog zur Ausstellung anläßlich der 1. Köthener Homöopathietage, Köthen 1993.

„Kranke Menschen zum Lichte des Lebens zurückführen"

Der Laienheilkundige Eugen Wenz (1856-1945) und die Stellung der homöopathischen Laienheiler um 1900[1]

Thomas Faltin

Den Namen Eugen Wenz wird man in jedem Lexikon und in allen homöopathischen Fachbüchern vergebens suchen. Denn erst vor wenigen Jahren ist sein umfangreicher Nachlaß im Stadtarchiv Bretten wiederentdeckt worden, nachdem er dort über 40 Jahre lang dicke Staubschichten angesetzt hatte. Aber auch in seiner eigenen Zeit hat Eugen Wenz wenig von sich reden gemacht, obwohl er 42 Jahre lang, von 1895 bis 1937, als Laienheiler praktiziert hat und obwohl er unermüdlich Flugblätter, Broschüren und Bücher verfaßt und herausgegeben hat. Trotz dieser recht geringen Bedeutung von Wenz als Person ist er aber als Forschungsobjekt interessant, und zwar gerade wegen seiner Durchschnittlichkeit: Die Geschichte der Homöopathie tut sich schwer damit, allgemeine Aussagen über die soziale Herkunft und Stellung der Laienheilkundigen im Kaiserreich und in der Weimarer Republik zu treffen, weil es so gut wie keine direkten Quellen über diese Heiler und von diesen Heilern gibt.[2] Hier kann der Nachlaß Wenz Abhilfe schaffen.

Dieser Aufsatz will deshalb nicht nur die Person Eugen Wenz vorstellen, sondern verfolgt darüberhinaus einige weitere Ziele. Er will erstens in groben Zügen die Stellung der Laienheiler um 1900 darstellen. An Wenz soll dann zweitens exemplarisch gezeigt werden, daß sich unter den homöopathischen Laienheilkundigen auch Personen befanden, die uns heute etwas dubios erscheinen, obwohl sie in bester Absicht und in gutem Glauben gehandelt haben.[3] Drittens soll beschrieben werden, wie die Homöopathie als Heilkunst bei manchen Laienheilern in eine religiöse Weltanschauung eingebettet sein konnte, obwohl der Homöopathie grundsätzlich keine

---
[1] Dieser Aufsatz stellt Teilergebnisse aus der Dissertation über Eugen Wenz vor, die derzeit entsteht.
[2] Einen Überblick über die Geschichte der Laienheilkundigen in Hamburg von der Frühen Neuzeit bis 1939 gibt Reupke (1987).
[3] Siehe dazu auch die etwas anders gelagerten Biographien von David Steinestel und Arthur Lutze in den Beiträgen von Häcker-Strobusch und Streuber in diesem Band.

ideologischen Aspekte zugrunde liegen. Und viertens soll verdeutlicht werden, daß die Homöopathie in der Praxis keine klar abgegrenzte Heilmethode war, sondern sich mit anderen Verfahren vermischen und auch in sich sehr differenzierte Ausprägungen annehmen konnte.

Eugen Wenz als Prophet

Eugen Wenz wurde schon von seinen Zeitgenossen in vielfacher Hinsicht als ein Außenseiter und obskurer Sonderling angesehen. Wenig zimperlich in seinem Urteil über Wenz war beispielsweise im Jahr 1938 das nationalsozialistische Propagandaministerium. Eugen Wenz hatte Adolf Hitler in exaltiertem Ton einen langen Brief geschrieben, den der „Führer" aber nie zu Gesicht bekam; statt dessen legte ein Sachbearbeiter den Brief kopfschüttelnd zu den Akten und vermerkt: „Herr Eugen Wenz [ist] scheinbar verrückt. Es fehlt am Schluss des Anschreibens an den Führer hinter dem Namen Wenz nur noch die Bezeichnung ‚Christus II.', damit wäre die Ansprache abgeschlossen."[4]

Eugen Wenz hielt sich in der Tat für einen von Gott Berufenen, für einen Propheten.[5] Bevor wir uns also der homöopathischen Tätigkeit Wenz' zuwenden, müssen wir in aller Kürze den religiösen, politischen und sozialen Rahmen abstecken, in dem der Laienheiler Eugen Wenz agierte. Denn nur so läßt sich sein vielschichtiges Leben und auch seine medizinische Arbeit begreifen

Eugen Wenz wurde am 23. Mai 1856 als erster Sohn einer vermögenden Kaufmannsfamilie geboren; sein Vater betrieb in Ludwigsburg eine florierende Zigarrenfabrik. Mit 13 Jahren war Wenz schon Vollwaise, und dieser Umstand macht es psychologisch nachvollziehbar, warum der pietistisch erzogene Knabe sich Gott zuwandte. Über seine Konfirmation im Jahr 1870 berichtete er Jahre später: „Besonders tröstete es mich, mit dem Psalmisten sprechen zu können: Vater und Mutter haben mich verlassen, aber der Herr nimmt mich als sein Kind auf."[6]

Zunächst trat Wenz in die Fußstapfen des Vaters. Er wurde Kaufmann und verdiente sich damit bis zu seinem 29. Lebensjahr den Lebensunterhalt. Erst dann hatte er sein Erweckungserlebnis und schiffte sich am 9. August 1885 nach Amerika ein. In St. Louis wollte Wenz sich in der „Evangelischen Synode von Nordamerika", einer unierten Kirche, zum Prediger aus-

---

[4] Bundesarchiv, Abt. III Außenstelle Berlin-Zehlendorf, Akte der Reichsschrifttumskammer über Wenz Nr. 7324.
[5] Der christliche Glauben spielte auch für andere homöopathische Laienheiler und Ärzte eine große Rolle, wenn auch nicht in so übersteigerter Form wie bei Wenz. Siehe dazu beispielsweise den Beitrag von Streuber in diesem Band.
[6] Stadtarchiv Bretten, Nachlaß Wenz, SD 2, S. II.

Eugen Wenz als Prophet

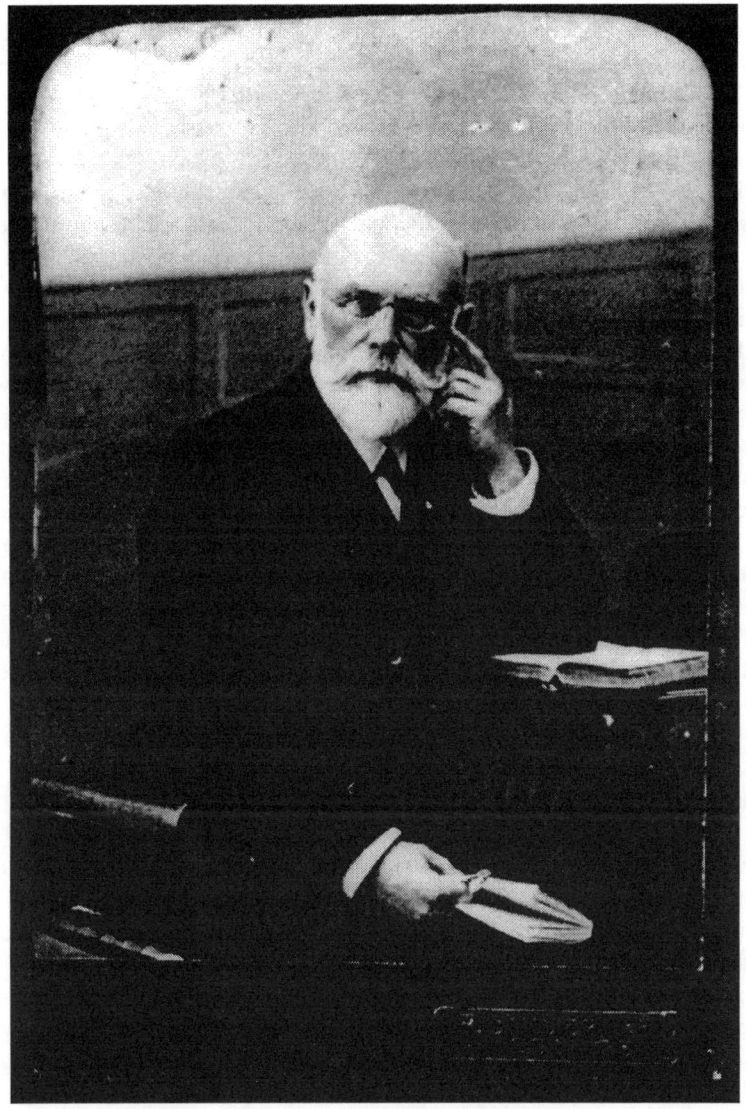

Abb. 40: Eugen Wenz ca. 1910. (Quelle: Nachlaß Eugen Wenz. Von Wenz selbst eingeklebtes Photo zu seinem Geburtstag 1911. Stadtarchiv Bretten)

bilden lassen. Nach einem Jahr aber kam es zu Spannungen mit den Lehrern und Mitschülern. Eugen Wenz hatte nämlich in dieser Zeit täglich Visionen. Er glaubte, der Heilige Geist offenbare ihm die ewigen Wahrheiten und Ratschlüsse Gottes, und diese religiöse Selbstüberschätzung war für das Seminar auf Dauer nicht tragbar. Ende 1886 kehrte Wenz deshalb nach Deutschland zurück, da Gott ihm befohlen hatte: „Du Menschensohn, kehre wieder zurück in dein Vaterland und predige den Kindern deines Volkes, was ich dich lehren werde."[7] Diesem Auftrag kam Wenz nach, indem er ab 1887 zahlreiche religiöse Schriften im Selbstverlag herausgab. Bis an sein Lebensende sollte Wenz nicht mehr von der Überzeugung abrücken, ein „erlöstes Kind Gottes"[8] zu sein.

Man würde Wenz und der Geschichte nicht gerecht werden, wenn man diese religiöse Übersteigerung nur als persönlichen Defekt interpretierte. Sie war vielmehr der exzentrische Ausdruck einer gärenden gesellschaftlichen Spannung: Eugen Wenz reiht sich ein in jene Gruppe von selbsternannten Heilsbringern, die ab 1880 nicht nur in Deutschland stark anwuchs. In den Prophezeiungen dieser Personen verbindet sich eine fundamentale Kulturkritik am maroden Kaiserreich mit den Untergangs- und Heilserwartungen am Ende des 19. Jahrhunderts. Nach dem Ersten Weltkrieg erhielt diese Strömung in Deutschland einen deutlichen Schub, denn „die Erschütterung und schließliche Zerstörung des Wilhelminischen Ancien Régime durch Krieg, Niederlage, Revolution, Nachkriegswirren und Inflation ließen [...] die Suche nach einer neuen seelischen und geistigen Identität nur noch dringlicher erscheinen."[9] So weltfremd sich diese Heilsbringer also auch gerierten, ihre Lehren müssen doch als Reaktion auf die gesellschaftlichen und politischen Gegebenheiten der Zeit betrachtet werden. Es verwundert deshalb nicht, daß auch bei Wenz die religiöse Überzeugung zu politischer und sozialer Aktivität führte.

Das politische und soziale Engagement Eugen Wenz'

In politischer Hinsicht zeigte Wenz, nach einer eher liberalen Phase, eine deutliche Neigung zu deutschnationalen Parteien des Kaiserreichs und der Weimarer Republik. Beispielsweise war er Mitglied der „Deutschen Vaterlandspartei", die nach 1918 gegen den „schmachvollen" Versailler Friedensvertrag kämpfte. Die Verbindung von Christentum und Deutschtum bei Eugen Wenz war nicht ungewöhnlich für die damalige Zeit, denn viele lebten in dem Glauben, daß das deutsche Volk Gottes eigene Schöpfung sei und deshalb eine Vorrangstellung unter allen Völkern besitze.[10] Von größerem Interesse als die Mitgliedschaft in Parteien ist Eugen Wenz' eigener Verband, der 1904 gegründete „Deutsche Wohlfahrtsbund". Diese Vereinigung, die allerdings nie über 30 Mitglieder hinauskam, sollte nach Wenz' Vorstellung ein Sammelbecken für alle Personen werden, die die Umgestaltung Deutschlands auf deutschchristlicher Grundlage zum Ziel hatten.

---

[7] Stadtarchiv Bretten, Nachlaß Wenz, SD 2, S. VII.
[8] Stadtarchiv Bretten, Nachlaß Wenz, SD 2, S. V.
[9] Linse (1983), S. 31.
[10] Siehe dazu: Hieronimus (1982), S. 161.

Es würde zu weit führen, Wenz' politische Anschauungen hier im Detail darzustellen. Nur so viel: Wenz ist in seinen politischen Bestrebungen in jene deutschnationale Strömung des Kaiserreichs und der Weimarer Republik einzuordnen, die unter dem Begriff „Konservative Revolution" bekannt ist.[11] Diese Bewegung besaß eine geistige Nähe zum späteren Nationalsozialismus; allerdings kann man sie nicht pauschal als Vorläufer und Ideengeber des deutschen Faschismus ansehen. Dies zeigt sich auch an Eugen Wenz: Er ist nie der NSDAP beigetreten.

In sozialer Hinsicht äußerte sich Wenz' Religiosität in seinem Engagement in der „Lebensreformbewegung".[12] Diese Strömung, die im letzten Drittel des 19. Jahrhunderts immer mehr Zulauf erhielt, war, etwas verkürzt gesagt, eine Reaktion auf die zunehmende Industrialisierung Deutschlands: Den gesundheitsgefährdenden Arbeitsbedingungen, den miserablen Wohnverhältnissen und der als Verfall empfundenen Entwicklung der deutschen Kultur begegneten die Lebensreformer mit einer Rückkehr zu einer „naturgemäßen Lebensweise".[13] Die Naturheilkunde setzte sich für eine natürliche Heilweise ein, der Vegetarismus für eine natürliche Ernährung, die Gartenstadtbewegung für ein natürliches Wohnen, die Nacktkultur für einen natürlichen Umgang mit dem menschlichen Körper. Aus der Selbstreform des Einzelnen sollte allmählich eine moralisch und sozial höherstehende Gesellschaft erstehen. Im weitesten Sinne bemühte sich die Lebensreformbewegung also um die Lösung der „sozialen Frage". Eugen Wenz kämpfte vor allem in der Antialkoholbewegung und der Bodenreformbewegung mit - auch hier war seine Utopie auf christlichen Grundsätzen aufgebaut.

Und nicht zuletzt entsprang auch Wenz' medizinische Tätigkeit einer religiösen Motivation. Im Jahr 1895 schrieb er: „Es ist [...] nach dem Gottesdienst der erhabenste Beruf des Menschen doch der, Priester der heiligen Flamme des Lebens und der Verwalter der höchsten Gaben Gottes und der geheimsten Kräfte der Natur, d.h. Arzt zu sein."[14] Religion, Konservative Revolution, Lebensreformbewegung und Alternative Medizin waren für Eugen Wenz also nur die verschiedenen Facetten eines einzigen Zieles: der körperlichen, sozialen und politischen Gesundung des deutschen Volkes auf christlicher Grundlage.

Die medizinische „Ausbildung" Wenz' und das soziale Profil der Laienheilkundigen

Durch den Amerika-Aufenthalt und durch zahlreiche Veröffentlichungen zu religiösen Themen war Wenz' stattliches Erbe bald aufgebraucht gewe-

---

[11] Siehe dazu die Arbeiten von Mohler (1989) und Sontheimer (1968).
[12] Allgemein zu dieser Bewegung siehe Krabbe (1974).
[13] Zur Problematik dieses Begriffes siehe Wolff (1989b).
[14] Stadtarchiv Bretten, Nachlaß Wenz, SD 4, S. 6.

sen, so daß er sich im Jahr 1888 wieder einen Broterwerb suchen mußte. Er fand eine Anstellung als Sekretär bei dem bekannten Arzt Oskar Königshöfer in der „Charlotten-Heilanstalt für Augenkranke" in Stuttgart.[15] Dort behandelten keine homöopathischen Ärzte, so daß Eugen Wenz in der Anstalt nur schulmedizinische Kenntnisse erlangt hat. Deshalb betonte er später immer wieder, daß er sich auch in der „Allopathie" auskenne.[16] Diese ersten Erfahrungen führten dazu, daß Wenz kein so borniert er Gegner der Schulmedizin wurde wie viele andere Laienheiler; an den teilweise sehr heftigen Auseinandersetzungen zwischen der Schulmedizin und den alternativen Heilweisen hat Wenz zwar teilgenommen, aber er versuchte stets ausgleichend zu wirken.

Die Arbeit in der Heilanstalt scheint Wenz' Interesse an der Medizin so sehr gefestigt zu haben, daß er sich 1892 wiederum nach einem Sekretärsposten bei einem Arzt umschaute. Er wurde schließlich von dem berühmten homöopathischen Arzt Emil Schlegel (1852-1934)[17] in Tübingen angestellt, bei dem er bis 1895 blieb. Obwohl es sich auch hier um eine kaufmännische Stellung handelte, muß man diese drei Jahre doch als die eigentlichen medizinischen Lehrjahre von Wenz bezeichnen: Schlegel wurde zu seinem Mentor und Vorbild.

Der Einstieg in die Homöopathie bei Eugen Wenz war nicht untypisch für die homöopathischen Laienheiler Deutschlands. Es gab drei klassische Wege. Viele fühlten sich zum Heilen berufen, konnten aber aus finanziellen Gründen nicht Medizin studieren. Andere waren selbst schwer krank gewesen und wurden, nachdem die Schulmedizin versagt hatte, durch die Homöopathie geheilt, was oftmals als Erweckungserlebnis empfunden wurde. Zum dritten fanden viele den Zugang, nachdem sie in Kontakt zu einem homöopathischen Förderer oder Arzt gekommen waren. Diese dritte Variante traf also bei Eugen Wenz zu, wie übrigens auch für Emil Schlegel selbst. Er hatte wie Wenz zunächst einen kaufmännischen Beruf erlernt, begeisterte sich aber immer mehr für die homöopathische Heilweise. Im Jahr 1873 erhielt Schlegel dann ein Angebot von August Zöppritz, dem Sekretär und späteren Vorsitzenden des württembergischen homöopathischen Laienvereins „Hahnemannia": Er wolle ihm durch ein Stipendium das Hochschulstudium finanzieren.[18] So wurde aus dem Kaufmann ein homöopathischer Arzt. Allerdings blieb Schlegel der Doktortitel versagt, da er sich an der Universität Tübingen offen zur Homöopathie bekannt hatte, was

---

[15] Zur Charlottenklinik siehe Rolf (1991). Zur Biographie von Oskar Königshöfer siehe Bok (1911).

[16] Zum Beispiel in: Stadtarchiv Bretten, Nachlaß Wenz, DW 4, S. 3.

[17] Trotz der Bedeutung Schlegels für die Homöopathie gibt es bisher keine größere Arbeit über sein Leben und Werk. Eine kurze Notiz bringt Tischner (1950), S. 188. Längere autobiographische Skizzen in: Schlegel (1928) und Schlegel (1931).

[18] Zu dieser Studienstiftung siehe Dinges (1993), S. 222.

in den 1870er Jahren ein unerhörter Vorgang war. Er solle sich von der Homöopathie lossagen, drängten ihn die Professoren, dann werde er auch promoviert; aber auf diesen „Kuhhandel" hatte sich Schlegel nicht eingelassen. Diese Drangsalierung durch die Professoren wirft ein bezeichnendes Licht auf die schlechte Stellung, die die Homöopathie auch im letzten Drittel des 19. Jahrhunderts noch an den Universitäten besessen hat. Trotzdem gelang es Emil Schlegel, vor allem bei seinen Patienten und homöopathischen Kollegen, ein hohes Ansehen zu erwerben.

Bei Wenz spielte sicherlich die immer wieder gerühmte charismatische Ausstrahlung Schlegels eine große Rolle für die Entscheidung, im Jahr 1895 den Kaufmannsberuf aufzugeben und selbst Heilkundiger zu werden. Damals war es noch möglich gewesen, sich ohne eine staatlich anerkannte medizinische Ausbildung als Heilkundiger niederzulassen. In den Jahren 1869 bis 1872 war im gesamten Deutschen Reich die sogenannte „Kurierfreiheit" eingeführt worden, die grundsätzlich bis 1939 bestehen blieb. Jede Person, die sich zum Heilen berufen fühlte, konnte also ungeachtet ihrer Aus- und Vorbildung medizinische Behandlungen anbieten. Allerdings schränkten die Behörden diese Kurierfreiheit durch neue Verordnungen immer stärker ein. So wurde 1883 das Kurieren im Umherziehen verboten, seit 1900 durften nur noch staatlich geprüfte Personen die Geburtshilfe ausüben, und ab 1902 mußte jeder nichtapprobierte Heiler die Einsicht in die Bücher und Patientenjournale hinnehmen. Hinter diesen Einschränkungen stand die Angst der Behörden, keine Handhabe gegen jene „Quacksalber" zu besitzen, denen es nur um den Profit und nicht um die Gesundheit der Patienten ging. Aber dieses Schreckgespenst des gemeingefährlichen Kurpfuschertums entsprach mit Sicherheit nicht der historischen Bedeutung der Laienheilkunde, sondern war, wenn auch mit einem wahren Kern, ein überzeichnetes Zerrbild. Es wurde vor allem durch die Agitation der Schulmediziner heraufbeschworen, denen die Kurierfreiheit aus medizinischen und wirtschaftlichen Gründen ein Dorn im Auge war. Mit Statistiken[19] versuchten sie zu beweisen, daß die Zahl der „Kurpfuscher", wie die Ärzte alle nichtapprobierten Heilkundigen pauschal bezeichneten, beängstigend stark überhand nehme: So rechnete der Justizrat Holz im Jahr 1903 vor, es gebe in Deutschland 46.133 „nichtärztliche Krankenbehandler"[20] gegenüber rund 30.000 approbierten Ärzten. Diese Zahl ist allerdings viel zu hoch gegriffen, denn Holz zählt hier nicht nur die Laienheiler, sondern auch alle Dentisten, Masseure, Hebammen und Krankenpfleger. Umgekehrt schätzte der „Zentralverband für Parität der Heilmethoden", der gegen die immer wieder drohende Aufhebung der Kurierfreiheit kämpfte, die Zahl der berufsmäßigen Laienheiler auf lediglich etwa 600 bis 800 Personen. Die Reichsstatistik aus dem Jahr 1909 dürfte, bei aller notwendigen Skepsis auch ihr gegenüber, der Wahrheit am nächsten kom-

---

[19] Die folgenden Angaben beziehen sich auf die gesamte Alternative Medizin.
[20] Die Zahl nach: Krueger (1911), S. 80.

„Kranke Menschen zum Lichte des Lebens zurückführen"

men: Sie führt 4414 Laienheilkundige auf.[21] Im Verhältnis zur Zahl der approbierten Ärzte konnte also von einer überbordenden Masse an „Kurpfuschern" gar keine Rede sein.

Ein wichtiges Argument der Schulmediziner gegen die Laienheiler war deren vermeintlich niedere Herkunft und, damit verbunden, deren schlechte medizinische Ausbildung. Aber auch hier sind alle zeitgenössischen Angaben mit Vorsicht zu genießen, da sie oft zur Durchsetzung von Standesinteressen ermittelt wurden. Immerhin läßt sich aus ihnen ablesen, daß ein großer Teil der Heilkundigen zuvor einem handwerklichen Beruf nachgegangen war; nicht unerheblich war auch die Zahl der Handels- und Gewerbetreibenden, während die Zahl der Arbeiter relativ niedrig ist. Auffallend ist außerdem, daß sich viele Pfarrer und Lehrer zum Heilgewerbe hingezogen fühlten (siehe Abb. 41).[22]

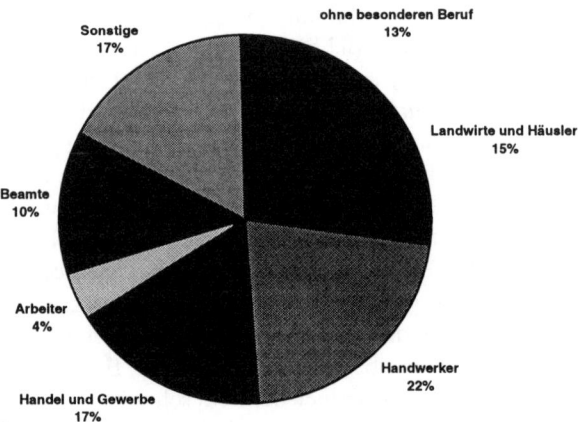

Abb. 41: Frühere Berufe der „Heilkundigen" in Preußen im Jahr 1898 (in Prozent). (Quelle: Entwurf eines Gesetzes [1910])

Den Laienheilern unterstellte man häufig, daß sie nur Patienten aus der sozialen Unter- und Mittelschicht behandelten. Aber auch diese Aussage ist allzu pauschal: Viele kranke Personen von höherem Stand suchten ebenfalls

---

[21] Regin (1995), S. 362.
[22] Die Graphik beruht auf den Berechnungen des Arztes Dr. Dietrich aus dem Jahr 1898. Sie berücksichtigen jedoch neben Laienheilkundigen aller Heilweisen auch Dentisten, Barbiere und Heilgehilfen, so daß die Ergebnisse allenfalls Tendenzen widerspiegeln. Die Auswertung beruht auf Angaben von 1735 Personen (Zahlen nach: Entwurf eines Gesetzes [1910], S. 4).

Die medizinische „Ausbildung" Wenz'

bei Laien um Hilfe nach. Dafür dürften zwei Gründe ausschlaggebend gewesen sein: Zum einen greifen schwerkranke Menschen, die womöglich sogar von der Schulmedizin aufgegeben worden sind, nach jedem heilungsversprechenden „Strohhalm"; zum anderen schwelte in der Bevölkerung um die Jahrhundertwende, ähnlich wie auch heute wieder, ein allgemeines Unbehagen gegen die offizielle Medizin, die man als anonym und arrogant empfand.[23] Eine Untersuchung des Berliner Arztes Dr. Springfeld zeigt, daß sich unter den 2559 Patienten, die sich im Jahr 1890 brieflich an einen der Berliner Laienheiler wandten, 178 Personen mit höherer Bildung befanden, daneben 227 Subalternbeamte, 301 Kaufleute, 106 Volksschullehrer, 311 Gewerbetreibende und Arbeiter, 898 Frauen und 84 Kinder (siehe Abb. 42).[24]

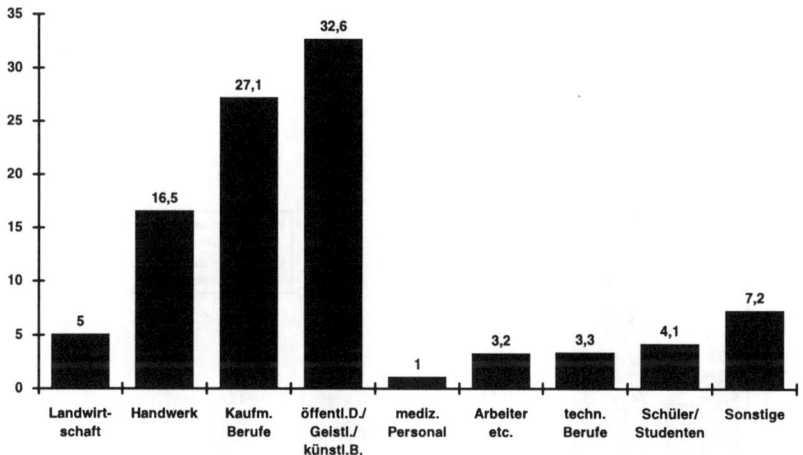

Abb. 42: Berufsverteilung der Patientenschaft von Berliner „Heilkundigen" im Jahr 1890 nach der Untersuchung Springfelds (in Prozent). (Quelle: Krueger [1911], S. 48f.) Verwendete Abkürzungen: Kaufm.: kaufmännische; öffentl. D.: öffentlicher Dienst; Geistl.: Geistliche; künstl. B.: künstlerische Berufe; mediz.: medizinisches.

Eugen Wenz hat zwischen 1895 und 1901 ein Patientenbuch geführt, so daß sich hier ein Vergleich mit den Zahlen Springfelds anbietet. Allerdings muß berücksichtigt werden, daß es sich um zwei verschiedene Quellenarten (Briefe und Patientenbuch) handelt, was die Vergleichbarkeit einschränkt.

---

[23] Siehe dazu: Dinges (1996).
[24] Diese Angaben sind glaubwürdiger als der restliche, überaus fragwürdige Teil der Untersuchung Springfelds, da hier eine repräsentative Zahl von Patienten zugrundegelegt ist und da Patienten sich in der Regel nicht brieflich an Dentisten oder Masseure gewandt haben; es dürfte sich deshalb größtenteils um Patienten von Laienheilern gehandelt haben. Die Angaben nach Krueger (1911), S. 48f.

"Kranke Menschen zum Lichte des Lebens zurückführen"

Die Verteilung der Patienten nach Berufssparten bei Springfeld stimmt nicht ganz mit den Ergebnissen aus Wenz' Patientenbuch überein. Dies dürfte aber großteils daran liegen, daß Wenz zu dieser Zeit in einer ländlichen Gegend praktiziert hat, während sich die Angaben Springfelds auf die Großstadt Berlin beziehen. Bei Wenz machten die Bauern, Handwerker und Gastwirte rund 68 Prozent der Patientenschaft aus, während kaufmännische und industrielle Berufe nur mit rund 10 Prozent vertreten sind (siehe Abb. 43). Trotz des hohen Anteils an Bauern und Handwerkern darf man die Praxis Wenz' aber nicht pauschal als eine „Arme-Leute-Praxis" einstufen. Denn allein die Lehrer, Pfarrer, Bürgermeister und Fabrikdirektoren sind mit einem Anteil von 7,5 Prozent unter der Patientenschaft vertreten. Da sich auch unter Bauern, Gastwirten und Viehhändlern reiche Personen befinden könnten, dürfte die Zahl wohlhabenderer und sozial bessergestellter Patienten in Wirklichkeit deutlich höher gelegen haben.[25] Insgesamt spiegelt sich in der Patientenschaft Wenz' recht genau die soziale Struktur der Gegend wider - Wenz war also grundsätzlich ein Heiler für alle Gesellschaftsschichten.

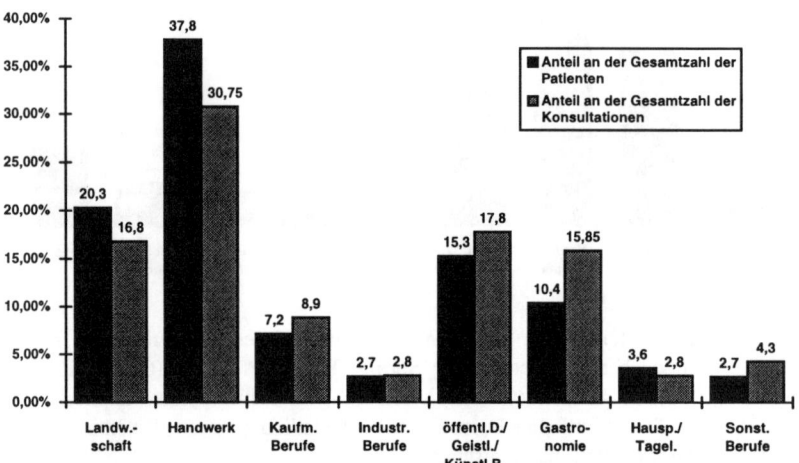

Abb. 43: Berufsstruktur der Patientenschaft von Wenz in den Jahren 1895 bis 1901 in der Praxis in Mühringen (in Prozent). Verwendete Abkürzungen: Kaufm. Berufe: Kaufmännische Berufe; öffentl.D.: öffentlicher Dienst; Geistl.: Geistliche; künstl.B.: künstlerische Berufe; Landw.schaft: Landwirtschaft; Hausp.: Hauspersonal; Tagel.: Tagelöhner. (Quelle: Berechnungen des Autors nach Stadtarchiv Bretten, Nachlaß Wenz, SAM 28)

---

[25] Zur Patientenschaft homöopathischer Ärzte siehe auch den Beitrag von Jütte in diesem Band.

Die Heiltheorie Eugen Wenz'

Auf dreifache Weise hat Eugen Wenz als Laienheilkundiger gewirkt: Er hat in der Theorie über die Mechanismen von Gesundheit, Krankheit und Heilung nachgedacht, er hat in der Praxis kranke Menschen behandelt, und er war in der medizinischen Laienbewegung aktiv. Diese drei Bereiche sollen im folgenden getrennt untersucht werden.

Bei seinen theoretischen Überlegungen ging Eugen Wenz von der sogenannten „Lebenskraft" aus: Jedem Menschen wohne eine Selbstheilungskraft inne, und der Arzt müsse diese Kraft durch seine Therapie nur noch anregen oder unterstützen, um die Heilung herbeizuführen.[26] Diese Theorie von der Lebenskraft hat in der Medizin eine lange Tradition; im ausgehenden 18. Jahrhundert bestimmte sie in zahlreichen Varianten fast alle medizinischen Konzepte, und im 19. Jahrhundert wurde sie vor allem von der Naturheilkunde aufgegriffen und als oberstes Prinzip dieser Heilweise angesehen. Dagegen trat die Bedeutung der Lebenskraft in der homöopathischen Heilweise zurück; sie spielte hier eine geringere Rolle als in der Naturheilkunde. Dennoch erkannten viele Homöopathen der Lebenskraft eine grundsätzliche Bedeutung zu. Auch Emil Schlegel gehörte zu dieser Gruppe; er schrieb 1912: „Ferner steht und fällt das homöopathische Prinzip mit dem Appell an die Naturheilkräfte und ihre Selbstregulierung."[27] Dieser theoretische Ansatz zeigt, daß Naturheilkunde und Homöopathie auch in ihrem Medizinkonzept Gemeinsamkeiten besaßen.

Für Eugen Wenz lag das Zentrum der Lebenskraft im Blut. Es bestünde, so Wenz, zu fast hundert Prozent aus den vier Elementen Kohlenstoff, Wasserstoff, Stickstoff und Sauerstoff. Jedes dieser Elemente besäße nun eine spezifische „Vitalität", oder einfacher gesagt, eine positive oder negative Kraft: Kohlenstoff und Wasserstoff seien von positiver, Sauerstoff und Stickstoff von negativer „Vitalität". Die Definition des Begriffes Krankheit war als Konsequenz dieses Grundgesetzes für Wenz denkbar einfach: Es gebe vier grundsätzliche Krankheitstypen, je nachdem, welches der vier Blutelemente sich gegenüber der normalen Zusammensetzung verändert hatte.[28] Und auch die Heilweise Wenz' ergibt sich zwingend aus diesen Überlegungen: Bei einem Kranken müsse man die positiven Kräfte soweit vermehren bzw. vermindern, bis das normale Gleichgewicht des Blutes wiederhergestellt sei.[29]

---

[26] Die Idee von der Lebenskraft, die als „Vitalismus" bezeichnet wird, hat im Laufe ihrer bis in die Antike zurückreichenden Geschichte zahlreiche inhaltliche Wandlungen durchgemacht, auf die hier nicht näher eingegangen werden kann. Siehe dazu Diepgen (1931).

[27] Schlegel (1912), S. 49.

[28] Diese Einteilung besitzt einen deutlichen Bezug zur Humoralpathologie. Danach lag der Ursprung der Krankheiten in Ungleichgewichten zwischen den vier Körpersäften Blut, Schleim, schwarze Galle und gelbe Galle.

[29] Diese Beschreibung nach Stadtarchiv Bretten, Nachlaß Wenz, SD 7.

Die Heilweisen Eugen Wenz' und die Beziehungen zwischen der Homöopathie und der Naturheilkunde

Aus diesem Konzept zieht Wenz den Schluß, daß keine Heilweise die Vorherrschaft über eine andere besitze. Jedes Heilverfahren, das das Gleichgewicht der Lebenskraft wiederherstellen könne, habe seine Berechtigung. Diese Einwirkung auf die Lebenskraft sei in verschiedenster Weise möglich, nämlich in anatomischer, physiologischer, mechanischer, chemischer, elektrischer, magnetischer und in spiritueller Weise.[30] Deshalb ließ Wenz nicht nur die Homöopathie als Heilweise gelten, sondern auch die Naturheilkunde und beispielsweise auch religiöse Suggestionsverfahren.

Homöopathie und Naturheilkunde, die beiden bedeutendsten Formen der Alternativen Medizin, waren für Wenz Schwestern. In einer Broschüre beschreibt er seine Überzeugung mit den reichlich pathetischen Worten: „Wenn auch nach ihrem Aussehen und ihrer Gestalt nach verschieden, sind Homöopathie und Naturheilkunde dennoch zwei Schwestern, die, getrieben von ihrer Liebe zu der unter Krankheit und Elend seufzenden Menschheit, vom Himmel herabgestiegen sind, um [...] kranke Menschen [...] zum Lichte des Lebens zurückzuführen."[31]

Seine persönliche Heilweise nannte Wenz „das kombinierte Natur-Heilverfahren".[32] Darunter verstand er die „Anwendung der äusserlichen Heilfaktoren wie Licht, Luft, Wasser etc. in Verbindung mir rationeller Diät und den innern Gebrauch solcher Arzneikräfte, welche das natürliche Heilbestreben der Lebenskraft zu unterstützen geeignet sind".[33] Konkret bedeutet dies: Wenz verschrieb homöopathische Medikamente und unterstützte deren Wirkung durch verschiedene, meist naturheilkundliche Therapieformen wie Bäder, Güsse, Lichtbäder, Diät, gymnastische Übungen oder Hautreizbehandlungen; später kamen noch Elektrisationen[34] hinzu. Außerdem arbeitete er nach dem Ersten Weltkrieg astromedizinische Komponenten in seine Heilweise ein: Wenz war der Meinung, daß der Kosmos einen Einfluß auf Krankheit und Gesundheit habe.[35]

Diese enge Verbindung und Vermischung der homöopathischen mit der naturheilkundlichen Heilweise bei Eugen Wenz wirft natürlich die Frage auf, inwieweit diese Kombination am Ende des 19. und zu Beginn des 20.

---

[30] Stadtarchiv Bretten, Nachlaß Wenz, SD 4, S. 19.
[31] Wenz: (1900), S. 98.
[32] So zum Beispiel in Stadtarchiv Bretten, Nachlaß Wenz, DW 10.
[33] Stadtarchiv Bretten, Nachlaß Wenz, Beilage in WP 3 (Flugblatt „Das kombinierte Natur-Heilverfahren", ca. 1897).
[34] Bei der Elektrotherapie werden meist sehr schwache Niederfrequenzströme zu Heilzwecken angewandt. Die Vielzahl der therapeutischen Möglichkeiten wird in der Broschüre des größten diesbezüglichen Apparateherstellers Wohlmuth dargestellt, siehe Elektrogalvanische Heilkunde (o.J.).
[35] Zur Astromedizin siehe Asboga (1931).

Jahrhunderts üblich war. Wir wollen, um zu einer Antwort zu kommen, die Laienvereine, die approbierten homöopathischen Ärzte und die Laienheilkundigen gesondert untersuchen.

Wenn man die damals größte Zeitschrift der naturheilkundlichen Laienbewegung, den „Naturarzt", durchblättert, fällt sofort auf, daß die Naturheilkunde die Homöopathie vehement ablehnte. Die Kritik richtete sich hauptsächlich gegen die Anwendung von Arzneimitteln; daß es sich dabei um kleinste Gaben handelte, zählte für die Naturheilkunde nicht, denn sie bezog ihr Selbstverständnis gerade aus dem völligen Verzicht auf fast alle Medikamente. Eine Zusammenarbeit mit der Homöopathie erschien dem Naturarzt deshalb nur im politischen Kampf gegen den gemeinsamen Gegner Schulmedizin möglich; eine Annäherung der Heilweisen auf medizinischem Gebiet stand dagegen für die Zeitschrift außer Frage.

Um so überraschender ist es, daß sich die „Homöopathischen Monatsblätter", das Organ des größten deutschen homöopathischen Laienverbandes „Hahnemannia", in einem weitreichenden Maße der Naturheilkunde öffneten.[36] Bis zum Jahr 1900 trug die Zeitschrift sogar den Untertitel „Mitteilungen und Erfahrungen aus dem Gebiete der Homöopathie und Naturheilkunde" und bekannte sich damit ausdrücklich zur naturheilkundlichen Methode. Und auch nach 1900 waren Artikel zu naturheilkundlichen Themen in der Zeitschrift keine Seltenheit. Die positive Einstellung gegenüber der Naturheilkunde prägte nicht nur die „Hahnemannia": So entstanden in Süddeutschland noch vor 1900 zahlreiche homöopathische Ortsvereine (beispielsweise in Karlsruhe und Durlach), die ausdrücklich die Naturheilkunde miteinbezogen; 1903 wurde in Baden sogar ein Landesverband für Homöopathie und Naturheilkunde gegründet.[37] Die homöopathischen Laienvereine zeigten sich also insgesamt weitaus aufgeschlossener gegenüber der Naturheilkunde als umgekehrt.

Auch viele approbierte homöopathische Ärzte wandten selbst naturheilkundliche Verfahren an, und zwar schon in der ersten Hälfte des 19. Jahrhunderts. Bereits für die 1840er Jahre gibt es darauf erste Hinweise, wohingegen auch hier die naturheilkundlichen Ärzte eher mit Ablehnung auf die Homöopathie reagiert haben. Im Jahr 1840 äußerte beispielsweise der homöopathische Arzt Dr. Bicking sein Unverständnis über die geringe Toleranz seiner naturheilkundlichen Kollegen: „Während die Homöopathen die Rechte der Wasserheilkunst willig anerkennen, suchen die Aerzte dieser Methode sich allein geltend zu machen und befeinden, nachdem sie den Kampf mit der alten Therapie aufgegeben haben, die Homöopathie."[38] Auch um 1900 gab es zahlreiche approbierte Homöopathen, die für eine

---

[36] Zur Hahnemannia siehe den Aufsatz von Staudt (1995).
[37] Siehe dazu: Winheim (1902), S. 118; Reinhardt (1913), S. B106; Reinhardt (1920), S. 72.
[38] Bicking (1840/41), S. 9. Zur Verbindung zwischen Homöopathie und Hydropathie in der ersten Hälfte des 19. Jahrhunderts siehe auch Willfahrt (1994).

Annäherung zwischen Homöopathie und Naturheilkunde eintraten. So warb zum Beispiel der Karlsruher Arzt Dr. H. Moeser, der zeitweilig verantwortlicher Redakteur der „Homöopathischen Monatsblätter" war, für eine Verbindung der beiden Heilverfahren. Er selbst leitete ab 1895 die „Kneippkur- und Naturheilanstalt" Mathildenbad in Wimpfen a.N., in der auch homöopathisch behandelt wurde. Auch sein Nachfolger als Redakteur der Monatsblätter, Dr. Richard Haehl (1873-1932),[39] erteilte immer wieder hydropathische Ratschläge. Nicht zuletzt hat auch Emil Schlegel naturheilkundliche Methoden angewandt, wobei er allerdings der Homöopathie den ersten Rang einräumte, während die Naturheilkunde eher begleitende Funktion hatte - von ihm dürfte auch Eugen Wenz diese Verbindung der beiden Heilverfahren übernommen haben.

Für den Bereich der homöopathischen Laienheilkundigen ist es dagegen schwieriger, Aussagen über die Anerkennung der Naturheilkunde zu machen. Eugen Wenz kann aber als Beispiel dafür dienen, daß auch Laienheiler sich nicht auf ein bestimmtes Heilverfahren beschränkten. Ein Hinweis auf die Verbreitung dieser kombinierten Methode liefert wiederum die Reichsstatistik für das Jahr 1909, denn bei 1097 von insgesamt 4414 Laienheilern gibt sie auch das angewandte Heilverfahren an. Danach bezeichnen sich von diesen 1097 Personen nur 148 ausdrücklich als Homöopathen, also nicht einmal 14 Prozent. 419 Personen wenden die Naturheilkunde an, 148 die Magnetopathie (Handauflegen, Hypnose, Suggestion); die Verfahren der restlichen Heiler verteilen sich auf zahlreiche weitere Heilweisen. Dazu vermerkt aber das Kaiserliche Gesundheitsamt ausdrücklich, daß verschiedentlich für eine und dieselbe Person auch mehrere Arten der Betätigung vermerkt worden seien.[40] Man muß also davon ausgehen, daß auch unter den Laienheilkundigen die Kombination der beiden Heilverfahren verbreitet war.

Die vorangegangene Betrachtung zeigt, daß homöopathische Ärzte, Laienheiler und Laienvereine bereits seit der ersten Hälfte des 19. Jahrhunderts nur in beschränktem Umfang eine „reine" Homöopathie praktizierten und propagierten. Die Homöopathie hatte dabei weitaus weniger Berührungsängste gegenüber der Naturheilkunde als umgekehrt, was neben anderen Ursachen auch an der Person Samuel Hahnemanns gelegen haben dürfte: Seine Werke, vor allem das „Organon der Heilkunst", bildeten die oberste Leitlinie für die homöopathische Praxis. Hahnemann stand der Wasserheilkunde, also einem der wichtigsten Elemente der Naturheilkunde, positiv gegenüber, so daß es für die nachfolgenden homöopathischen Ärzte kein Verstoß gegen die Regeln Hahnemanns bedeutete, wenn sie naturheilkundliche Verfahren anwandten. Dr. Göhrum brachte diese Anschauung auf den Punkt, als er im Jahr 1925 in den „Homöopathischen Monatsblättern" schrieb: „Wir Anhänger der Homöopathie sind die letzten, die das segens-

---

[39] Zur Biographie Richard Haehls siehe Erich Haehl (1934).
[40] Die Angaben nach: Krueger (1911), S. 85f.

reiche Wirken der Naturheilvereine nicht neidlos und voll anerkennen. Wir können uns höchstens den Vorwurf machen, daß wir die Vorschriften Hahnemanns für die Lebensführung und Ernährung nicht stets mehr angewendet und ganz vergessen haben, daß dieser große Reformator der Medizin auch ein Büchlein über Wasseranwendungen geschrieben hat."[41] Für Göhrum ergänzen sich Homöopathie und Naturheilkunde in hervorragender Weise: Während die Naturheilkunde im Bereich der Krankheitsvorbeugung Besseres leisten könne als die Homöopathie, habe die Homöopathie die besseren Heilungsmöglichkeiten, wenn der Krankheitsfall bereits eingetreten sei.

Auch aus einer zweiten Perspektive ist es äußerst problematisch, bei der Homöopathie von einer „reinen" Heilweise zu sprechen. Denn auch innerhalb der Homöopathie gab es zahlreiche verschiedene Ausprägungen: Ein Teil der Homöopathen schwor auf Arzneimittel in hohen Potenzen (Centesimalverdünnungen), während andere niedrigere Potenzen (Dezimalverdünnungen) bevorzugten. Manche Homöopathen waren der Meinung, daß dem Kranken nur ein Arzneimittel verabreicht werden dürfe, während andere auch sogenannte Komplexmittel, also Medikamente mit mehreren homöopathischen Inhaltsstoffen, nicht verschmähten.

Eugen Wenz entschied sich nicht für eine bestimmte Richtung: Er nutzte die homöopathischen Darreichungsformen je nach Patient und dessen Beschwerden verschieden. Am seltensten verabreichte er nur eine Arznei, öfter setzte er Komplexmittel mit. Am häufigsten gab er mehrere Einzelmittel, die der Patient im Wechsel zu nehmen hatte, also beispielsweise Calcium phosphoricum am Morgen und Natrium muriaticum am Abend.

Als Fazit läßt sich sagen: Die Homöopathie war in sich sehr stark differenziert. Sie nahm Einflüsse aus anderen Heilverfahren, speziell aus der Naturheilkunde, auf[42] und sie teilte sich auch innerhalb der eigenen Heilweise in verschiedene Richtungen auf. Eugen Wenz' persönliches Heilverfahren spiegelt diese Vielfalt recht deutlich wider. Wenz war also weder in seiner theoretischen noch in seiner praktischen Tätigkeit ein Einzelgänger: Für beinahe alle Aspekte lassen sich Vorläufer und Gleichgesinnte finden.

Wenz' Engagement in der Laienbewegung

Zwischen den Laienheilkundigen und den Laienvereinen[43] bestand ein enges, aber nicht immer ungetrübtes Verhältnis. Die Heilkundigen trugen in

---

[41] Göhrum (1925), S. 10.
[42] Siehe dazu auch den Beitrag von Streuber in diesem Band: Arthur Lutze wandte neben der Homöopathie auch den Magnetismus als Heiweise an.
[43] Mit den homöopathischen Laienvereinen beschäftigen sich der Beitrag von Staudt in diesem Band sowie die beiden Arbeiten Wolff (1989a) und Wolff (1985).

umfassender Weise zur Gesundheitsbildung in den Vereinen bei, indem sie sich als Vortragsredner zur Verfügung stellten; so hatte auch Eugen Wenz mindestens zwei Dutzend Vorträge vor homöopathischen und naturheilkundlichen Vereinen gehalten.[44] Womöglich waren Laienheiler oftmals auch, wie in den Naturheilvereinen, die Initiatoren für die Gründung eines homöopathischen Vereins gewesen oder hatten leitende Funktionen inne; Wenz beispielsweise leitete rund vier Jahre lang den „Verband süddeutscher Vereine für Homöopathie und Naturheilkunde".[45] Teilweise dienten sie den Mitgliedern auch als mehr oder weniger offizieller Vereinsarzt; in den Jahren 1913 bis 1919 dürfte Eugen Wenz im homöopathischen Verein in Bretten diese Position innegehabt haben.

Am bedeutendsten unter all diesen Aktivitäten Wenz' war sein Engagement im 1897 gegründeten „Verband süddeutscher Vereine für Homöopathie und Naturheilkunde", dessen Sitz Stuttgart war.[46] Von etwa November 1899 bis August 1902 war Wenz Vorsitzender dieses Verbandes gewesen. Oberstes Ziel war es, sämtliche in Süddeutschland bestehenden Vereine, die sich zur Homöopathie und Naturheilkunde bekannten, zusammenzufassen, um „mit vereinten Kräften die Gesundheit und Wohlfahrt des Volkes zu fördern".[47] Bei der Gründung des Verbandes trat neben weiteren 33 Vereinen auch die „Hahnemannia" als größte Einzelorganisation dem Verband bei, so daß er auf Anhieb 4657 Mitglieder hatte. Alles deutete in dieser Anfangsphase darauf hin, daß eine „große Vereinigung"[48] aller homöopathischen und naturheilkundlichen Vereine Südwestdeutschlands greifbar nahe war. Dann aber führten im Jahr 1899 sachbezogene Differenzen und allgemeine atmosphärische Störungen dazu, daß nicht nur die „Hahnemannia", sondern auch zahlreiche andere Vereine wieder austraten. Wichtigster Grund für die „Hahnemannia" war, daß sie sich nicht von einem Verband bevormunden lassen wollte, der sein Gewicht gerade daraus bezog, daß die mitgliederstarke „Hahnemannia" ihm angehörte. Auch unter den verschie-

---

[44] Oftmals bevorzugten die Vereine als Redner aber homöopathische Ärzte; zur Vortragstätigkeit des Homöopathen Richard Haehl siehe Erich Haehl (1934), S. 154-158.

[45] Allgemeine Statistiken, inwieweit Laienheiler in homöopathischen Vereinen aktiv waren, gibt es nicht. Für die naturheilkundlichen Vereine läßt sich das starke Engagement dagegen nachweisen: Nach einer im Jahr 1906 erarbeiteten Statistik sollen von 906 Naturheilvereinen 539 von Laienheilkundigen gegründet worden sein; bei 665 Vereinen hätten Laienheiler die Gründungsvorträge gehalten (In: Zeitschrift „Der Volksarzt" 9 [1928], S. 77). Inwieweit es zulässig ist, eine Analogie zwischen homöopathischen und naturheilkundlichen Vereinen herzustellen, ist allerdings noch nicht untersucht worden.

[46] Siehe dazu auch Staudt (1996).

[47] Stadtarchiv Bretten, Nachlaß Wenz, SWF 26 (Revidierte Statuten des „Verbandes Süddeutscher Vereine für Homöopathie und Naturheilkunde". Stuttgart 1900, hier: Paragraph 2).

[48] Hahnemannia (1899), S. 57.

denen Laienorganisationen herrschte also nicht immer Harmonie. Der Versuch einer Vereinigung aller homöopathischen und naturheilkundlichen Vereine Süddeutschlands scheiterte schließlich an diesen inneren Reibereien. Im Jahr 1902 gab Eugen Wenz das Amt des Vorsitzenden wieder ab.

Die Stellung des Laienheilkundigen in den Vereinen war nicht immer unumstritten. Zwar war man sich theoretisch einig, daß die Laienheiler die Kurierfreiheit behalten mußten und daß sie in den Vereinen eine wichtige Funktion besaßen - aber wenn es konkret darum ging, einen Vereinsarzt anzuwerben, dann machten sich die Vorsitzenden immer auf die Suche nach einem approbierten Homöopathen. Denn zu einem homöopathischen Arzt hatten die Mitglieder nicht nur größeres Vertrauen, sondern durch ihn wurde auch das Renommee des Vereins gehoben, der seine Existenzberechtigung stets vor der Schulmedizin zu rechtfertigen hatte. Laienheiler wurden deshalb immer nur als „Notbehelf"[49] betrachtet, denn die Zahl der approbierten Homöopathen reichte einfach noch nicht für alle Vereine aus (nach der Reichsstatistik 1909 gab es im Deutschen Reich lediglich 211 homöopathische Ärzte, während im Jahr 1912 allein dem „Bund homöopathischer Laienvereine Deutschlands" 280 Zweigvereine angehörten[50]); vor allem in ländlichen Gegenden mußten sich die Vereine deshalb oft mit Laienheilkundigen begnügen. Diese Bevorzugung approbierter Ärzte wird in den „Homöopathischen Monatsblättern" ganz offen ausgesprochen: „Weil es nun an der nötigen Zahl der homöopathischen Aerzte fehlt, suchen viele Patienten, die eben nicht nach der alten Schule behandelt werden wollen, den Laienpraktiker auf. Die Laienpraxis aber giebt wieder den Medizinern vom Fach Anlaß zu sagen, daß die Homöopathie nichts Rechtes sein könne. [...] Soll nun die Sache anders werden [...], so muß die Zahl der Aerzte, die sich auf die homöopathische Heilmethode verstehen, wachsen."[51]

Umgekehrt gingen die Laienvereine auch gegen zu schlecht ausgebildete homöopathische Laienheiler vor; so erschienen beispielsweise in den Monatsblättern immer wieder Warnungen vor betrügerischen oder kurpfuschenden Personen, die sich als Homöopathen ausgaben.

Auch die universitär ausgebildeten Homöopathen sahen die Tätigkeit der Laienheiler mit gemischten Gefühlen. So kritisierte Dr. Richard Haehl im Jahr 1900, daß Laien immer wieder Patienten von notwendigen Operationen abrieten und damit das Leben der Kranken gefährdeten; wegen dieser Laien könnte die Schulmedizin die Homöopathie als „monströses Wesen" und als einen „Hemmschuh des Fortschritts und der Wissenschaft"[52] bezeichnen. Manche Ärzte, wie der Homöopath Dr. Waterloh, scheuen sich nicht einmal, den Vereinsmitgliedern möglichst ganz vom Gang zum Lai-

---

[49] Dieser Begriff wird ausdrücklich gebraucht in: Wolf (1912), S. 119.
[50] Die erste Tagung (1912), S. 124. Zur Verbreitung der Homöopathie unter den Ärzten siehe den Beitrag von Schlich/Schüppel in diesem Band.
[51] Landtagswahlen (1900), S. 161.
[52] Haehl (1900), S. 183.

enheiler abzuraten: „All diese Tatsachen mahnen zur Vorsicht bei Inanspruchnahme nichtapprobierter Krankenbehandler. Jedenfalls ist es unbedingt notwendig, sich zuerst vom Arzt untersuchen zu lassen, damit eine genaue Krankheitsdiagnose gestellt wird. Dann mag man sich immerhin nebenher dem Heilkundigen im Einverständnis mit dem Arzt anvertrauen, wenn der Heilkundige als technischer Gehilfe des Arztes dient, als Masseur oder dergl[eichen]. Keinesfalls lasse man sich von dem Heilkundigen überreden, vom Arzt fernzubleiben".[53]

Insgesamt war also die Stellung des Laienheilkundigen in vielerlei Hinsicht problematisch. Sie wurden nicht nur von den schulmedizinischen Ärzten ausgegrenzt und als Kurpfuscher gebrandmarkt; auch in den Laienvereinen und bei den homöopathischen Ärzten war ihre Akzeptanz eingeschränkt. Um ihre berufsspezifischen Interessen zu fördern, organisierten sich die Laienheilkundigen deshalb in eigenen Berufsverbänden, wie beispielsweise im „Verband der Heilkundigen Deutschlands".

Die Wirkungsorte Wenz' und sein Erfolg als Laienheilkundiger

Weitgehend ausgespart haben wir bisher, wo und wann Eugen Wenz als Heilkundiger gewirkt hat und inwieweit er, wirtschaftlich betrachtet, erfolgreich war. Dies soll nun nachgetragen und zugleich die Biographie Wenz' zu Ende erzählt werden. Dreimal hat Eugen Wenz in seinem Leben versucht, allein von der Tätigkeit als Laienheiler zu existieren; erst beim dritten Anlauf gelang es ihm schließlich, zumindest einigermaßen sein Auskommen zu finden. Im Frühjahr 1895 gab Wenz seine Stellung als Privatsekretär bei Emil Schlegel auf und kaufte mit dem Geld aus dem Vermögen seiner Frau für 5000 Mark ein größeres Gebäude in Mühringen, einem kleinen Ort bei Horb am Neckar. Schlegel scheint Wenz in seinem Vorhaben ermutigt zu haben, und in den Folgejahren überwies er ihm sogar des öfteren Patienten aus seiner Praxis. In dem Gebäude richtete er die „Naturheilanstalt Marienbad" ein, in der er vorwiegend mit homöopathischen und naturheilkundlichen Heilverfahren behandelte. Um das Sanatorium bekannt zu machen, schaltete er Anzeigen in zahlreichen Zeitungen der näheren und weiteren Umgebung: Das Marienbad liege, so rühmte er den Standort der Anstalt, „in schönster Gegend des durch seine vielen kohlensauren Quellen berühmt gewordenen Eyachthales, welches auch sonst wegen seiner Naturschönheiten und Romantik von Touristen häufig besucht wird. [...] Seiner gesundheitlich günstigen Lage wegen, mildes subalpines Klima, am Fuße leicht zugänglicher Tannenwaldungen gelegen, wird das Marienbad schon seit Jahren von Erholungsbedürftigen und Leidenden

---

[53] Zum 35jährigen Jubiläum (1925), S. 28.

gerne besucht".[54] Es handelte sich beim Marienbad also um ein Erholungsheim, das für den längeren Aufenthalt der Patienten vorgesehen war. Daneben betrieb Wenz aber auch eine herkömmliche Praxis, in der er Sprechstunden für ambulante Patienten abhielt. Trotz dieser doppelten Ausrichtung des Marienbades scheint Wenz dem Erfolg seines Unternehmens nicht ganz getraut zu haben: Deshalb richtete er vorsichtshalber im Erdgeschoß des Gebäudes die Gaststätte „Sonne" ein.

Die Skepsis Wenz' war berechtigt: Das Erholungsheim erreichte zu keiner Zeit eine ausreichende Auslastung, im Gegenteil, nur selten verirrten sich Patienten nach Mühringen. Bis Oktober 1899, also vier Jahre lang, betrieb Eugen Wenz das Marienbad, und für diese Zeit lassen sich im Patientenbuch lediglich 30 Personen nachweisen, die stationär aufgenommen worden waren. Auch die Zahl der ambulanten Patienten war für Wenz alles andere als erfreulich: Insgesamt hat Wenz 444 Personen in 1521 Konsultationen behandelt - statistisch gesehen kam also nur alle drei Tage ein neuer Patient in seine Praxis, pro Tag führte er gerade eine einzige Konsultation durch.

Das Marienbad wurde so ein katastrophaler Mißerfolg. Immer wieder konnte sich Wenz nur noch mit der Aufnahme von Krediten über Wasser halten, und nach vier Jahren mußte er die Anstalt endgültig aufgeben. Eine vergleichende Studie zeigt, daß Eugen Wenz nicht alleine stand mit dem Problem, sich als Besitzer und Leiter eines Heilbades zu etablieren. Zwischen 1885 und 1895 wurden in Württemberg 24 Heilbäder von nichtapprobierten Personen gegründet. Von diesen 24 Anstalten wurden 15, also 62 Prozent, in den Jahren bis 1904 wieder geschlossen; die durchschnittliche Lebensdauer dieser Bäder lag bei gerade 7,5 Jahren.[55] Viele andere Laienheilkundige scheinen also mit ähnlichen Schwierigkeiten wie Wenz gekämpft zu haben.[56]

Die Laienheiler dürften also alles andere als ein angenehmes berufliches Dasein gehabt haben, denn neben den wirtschaftlichen Problemen mußten sich die Laienheiler oft auch gegen Anfeindungen von ärztlicher Seite zur Wehr setzen. Eugen Wenz hat die Abneigung der Ärzte ebenfalls zu spüren bekommen, auch wenn wir nicht genau wissen, in welcher Form dies geschehen war. Zehn Jahre nach der Aufgabe des Marienbades schreibt Wenz, sein Wirkungskreis sei derart eingeschränkt gewesen, „dass ich meinen Unterhalt nicht mehr genügend finden konnte und ich das unsichere Brot eines von Aerzten diskreditirten Heilkundigen mit einer kaufmännischen Stellung zu vertauschen beschloss".[57]

---

[54] Stadtarchiv Bretten, Nachlaß Wenz, WP 3 Beilage (Flugblatt „Das Erholungsheim Marienbad", um 1900).
[55] Berechnungen des Autors auf der Grundlage der Medizinal-Berichte von Württemberg für die Jahre 1895-1904.
[56] Zur Geschichte homöopathischer Krankenhäuser siehe den Beitrag von Eppenich in diesem Band.
[57] Stadtarchiv Bretten, Nachlaß Wenz, SAM 10.

In der Tat war Wenz im Jahr 1904 nach Ebingen (heute: Albstadt-Ebingen) verzogen und arbeitete dort wieder als Kaufmann. Aber direkt nach der Schließung des Marienbades machte Wenz im Herbst 1899 zunächst einen zweiten Anlauf als Heilkundiger, und zwar in Stuttgart. Die Stadt bot die Vorteile, daß dort ein größeres Reservoir an potentiellen Patienten und auch eine höhere Kaufkraft vorhanden war, hatte aber zugleich den Nachteil, daß dort weitaus mehr Ärzte und Heilkundige praktizierten. Während im Oberamt Horb, in dem Mühringen lag, auf 10.000 Einwohner lediglich 1,5 approbierte Ärzte kamen, waren es in Stuttgart 17,4; außerdem bemühten sich in der Landeshauptstadt noch 6,2 Laienheiler pro 10.000 Einwohner um das Wohl der Patienten, während Wenz im Oberamt Horb wahrscheinlich der einzige Heilkundige gewesen war.[58]

Eugen Wenz hat dieses Wagnis wohl auf sich genommen, weil er in Stuttgart mit einem sehr speziellen Heilverfahren behandeln wollte und deshalb die Konkurrenz in dieser „Nische" nicht allzu groß gewesen sein dürfte. In der Calwerstraße 33 eröffnete er ein „Elektrisches Heilinstitut", das er in einem Flugblatt folgendermaßen charakterisierte: „Kuranstalt für die gesammte moderne Elektrotherapie, speziell elektrisch-galvanisch-magnetische Behandlung, elektrische Wasser- und Lichtbäder, sowie Vibrations-Massage, nach bewährtem, von Aerzten empfohlenen System, mit elektrischem Motorbetrieb".[59] Aber mit dem Institut erlitt Wenz abermals Schiffbruch. Bereits im Juli 1901, also keine zwei Jahre nach der Eröffnung, mußte Wenz die Stuttgarter Anstalt wieder schließen. Auch hier hatte sich keine genügende Zahl von Patienten gefunden.

Drei Jahre lang scheint Wenz dann wieder in Mühringen gelebt zu haben, ohne zu praktizieren. Im Jahr 1904 zog er dann nach Ebingen, wo er bis 1913 gelebt hatte. In diesen neun Jahren hat Wenz keine Praxis mehr gehabt, aber verstreute Hinweise deuten darauf hin, daß er doch hin und wieder Patienten behandelt hat.

Im Jahr 1913 siedelte er, nach kurzen Aufenthalten in Ulm und Pforzheim, ins badische Bretten um, wo er schließlich seßhaft wurde. Sein dritter Versuch, sich als Heilkundiger niederzulassen, war nun endlich von einem bescheidenen Erfolg gekrönt: Bis 1937, also 24 Jahre lang, praktizierte er in Bretten. Erst dann, mit 81 Jahren, gab er die Praxis aus Altersgründen auf.

Sein Auskommen war auch hier nicht üppig, aber in den ersten Brettener Jahren konnte Wenz wenigstens von seiner Tätigkeit leben. Verschiedene Gründe sind es, die dies möglich gemacht hatten. Zum einen spezialisierte sich Wenz nun nicht mehr auf eine bestimmte Behandlungsweise; er war vielmehr ein nichtapprobierter „Allgemeinmediziner" für Bretten und Umgebung. Zweitens verdiente sich Wenz ein Zubrot mit dem Verkauf von Gesundheitsmitteln und Pflegeartikeln, wie der Heilerde des bekannten

---

[58] Medizinal-Bericht (1901), S. 20f.
[59] Stadtarchiv Bretten, Nachlaß Wenz, Beilage in WP 3 (Flugblatt „Elektrisches Heilinstitut Stuttgart").

Naturheilkundigen Adolf Just oder dem Korsett-Ersatz „Natura". Man muß davon ausgehen, daß Wenz diese Mittel nicht nur in seiner Praxis verkauft hat, sondern damit auch über die Dörfer gezogen ist; so vermerkt er zum Beispiel am 12. August 1929 in seinem Kalender: „Besuche gemacht, aber nichts verkauft." Und drittens war Wenz kurz nach seiner Ankunft in Bretten in den homöopathischen Ortsverein eingetreten und hat dort wahrscheinlich die Funktion des Vereinsarztes übernommen, so daß er auf diese Weise mit einer bestimmten Zahl von Patienten rechnen konnte.

Aber der Erste Weltkrieg bedeutete auch für Wenz einen Einbruch in seinem Einkommen. Im Jahr 1914 war Wenz ein zweites Mal die Ehe eingegangen, die aber ebenso wie die erste kinderlos blieb. Seine Frau mußte nach 1918 Nähstunden geben, um ein wenig hinzuzuverdienen. Der eigentliche Wendepunkt in seinem bescheidenen finanziellen Wohlstand lag dann im Frühjahr 1919: Am 14. Mai dieses Jahres wurde Eugen Wenz verhaftet und war bis zum 4. Juli 1919 in Untersuchungshaft. Man verdächtigte ihn der Beihilfe zu einem Schwangerschaftsabbruch. Verurteilt wurde Wenz nicht, aber das Ereignis dürfte sich in der Kleinstadt Bretten schnell herumgesprochen und seinem Ruf stark geschadet haben. Die Zahl der Patienten nahm jedenfalls ab Mitte 1919 drastisch ab und scheint nicht mehr angestiegen zu sein. Die Inflation Anfang der zwanziger Jahre verschärfte Wenz' finanzielle Situation schließlich so sehr, daß er sogar Unterstützung von der Stadt Bretten erbitten mußte.

Sicherlich hat der Geldmangel eine Rolle gespielt, als er sich 1927, im Alter von 71 Jahren, nochmals zur Planung eines größeren Projektes aufraffte. Im Vordergrund stand dabei aber die Überzeugung, in diesem Projekt seine religiösen Grundsätze auch in der medizinischen Tätigkeit verwirklichen zu können - der Kreis schließt sich an diesem Punkt, Wenz' heilpraktisches Engagement kehrt zu seinem religiösen Ursprung zurück.

Zu dieser Zeit war Eugen Wenz Mitglied der „Gesellschaft für praktisches Christentum", kurz Tp (für: Theopsychologie), geworden. Diese Vereinigung war im Mai 1925 von dem evangelischen Pfarrer Dr. Zöller in Schmölln (bei Bautzen) gegründet worden und hatte als Ziel, durch die Vereinigung von Gleichgesinnten das Reich Gottes auf Erden auszubreiten: „Mitten in einer gottentfremdeten Welt gilt es, auf das Urchristentum zurückzugreifen und es durch Evangeliums-Verkündigung und Glaubensheilungen wieder unserer Zeit nahezubringen. Denn so allein ist zu hoffen, daß die schweren religiösen und sittlichen Schäden der Gegenwart behoben werden können".[60] Wenz' Interesse galt vor allem der neuen Heilweise, die Pfarrer Zöller lehrte. Dessen „Glaubensheilungen"[61] beschreibt Paul Hoffmann, ein Mitglied der Tp, in einer Werbeschrift folgendermaßen: „Gebet, Glaube, geistiges Verständnis der Bibel sind die Säulen der Glaubens- und Gebetsheilungen. Der Kranke erkennt, daß die Krankheit nicht in Gott ihren

---

[60] Stadtarchiv Bretten, Nachlaß Wenz, DW 45 (Juli 1927), S. 4.
[61] Zu religiösen Heilungen in der Gegenwart siehe Eggenberger (1990).

Ursprung hat, sondern der Entfremdung der Menschheit von Gott entstammt".[62] Der Zusammenschluß der gläubigen Personen in der TP sollte die Kraft des Einzelnen erhöhen und eine heilende Wirkung entfalten, durch gemeinsame Gebete und Meditationen entstehe eine „Theo-Mental-Kraft".[63]

Um möglichst viele Menschen in den Genuß der Glaubensheilungen kommen zu lassen, bildete die Tp selbst sogenannte „Psychotherapeuten" aus. Auch Wenz entschloß sich kurz nach seinem Beitritt, an einem solchen Fernkurs teilzunehmen, und er hat diesen Kurs so hoch eingeschätzt, daß er sogar damit Werbung machte: In Anzeigen nannte er sich „Diplom-Psychotherapeut".[64]

Am 25. April 1927 nun erhielt Wenz Besuch von Paul Dochtermann aus Lauffen am Neckar (40 Kilometer von Bretten entfernt). Dochtermann war ein Klostergutsbesitzer, der nach seiner religiösen Bekehrung im sozialen und heilkundlichen Bereich aktiv werden wollte. Dochtermann machte Wenz den Vorschlag, auf dem Klostergut ein Erholungsheim zu errichten und zu leiten, in dem er nach der geistigen Heilweise der Tp behandeln sollte. Wenz begeisterte sich sofort für dieses Projekt, und im Sommer ließ sich die erste Etappe des Projekts verwirklichen: Wenz eröffnete auf dem Klostergut eine Zweigpraxis. Aber dann erfolgte der Rückschlag. Die Tp wollte oder konnte sich finanziell an dem geplanten Erholungsheim nicht beteiligen und Wenz selbst fehlten die Mittel. Nach wenigen Monaten mußte er sich eingestehen, daß das Projekt zum Scheitern verurteilt war. Spätestens Anfang 1928 gab er deshalb die Zweigpraxis wieder auf und kehrte nach Bretten zurück.

Nach dem Tod seiner Frau im Jahr 1931 zeigten sich deutliche Anzeichen von Resignation bei Eugen Wenz, und er zog sich immer stärker aus der Öffentlichkeit zurück. Anfang 1937 war Wenz' wirtschaftliche Lage schließlich so schlecht geworden, daß die Stadt Bretten sein Haus zwangsversteigern ließ. Am Ende seines Lebens sei Eugen Wenz ebenso verarmt wie vereinsamt gewesen, erzählt eine Zeitzeugin.[65] 1943 wurde Eugen Wenz schließlich in ein Altersheim nach Ottersweier (Kreis Rastatt) gebracht. Dort starb er am 22. August 1945.

---

[62] Stadtarchiv Bretten, Nachlaß Wenz, B II/400, S. 13.
[63] Stadtarchiv Bretten, Nachlaß Wenz, B II/334, 1. Band, S. 4f.
[64] Stadtarchiv Bretten, Nachlaß Wenz, CHR XXVIII, S. 13.
[65] Interviews im Besitz des Autors.

Literatur

Asboga, Friedbert: Astromedizin, Astropharmazie und Astrodiätetik. Memmingen 1931.

Bicking, Dr.: Ueber das Verhältniß der Hydro- und Homöopathie. In: Allgemeine Homöopathische Zeitung 19 (1840/41), Spalten 6-9.

Bok, Karl: [Zum Tode von] Oskar Königshöfer. In: Medicinisches Correspondenz-Blatt des württembergischen aerztlichen Landesverbandes 81 (1911), S. 422-426.

Die erste Tagung des Bundes homöopathischer Laienvereine Deutschlands, Hamburg 5.-7. Juli 1912. In: Homöopathische Monatsblätter 37 (1912), S. 123-125.

Die Hahnemannia und der „Verband süddeutscher Vereine". In: Homöopathische Monatsblätter 24 (1899), S. 57-59.

Diepgen, Paul: Vitalismus und Medizin im Wandel der Zeiten. In: Klinische Wochenschrift 10 (1931), S. 1433-1438.

Dinges, Martin (Hrsg.): Medizinkritische Massenbewegungen zwischen Wissenschaft und Lebenswelt (ca. 1870 bis 1933). Beiheft zu Medizin, Gesellschaft und Geschichte. Stuttgart 1996 [im Druck].

Dinges, Martin: Verzeichnis des Bestandes „Varia" des Instituts für Geschichte der Medizin der Robert Bosch Stiftung. In: Medizin, Gesellschaft und Geschichte 12 (1993), S. 221-230.

Eggenberger, Oswald [u.a.]: Heilen, was verwundet ist. Heilkunst zwischen alternativer Medizin und göttlichem Geist (= Weltanschauungen im Gespräch Bd.7). Freiburg (CH)/Zürich 1990.

Elektrogalvanische Heilkunde. Ein Handbuch zur Selbstbehandlung für Kranke und Gesunde. Hrsg. von G. Wohlmuth & Co. A.G. Furtwangen o.J.

Entwurf eines Gesetzes gegen Mißstände im Heilgewerbe. In: Freie Heilkunst 4 (1910), Sondernummer Nr.2a (November).

Göhrum, H.: Stellung der Homöopathie innerhalb der lebenschaftlichen (biologischen) Heilweisen. In: Homöopathische Monatsblätter 50 (1925), S. 10f.

Haehl, Erich (Hrsg.): Zum Arzt berufen. Heilkunst der alten und neuen Welt im Lichte eines ärztlichen Lebens [unvollendete Autobiographie Richard Haehls, ergänzt durch Erich Haehl]. Leipzig 1934.

Haehl, Richard: Die Grenzen der Homöopathie. In: Homöopathische Monatsblätter 25 (1900), S. 145-147, S. 167-170 und S. 180-184.

Hieronimus, Ekkehard: Zur Religiosität der völkischen Bewegung. In: Hubert Cancik (Hrsg.): Religions- und Geistesgeschichte der Weimarer Republik. Düsseldorf 1982, S. 159-175.

Krabbe, Wolfgang R.: Gesellschaftsveränderung durch Lebensreform. Strukturmerkmale einer sozialreformerischen Bewegung im Deutschland der Industrialisierungsperiode. Göttingen 1974.

Krueger, Herm. Edw.: Wesen und Bedeutung der Kurierfreiheit in nationalökonomisch-statistischer Beleuchtung. Erster Teil: Zur Statistik der sogenannten Kurpfuscher. Berlin 1911.

Linse, Ulrich: Barfüßige Propheten: Erlöser der zwanziger Jahre. Berlin 1983.

Medizinal-Bericht von Württemberg. [Bände für die Jahre 1895 bis 1904]. Im Auftrag des königlichen Ministeriums des Innern, hrsg. von dem königlichen Medizinal-Kollegium. Stuttgart [1898-1906].

Mohler, Armin: Die konservative Revolution in Deutschland 1918-1932. Darmstadt 1989 (3. Auflage mit einem Ergänzungsband).

Probst, Christian: Fahrende Heiler und Heilmittelhändler: Medizin von Marktplatz und Landstraße. Rosenheim 1992.

Regin, Cornelia: Naturheilkunde und Naturheilbewegung im Deutschen Kaiserreich. Geschichte, Entwicklung und Probleme eines Bündnisses zwischen professionellen Laienpraktikern und medizinischer Laienbewegung. In: Medizin, Gesellschaft und Geschichte 11 (1993), S. 177-202.

Regin, Cornelia: Selbsthilfe und Gesundheitspolitik. Die Naturheilbewegung im Kaiserreich (1889 bis 1914). (Medizin, Gesellschaft und Geschichte, Beiheft 4) Stuttgart 1995.

Reinhardt, August: Jahresversammlung des Landesverbandes für Homöopathie in Baden (E.V.) am 20. Juni zu Karlsruhe, Saal zur „Rose". In: Homöopathische Monatsblätter 45 (1920), S. 71f.

Reinhardt, August: Landesverband für Homöopathie in Baden (E.V.). Die Verbandsversammlung in Karlsruhe. In: Homöopathische Monatsblätter 38 (1913), S. B 106 und B 109.

Reupke, Hansjörg: Zur Geschichte der Ausübung der Heilkunde durch nichtapprobierte Personen in Hamburg von den Anfängen bis zum Erlaß des „Heilpraktikergesetzes" im Jahre 1939. Herzogenrath 1987.

Rolf, Bernhard: Die Charlottenklinik für Augenkranke in Stuttgart von ihrer Gründung 1883 bis zum Wiederaufbau 1955. In: 100 Jahre Charlottenklinik für Augenkranke in Stuttgart 1891-1991. Festschrift hrsg. von der Charlottenklinik für Augenkranke in Stuttgart aus Anlaß des hundertjährigen Bestehens. Stuttgart 1991, S. 7-41.

Schlegel, Emil: Das Heilproblem. Einführung der Homöopathie. Leipzig 1912.

Schlegel, Emil: Erinnerungen seit 1875. Sonderabdruck aus der Deutschen Zeitschrift für Homöopathie 9 (1928).

Schlegel, Emil: Heilkunst als Weltmitte. Grundriß einer physiognomischen Medizin. Karlsruhe 1931.

Sontheimer, Kurt: Antidemokratisches Denken in der Weimarer Republik. Die politischen Ideen des deutschen Nationalismus zwischen 1918 und 1933. München 1968.

Staudt, Dörte: The Role of Organized Laypersons in the Rise of Homeopathy. In: Robert Jütte und Günter B. Risse (Hg.): Culture, Knowledge and Healing: Historical Perspectives of Homeopathic Medicine in Europe and North America. 1996 (im Druck).

Tischner, Rudolf: Das Werden der Homöopathie. Stuttgart 1950.

Wenz, Eugen: Homöopathie und Naturheilkunde. In: Willst Du gesund werden? Zeitschrift für homöopathische Heilerfolge. Nr. 7, 4 (1900), S. 98.

Willfahrt, Joachim: „Hydrohomöopathie"? - Die Kaltwassertherapie (Hydrotherapie) in der homöopathischen Literatur um die Mitte des 19. Jahrhunderts. Teil I: Hochfliegende Pläne für eine enge Verbindung der „Hydrotherapie" mit der Homöopathie. In: Zeitschrift für Klassische Homöopathie 38 (1994), S. 58-71.

Winheim, P.: Versammlung des Landesverbandes für Homöopathie in Baden. In: Homöopathische Monatsblätter 27 (1902), S. 118.

Wolf, [Immanuel]: Die 44. Generalversammlung der Hahnemannia. In: Homöopathische Monatsblätter 37 (1912), S. 107-110, S. 119-122 und S. 156-158.

Wolff, Eberhard: Gesundheitsverein und Medikalisierungsprozeß. Eine Studie am Beispiel des Homöopathischen Vereins Heidenheim/Brenz zwischen 1886 und 1945. Tübingen 1989a.

Wolff, Eberhard: Kultivierte Natürlichkeit. Zum Naturbegriff der Naturheilbewegung. In: Jahrbuch des Instituts für Geschichte der Medizin der Robert Bosch Stiftung 6 (1989b), S. 219-236.

Wolff, Eberhard: „...nichts weiter als eben einen unmittelbaren persönlichen Nutzen...". Zur Entstehung und Ausbreitung der homöopathischen Laienbewegung. In: Jahrbuch des Instituts für Geschichte der Medizin der Robert Bosch Stiftung Band 4 (1985), S. 61-97.

Zu den bevorstehenden Landtagswahlen in Württemberg. In: Homöopathische Monatsblätter 25 (1900), S. 161f.

Zum 35jährigen Jubiläum des Vereins für Homöopathie und Naturheilkunde Durlach am 18. Oktober 1925. Durlach 1925.

Gibt es einen Aufschwung für die Homöopathie?

Von der Schwierigkeit, die Verbreitung der Homöopathie unter Ärzten festzustellen

Thomas Schlich, Reinhart Schüppel

Über eine Million Bundesbürger schwören auf Homöopathie, rund 5000 deutsche Ärzte wenden diese traditionsreiche Alternativmedizin bereits an.[1]

Dies ist eine typische Feststellung, wie sie immer wieder im Zusammenhang mit der Homöopathie zu finden ist. Sie enthält zwei Aussagen: Erstens stellt sie etwas fest über die Verbreitung der Homöopathie unter Ärzten und Patienten. Zweitens enthält sie durch das Wort „bereits" die Vorstellung einer zeitlichen Veränderung in einer bestimmten Richtung. Diese unterstellte Veränderung verläuft ausgehend von einer geringen Verbreitung der Homöopathie in der Vergangenheit hin zu einer größeren Verbreitung in der Zukunft. „Bereits" 5000 Ärzte sind mehr als früher, aber weniger als es später sein werden.

Ähnliche Einschätzungen kommen auch von Vertretern der Homöopathie selbst. Für die Homöopathen, die sich gegenüber den Angriffen der jeweiligen Schulmedizin nach außen hin meist passiv verhielten, heißt es z.B., bestünde neuerdings Anlaß zu größerem Selbstvertrauen: „Die Zahl der klassischen Homöopathen hat deutlich zugenommen; mehrere wichtige homöopathische Bücher sind in den letzten Jahren erschienen, und es sind Forschungsmittel innerhalb der ‚Stiftung zur Förderung der Erfahrungsheilkunde' auch zur Erforschung der Homöopathie vergeben worden; gefördert werden u.a. Forscher, denen man nicht nachsagen kann, sie wären ideologisch der Homöopathie verhaftet. An mehreren Universitäten ist man dabei, Lehrstühle für Naturheilkunde einzurichten, die hoffentlich auch die Aufgabe erhalten werden, die Homöopathie zu erforschen. Außerdem liegen jetzt, wie oben bereits mitgeteilt, bequem zugängliche Literaturreferate über die bisherigen Forschungen in der Homöopathie vor. Die Kritiker werden sich darauf einstellen müssen!"[2]

Auch hier wird das Gefühl vermittelt, die Homöopathie sei im Aufschwung. Aber woran kann man das erkennen? Das zweite Zitat bezieht sich nicht auf Zahlen, sondern auf qualitative Aussagen. Schon das Er-

---
[1] Anon. (1993).
[2] Brandt (1989), S. 65-66.

scheinen bestimmter neuer Lehrbücher oder von Literaturreferaten z.B. wird als positives Indiz gewertet. Wie könnte man als Beobachter herausfinden, ob sich die Homöopathie im Vergleich zu früher im Aufschwung befindet? Am besten, so würde man denken, indem man Zahlen von früher und von heute vergleicht. Dies kann man in zwei Richtungen tun: Zum einen wären Veränderungen auf seiten der Nachfrage zu untersuchen. Zum anderen ist die Angebotsseite zu betrachten. In diesem Aufsatz geht es um den zweiten Aspekt, und zwar in Hinblick auf die Ärzte, unter Ausklammerung von Laien wie z.B. der Heilpraktiker. Es stellen sich also folgende Fragen: Wieviele Ärzte betreiben eigentlich Homöopathie? Wieviele waren es früher? Welche Veränderung ist feststellbar?

Diese Fragen sind nicht so einfach zu beantworten, wie es auf den ersten Blick vielleicht scheint. Im folgenden soll anhand einiger Beispiele dargestellt werden, wie man versucht hat, Anworten zu finden. Zunächst werden „Schätzungen" von Beobachtern verschiedener Zeiten vorgestellt. Etwas konkreter sind dann die Zahlen zum Marktanteil homöopathischer Arzneimittel. Als Ergebnisse einer weiteren Methode sollen einige Umfrageergebnisse angeführt werden. Eine andere Möglichkeit, Rückschlüsse auf die Anzahl der Homöopathen zu ziehen, ist die Betrachtung der Mitgliederzahl einschlägiger Organisationen, hier des Zentralvereins homöopathischer Ärzte. Dem schließt sich ein Blick auf eine weitere Informationsquelle an, die einschlägigen Ärzteverzeichnisse. Schließlich wird als weiteres - und vielleicht „härtestes" - Indiz für die Verbreitung der Homöopathie unter den Ärzten die Anzahl der offiziell vergebenen Zusatzbezeichnungen, die auf die „Homöopathie" hinweisen, z.B. auf dem Arztschild niedergelassener Ärzte, hinzugezogen. Das Ergebnis wird wegen der mit allen Methoden verbundenen Unsicherheiten eine gewisse Unschärfe aufweisen. Für die Bewertung der Ergebnisse kann dies, wie wir im Schlußteil sehen werden, sehr unterschiedliche Konsequenzen haben.

Schätzungen

Es gab immer wieder Schätzungen über die Anzahl der Homöopathen unter den Ärzten. Rudolf Tischner nennt in seiner „Geschichte der Homöopathie" die Periode von 1822 bis 1832 die Zeit der „Jünger" Hahnemanns. Von Hahnemanns erstem Wirkungsort Leipzig verbreitete sich die Homöopathie in andere Orte, wenn Hahnemann-Schüler dorthin zogen. Zusätzlich gab es auch mehr oder weniger vereinzelte „Übertritte" zur Homöopathie an weiteren Orten. Für 1834 folgt Tischner einer Schätzung, die von insgesamt 500 Homöopathen ausgeht, während er die Schätzung von 5000 Homöopathieanhängern im Jahre 1846 für übertrieben hält.[3]

---
[3] Tischner (1939), S. 470.

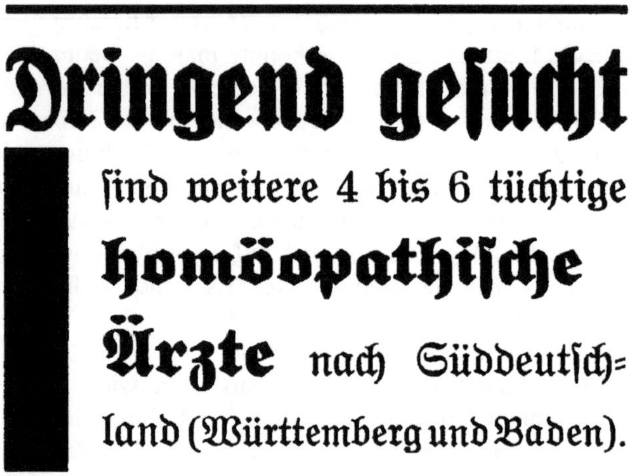

Dringend gesucht

sind weitere 4 bis 6 tüchtige **homöopathische Ärzte** nach Süddeutschland (Württemberg und Baden).

Abb. 44: Suche nach homöopathischen Ärzten per Inserat (aus einer homöopathischen Laienzeitschrift). (Quelle: Homöopathische Monatsblätter 57 [1932], S. 64)

Für den zweiten Teil des 19. Jahrhunderts räumt Tischner ein, daß es schwer sei, etwas Verläßliches über die Zahl der Homöopathen zu sagen. Die Angaben widersprächen sich mitunter. Die Ursache für solche Widersprüche sei die unterschiedliche Beantwortung der Frage, wer als Homöopath gezählt werden soll, also ob z.B. ein Arzt, der nur gelegentlich auch einmal homöopathische Mittel verabreicht, mitzubewerten ist. Damit sind wir mit einem grundsätzlichen Problem solcher Erhebungen konfrontiert: Wer ist als Homöopath zu zählen und wer nicht? Dieses Problem wird noch dadurch verschärft, daß es auch innerhalb der von außen als Homöopathen wahrgenommenen Gruppe unterschiedliche Richtungen gibt. So sehen die überzeugten Anhänger der streng an den Vorstellungen von Samuel Hahnemann orientierten klassischen Richtung in vielen der eher eklektisch vorgehenden Praktiker, die auch unter der Bezeichnung „Homöopathie" agieren, keine „richtigen" Homöopathen. Gerade diese Pseudo-Homöopathen seien es, die nach außen hin ein falsches Bild der Homöopathie vermittelten.[4] Uns bleibt hier nichts anderes übrig, als den Einteilungskriterien der verschiedenen Untersucher zu folgen. Als Beobachter wollen wir das Phänomen Homöopathie ohnehin „von außen" wahrnehmen.

Tischner, schreibt er habe für Deutschland folgende Zahlen angegeben gefunden, verschweigt allerdings, woher die Zahlen stammen: 1834: 88, 1844: 147, 1860: 264 und 1876: 298 homöopathische Ärzte. Eine Schätzung aus dem Jahre 1862, es seien in Deutschland etwa 600 homöopathische Ärzte und 35 Tierärzte tätig, hält er für übertrieben, ebenso wie die Angabe von „reichlich 400" für das Jahr 1882.[5]

---
[4] Vgl. z.B. Brandt (1989), S. 8.
[5] Tischner (1939), S. 630-631.

Für seine eigene Zeit - 1939 - fällt Tischner die Schätzung schwer. Zählte er alle zusammen, die in irgendeiner Weise bewußt homöopathische Konzepte anwendeten, so käme er bei seiner Schätzung in die Tausende. Als „Homöopathen" aber möchte er nur diejenigen verstehen, „deren arzneiliche Behandlung vollständig oder ganz überwiegend nach homöopathischen Heilanzeigen erfolgt". Von diesen „echten Homöopathen" gebe es etwa 500 bis 600.[6] Dazu paßt recht gut eine weitere Schätzung aus dem Jahr 1919, die von etwa 500 homöopathischen Ärzten ausgeht, die in Deutschland praktizierten.[7]

Es ist klar, daß man solchen Schätzungen, zumal wenn ihre Grundlage nicht explizit gemacht wurde, mißtrauisch gegenüber steht. Dies gilt selbst dann, wenn exakte Zahlen den Eindruck vermitteln, daß ihnen eine Zählung zugrunde liegt.

Verschreibung von Medikamenten

Welchen Zugangsweisen könnte man eher trauen? Wie könnte man die Verbreitung der Homöopathie unter Ärzten etwas zuverlässiger feststellen? Die Homöopathie gehört heute zu den sogenannten unkonventionellen medizinischen Richtungen, auch alternative Heilmethoden, besondere Therapieverfahren oder komplementäre Medizin genannt. Mit solchen Bezeichnungen versucht man medizinische Verfahren zu benennen, die der Arzt nicht an der Universität gelernt hat, die sozusagen nicht der „offiziellen" Medizin angehören. Man zählt dazu, je nach Definition, die anthroposophische Medizin, Chiropraktik, Akupunktur, Methoden der Naturheilverfahren und eben die Homöopathie.[8] Wer unkonventionelle Verfahren anwendet, benutzt andere Medikamente als die Schulmedizin. Einen Anhaltspunkt für die Verbreitung unkonventioneller medizinischer Richtungen bietet also die Verschreibung von Medikamenten der komplementären Verfahren.[9] Nach einer 1992 veröffentlichten Umfrage verordnet ein Drittel der Allgemeinärzte und Internisten häufig Naturheilmittel.[10] Nach einer Erhebung von 1987 entfallen auf Homöopathika in Deutschland etwa 2,5% des Umsatzes von Offizinapotheken[11], für den gesamten pharmazeutischen Markt wird der Anteil am Gesamtwert der Erzeugnisse auf rund 1,5% geschätzt.[12]

---

[6] Tischner (1939), S. 765.
[7] Meng (1919), S. 44.
[8] Eisenberg et al. (1993), Matthiessen et al. (1992). Vgl. auch für das folgende Schüppel/Schlich (1994).
[9] Vgl. dazu die grundlegende Studie von Schwabe (1939).
[10] Matthiesen et al. (1992).
[11] Gaus et al. (1987).
[12] Bundesgesundheitsminister (1991).

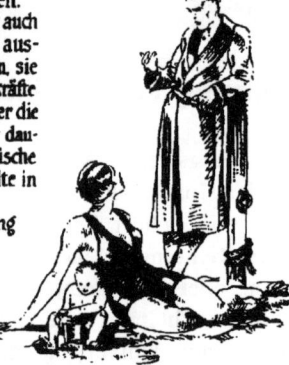

Abb. 45: Anzeige über die Wirksamkeit homöopathischer Mittel. (Quelle: Dr. Madaus & Co [Hrsg.]: Jahrbuch 1930, Dresden 1930, S. 60)

Umfragen

Will man aber nicht den Markt für Arzneimittel erfassen, sondern die Ausbreitung der Homöopathie bezogen auf die Anbieter, muß man sich an die Ärzte selbst halten. Einstellungen oder Verhaltensweisen von Bevölkerungsgruppen werden häufig durch Umfragen erfaßt. Dieses Verfahren hat man auch auf die Frage nach der Verbreitung der Homöopathie unter Ärzten angewendet. In einer Befragungsserie aus den 1960er Jahren wurde die Verbreitung verschiedener unkonventioneller Methoden bei niedergelassenen Kassenärzten in Stuttgart, Koblenz und Schleswig-Holstein erhoben.

Demnach wandten zwischen 36 und 40% der Befragten zumindest gelegentlich irgendeine Form von Homöopathie an. Rund 10% der Befragten gab an, dies häufig zu tun, 0,9 bis 5% sogar vorherrschend.[13] Eine 1978 veröffentlichte Erhebung fand einen Verbreitungsgrad komplementärer Verfahren von 61% unter den Allgemeinärzten, wobei die Verteilung unter die einzelnen Methoden nicht mitgeteilt wurde.[14] Eine Umfrage von 1990 unter 374 Ärzten (überwiegend Allgemeinmedizinern) ergab ein hohes Interesse an unkonventionellen Methoden. Die Homöopathie stand nach Neuraltherapie, Phytotherapie und spezieller Diätetik an vierter Stelle.[15] Ein erstaunlich großes Interesse? Mitnichten: Die hier Befragten waren Teilnehmer eines naturheilkundlichen Kongresses, die Ergebnisse sind also keineswegs auf die gesamte Ärzteschaft übertragbar. Umfragen sind eine umstrittene Meßmethode. Sie gelten eher als modernes Orakel, denn als Wissenschaft.[16] Zahlreiche Schwachstellen lassen Zweifel an Umfrageergebnissen aufkommen. So ist die Auswahl der Befragten ein Faktor, der von vornherein das Ergebnis mitbestimmt. Bei einer flächendeckenden Verschickung von Fragebögen kommt immer nur ein Bruchteil der Bögen ausgefüllt zurück. Solche Umfragen bieten also keine sichere Möglichkeit, den Anteil derjenigen, die Homöopathie benutzen, bezogen auf die Gesamtheit der Ärzte festzustellen.[17] Dazu müßte eine „repräsentative" Gruppe vollständig befragt werden. Schon dies wirft Probleme auf. Aber selbst bei der Erfüllung bestimmter Kriterien in Hinsicht auf die Repräsentativität bleiben eine Reihe bedenklicher Probleme bestehen. Die genaue Formulierung der Fragestellung z.B. beeinflußt die Beantwortung. Man kann gewissermaßen die Umfrageergebnisse schon durch die Art der Fragestellung im voraus beeinflussen. Zudem gibt es keine Kontrollmöglichkeit über die Zuverlässigkeit der Antworten. Die Befragten könnten z.B. die Frage falsch verstehen oder einer vorübergehenden Laune folgend antworten.

Mitgliedschaft in Organisationen: Der Zentralverein

Etwas „härtere" Daten gewinnt man über einen anderen Zugang. Viele Anhänger unkonventioneller medizinischer Richtungen organisieren sich in Vereinigungen, um ihre Interessen besser wahrnehmen zu können. In solchen Organisationen sammeln sich auch Homöopathie-Anhänger. Man kann nun die Mitgliederzahlen solcher einschlägigen Organisationen betrachten.

---
[13] Ritter (1968); Ritter/Habighorst (1969); dies. (1971).
[14] Schrömbgens (1978).
[15] Wiesenauer et al. (1990); ähnlich: Marioth/Bartelt (1990).
[16] Blum (1994).
[17] Vgl. Marioth/Bartelt (1990).

Gibt es einen Aufschwung für die Homöopathie?

Die wichtigste Organisation in Deutschland ist der Deutsche Zentralverein homöopathischer Ärzte (DZVhÄ). Im Juni 1993 umfaßte er 2397 Mitglieder mit starken regionalen Schwankungen zwischen 485 Mitgliedern im Landesverband Baden-Württemberg und 14 Mitgliedern in Sachsen.[18]

Landesverband	Mitgliederzahl
Baden-Württemberg	485
Bayern	662
Berlin	100
Hessen, Rheinland-Pfalz, Saarland	261
Niedersachsen	196
Nordrhein-Westfalen	399
Schleswig-Holstein, Hansestädte	233
Thüringen	29
Sachsen-Anhalt	18
Sachsen	14
Summe	**2397**

Abb. 46: Mitgliederzahl Deutscher Zentralverein homöopathischer Ärzte (DZVhÄ), gegliedert nach Landesverbänden (Stand Juli 1993). Nach: Schüppel/Schlich 1994 (abgedruckt mit Erlaubnis des S. Karger Verlags, Basel).

Die Mitgliederzahlen des Zentralvereins gestatten sogar einen Blick in die Vergangenheit. Der erste Vorläufer des späteren Zentralvereins - der „Verein zur Beförderung und Ausbildung der homöopathischen Heilkunst" wurde 1829 bei der Feier von Hahnemanns 50. Doktorjubiläum von seinen Schülern und Freunden gegründet. Damit ist der Zentralverein eine der ältesten medizinischen Gesellschaften Deutschlands.[19]

Für die Entwicklung der Anzahl der Mitglieder gibt es folgende Zahlen:

1829:	22 Mitglieder	1981:	788 Mitglieder
1834:	88 Mitglieder	1982:	914 Mitglieder
1844:	147 Mitglieder	1983:	1085 Mitglieder
1860:	264 Mitglieder	1984:	1223 Mitglieder
1956:	900 Mitglieder	1985:	1433 Mitglieder
1963:	950 Mitglieder	1986:	1541 Mitglieder
1970:	943 Mitglieder	1987:	1717 Mitglieder
1979:	579 Mitglieder	1988:	1840 Mitglieder
1980:	645 Mitglieder	1993:	2397 Mitglieder

Abb. 47: Mitgliederzahl des DZVhÄ seit 1829. Nach: Mengen 1991, S. 40. 1993 nach Schüppel/Schlich 1994, S. 180.

---

[18] Vgl. Tabelle bei Schüppel/Schlich (1994), S. 180.
[19] Graf (1890), S. 139, 153, 159. Schmaltz (1977), S. 89-90. Müller (1965), S. XVIII ff. Vgl. hierzu und zum folgenden: Dinges (1995).

Ärzteverzeichnisse

Dies paßt gut zu der Angabe aus der „Allgemeinen homöopathischen Zeitung", die für 1904 eine Zahl von 162 Mitgliedern angibt und für 1932 266 Mitglieder. Für 1904 sind das etwa 0,6% der 28.400 Zivilärzte in Deutschland und etwa 1% der im Leipziger Verein organisierten Ärzte. Dabei muß der Anteil der Homöopathen auf Deutschland allein bezogen etwas niedriger angesetzt werden, da der Zentralverein damals auch deutschsprachige Ärzte in der Schweiz, in Böhmen und Österreich umfaßte.[20]

Insgesamt ist für die Mitgliedschaft des Zentralvereins eine Stagnation für die Jahre 1963 bis 1970 zu verzeichnen, in den 1970er Jahren kam es zu einem deutlichen Rückgang und seit 1983 gab es einen stärkeren Zuwachs. Man muß sich natürlich darüber klar sein, daß dies nicht die Zahl der homöopathisch tätigen Ärzte wiedergibt, sondern daß nur diejenigen erfaßt sind, die sich im Zentralverein organisiert haben, die Gesamtzahl der Homöopathen unter den Ärzten ist also höher anzunehmen.[21]

Ärzteverzeichnisse

Ein in der „Allgemeinen homöopathischen Zeitung" im Jahre 1845 veröffentlichtes „Namensverzeichnis homöopathischer Ärzte", das auf einer Aufforderung der Zeitung basierte, sich mit Adressangabe zu melden, enhält 304 Namen, darunter z.B. 32 aus Wien, je 13 aus Leipzig, 11 aus Dresden und 7 aus München.[22]

Eine weitere Quelle um festzustellen, wieviele Ärzte homöopathisch tätig waren, ist der „Homöopathische Führer für Deutschland und das gesammte Ausland" von V. Meyer, publiziert 1860. Dort sind für Deutschland insgesamt 259 homöopathische Ärzte registriert. Da die Zahlen nach Territorien gegliedert sind, kann man sie mit den Angaben über die Gesamtzahl der Ärzte, die wir für einige Territorien haben, ins Verhältnis setzen. In Preußen betrug die Zahl der Homöopathen im Jahr 1860 115, die Gesamtzahl der Ärzte für 1861 6.024 - das ergibt einen Anteil von etwa 2% Homöopathen. Dieselbe Berechnung für Württemberg im Jahre 1960: 10 Homöopathen bei 1.225 Ärzten ergibt eine Anteil von etwa 0,8% Homöopathen.[23]

Für 1937[24] ergab die Auszählung eines Ärzteverzeichnisses die Zahl von 769 homöopathischen Ärzten im damaligen Reichsgebiet. Bei einer Gesamtzahl von 55.259 Ärzten (ohne beamtete Ärzte) entspricht dies einem Anteil von etwa 1,4%. Regionale Schwerpunkte beim Verhältnis zwischen Arztdichte und Bevölkerungsdichte überhaupt und Homöopathendichte sind hier Berlin, Sachsen und Württemberg.

---

[20] Dinges (1995).
[21] Vgl. Tischner (1939), S. 631.
[22] Rummel (1844).
[23] Eigene Berechnungen nach den Zahlen bei Jütte (1995).
[24] Die folgenden Angaben nach Schwabe (1939), S. 52-59.

Gibt es einen Aufschwung für die Homöopathie?

Die Zusatzbezeichnung „Homöopathie"

Ein weiterer Zugang zu Zahlen über die Verbreitung der Homöopathie ist die Zusatzbezeichnung „Homöopathie". Man versteht darunter die im Rahmen der Weiterbildungsordnung (früher: Facharztordnung) geregelte Berechtigung, eine solche Bezeichnung offiziell z.B. auf dem Arztschild oder dem Briefpapier zu führen.

Um den Aussagewert dieses Indikators besser einschätzen zu können, müssen wir einen kurzen Blick zurück auf die Entstehungsgeschichte werfen: Die erste Facharztordnung ist auf dem Deutschen Ärztetag 1924 in Bremen beschlossen worden. Dort hat man von der Inneren Medizin bis hin zur Strahlenheilkunde 14 Facharztbezeichnungen geschaffen.[25] Einen ersten Hinweis auf die Zusatzbezeichnung „Homöopathie" findet man in einem stenographischen Bericht über die Verhandlungen des 47. Deutschen Ärztetages am 29. und 30. Juni 1928 in Danzig, wo es in § 2 heißt:[26]

„Die Ankündigung besonderer Heil- und Untersuchungsmethoden, wie Homöopathie, Biochemie, Asthmabehandlung, Röntgenuntersuchung und -behandlung, Lichtbehandlung, Elektrotherapie, Kosmetik, Beinleiden, Blutuntersuchungen, mikroskopische Untersuchungen, Harnuntersuchungen, Ambulatorium, orthopädische Turnstunde, Behandlung von Schönheitsfehlern, Psychotherapie u.ä. ist unstatthaft.

Ausgenommen von diesem Verbot sind: [...]
2a) diejenigen homöopathischen Ärzte, welche vor dem Beschluß des Bremer Ärztetages diese Bezeichnung geführt haben;
2b) sowie die, welche bei hinreichender homöopathischer Ausbildung der Standesvertretung gegenüber die Erklärung abgeben, sich grundsätzlich auf die Anwendung der homöopathischen Heilmethode beschränken zu wollen.

Diese homöopathischen Ärzte führen auf ihrem Schild die Bezeichnung ,praktischer homöopathischer Arzt' ".[27]

Die ersten Zusatzbezeichnungen im engeren Sinne gehen auf das Jahr 1937 zurück. Auf dem Boden der Reichsärzteordnung des Jahres 1935 wurde 1937 eine neue Berufs- und Facharztordnung erlassen. Die Regelung der Zusätze auf dem Arztschild beinhaltete nach § 36 auch:

„2. mit Genehmigung der Ärztekammer
a) der Zusatz ,Homöopathie' bei Allgemeinärzten und Internisten, welche eine genügende Ausbildung in der Homöopathie nachweisen können

---
[25] Sewering (1987).
[26] Dies und die folgende Zitate aus: Mengen (1991), S. 36-38.
[27] Ärztliches Vereinsblatt für Deutschland, Organ des Deutschen Ärztevereinbundes (E.V.) Jg. 57, Nr. 1462 v. 21.8.1928, S. 60, zit. n. Mengen (1991), S. 38.

und sich im wesentlichen auf die Anwendung dieses Heilverfahrens beschränken [...]."[28]

Zu diesen ersten Zusatzbezeichnungen gehörten neben der Homöopathie noch die „Naturheilverfahren" und die „Tropenkrankheiten". Nach dem Kriege 1949 kamen dazu noch der „Badearzt" und der „Psychotherapeut".[29]

Später, auf dem 59. Deutschen Ärztetag 1956 in Münster, wurde festgelegt, daß die Zusatzbezeichnung „Homöopathie" nur bei Nachweis einer genau definierten Weiterbildung von der Ärztekammer erteilt wird. In den Ausführungsbestimmungen zu § 35 heißt es:

„I. Die nach § 35 Abs. 4, Ziffer 1 verlangte besondere Weiterbildung für das Führen des Zusatzes „Homöopathie" auf dem Arztschild setzt voraus

1. entweder

a) eine theoretische oder praktische Beschäftigung mit dem homöopathischen Heilverfahren während der Dauer von mindestens 1½ Jahren unter Anleitung eines anerkannten homöopathischen Arztes

oder

b) eine halbjährige Assistenzarzttätigkeit an einem Krankenhaus mit anerkannter homöopathischer Leitung

2. die Teilnahme an drei anerkannten Fortbildungskursen oder wahlweise an einem anerkannten vierteljährigen Lehrgang in der homöopathischen Therapie [...]."[30]

Auf der Basis dieser Bestimmungen erarbeitete der Zentralverein die Weiterbildungsrichtlinien für die von ihm vertretene homöopathische Disziplin. Seit 1987 hat die Bundesärztekammer für die Erlangung der Zusatzbezeichnung zusätzlich eine zweijährige klinische Tätigkeit zur Voraussetzung gemacht.[31] In der 1992 beschlossenen Weiterbildungsordnung wurden die vorgeschriebenen Zeiten für die Beschäftigung mit der Homöopathie auf 3 bzw. 1 Jahr erhöht, die Anzahl der besuchten Kurse auf 6 und die Dauer des Lehrgangs auf 6 Monate.[32]

---

[28] Berufs- und Facharztordnung für die deutschen Ärzte vom 5. November 1937, § 36 Abs. 2a, zit. n. Mengen (1991), S. 37-38.
[29] Sewering (1987), S. 1437.
[30] Berufsordnung für die deutschen Ärzte (in der vom 59. Deutschen Ärztetag 1956 in Münster beschlossenen Fassung); § 35, Ausführungsbestimmungen zu § 35, zit. n. Mengen (1991), S. 37-38.
[31] Weiterbildungsverordnung (1987), S. 14, vgl. Mengen (1991), S. 37-38. Dabei ist zu beachten, daß die Bundesärztekammer nur Vorschläge zur Weiterbildungsordnung machen kann. Rechtsverbindliche Vorschriften können nur die Landesärztekammern machen.
[32] Bundesärztekammer (1992), S. 59.

Gibt es einen Aufschwung für die Homöopathie?

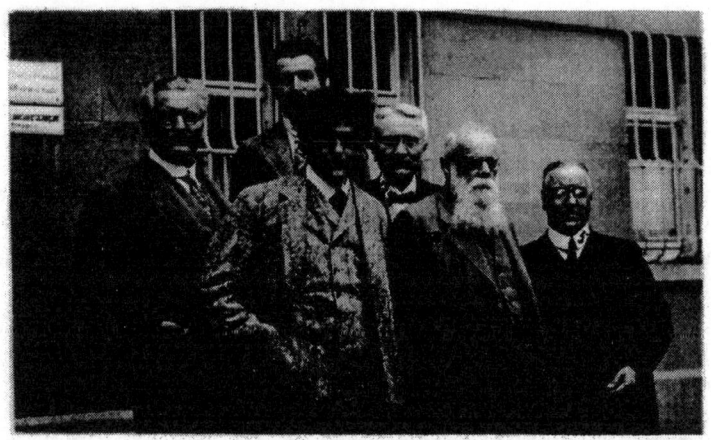

Abb. 48: Dozenten des Fortbildungskurses in Stuttgart (1.-11. September 1926). 1. Dr. Bastanier, Berlin; 2. Dr. Meng, Stuttgart; 3. Dr. Emil Schlegel, Tübingen; 4. Dr. Göhrum, Stuttgart; 5. Dr. Stiegele, Stuttgart; 6. Dr. Bernauer, Berlin. (Quelle: Bildarchiv des Instituts für Geschichte der Medizin der Robert Bosch Stiftung, Stuttgart.)

Die Zusatzbezeichnung bietet nun eine weitere Handhabe, um Hinweise über die Verbreitung der Homöopathie unter den Ärzten zu erhalten. Der Erwerb von Zusatzbezeichnungen wird nämlich an die jeweilige Landesärztekammer gemeldet. Deshalb wurden für eine Untersuchung die 17 rechtlich selbständigen Ärzte- bzw. Landesärztekammern sowie die Kassenärztliche Bundesvereinigung gebeten, folgende Fragen zu beantworten:[33]

1. Wie viele Ärzte waren in Ihrem Zuständigkeitsbereich im Jahr 1992 insgesamt erfaßt?
2. Wie viele Ärzte waren in Ihrem Zuständigkeitsbereich im Jahr 1992 berechtigt, die Zusatzbezeichung Homöopathie zu führen?
3. Wie hat sich die Zahl der neu erworbenen Zusatzbezeichnungen für Homöopathie in den Jahren vor 1992 in Ihrem Zuständigkeitsbereich entwickelt?

Die Ergebnisse sind der folgenden Tabelle zu entnehmen:

---

[33] Das folgende nach Schüppel/Schlich (1991).

Die Zusatzbezeichnung „Homöopathie"

Zusatzbezeichnung Homöopathie in Deutschland

(Landes-)Ärztekammer	Anzahl der Ärzte insgesamt	Anzahl der Ärzte mit Zusatzbezeichnung	Anteil der Ärzte mit Zusatzbezeichnnung (%)
Bayern	45.232	570	1,26
Baden-Württemberg	41.729	408	0,98
Saarland	4.390	37	0,84
Niedersachsen	26.090	180	0,69
Westfalen-Lippe	28.790	156	0,54
Rheinland-Pfalz	22.352	120	0,54
Berlin	20.795	110	0,53
Hessen	23.723	121	0,51
Bremen	3.454	17	0,49
Nordrhein	38.164	180	0,47
Schleswig-Holstein	10.812	50	0,46
Hamburg	9.536	41	0,43
Thüringen	7.114	23	0,32
Sachsen-Anhalt	7.486	13	0,17
Mecklenburg-Vorpommern	5.955	3	0,05
Brandenburg	6.494	3	0,05
Sachsen	13.438	5	0,04
Summe Bundesgebiet	**315.554**	**2.037**	**0,59**
Zum Vergleich:			
Niedergelassene Kassenärzte	74.063	726	0,98

Abb. 49: Die Verbreitung der Zusatzbezeichnung Homöopathie in den Ärztekammern der Bundesrepublik Deutschland 1992/93 (Stand 31.12.92 bis 31.5.93). Nach: Schüppel/Schlich 1994 (abgedruckt mit Erlaubnis des S. Karger Verlags, Basel).

Von der gesamten Ärzteschaft (einschließlich nicht ärztlich tätiger Mediziner und Ärzte im Ruhestand) führte 1993 also gut ein halbes Prozent die Zusatzbezeichnung „Homöopathie". Aufgrund der gegenwärtigen Datenlage bestand keine Möglichkeit, die Verbreitung unter den berufstätigen bzw. ärztlich tätigen Medizinern zu erfassen. Da unkonventionelle Methoden überwiegend bei niedergelassenen Ärzten sowie in rehabilitativ ausgerichteten Kliniken eingesetzt werden, liegt der Prozentsatz bei den ärztlich tätigen Medizinern vermutlich näher bei dem für niedergelassene Kassenärzte durch Umfragen ermittelten Wert von etwa einem Prozent. Bei der Bewertung solcher Ergebnisse muß kritisch angemerkt werden, daß die Anwendung der Homöopathie nicht zwingend an eine Zusatzqualifikation gebunden ist. Danach könnte die Verbreitung größer sein als hier erfaßt. Andererseits muß der Erwerb der Zusatzbezeichnung nicht immer dauerhaftes In-

Gibt es einen Aufschwung für die Homöopathie?

teresse anzeigen, selbst wenn der finanzielle und zeitliche Aufwand, der damit verbunden ist, eine längerfristige Beschäftigung mit dieser Methode dokumentiert.

Die Erfassung der Zusatzbezeichnungen bietet eine Möglichkeit, zeitliche Änderungen zu verfolgen.

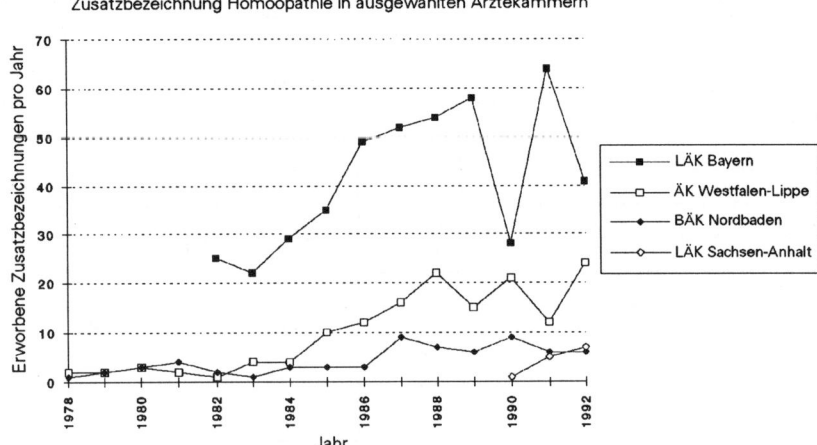

Abb. 50: Zeitliche Entwicklung der neu erworbenen Zusatzbezeichnungen Homöopathie in vier Ärztekammern im Zeitraum von 1978 bis 1992: Absolutwerte (fehlende Werte: Daten bei den Ärztekammern nicht vorhanden) (LÄK = Landesärztekammer, ÄK = Ärztekammer, BÄK = Bezirksärztekammer). Nach: Schüppel/Schlich 1994 (abgedruckt mit Erlaubnis des S. Karger Verlags, Basel).

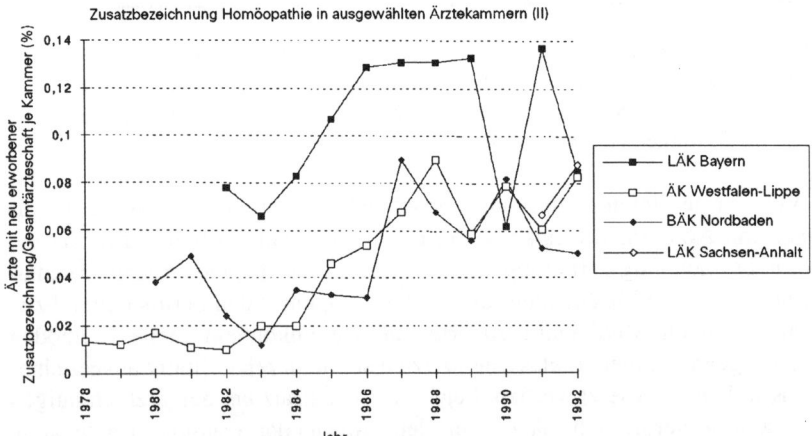

Abb. 51: Zeitliche Entwicklung der neu erworbenen Zusatzbezeichnungen Homöopathie in vier Ärztekammern im Zeitraum von 1978 bis 1992: Relativwerte (fehlende Werte: Daten bei den Ärztekammern nicht vorhanden). Nach: Schüppel/Schlich 1994 (abgedruckt mit Erlaubnis des S. Karger Verlags, Basel).

Sowohl die Absolutwerte als auch die Werte bezogen auf die Gesamtärzteschaft je Kammer zeigen trendmäßig eine Zunahme der jährlich neu erworbenen Zusatzbezeichnungen an. Dabei verursacht die relativ kleine Zahl der neu erworbenen Zusatzbezeichnungen je Kammer und Jahr zum Teil erhebliche Schwankungen.

Betrachtet man die regionale Verteilung, dann fällt auf, daß die drei Ärztekammern mit der höchsten Verbreitung der Zusatzbezeichnung im Süden der Bundesrepublik liegen. Das Mittelfeld wird von den übrigen alten Bundesländern gebildet. Die neuen Bundesländer bilden das Schlußlicht. Letzteres ist leicht zu erklären, da in der DDR eine entsprechende Zusatzbezeichnung nicht existiert hat. Schwieriger ist die Diskussion des beobachteten „Nord-Süd-Gefälles". Historisch hat sich die Homöopathie zunächst in bestimmten Regionen Deutschlands konzentriert. Neben Sachsen als Wirkungskreis von Samuel Hahnemann war besonders Süddeutschland, hier vor allem Baden, später auch Württemberg, ein bevorzugtes Ausbreitungsgebiet.[34] In Bayern gab es im vergangenen Jahrhundert sogar mehrere Dozenten und einen „Ehrenprofessor", die an der Unversität München Homöopathie lehrten.[35] Bisher gibt es keine historischen oder soziologischen Erhebungen, die diese Verteilung und ihre Weiterentwicklung bis heute genauer untersucht haben. Neben mehr oder weniger zufälligen Ausbreitungswegen, etwa über einzelne besonders profilierte Persönlichkeiten, hat wohl das regional unterschiedlich verteilte Interesse an der Methode eine Rolle gespielt. Mögliche Erklärungen dafür könnten Unterschiede in sozialer (politische Verhältnisse, regional unterschiedliche Urbanisierung und Industrialisierung) aber auch kultureller Hinsicht (Konfession, Bedeutung der Laienbewegung) sein.

Schluß

Ganz gleich, wie man sich dem Problem der Ausbreitung der Homöopathie unter Ärzten nähert, es bleiben Unsicherheiten. Dies um so mehr, je weiter man in die Vergangenheit zurückgeht. Die Zahl derer, die irgendwie nebenher auch homöopathische Arzneimittel verwenden, ist nicht zu bestimmen. Man ist deshalb auf die Erfassung einer kleineren Gruppe angewiesen. Es ist ohnehin diese Gruppe, die man meint, wenn man von „Anhängern der Homöopathie" oder von „Homöopathen" spricht. Tischner nannte sie in seinen Schätzungen „echte Homöopathen". Über sie geben am ehesten die Mitgliederzahlen des Zentralvereins, die Ärzteverzeichnisse und die Anzahl der Zusatzbezeichnungen „Homöopathie" Auskunft.

Betrachtet man die so definierte Gruppe von Homöopathen, dann zeigt sich ein über die Zeiten überraschend gleichförmiges Bild: Es sind heute

---
[34] Wolff (1989), S. 42-44.
[35] Tischner (1939), S. 501-506.

Gibt es einen Aufschwung für die Homöopathie?

etwa 1% der Ärzte, die man als Homöopathen bezeichnen könnte. Und es waren früher von der Größenordnung auch nicht bedeutend mehr oder weniger: Die Gesamtzahl der approbierten ausschließlichen Anhänger der Homöopathie betrug in den 1830er Jahren rund 100, stieg trotz verschiedener Schwankungen bis zum Beginn des 20. Jahrhunderts auf rund 500 und blieb bis in die 1930er Jahre hinein relativ konstant auf einer Zahl zwischen 500 und 600. 1935 stellten die rein homöopathischen Ärzte eine Minderheit von einem Prozent der gesamten Ärzteschaft dar.[36] Bei diesem einen Prozent ist es bis heute geblieben. Die Schwankungen im zeitlichen Verlauf ergeben als höchsten Anteil etwa zwei Prozent der Ärzte, die als Homöopathen bezeichnet wurden. Dies ist offensichtlich der Größenbereich, in dem sich die Verbreitung der Homöopathie schon immer bewegt hat. Auf der Seite der professionellen Anbieter medizinischer Dienstleistungen, den Ärzten, ist die Homöopathie demnach nur gering vertreten.

Für die Bewertung solcher Schwankungen, wie auch des etwas ansteigenden Trends seit den 1980er Jahren, kommt es jedoch auf die Perspektive an. Eine Steigerung von einem auf zwei Prozent würde für die Homöopathie eine Verdopplung bedeuten. Dies ist aus der homöopathischen Perspektive betrachtet sehr bedeutend. Für die gesamte Medizin bliebe die Homöopathie trotzdem marginal: Anstatt einem Hundertstel der Ärzteschaft wären nun zwei Hundertstel der Ärzteschaft Homöopathieanhänger. Eine Änderung im Sinne eines Siegeszuges unter den Ärzten wäre daraus jedenfalls nicht abzulesen. Dies sagt selbstverständlich nichts über das Vorhandensein oder Fehlen einer medizinisch nachweisbaren Wirkung homöopatischer Verfahren aus. Deutlich wird daran nur die über 150 Jahre andauernde geringe Akzeptanz bei der wichtigsten Gruppe derjenigen, die medizinische Dienstleistungen anbieten.

Dies steht im Widerspruch zum großen öffentlichen Interesse an der Homöopathie. Die Homöopathie war und ist in der Medizin ein Reizthema. Es wird nach wie vor viel dazu geschrieben, in der Laienpresse und den Fachzeitschriften, von Befürwortern und Gegnern. Befaßt man sich hier also mit einem Thema, das wegen seiner marginalen Größenordnung eine solche Beachtung nicht verdient hätte? Nein: Die vorliegenden Zahlen beziehen sich nur auf einen Bruchteil des Gesamtphänomens. Erfaßt sind lediglich die „richtigen" Homöopathen. Ebenso wie die engagierten Gegner der Homöopathie sind sie im Rahmen des Gesamtphänomens im Grunde genommen eine Randerscheinung. Die Auseinandersetzung mit der Homöopathie spielt sich in viel größerem Ausmaß *zwischen* den beiden Extremen der vollständigen Akzeptanz und der vollständigen Zurückweisung ab.[37] Wenn

---

[36] Offensichtlich war das Angebot an homöopathischen Ärzten aber wesentlich geringer als die Nachfrage, was die Entstehung einer regen Laienbewegung zumindest als Teilfaktor erklärt, s. Wolff (1989), S. 40-41.

[37] Vgl. das analoge Problem bei der Ablehnung und Akzeptanz der Pockenimpfung im 19. Jahrhundert, s. Wolff (1995), S. 254-261.

man diesen Bereich mit erfassen will, muß man sich von der Fixierung auf Zahlen lösen und qualitative Informationen mit berücksichtigen.[38] Dazu gehören einzelne Beispiele, die die Argumentationen von Beteiligten verdeutlichen, ebenso wie popularisierende Texte aus der Laienpresse. Aber auch die vorgestellten Herangehensweisen - von der Schätzung bis zur Erfassung der Anzahl der Zusatzbezeichnungen - tragen dazu bei, die Frage zu beantworten, ob sich die Homöopathie im Aufschwung befindet. Nach den hier gesammelten Hinweisen wäre die Antwort zweigeteilt: „Ja" lautet sie aus der Sicht der Homöopathen - schließlich hat sich ihre Zahl erhöht, „nein" aus der Sicht der Schulmedizin - nach wie vor gehört nur ein minimaler Bruchteil der Ärzte zu den wirklichen Anhängern der Homöopathie.

---

[38] Vgl. Wolff (1995), S. 38-40, 99-109.

Gibt es einen Aufschwung für die Homöopathie?

Literatur

Anon., Hörzu Nr. 50, 10.12.1993, S. 60.

Blum, Wolfgang: Hellsehen wäre billiger. In: Die Zeit Nr. 23 v. 3. Juni 1994, S. 41.

Brandt, Herwig: Die Auseinandersetzung um die Homöopathie. Die Homöopathie zwischen Anhängern, Widersachern und Mißinterpreten. Göttingen 1989.

Bundesärztekammer: (Muster-) Weiterbildungsordnung. Köln 1992.

Bundesgesundheitsminister (Hrsg.), Daten des Gesundheitswesens, Ausgabe 1991. Baden-Baden 1991.

Dinges, Martin: The role of medical societies in the professionalization of homeopathic physicians in Germany and the USA. In: Risse, Günther / Jütte, Robert (Hrsg.): Culture, Knowledge and Healing: Historical Perspectives of Homeopathic Medicine in Europe and America. 1996 (im Druck).

Eisenberg, D.M., Kessler, R.C., Foster, C., Norlock, F.E., Calkins, D.R., Delbanco, T.L.: Unconventional medicine in the United States. Prevalence, costs and pattern of use. In: New England Journal of Medicine 328 (1993), S. 246-252.

Gaus, W., Häussler, S., Kloiber, R., Wiesenauer, M.: Verkauf und Anwendung homöopathischer Arzneimittel. Eine Umfrage bei Offizinapotheken der Bundesrepublik Deutschland. In: Deutsche Apotheker-Zeitung 127 (1987), S. 2251-2255.

Graf, Eduard: Das ärztliche Vereinswesen in Deutschland und der deutsche Ärztevereinsbund. Leipzig 1890.

Jütte, Robert: The professionalization of homeopathy in the nineteenth century. In: Woodward, John / Jütte, Robert (Hrsg): Coping with Sickness. Sheffield 1995, S. 45-66.

Marioth, Roy: Detlef Bartelt: Naturheilverfahren in der Praxis. Niedersächsische Akademie für Homöopathie und Naturheilverfahren e.V. Celle 1990.

Matthiessen, P.F., Roßlenbroich, B., Schmidt, B.: Unkonventionelle medizinische Richtungen. In: Natur- und Ganzheitsmedizin 5 (1992), S. 7-15.

Meng, Heinrich: Ueber ein Aschenbrödel der Wissenschaft. In: Homöopathische Monatsblätter. In: Mitteilungen aus dem Gebiete der Homöopathie 44 (1919), S. 42-44

Mengen, Gabriele: Übersicht über die Entwicklung der Homöopathie in der Bundesrepublik Deutschland von 1945-1988. Diss. Med. Münster 1991.

Müller, Johannes: Die wissenschaftlichen Vereine und Gesellschaften Deutschlands im neunzehnten Jahrhundert. Hildesheim 1965.

Ritter, H.: Über die Verbreitung allgemein nicht üblicher Heilverfahren in der freien Praxis. Das Ergebnis einer Umfrage. In: Deutsches Ärzteblatt 65 (1968), S. 2113-2116.

Ritter H., Habighorst, H.G.: Die Verbreitung nicht allgemein anerkannter Heilverfahren in der freien Praxis. Ergebnis einer zweiten Umfrage. In: Zeitschrift für Allgemeinmedizin 45 (1969), S. 1215-1218.

Ritter, H., Habighorst, H.G.: Die Verbreitung nicht allgemein anerkannter Heilverfahren in der freien Praxis. Das Ergebnis einer dritten abschließenden Rundfrage. In: Medizinische Welt 22 (1971), S. 1409-1411.

Rummel: Namensverzeichnis homöopathischer Aertze. In: Allgemeine homöopathische Zeitung 26 (1844), Col. 236-240.

Schmaltz, Hans Michael: Von der Medizinalreformbewegung zur Standesorganisation der Ärzte. Diss. Med. Frankfurt a.M. 1977.

Schrömbgens, H.H.: Außenseitermethoden in der Allgemeinpraxis. In. Münchener medizinische Wochenschrift 120 (1978), S. 1620-1621.

Schüppel, R./Schlich, T.: Die Verbreitung der Homöopathie unter Ärzten in Deutschland. In: Forschende Komplementärmedizin 1 (1994), S. 177-183.

Schwabe, Wolfgang: Marktbedingungen und Absatzwirtschaft der biologischen Heilmittelindustrie. Leipzig 1939.

Sewering, Hans J.: Von der „Bremer Richtlinie" zur Weiterbildungsordnung. In: Deutsches Ärzteblatt 84 (1987), H. 36, S. 1435-1442.

Tischner, Rudolf: Geschichte der Homöopathie, Leipzig 1939

Weiterbildungsverordnung der Bundesärztekammer, Wortlaut n.d. Beschlüssen des 90. Deutschen Ärztetages. In: Deutsches Ärzteblatt 84 (1987).

Wiesenauer, M., Noll, J., Häussler, S.: Verbreitung und Anwendungshäufigkeit von Naturheilverfahren. In: Therapeutikon 2 (1990), S. 93-97.

Wolff, Eberhard: Gesundheitsverein und Medikalisierungsprozeß. Der Homöopathische Verein Heidenheim/Brenz zwischen 1886 und 1945. Tübingen 1989.

Wolff, Eberhard: Pockenschutzimpfung und traditionale Medikalkultur. Das Beispiel Württemberg 1801-1818. Diss. Soz. Tübingen 1995.

Der Tierarzt J.J.W. Lux (1773-1849) und die Veterinärhomöopathie im 19. Jahrhundert

Ursula-Ingrid Kannengießer

Johann Joseph Wilhelm Lux war der erste praktizierende Tierarzt, der nach seinem Kontakt mit Hahnemann und der Homöopathie versuchte, diese auch in der Tiermedizin anzuwenden. Er wurde besonders durch die in der Tiermedizin üblichen drastischen Therapiekonzepte und den mangelnden Erfolg der gängigen Medikamente gegen seuchenhafte Erkrankungen dazu angespornt. Lux dokumentierte seine homöopathischen Erfahrungen in der von ihm 1833-1836 veröffentlichten Zeitschrift „Zooiasis". Ihm gelang, was Hahnemann versagt blieb: die Überprüfung der homöopathischen Heilweise[1] an einer Universität.

Hahnemann griff in § 74 seines Organons die üblichen Heilmittel und Kuren schonungslos an: „Zu den chronischen Krankheiten müssen wir leider! noch jene allgemein verbreiteten rechnen, durch die allöopathischen Curen erkünstelt, wie auch den anhaltenden Gebrauch heftiger, heroischer[2] Arzneien, in großen und gesteigerten Gaben, den Mißbrauch von Calomel, Quecksilbersublimat, Quecksilbersalbe, salpetersauren Silbers, Jodine und ihre Salbe, Opium, Baldrian, Chinarinde und Chinin, Purpurfingerkraut, Blausäure, Schwefel und Schwefelsäure, jahrelange Abführungsmittel, Blut in Strömen vergießende Aderlässe, Blutegel, Fontanellen, Haarseile u.s.w., wovon die Lebenskraft theils unbarmherzig geschwächt, theils wenn sie ja nicht unterliegt, nach und nach dergestalt innormal verstimmt wird, daß sie, um das Leben gegen diese feindseligen und zerstörenden Angriffe aufrecht zu erhalten, den Organismus umändern, und diesem oder jenem Theile entweder die Erregbarkeit oder die Empfindung benehmen, oder sie übermäßig erhöhen, ... muß, um dem Organism Schutz vor völliger Zerstörung des Lebens gegen die immer erneuerten, feindlichen Angriffe solcher ruinirenden Potenzen zu verschaffen."

Kein Wunder also, daß er sich bemühte, eine neue rationale Heilkunst, die die Menschheit wie die Tierwelt von solchen Übeln verschonte, zu schaffen und zu verbreiten. 1810 trat er mit der ersten Auflage seines Orga-

---

[1] Homöopathie ist eine Heilmethode, die aufgrund des Ähnlichkeitsgesetzes in der Lage ist, den Organismus mit geprüften Einzelmitteln in potenzierter Form zu heilen. Preis (1991), S. 450-451.

[2] Arzneien, deren Aufnahme durch den Körper Wirkungen erzeugt, die man nur „heldenhaft" überstehen kann.

nons, in dem er die Idee seiner neuen Heilmethode - der Homöopathie - formulierte, an die Öffentlichkeit. Hahnemann behauptete hierin die Gültigkeit eines neuen Heilgesetzes, des Similegesetzes. Er stellte den heute noch umstrittenen Leitsatz „Similia similibus curentur"[3] und die Grundsätze der Homöopathie auf: Arzneimittelprüfungen am gesunden Menschen, Verwendung von dynamisierten[4] (potenzierten) Arzneien zur Therapie und Anwendung von Einzelsubstanzen nach dem Ähnlichkeitsgesetz.

Schon kurze Zeit nach der Veröffentlichung von Hahnemanns neuem Therapieansatz eigneten sich auch die Veterinärmediziner, die von den bisherigen Kurmöglichkeiten frustriert waren, diese erfolgversprechende Methode an. Neben Lux arbeiteten sich verschiedene Tierärzte, Tierheilkundige und auch Ärzte in die Veterinärhomöopathie ein. Einer von ihnen war Hahnemanns Lieblingsschüler Clemens von Boenninghausen, der unter anderem Fälle aus der Pferdepraxis beschrieb.[5] Auch Carl Ludwig Böhm, der von 1840 bis 1845 Lehrer der Tierheilkunde und Pferdezucht in Hohenheim war, befaßte sich intensiv mit der Homöopathie. Von ihm stammen die Bücher „Der homöopathische Pferdearzt" (1855), „Der homöopathische Rindvieharzt" (1857) und „Der homöopathische Schafarzt" (1860). Eines der ersten Veterinärrepertorien hinterließ C. G. W. Schoch (1846).[6] Es trägt den Titel: „Anweisung wie der Nicht-Arzt die meisten Krankheiten seiner Hausthiere durch sorgfältige Auffassung der sicht-, fühl- und hörbaren Krankheitserscheinungen mit den danach so schnell als sicher aufzufindenden erprobten und zweckdienlichen homöopathischen Heilmitteln auf einfache und fast kostenlose Weise selbst heilen kann". Er widmete es ausdrücklich Nichtärzten und Landwirten. Von Christian Griem[7] stammt ein Werk mit dem Titel „Der homöopathische Hausthierarzt" aus dem Jahr 1851. Behandelt werden Krankheiten der Pferde, Rinder, Schweine, Schafe, Ziegen und Hunde. Der Neustrelitzer Tierarzt Johannes Carl Ludwig Genzke (1801-1879) veröffentlichte viele Artikel in der Allgemeinen Homöopathischen Zeitung und war konsequenter Anhänger Hahnemanns. 1837 publizierte er in Leipzig „Die homöopathische Arzneimittellehre für Tierärzte". Friedrich August Günther (1802-1865) war eigentlich Geschäftsmann, arbeitete aber als homöopathischer Tierheilkundiger.[8] Er veröffentlichte „Der homöopathische Thierarzt", ein Werk in drei Bänden, und verschiede-

---

[3] Ähnliches möge Ähnliches heilen.
[4] Potenzierung = Dynamisierung. Hierunter versteht man das Verdünnen und Verschütteln bei homöopathischen Arzneien.
[5] Zu Boenninghausen und seinem veterinärhomöopathischen Journal entsteht derzeit eine Dissertation von Jutta Backert-Isert am Fachgebiet Geschichte der Veterinärmedizin der Tierärztlichen Hochschule Hannover in Verbindung mit dem Institut für Geschichte der Medizin der Robert Bosch Stiftung, Stuttgart.
[6] Zur Person von Schoch sowie zu seinem Beruf sind keine Daten verfügbar.
[7] Griem war Tierarzt in Langensalza.
[8] Weitere Informationen zu Günther finden sich im Beitrag von Willfahrt in diesem Band.

ne Artikel in der Allgemeinen Homöopathischen Zeitung. Sein „Homöopathischer Thierarzt" soll dem „Homöopathischen Hausarzt" von Constantin Hering nachempfunden sein.

Um diese tierärztlichen Bemühungen um die Übernahme der Homöopathie besser zu verstehen, werde ich zunächst den Praxisalltag eines Tierarztes im 19. Jahrhundert, dann die damals üblichen Therapien darstellen, um auf Hahnemanns Vorstellung zur Veterinärhomöopathie zurückzukommen. Dies bildet dann den Hintergrund für Lux' Werk, Therapie und Wirkung.

Das 19. Jahrhundert brachte für die Veterinärmedizin einige Neuerungen. Auskultationsinstrumente[9], Perkussionsinstrumente[10], Untersuchungsspiegel, Injektionsspritzen und verschiedene Zahninstrumente bereicherten entscheidend das lange Zeit primitive tierärztliche Instrumentarium. Noch im 18. Jahrhundert bestand es lediglich aus Messern, Zangen, Spateln, scharfen Löffeln, Schäreisen[11], Scheren, Nadeln für Haarseile, Kastrationskluppen, Beschlagwerkzeug und einer Nasenbremse.[12] An Untersuchungsinstrumenten standen den Tierärzten vor gut 150 Jahren im Verhältnis zu den heute gängigen klinischen Diagnostikverfahren nur wenige zur Verfügung. Selbst das Fieberthermometer fand erst 1860 Einzug in die tierärztlichen Praxen. Erst lange Zeit nach Errichtung tierärztlicher Lehranstalten[13] konnte sich die Untersuchung auf die Auskultation[14], die Perkussion, die Harnschau und mikroskopische Untersuchungen[15] stützen.

Tierärzte dürften damals fünf bis zehn Dörfer in der Umgebung ihrer Praxis versorgt haben. Einige Patienten wurden zu Fuß, andere zu Pferd besucht. Der Hauptpatientenstamm waren zu dieser Zeit Pferde. Die anderen landwirtschaftlichen Nutztiere machten, mit Ausnahme der Kastrationen, nur einen geringen Prozentsatz der Patienten aus. Die überlieferten tierärztlichen Aufzeichnungen beschränkten sich auf wenige Abkürzungen wie z. B. „Pfert: 1 einguß, 1 einschit" und Kürzel, sowie Gebührenabrechnungen „ein rit und zayterband: 1 Gulden 12 Kreuzer".[16]

Allerdings konnten sich nur wenige Bauern einen wissenschaftlich ausgebildeten Tierarzt leisten. Deshalb wurde die Tierheilkunde im wesentli-

---

[9] Abhorchen des Körpers mit einem Stethoskop. Das Stethoskop wurde 1819 von Théophile René Hyacinthe Laennec (1781-1826) in die Medizin eingeführt.

[10] Abklopfen der Körperoberfläche, um aus den Schallqualitäten auf Grenzen und Veränderungen der Organe zu schließen. Die Perkussion wurde 1761 von Leopold Auenbrugger (1722-1809) erfunden.

[11] Hufeisen aus zwei beweglichen Teilen.

[12] Zwangsinstrument zur Ruhigstellung von Pferden.

[13] Gründung tierärztlicher Lehranstalten: Lyon 1762, Alfort 1766, Wien 1767 und z.B. München 1790.

[14] Auskultation und Perkussion wurden an der Berliner „Thierarzneyschule" von J.E.T. Störig (1791-1855) eingeführt. Störig wurde 1826 nach Berlin berufen.

[15] Die Mikroskopie wurde im wesentlichen zur Untersuchung von Hautgeschabseln (Räudemilben) und Kot (Wurmeier) eingesetzt.

[16] Dieter (1965), S. 188-190.

chen von Kurpfuschern und Laienpraktikern[17] ausgeübt. Diese erwarben sich ihr Wissen während einer Lehre bei einem älteren Tierheilkundigen oder durch wenige Bücher, Vorträge und berufsverwandte Ausbildungen (Schmiedelehre). Für approbierte Tierärzte genügte der geringe Patientenstamm oder das minimale Gehalt aus einer öffentlichen Anstellung kaum zum Überleben.[18] Oft wurden Nebenbeschäftigungen wie Pferdehandel, Einrichtung von Schmiedewerkstätten und vor allem einer tierärztlichen Apotheke[19] existentielle Notwendigkeiten, da der Verkauf von Medikamenten wesentlich zum Überleben beitrug.

Eine wissenschaftlich fundierte theoretische und zugleich praktisch orientierte Ausbildung der Tierärzte war gerade zu dieser Zeit das Anliegen vieler zukunftsorientierter Ärzte und Tierärzte. Zur Gründungszeit der tierärztlichen Schulen setzten sich die Lehrer noch mit Schülern auseinander, die des ABCs nicht mächtig waren.[20] Das Abitur wurde in Deutschland erst 1901 als Vorbedingung für das tierärztliche Studium gefordert.[21] Der Zusammenhang zwischen gründlicher Ausbildung, abgegrenztem Standes- und Berufsrecht - noch bis Mitte des 19. Jahrhunderts konnten sich nicht studierte Personen als „Tierarzt" bezeichnen[22] -, einer allgemein gültigen Gebührenordnung[23] und dem wirtschaftlichen Überleben als Tierarzt wurde bereits zu Beginn des 19. Jahrhunderts heftig diskutiert. Auch Lux trug hierzu mit einem Buch bei.[24]

Im folgenden stelle ich die üblichen therapeutischen Methoden der Tiermedizin im 19. Jahrhundert dar: Aderlaß, Brennen, Haarseil und Fontanell, Hydrotherapie sowie medikamentöse Therapie.

Der Aderlaß (Venaesectio) war seit dem Altertum bekannt und auch in der Tiermedizin eines der am häufigsten eingesetzten Heilmittel. Die theoretische Grundlage für die Anwendung war die sogenannte Humoralpathologie, die Lehre von der Veränderung der vier Körpersäfte: Blut, gelbe und schwarze Galle sowie Schleim. Die Kur bei Veränderung der Körpersäfte

---

[17] „Wer mit Thieren umgeht, glaubt auch unwidersprüchlich die Thierheilkunde zu verstehen; und so pfuschen mit mehr oder weniger Kenntniß, welche sie bloß dem Gerathewohl zu danken haben, der Abdecker und Schmid, der Kutscher, Reitknecht und die Stallbedienten, der Hirt, Schäfer und die Bauern, die Kavalleristen, Mönche und alten Weiber ...". Aus: Lux (1808), S. XV.

[18] Grimm (1962), S. 119-124.

[19] Auch Lux besaß von 1810 bis 1847 eine tierärztliche Hausapotheke, die jedes Jahr in den Adreßbüchern der Stadt Leipzig unter dem Eintrag „Laboranten und Chemiker" aufgeführt wurde.

[20] Lechner (1970).

[21] Grimm (1962), S. 124.

[22] Grimm (1962), S. 122.

[23] Dieter (1965). Auch im Tagebuch des Tierarztes Leimer findet sich eine abgeschriebene Gebührenordnung: „Verordnung, die erneuerte Medizinaltaxe, die höheren Thierärzte betreffend".

[24] Lux (1800).

zielte immer darauf ab, die überzähligen Säfte zu entfernen. Dies geschah im wesentlichen durch Aderlaß. Als Werkzeuge wurden Flieten[25], bestimmte Klingen und eiserne Häkchen eingesetzt. Bevorzugter Ort der Venaesectio waren bei Allgemeininfektionen die große Halsvene (V. jugularis) und bei örtlichen Entzündungen die jeweiligen benachbarten, größeren, oberflächlichen Venen. Je nach Grad der Entzündung wurde mehr oder weniger zur Ader gelassen. Zu den primitivsten Formen des Aderlasses zählte das Abschlagen des Schwanzes oder der Ohrspitzen.

Einige Autoren betrachteten den Stand des Mondes als wichtig. Wo etwas zum Schwinden gebracht werden sollte, wurde bei abnehmendem Mond zur Ader gelassen. Prophylaktische Aderlässe wurden nur im Frühjahr und Herbst vorgenommen. Rychner[26] rät vor allem bei vollblütigen, kräftigen und wohlgenährten Tieren sowie sthenischen[27] Krankheiten zum Aderlaß. Bei schwachen und ausgezehrten Patienten sowie nach Blutverlusten hält er ihn für kontraindiziert, also schädlich. Hauptindikationen für Aderlässe waren: praktisch alle Pferdekrankheiten, Fieber, Entzündungen innerer Organe, Huflederhautentzündungen, örtliche Entzündungen, Dummkoller[28], Muskelschwund, Rinderpest und vieles mehr. Neben den Aderlässen wurden auch kleine Hautritzungen (skarificationes) durchgeführt. Sie wurden im wesentlichen bei Abszessen, Blutergüssen und Entzündungen des Unterhautbindegewebes (Phlegmonen) angewandt.

Zur Kauterisation (Brennen) wurden spitze, schneidende und flächige Brenneisen sowie Eisen mit Ring-, Kreuz- oder Sternprofil eingesetzt. Bei Pferden wurden folgende Krankheiten hiermit behandelt: Knochenleiden, Knochenhaut- und Gelenksentzündungen, Spat[29], Schale[30], Überbeine, Ge-

---

[25] Schlagmesser zur Veneneröffnung beim Aderlaß.

[26] Johann Jakob Rychner (1803-1878) war von 1834 bis 1869 Professor an der Tierarzneischule in Bern. 1835 veröffentlichte er in Bern seine „Bujatrik", ein herausragendes Werk zur Rinderkunde.

[27] Die Begriffe asthenisch und sthenisch entstammen dem medizintheoretischen Konzept des schottischen Arztes John Brown (1735-1788), der das Leben als einen durch innere und äußere Reize aufrechterhaltenen Zustand ansah. Als entscheidend für den Gesundheitszustand des Körpers betrachtete er die Fähigkeit, auf entsprechende Reize zu reagieren. Er unterteilte daher in sthenische Krankheiten, die er als Reizüberflutung mit der Folge einer Abnahme der Erregbarkeit (indirekte Schwäche) betrachtete und asthenische Krankheiten, die er als Reizmangelerscheinungen mit der Wirkung einer Zunahme der Erregbarkeit (direkte Schwäche) verstand. Als Therapeutika verwendete er daher entweder dämpfende Mittel (kalte Getränke, Aderlaß, kalte Angüsse, vegetarische Speisen) oder anregende Kurativa (Wärme, Fleischnahrung, Bewegung, Frischluft, Alkohol, Elektrizität).

[28] Allmählich oder infolge einer akuten Gehirnwassersucht entstandene, unheilbare Erkrankung des Gehirns, bei der das Bewußtsein des Pferdes herabgesetzt ist.

[29] Chronische und schmerzhafte Erkrankung der kleinen Fußwurzelknochen des Sprunggelenks bei Pferden, die durch entzündliche Knochen- und Gelenksveränderungen zur Versteifung des Sprunggelenks führt.

schwülste, Geschwüre, wildes und faules Fleisch, Gallen an Gelenken und Sehnenscheiden, harte Drüsen, Hernien, Nabelentzündungen und Muskelabbau. Rychner wandte das Glüheisen vorwiegend zur Blutstillung und Behandlung von Wundbrand an. Bei Bissen tollwütiger Hunde und giftiger Tiere war es für ihn die einzige Therapiemöglichkeit.

Tennecker[31] beschreibt die Anwendung von Punkt- oder Strichfeuer zur Spatbehandlung in seinem „Roßarzt": „Nun werden mit einem braunroth glühenden Eisen auf der innern Fläche des Sprunggelenks, entweder Striche oder Punkte, bis beinahe durch die Oberhaut - jedoch nicht weiter - gebrannt, - die Brandschorfe nach dem vierten Tage mit warmem Wasser und Seife abgewaschen, auch wohl, wenn durch das Feuergeben eine bedeutende Entzündung entstanden ist, die wunden Stellen, mit Altheesalbe[32], Kammfett, Milchrahm etc. eingerieben, worauf nach zwölf bis vierzehn Tagen die Operation des Brennens nochmals wiederholt wird."

Das Haarseil oder Eiterband und das Fontanell[33] gehörten unzweifelhaft zu den wirklich drastischen Methoden dieser Zeit. Beide wurden als sehr wirksame Formen der künstlichen Ableitung angesehen und daher wie auch der Aderlaß bei praktisch jeder Krankheit eingesetzt. Beiden Methoden wurde keine spezifische Aktivität, sondern nur die allgemeine Förderung der Erregbarkeit zuerkannt. „Es leitet die Thätigkeit der Lebenskraft zu dem krankgemachten Theile hin, und leitet sie dadurch von den andern Theilen ... ab", schrieb Tennecker.[34]

Die Haarseile wurden aus Leinen, Wolle und Seide sowie geflochtenem Zwirn oder Pferdehaar hergestellt. Die vorgeschriebene Länge für Haarseile war das dreifache der Wunde, durch die sie gezogen werden sollten. Sie wurden mittels verschiedener Haarseilnadeln durch künstlich gesetzte, möglichst senkrecht verlaufende Wunden gezogen, die nahe an der zu behandelnden Entzündung lagen. Um die lokale Reizung und Eiterung durch solche Fremdkörper zu fördern, wurden die Haarseile mit Terpentinöl oder Cantharidentinktur getränkt. Daß sich selbst Pferde durch die künstlich induzierten Schmerzen vergaßen, zeigt eine Textstelle aus Tenneckers Roßarzt: „... daß das Pferd, um den reizenden Körper zu entfernen, sich oft ganze Stücke Fleisch herausreißt ...".[35] Haarseile wurden in der Regel drei Tage in der Wunde belassen, dann fingen sie an zu eitern. Danach wurden sie täglich einmal in der Wunde hin- und hergezogen und mit Wasser ab-

---

[30] Chronische, fortschreitende und zerstörende Erkrankung des zweiten Zehengelenks, die unter Bildung von Knochenauswüchsen an der Vorderseite des zweiten Zehenknochen abläuft.
[31] Seyfert von Tennecker (1770-1839) war von 1817 bis 1823 Professor an der Dresdner Tierarzneischule. Er war einer der produktivsten Schriftsteller über Tierheilkunde und Pferdekunde seiner Zeit.
[32] Altheesalbe bestand aus Fett und Schleim der Eibischwurzeln und -blätter.
[33] Künstliche, dauerhafte Wundöffnung.
[34] Tennecker (1828), S. 93
[35] Tennecker (1828), S. 89.

gewaschen. Die eiternde Wunde wurde sanft ausgedrückt. Zwischen 23 und 30 Tagen mußten Patienten diese Qual erdulden, bevor die Bänder entfernt wurden. Lediglich der Übergang in eine jauchige Entzündung befreite die Patienten vorzeitig vom Eiterband. Am häufigsten wurden Haarseile an der Vorderbrust bei Pferden, am Triel[36] bei Rindern, und bei beiden an Wangen, Schultern sowie seltener am Kopf, hinter den Ohren, unter dem Bauch, an den Hinterextremitäten und am Rücken angewandt.

Gegenanzeigen waren Krankheiten mit Schwäche und großem Säfteverlust. Indikationen waren alle Krankheiten mit Reizüberflutung, besonders Augenleiden, alte Geschwüre, warzenähnliche Auswüchse, speckige Geschwülste, Räude[37], Mauke[38], Tetanus, Rinderpest, Ödeme der Beine und Dummkoller.

Fontanellen wurden bevorzugt dort angelegt, wo für Haarseile kein Platz war, also bei Augen- und Drüsenleiden. Ansonsten entsprechen sich beide Indikationen. Zum Anlegen von Fontanellen wurden ebenfalls bestimmte Nadeln verwendet, mit denen die Haut durchstoßen und das Unterhautbindegewebe vom Muskel getrennt wurde. In die geschaffenen Öffnungen wurden nun Lederstücke, Wurzeln, Splitter oder beliebige andere Fremdkörper verbracht, nachdem sie mit einem Rückzugsfaden versehen und in Terpentinöl getränkt worden waren.

Die Wunde wurde darauf mit Werg verstopft und drei Tage so belassen. Danach wurde der gebildete Eiter zweimal täglich ausgedrückt und die Wunde mit frischem Wasser gereinigt. Fontanellen wurden sechs bis acht Wochen offen gehalten. Bildeten sich massive Abszesse, so wurden Gegenöffnungen an der körpertiefsten Stelle für einen natürlichen Ablauf geschaffen. Bei sehr schnell verlaufenden Krankheiten wurden die Fremdkörper in einer Mischung aus Terpentinöl mit Steinöl und Cantharidentinktur getränkt.

Kaltes Wasser wurde als reinigendes und die Eiterung verbesserndes Heilmittel angesehen. Als Wirkprinzip wurde die Entziehung von Wärme, die die Fasern zusammenziehen sollte, angenommen. Kaltem Wasser wurde somit eine Verbesserung der Erregbarkeit des Körpers und seiner Fasern zugesprochen. Indikationen waren daher Allgemeininfektionen, alle Entzündungen mit lokaler Wärme, Huflederhautentzündungen, Hufabszesse, alte, übelriechende Wunden, Geschwüre, Kopfverletzungen, Gehirnentzündungen, Augenentzündungen, Verrenkungen, Bänderschwächen, schlaffe Glieder und Sehnen, Erschöpfungszustände und Blutungen. Tennecker[39] erwähnt die besondere Wirkung des reinigenden Elements auf die Haut und

---

[36] Hängende Hautfalte an der Vorderbrust bei Rindern.
[37] Durch verschiedene Räudemilben hervorgerufene dauerhafte Erkrankung der Haut, die mit heftigem Juckreiz einhergeht.
[38] Fesselekzem der Pferde.
[39] Tennecker (1828), S. 53 ff.

Hautatmung der Tiere. Für ihn war ein tägliches kaltes Bad das beste Mittel zur Erhaltung der Gesundheit und zur Vorbeugung gegen vorzeitiges Altern.

Anhaltende, häufig angewandte, warme Bäder über 35 °C wurden unter die erschlaffenden Mittel gezählt. Sie wurden bei allen harten und gespannten Geschwülsten sowie bei angelaufenen Sehnen und Gelenken eingesetzt. Die erschlaffende Wirkung wurde meistens durch Kräuterzusätze (Eibisch und Malve) erhöht.

Die im 19. Jahrhundert angewandten Arzneimittel waren in verschiedene Klassen[40] eingeteilt. Man kannte schleimenthaltende Mittel, Öle und Fette, bittere Mittel, zusammenziehende Mittel, scharfe und stark reizende Mittel, ätherische Mittel, narkotische Mittel, Säuren, alkalinische Mittel, erdige Mittel, Salze, metallische Mittel, Wasser sowie Luft und Gasarten als Therapeutika. Zur Veranschaulichung werden hier zwei Rezepte[41] mit ihren Indikationen und Herstellungsvorschriften vorgestellt:

Der Spat der Pferde wurde nicht nur mit dem Glüheisen therapiert. Es sind auch medikamentöse Behandlungen mit scharfen Salben überliefert. Diese Salben waren zusammengesetzte Arzneien aus reizenden und ätherischen Mitteln, die teilweise mit Säuren versetzt wurden.

Scharfe Salbe für Einreibungen

Nimm: Pulver von spanischen Fliegen,
langen Pfeffer, von jedem 2 Loth[42],
Euphorbium, 1 Loth,
Wachholderöl,
Terpentinöl, von jedem 2 1/2 Loth,
Salpetersäure 1 Quentchen,
Lorbeeröl 3 Loth.

Alles gepülvert und gut unter einander gemischt.
Wird mit einem hölzernen Spatel aufgestrichen.

In diesem Rezept wurden den einzelnen Substanzen unterschiedliche Wirkungen zugesprochen. Die ersten vier Bestandteile zählten zu den reizenden Stoffen mit harntreibender Wirkung. Das Pulver spanischer Fliegen wurde äußerlich als kräftig reizendes (durchblutungsförderndes) und blasenziehendes Mittel eingesetzt. Es sollte die Entzündung von den inneren auf die äußeren Teile lenken (ableiten). Unter langem Pfeffer ist wahr-

---

[40] Dieterichs (1830).
[41] Ammon (1809).
[42] Das Lot ist ein altes Handelsgewicht, das in vier Quentchen unterteilt wird. Bis 1840 hat es einem 32tel Pfund entsprochen. Das Lot hat, wie das Pfund, je nach Land unterschiedlich viel gewogen. Hahnemann vergleicht das bürgerliche Lot mit einer halben Unze, bezogen auf das Apothekergewicht Pfund. Ein Lot entspricht damit ca. 14,4 g (bis 16,4 g); vgl. Hahnemann (1986), S. 53.

scheinlich der Bergpfeffer oder Seidelbast verstanden worden, der traditionell bei veralteten Knochenleiden, rheumatischen und gichtigen Gelenksleiden angewandt wurde. Seine verriebenen Blätter erzeugen Blasenbildung auf der Haut. Euphorbium ist ein Wolfsmilchgewächs. Die weiße Milch dieser Pflanzen ist stark reizend und führt zu brennenden Ausschlägen. Wacholderöl wurde aus Kostengründen für tiermedizinische Zwecke durch Destillation aus dem Holz der Pflanze gewonnen. Es wurde äußerlich wie Terpentinöl gegen Gelenksleiden und -schmerzen angewandt. Das aus Fichten extrahierte Terpentinöl zählt zu den ätherischen Mitteln. Es ist ein dünnflüssiges, wasserhelles, flüchtiges und leicht entzündliches ätherisches Öl. Äußerlich angewandt wirkt es heftig reizend, entzündungsfördernd und austrocknend. Salpetersäure wurde in der Tiermedizin als 30%-ige Lösung angewandt. Ihre äußerliche Wirkung wurde als ätzend und zerstörend (desinfizierend) angegeben. Sie wurde hauptsächlich zur Behandlung von Geschwüren an Klauen und Hufen eingesetzt. Lorbeeröl gehörte ebenfalls in die Klasse der ätherischen Mittel. Es wurde aus den Beeren hergestellt und als reizendes sowie austrocknendes Öl bei Gelenksleiden, Huf- und Klauenverletzungen angewandt. Wie allen terpenhaltigen Ölen wurde ihm eine Wirkung gegen Flöhe und Läuse zugesprochen.

Ein weiteres Beispiel sind Bauchschmerz-Pillen für Pferde, wie sie bei einem akuten Anfall eingegeben wurden.

Krampfmildernde Pillen

Nimm: Baldrianwurzel, 3 Loth,
Stinkasand 1 Loth,
Mohnsaft 10 Gran[43].

Mache alles erst zu Pulver, und hernach mit Wachholdersaft zu zwei Stück Pillen, wovon man die eine des Morgens und die andere des Abends eingeben muß.

Die Baldrianwurzel zählte zu den ätherischen Mitteln. Ihre innerliche Wirkung wurde als reizend, nervenstärkend, beruhigend, krampfstillend, verdauungsfördernd und blähungstreibend angegeben. Sie wurde bei allen Nervenerkrankungen sowie Krämpfen der Skelett- und Organmuskulaturen eingesetzt. Der Stinkasant gehörte ebenfalls zu den ätherischen Mitteln. Man verwendete das Harz der persischen Gebirgspflanze Asa foetida, das sich bei Licht und Luftzutritt rotfärbt. Er wurde bei Verdauungsstörungen, Lebererkrankungen, Gelbsucht und Krampfkoliken innerlich angewandt. Der Mohnsaft fiel unter die narkotischen Mittel. Er wurde aus den grünen, unreifen Samenkapseln gewonnen. Es war ein für die Tierheilkunde, insbesondere in der Pferdepraxis zu teures Mittel und wurde daher wenig einge-

---

[43] Ein Gran entspricht 62 mg.

setzt. Als wirksamer Bestandteil war schon damals das krampfstillende und schmerzlösende Morphin bekannt. Wacholdersaft diente in dieser Rezeptur nur als Bindemittel für die anderen Stoffe. Die Pillen wurden nach dem Drehen mit Bärlappsamen bestreut, damit sie nicht zusammenklebten.

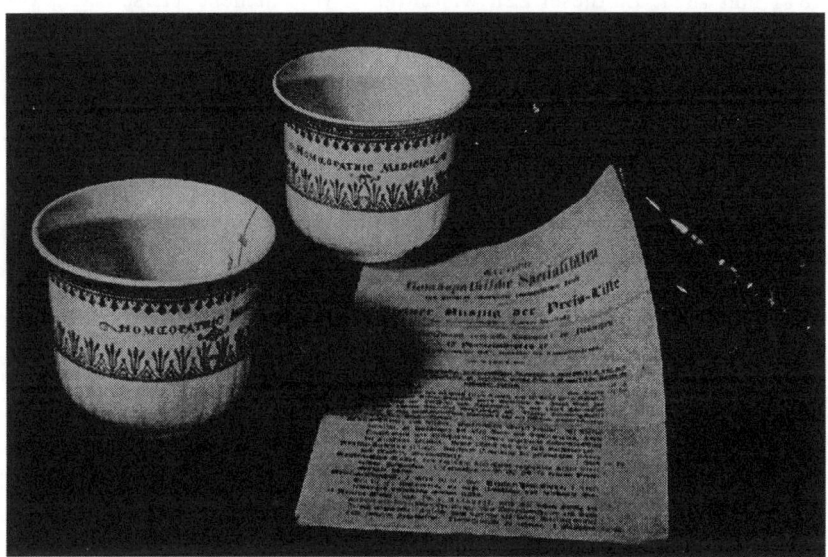

Abb. 52: Zwei Porzellantassen für den homöopathischen Gebrauch (England 19. Jahrhundert). (Quelle: „Von Einhörnern, Giftpfeilen und Edelsteinen" Sonderausstellung II zur Geschichte der tierärztlichen Therapie, Sammlung Helmut Wentges o.O. 1988, Abb. 266)

Hahnemanns Vorstellungen zur Veterinärhomöopathie

Da Hahnemann wußte, mit welchen Mitteln und nach welchen Theorien in der Veterinärmedizin seiner Zeit behandelt wurde, schrieb er ein 12-seitiges Manuskript über die „Homöopathische Heilkunst der Hausthiere"[44], um fortschrittlichen Tierärzten neue Wege zu öffnen. Es ist unklar, wann und bei welcher Gelegenheit er seine hierin festgehaltene Meinung zur Veterinärhomöopathie geäußert haben könnte. Er wollte diese Schrift wohl als Vortrag bei einer größeren Gesellschaft halten, da der Text an die Mitglieder der „Königlich Ökonomischen Gesellschaft" adressiert ist. Man kann also vermuten, daß Hahnemann anläßlich einer Versammlung der „Leipziger Ökonomischen Gesellschaft", bei der er wie auch der Tierarzt

---

[44] Hahnemanns Vortrag wurde von Achim Schütte und Daniel Kaiser gleichzeitig transkribiert. Veröffentlicht wurde er von Daniel Kaiser (1989), S. 112-120.

Lux[45] Mitglied war, über dieses Thema gesprochen haben mag. Belege zu dieser Vermutung existieren ebensowenig wie Hinweise darauf, ob Hahnemann mit diesem Manuskript überhaupt an die Öffentlichkeit getreten ist.

Hahnemann verfaßte seine Schrift zur Veterinärhomöopathie zwischen 1811 und 1821. Zu dieser Zeit waren durch verschiedene Tierseuchen, vor allem durch die Rindviehpest, schwere wirtschaftliche Schäden entstanden, mit deren Auswirkungen sich auch die Leipziger Ökonomische Gesellschaft beschäftigen mußte. Es ist möglich, daß Hahnemann neue Konzepte für die Veterinärmedizin aufzeigen wollte, die damals, ähnlich wie auch die Humanmedizin, durch die beschriebenen drastischen und wenig erfolgreichen Therapiemaßnahmen gekennzeichnet war. So wurde die Rindviehpest zum Beispiel lange Zeit mit Einschüttung verdünnter Salzsäure und Aderlaß[46] behandelt. Lux' Lebenswerk war die Bekämpfung eben dieser Tierseuchen. Er wußte um die Erfolglosigkeit der gängigen Therapeutika und propagierte eine Seuchenbekämpfung unter Einsatz von Quarantäne und Zwangskeulung[47] infizierter Tiere. Lux wurde wahrscheinlich direkt durch Hahnemann, vielleicht sogar durch dessen Vortrag beeinflußt, die Homöopathie auf Tiere zu übertragen. Heute gilt er als der Begründer der Veterinärhomöopathie.[48]

Hahnemann fordert in seinem Manuskript für die Veterinärhomöopathie dieselben Grundsätze[49] wie für die Humanhomöopathie: Exakte Diagnose, Arzneimittelprüfungen und Beachtung des Ähnlichkeitsgesetzes.

Die wichtigsten Hindernisse hinsichtlich der Einführung der Veterinärhomöopathie an Universitäten wie in der kurativen Praxis waren für Hahnemann das Gewohnheitsdenken und die geistige Immobilität der „gewöhnlichen Viehärzte". Außerdem sei die Tatsache hinderlich, daß der Verkauf teurer, nicht hilfreicher Arzneimischungen entsprechend tradierter Rezepte[50] einfacher war, als gewissenhaft eine einzige (billige) Arznei für

---

[45] Lux war von 1815 bis 1830 Ehrenmitglied und akademischer Dozent der Leipziger Ökonomischen Gesellschaft.
[46] Lux (1815).
[47] Zwangstötung.
[48] Haehl (1988), S. 420.
[49] Man bezieht sich dabei auf folgende Textstelle aus Hahnemanns Manuskript über die „homöopathische Heilkunst der Hausthiere": „Erstens genaue Bemerkung des jedesmal gegenwärtigen Krankheitsfalles des leidenden Thieres, zweitens sorgfältige Erforschung der reinen Wirkungen der bekannten Arzneimittel auf die verschiedenen Arten gesunder Hausthiere, um Kenntniß zu erlangen, welche krankhaften Veränderungen jedes Arzneimittel in dem Befinden der gesunden Thiere erregt, damit aus diesem nach seinen positiven reinen Effekten gekanntem Vorrathe bei jedem vorliegenden Falle eines erkrankten Thieres ein Arzneimittel ausgesucht werden könne, welches, ein ähnliches Leiden im gesunden Zustand zu erzeugen fähig, im gegenwärtigen Krankheitsfalle das sicherste, schnellste und hülfreichste homöopathische Heilmittel werde." vgl. Kaiser (1989).
[50] Siehe hierzu die angegebenen Rezepte für scharfe Einreibungen bzw. Bauchschmerzen.

die Gesamtheit der Symptome auszuwählen. Diese Widerstände sind wohl auch heute noch nicht beseitigt. Daß Tiere nicht sprechen können, sah Hahnemann nicht als Therapiehindernis. Er war sich sicher, daß ein gewissenhafter, vorurteilsloser Beobachter[51] alle Informationen bekommt, die er für eine erfolgreiche Verschreibung benötigt. Hahnemann forderte für die Veterinärhomöopathie die Errichtung einer homöopathischen Veterinärschule, da es für ihn einfacher erschien, „nichtwissende" Schüler zu erziehen, als bereits praktizierende Tierärzte zum Umdenken zu bewegen. Gleichzeitig hielt er einen Versuchstierstall mit gesunden Tieren für unumgänglich, da er nur so Arzneimittelprüfungen und Beobachtungsstudien für eine Materia medica veterinaria[52] für durchführbar hielt. Strenge Einzelmitteltherapie nach dem Similegesetz unter Berücksichtigung der Gesamtheit der Symptome eines erkrankten Tieres war für ihn eine unumstößliche Bedingung.

Aus seiner eigenen Praxiserfahrung erkannte Hahnemann auch die Vorteile eines Veterinärhomöopathen: Die Tatsache, daß Tiere zwar nicht sprechen, aber dafür auch nicht lügen können, war ihm ebenso wichtig wie die Abhängigkeit der Tiere hinsichtlich des Futters, d.h. der relativ problemlosen Diätetik in der Tiermedizin.

Hahnemann hat mit seinem Manuskript den Tierärzten des 19. Jahrhunderts einen gangbaren Weg gewiesen. Einige von ihnen, wie der Neustrelitzer Tierarzt Genzke (1801-1879), haben versucht, seiner reinen Lehre zu folgen. Andere versuchten wie Lux, die Grundsätze der Homöopathie nach ihrem Ermessen zu vereinfachen und verfälschten sie hierdurch. Insgesamt fiel Hahnemanns Gedanke „Ähnliches durch Ähnliches zu heilen" auch in der Tiermedizin auf fruchtbaren Boden und löste heftige Diskussionen unter Praktikern wie Professoren aus.

Johann Joseph Wilhelm Lux (1773-1849)

Lux wird hier als tierärztlicher Vertreter der Homöopathen besprochen. Er beschäftigte sich vor seiner Begegnung mit der Homöopathie als typischer praktischer Veterinärmediziner vor allem mit der Behandlung der Rinderpest, der Maul- und Klauenseuche und mit Pferdekrankheiten. Lux kam zwischen 1814 und 1820 mit der Homöopathie in Berührung. Er nahm die neue Therapieform sofort begeistert auf und übertrug Hahnemanns Konzept in die Tiermedizin. 1833 entwickelte er seine eigene Heilmethode, die Isopathie, und erregte damit Hahnemanns Ärger.[53] Im Gegensatz zur Homöopathie, die durch das Ähnlichkeitsgesetz geprägt ist, bedeutet der

---

[51] Hahnemann (1921), § 6.
[52] Zusammenstellung von Arzneimittelprüfungen an Tieren sowie homöopathischen Arzneimittelbildern für die Therapie am Tier.
[53] Hahnemann (1921), S. 55-57 und 106-107.

Der Tierarzt J.J.W. Lux (1773-1849)

Leitsatz der Isopathie „Aequalia aequalibus", Gleiches mit Gleichem heilen zu wollen. Lux löste durch sein neues Therapiekonzept große Differenzen unter den Homöopathen aus. Sein Werk ist aus homöopathischer wie tierärztlicher Sicht umstritten.

Lux wurde am 6. April 1773 nachmittags in der oberschlesischen Stadt Oppeln geboren.[54] Über seine Eltern, Johann Wilhelm Lux, von Beruf Scharfrichter und Tierheilkundiger[55] und Josepha Lux, geb. Geisler, ist wenig bekannt. Aus der Geburtsurkunde ist ersichtlich, daß sie beide römisch-katholischen Glaubens waren und Johann Joseph Wilhelm am 8. April 1773 in der Kirche St. Crux in Oppeln römisch-katholisch taufen ließen. Nachdem Lux' leiblicher Vater verstorben war, heiratete die Witwe den Bürger Heinrich Neumeister aus Oppeln, mit dem sie weitere Kinder hatte. Später lebte sie mit ihren Söhnen Heinrich Wilhelm Neumeister und Johann Joseph Wilhelm Lux in Leipzig, wo sie nach ihrem Tod 1834 auch begraben wurde. Lux' Stiefbruder, Dr. med. Heinrich Wilhelm Neumeister, wurde in Leipzig als Kommandant der Communalgarde ein bekannter Mann. Er verstarb 1860.

Nach Besuch der öffentlichen evangelischen Schule wechselte Lux 1785 in das katholische Burggymnasium in Oppeln, wo er bis 1790 unterrichtet wurde. In dieser Zeit soll er bereits seinem Vater in der Praxis assistiert haben. Ob Lux' Vater wie etliche Scharfrichter mit geheimnisvollen Sprüchen[56] und magischen Anagrammen therapierte oder aber als wissenschaftlich gebildeter praktischer Tierheilkundiger tätig war, ist nicht bekannt. Von 1790-93 studierte Lux in Breslau Philosophie, Geschichte, Mathematik und wahrscheinlich Landwirtschaft. Innerhalb der Vorlesungen über Landwirtschaft dürfte er seinen ersten universitären Kontakt mit der Tierheilkunde gehabt haben. Weiterer Anstoß für seine tierärztlichen Ambitionen waren die Schriften von Wolstein.[57] Zwischen 1793 und 1800 studierte er in Op-

---

[54] Ich verzichte auf Einzelbelege, die meiner Dissertation „Johann Joseph Wilhelm Lux (1773-1849): Leben und Werk eines Veterinärhomöopathen der ersten Stunde" demnächst entnommen werden können.

[55] Zu dieser Zeit waren Scharfrichter oft noch als Menschen- und Tierheilkundige tätig. Sie hatten keine wissenschaftliche Ausbildung, verfügten aber über teilweise solide handwerkliche und chirurgische Kenntnisse, die sie unter anderem durch Sektionen erwarben. Sie benutzten aber auch magische Arzneien und beschwörten und behexten Tiere mit überlieferten Geheimsprüchen (Arkana). Nicht selten gaben sie Tieren Anagramme als Heilmittel zu fressen.

[56] Lux (1813), S. 138 - 163: Arkana, Sympathien, magische Kuren, u.s.w. und Nowosadtko (1993), S. 43-74. Während Lux sich sehr abfällig über das Halbwissen vor allem der Abdecker äußert, sieht Frau Nowosadtko Scharfrichter und Wasenmeister als wichtige Anbieter auf dem medizinischen Markt.

[57] Dr. med. et chir. Johann Gottlieb Wolstein (1738-1820) eröffnete 1777 das Wiener Institut, eine Schule zur Ausbildung von Schmieden und Pferdeärzten. Wolstein wurde dort Professor und lehrte sehr praktisch orientierte Tierheilkunde. 1795 wurde er aus Österreich verbannt. Er wird als einer der Gründer der

peln Arzneiwissenschaften, in Jena die Grundlagen der Rechtswissenschaften und anschließend wieder in Breslau an der Universität Tierarzneikunde.

Die Jahre 1800 bis 1803 verbrachte J.J.W. Lux in Berlin an der „Thierarzneyschule". Er studierte dort unter anderem bei Professor Sick[58], den er 1801 auf dessen Reisen als Rinderpestkommissar begleitete. Am 19. Juni 1803 immatrikulierte er sich an der Leipziger Universität. Dort studierte er von 1803 - 1805 Arzneiwissenschaften, Ökonomie und Botanik. Am 28. Februar 1805 promovierte er in dieser Stadt zum Doktor der Philosophie, nachdem er seinen Magistertitel bereits erhalten hatte (Magister liberalium artium). Während seiner Dissertation erhielt er ein Stipendium des Collegium Marianum[59] in Leipzig. Im Wintersemester 1805/06 hielt er als Privatdozent Vorlesungen an der Universität in Leipzig. Er hat dort wohl eine Universitätskarriere angestrebt, blieb aber ohne Erfolg. Ob er aus fachlichen oder menschlichen Gründen abgelehnt wurde, ist heute nicht mehr feststellbar. Sein großes Ziel war jedenfalls die Bekämpfung der damals weitverbreiteten Tierseuchen: Rinderpest, Maul- und Klauenseuche, Tollwut, Milzbrand, Rotz und Lungenseuche.

Lux führte in Leipzig von 1810 bis 1847 eine eigene tierärztliche Praxis für Pferde und andere zahme Haustiere, an die auch immer seine tierärztliche Apotheke angeschlossen war. Lux' kurative Tätigkeit erstreckte sich sowohl auf seine eigene Praxis als auch auf öffentliche Aufgaben. 1810-14 war er als staatlicher Viehseuchenkommissar eingesetzt und besuchte verschiedene Gebiete in Oberschlesien (1810-11) und Sachsen (1813-14). Während seiner Praxiszeit veröffentlichte er insgesamt 14 Bücher und drei Bearbeitungen. Sie betreffen meistens das Thema Rinderpest sowie andere Tierseuchen und deren Bekämpfung. Er interessierte sich aber auch für tierärztliche Standespolitik, Landwirtschaft, Gesellschaftspolitik und Homöopathie. Aus einem Brief von 1806 an einen unbekannten Verleger erfahren wir, daß er für jedes Honorar bereit war, in verschiedenen Verlagen zu veröffentlichen. Dies deutet, wie manche andere Textstellen in seinen Büchern, darauf hin, daß er finanziell nicht besonders gut gestellt war.

---

wissenschaftlichen Tierheilkunde in Deutschland angesehen. Wolstein veröffentlichte Werke über Pferdekrankheiten, Schafkrankheiten, Viehseuchen, Wundversorgung und Tierzucht. Vgl. Schrader und Hering (1863).

[58] Georg Friedrich Sick (1760-1829) lernte bei Wolstein in Wien. Von 1790 bis 1806 leitete er die Berliner Tierarzneischule zusammen mit Prof. Naumann als Professor für Anatomie, Chirurgie, Diätetik und Seuchenlehre. Sein Hauptanliegen und -verdienst war die Bekämpfung der Rinderpest. Auch nach seinem Rückzug von der Schule wurde er von der Regierung noch oft zur Seuchenbekämpfung herangezogen.

[59] Bei dem Collegium Marianum oder Collegium Beatae Mariae Virginis handelt es sich nicht, wie oft mißverstanden, um eine kirchliche Einrichtung, sondern um eine weltliche Einrichtung der Leipziger Universität aus deren Gründungszeit. Das Collegium gab ausgewählten schlesischen Studenten ein Stipendium und eine Unterkunft.

Der Tierarzt J.J.W. Lux (1773-1849)

Sein Hauptwohnsitz war Leipzig. Dort wohnte er in neun verschiedenen Wohnungen, bis er sich 1837 das Bürgerrecht erworben hatte und in der Dresdner Straße 32 ein eigenes Haus bauen konnte. Lux hatte ein sehr bewegtes Privatleben. Wir wissen von einer Scheidung in Brieg ca. 1810, einem unehelichen Kind (totgeboren 1810), einer gelösten Verlobung 1816, einer zweiten Ehe mit Johanna Rosina Hellwig im Jahre 1818. Mit ihr hatte er zwei Kinder, die bereits mit drei und vier Monaten verstarben. Eine dritte und letzte Ehe ging er 1828 mit Rosine Magdalene Löbbe, einer geschiedenen Pathe, ein. Diese Verbindung blieb kinderlos. In seinem Antrag auf Bürgerschaft bei der Stadt Leipzig verschwieg Lux seine erste Ehe und seine frühverstorbenen Kinder.

Als Tierarzt wurde er bei der Leipziger Polizeibehörde dreimal aktenkundig: 1815 reichte er ein Gesuch zur Anlegung einer Schmiedewerkstatt für sein Tierlazarett ein. 1826 hatte er unrechtmäßig Arzneien und Gifte verkauft.[60] 1838 hatte er unbefugt die innere Heilkunst am Menschen ausgeübt.

In den Jahren 1832 - 37 nahm er regen Anteil an den Aktivitäten des homöopathischen Centralvereins, dem er seit 1832 angehörte.[61] Er bekleidete dort ebenfalls verschiedene Ämter in mittlerer Position: 1832 war er korrespondierender Sekretär, 1833 Fondsverwalter und Assessor sowie Referent im Leipziger Lokal-Verein, 1834 Fondsverwalter der homöopathischen Heilanstalt in Leipzig, 1835 Inspektor des Centralvereins, 1837 Tutor der Leipziger Heilanstalt.

Lux hatte auch mit Hahnemann Kontakt. Aus dem Jahr 1834 existiert ein Brief von Hahnemann an ihn. In dieser Zeit betreute Lux die Leipziger Heilanstalt als Fondsverwalter. Er wurde von Hahnemann gerügt, weil er das Gehalt an den leitenden Arzt Dr. Schweikert nicht ausgezahlt hatte. Ein Brief von Lux an Hahnemann aus dem Jahr 1832, in dem er ihn bat, ihm die von ihm veröffentlichte Zeitschrift „Zooiasis"[62] widmen zu dürfen, blieb unbeantwortet.

1847 hatte er seinen letzten Konflikt mit einer Behörde, als er versuchte, für die Witwe eines Homöopathen aus Jena dessen Arzneimittel zu verkaufen. Lux blieb erfolglos, denn die Arzneien wurden durch den Bezirksarzt, Hofrath Dr. Güntz, beschlagnahmt und vergraben.

Am 29. Januar 1849 verstarb Lux als Senior[63] des Collegium Marianum im Alter von 75 Jahren, nachdem er sich bereits 1847 aus der Praxis zurückgezogen hatte.

---

[60] Lux verkaufte damals bereits homöopathische Arzneien.
[61] Siehe hierzu die Mitgliederlisten und Berichte der Jahresversammlungen des Deutschen Zentralvereins homöopathischer Ärzte in der Allgemeinen Homöopathischen Zeitung (AHZ) der jeweiligen Jahrgänge.
[62] Lux Bd. 1 (1833-35), Bd. 2 (1836).
[63] Lux war seit 1825 Senior (bestimmter Rang in dieser Organisation) des Collegium Marianum.

Abb.53: Illustration des Kapitels „Spezialmittel der Tierheilkunde" des Angebots- und Preisverzeichnisses der Homöopathischen Centralapotheke von Hofrat V. Mayer. (Quelle: V. Mayer: Illustriertes Preisverzeichnis der Homöopathischen Centralapotheke, Cannstatt, o. J., S. 46)

Veterinärhomöopathische Behandlungen von Lux[64]

Lux veröffentlichte in seiner Zeitschrift immer wieder größere und kleinere Artikel über homöopathische Heilungen. Eine kleine Auswahl von Fällen soll die ihm eigene Arbeitsweise und seine oftmals sehr exakte Beobachtungsgabe verdeutlichen.

Fall 1:

Das Sattelpferd des Kaufmanns B. lahmte; es war auf der Tracht durchs Eisen gedrückt. Mit Veränderung des Eisens bekam es 5/15 Bellad. Rad.[65], und des anderen Tages waren Hitze und Lähmung behoben.

Bei diesem Patienten war ein Teil des Hufes durch das falsch genagelte Hufeisen gequetscht. Es folgte eine akute Entzündung der Huflederhaut. Die Verordnung von Belladonna (Tollkirsche) in diesem Fall begründet sich auf die mit der plötzlichen Erkrankung verbundene heftige Hitze, Schwellung und extreme Schmerzhaftigkeit, die zur Lahmheit führte.

Fall 2:

Das Sattelpferd des Mühlenbesitzers R. hatte, vor 8 Tagen, an dem rechten Ellbogen eine Stollbeule (Schleimbeutelentzündung) bekommen. Den 28. Jun. gab ich ihm 5/6 Arnica.[66] Den 6. Jul. stand die Beule unverändert, und ich gab ihm 1/3 Merc. viv.[67] (Einen Gran von der dritten Verreibung). Im August war die Stollbeule verschwunden.

---

[64] Lux (1834), S. 98 ff.
[65] 5 Globuli der Potenz C 15, hergestellt aus der Tollkirschenwurzel.
[66] 5 Globuli der Potenz C 6, hergestellt aus dem Bergwohlverleih.
[67] 62 mg der Potenz C 3 von Quecksilber.

Der Tierarzt J.J.W. Lux (1773-1849)

In diesem Fall vermutete Lux eine nichtinfektiöse Entzündung und Schwellung des Ellbogenschleimbeutels nach einer Stoßverletzung. Er verordnete Arnica, das nach Hahnemann bei Weichteilverletzungen eingesetzt werden kann. Da Arnica nicht half, diagnostizierte er wohl eine Infektion des Schleimbeutels und verschrieb Quecksilber.

Fall 5:

Ein Pferd des Müllers in Zehmen soll nicht scharf fressen, sich nicht gut füttern, auch manchmal Kolik bekommen. Den 18. May sendete ich 5/15 Nux v.[68] Den 30. fraß es schärfer, hatte nicht wieder Kolik gehabt, drusete[69] aber heute mit Nasenausfluß. Es erhielt 2/9 Dulcam.[70], und die Druse hob sich bald.

Bei diesem Pferd lag Appetitlosigkeit und Verdauungsschwäche vor, für die Nux vomica eine bewährte Verschreibung ist. Die Folgeverordnung von Dulcamara bei der Druse müßte sich auf einen Beginn des Infekts bei Wetterwechsel oder Durchnässung begründen, den wir anhand der knappen Krankheitsgeschichte nicht nachvollziehen können.

Fall 9:

Sattelpferd des Kaufmanns H. Das rechte Hinterbein über dem Sprunggelenke und herunter bis an die Köthe sehr geschwollen (fast noch einmal so dick), dem Anschein nach haarlos, die Haut entzündlich geröthet mit Ausschlagborken bedeckt, namentlich ums Sprunggelenk, und äußerst empfindlich. Man hatte es in der Michaelismesse gekauft, und, damit die Veränderung des Wassers etc. nicht die Druse oder eine andere Krankheit zuziehe, ihm brav Drusenpulver ins Futter gegeben. Im Januar fing es auf einmal an zu lahmen, und bekam Ausschlag um das Sprunggelenk. Nun kochte man Heusamen und Mistjauche, nahm warmen Branntweinspülicht, und schlug bald dies bald das mit Lappen warm über, salbte es auch mit Leinöl. Das Bein wurde immer dicker. Den 12. Febr. ward ich zu Rathe gezogen, und gab dem Patienten 5/x Toxicod.[71] (5 Körnchen mit der 30 Potenz), mit Weglassung aller äußerlichen Bähungen[72] und Schmierereyen. Den 14. war das Bein blässer und weniger dick. Den 17. kein Schmerz beym Befühlen, die Borken schuppen sich. Den 20. war es viel dünner und behaart, d.h. die durch die Ausdehnung der Haut einzeln gestandnen Haare

---

[68] 5 Globuli der Potenz C 15, hergestellt aus der Brechnuß.
[69] Die Druse (ansteckender Schnupfen der Pferde) ist eine schwerwiegende Streptokokken-Infektion bei Pferden, die die oberen Luftwege betrifft und oft mit Abszeßbildung in den regionalen Lymphknoten verläuft.
[70] 2 Globuli der Potenz C 9, hergestellt aus dem Bittersüß.
[71] 5 Globuli der Potenz C 30, hergestellt aus dem Giftsumach.
[72] Wundverbände.

waren jetzt wieder gedrängt beysammen. Um auf einige noch festsitzende Borken in der Beugung des Sprunggelenks schneller zu wirken, gab ich den 27. Spirit. sulphurat.[73] 3/15. Bis zum 18. März war Patient ganz hergestellt, und es waren vom ganzen Körper mit dem Putzen sehr viele Schuppen abgegangen. In der Zwischenzeit hatte Patient viele leere Pulver[74] bekommen.

Bei diesem Patienten lag eine Entzündung des Unterhautbindegewebes und der Haut vor. Beides äußerte sich in Schmerz, Borkenbildung und Haarverlust. Da dies spezifische Symptome für Rhus toxicodendron sind, verordnete Lux zuerst dieses Mittel. Um den mit vielen Einreibungen traktierten Patienten gänzlich auszuheilen, folgte eine Dosis Schwefel, der gegen Folgen von Arzneimittelmißbrauch eingesetzt wird.

Fall 11:

Ein Student war bey heftigem Winde stark gejagt, um dem drohenden Regen zu entgehen. Das Pferd keuchte und schnaubte, der Puls schlug heftig, hart und schnell, bey auseinander gespreitzten Vorderfüßen und allen Symptomen der Lungenentzündung. Diesen Abend gab ich ihm 3/15 Napellus.[75] Den andren Morgen war der Puls fast normal, das Athemholen langsam, der Athem weniger heiß, die Nasenlöcher wurden nicht soweit geöffnet, es fraß aber noch nicht. Es erhielt 3/15 Arnica, da sich die Flanken noch zu stark bewegten, und auch ein kurzer Husten sich einstellte. Den dritten Tag fraß es wieder.

In diesem Fall wählte Lux Aconitum napellus als erstes Mittel, weil dieses bei akuter Lungenentzündung durch kalten Wind mit heftigem, hartem und schnellem Puls angezeigt ist. Da der Patient so nicht ausgeheilt werden konnte, folgte Arnica als Mittel der Wahl bei bleibenden Folgen von Überanstrengung.

Seine Praxiserfahrungen verallgemeinerte Lux zu einer speziellen Therapieform, der Isopathie. Obwohl diese Behandlungsmethode schon weit vor 1833 bekannt war, wird Lux als ihr Begründer angesehen, da er als erster schwerpunktmäßig damit gearbeitet und darüber geschrieben hat. Das entscheidende Schriftstück umfaßt nur 31 Seiten, datiert aus dem Jahr 1833 und ist mit „Isopathik der Contagionen" betitelt.[76] Der einfache therapeutische Leitsatz der Isopathie lautet „Aequalia aequalibus curentur", d.h.

---

[73] 3 Tropfen oder Globuli der Potenz C 15, hergestellt aus der Schwefeltinktur.
[74] Placebos oder unarzneiliche Pulver.
[75] 3 Globuli der Potenz C 15, hergestellt aus dem Sturmhut.
[76] Lux (1833).

„Gleiches möge durch Gleiches geheilt werden". Lux führte ihn folgendermaßen aus: Alle ansteckenden Krankheiten tragen in ihrem Ansteckungsstoffe das Mittel zu ihrer Heilung. Zur Therapie suchte Lux das ursprüngliche Moment auf und wandte es, wenn es materiell war, potenziert als C 30 zur Heilung der Krankheit an. Er nahm hierzu den im Körper erzeugten ansteckenden oder nicht ansteckenden Krankheitsstoff, potenzierte ihn und versuchte dieselbe Krankheit damit zu heilen. Die Isopathie war für ihn die ideale Homöopathie, da das „Idem" seiner Meinung nach das ideale „Simillimum"[77] darstellt.

Lux löste sich hiermit also vom Hahnemannschen Leitsatz „Similia similibus curentur", der „Ähnliches möge durch Ähnliches geheilt werden" bedeutet. Die Isopathie fordert demnach eine Identität zwischen der zu heilenden Krankheit und der Arznei. Das bedeutet, eine Erfrierung durch eine weitere Erfrierung, eine Beule durch Zufügen einer weiteren oder eine Krankheit durch nochmalige Übertragung des Ansteckungsstoffes heilen zu wollen. Daß die beiden ersten Beispiele die Isopathie ad absurdum führen, ist leicht einsehbar. Hier erfolgt die Heilung oder Schmerzlinderung vielmehr durch das „Simile", das Ähnliche, also kaltes Wasser bzw. Druck oder Massage statt durch das „Idem". Anders verhält es sich bei der Anwendung infektiöser Stoffe. Hier muß man die Möglichkeit der bleibenden Immunität[78] im Sinne einer Vorform von Impfungen diskutieren und kann die Isopathie nicht einfach aus formalen Gesichtspunkten als Unsinn ablehnen.

Wissenschaftlich ernstzunehmen ist in jedem Fall der Einsatz von infektiösen Stoffen als Isopathika. Solange isopathische Arzneien im materiellen Bereich (unterhalb der Potenz C12) verabreicht werden, kann von einer Antigen[79] vermittelten Stimulierung von Immunreaktionen und dem Aufbau einer stabilen Immunität[80] ausgegangen werden. Bei Anwendung von Potenzen außerhalb des materiellen Bereichs (oberhalb der Potenz C 12) kann lediglich eine Steigerung der Paramunität[81] diskutiert werden. Entsprechende Versuche wurden bisher nicht durchgeführt. Isopathika können somit theoretisch bei allen mikrobiellen und parasitären Infektionen sowie Bissen giftiger Tiere Effekte aufweisen.

---

[77] Idem: das Gleiche; Simillimum: das Ähnlichste.
[78] Unempfindlichkeit nach dem zweiten oder wiederholten Kontakt mit den gleichen ursächlichen Krankheitserregern und/oder deren Giften.
[79] Antigene sind Stoffe, die den Körper zur Bildung von Antikörpern anregen und mit diesen spezifisch zu reagieren vermögen.
[80] Die aktive Immunität entwickelt sich im Verlaufe eines natürlichen Infizierungsgeschehens durch die Auseinandersetzung zwischen dem Kranken und dem Erreger oder wird medikamentös durch Verimpfung von vermehrungsfähigen Erregern, Antigenen oder Toxoiden (unwirksam gemachten Giften) erzeugt.
[81] Als Paramunität wird ein Zustand eines schnell entstehenden, unterschiedlich lange anhaltenden, nichterreger- und nichtantigen-spezifischen, erhöhten Schutzes eines Lebewesens gegenüber einer Mehrzahl ganz unterschiedlicher Infektionen und Antigene bezeichnet.

Veterinärhomöopathische Behandlungen von Lux

Lux wandte die Isopathika, die er auch selbst herstellte, in der Potenz C30 und in Form von Globuli[82] oder Triturationen[83] an, die den Patienten in das Maul eingegeben wurden. Er formulierte selbst, daß die Potenz C30 sich für ihn als die wirksamste herausgestellt habe. In seinen Schriften berichtet er über diverse Fälle von Seuchen, die unter Anwendung des aus Sekreten des Kranken hergestellten isopathischen Heilmittels erfolgreich behandelt wurden.

> Beispiel aus der „Isopathik der Contagionen":
>
> Den 31. December 1831 gab ich einem Rotz[84]-Patienten 10 Tropfen Ozäna von der 30. Potenz. Den 14. Januar war der Knoten (Submaxillar-Drüse) flacher, nicht so rund und stark; der Ausfluß gering, trotz der Bewegung von 2 Stunden, die Patient bis zu mir machen mußte. An der Schleimhaut des Nasenloches ... keine Geschwüre bemerkbar (vielleicht nur noch in der Höhe); die Schleimhaut war entzündet; das rechte Hinterbein vom Sprunggelenke bis zur Köthe seit 3 Tagen geschwollen, obgleich Patient nicht aus dem Stalle gekommen war; auch hat er beim Reiten weniger gehustet als sonst. Ich glaubte [,] stärker eingreifen zu müssen, und gab 10 Tropfen von der 15. Potenz. den 28. ej. [desselben] sollte der Knoten, nach der Relation, noch flacher, und der Ausfluß noch geringer seyn; das Bein hatte über der Köthe 3 Löcher bekommen, und das Pferd kam deshalb nicht mit. Nun sah ich wohl, daß das böse Bein, da die Einreibung mit starkem Branntwein, dessen sich der Eigenthümer nach eigener Ansicht bediente, nicht geholfen hatte, Wirkung der Medicin sey, und daß ich, ..., zu sehr roßärztlich (zu materiell, mithin inficirend) verfahren hatte, und gab heute ein leeres Mehlpulver. Den 18. Februar 1832 waren die Löcher von selbst zugeheilt, und das Bein wieder dünn, ich gab 5 Tropfen von Nr. 33, und in 4 Wochen nur 5 Körnchen von Nr. 30. Das Pferd ward als geheilt aus der Cur entlassen.

In den Jahren 1833/34 gab es viele euphorische Reaktionen auf diese neuartige, einfach und gleichzeitig genial klingende Idee von Lux. Das galt vor allem für den Teil seiner Theorie, der sich mit der Bekämpfung von Seuchen beschäftigte. Anders war es um den nichtinfektiösen Bereich bestellt. Wenige konnten oder wollten sich vorstellen, daß zerriebene und potenzierte hohle Zähne, Knochenauswüchse oder gar Nieren- oder Gallensteine die entsprechenden Leiden beeinflussen konnten.

---

[82] Milchzuckerkügelchen, die mit der Arznei getränkt sind.
[83] Milchzuckerpulver, die mit der Arznei verrieben wurden.
[84] Rotz ist eine infektiöse Erkrankung mit dem Rotz-Bakterium Pseudomonas mallei. Rotz befällt verschiedene Tierarten und auch Menschen. Typisch sind eisblumenähnliche Narben in der Nase, die nach Abheilung von Geschwüren entstehen. Das von Lux aus Rotzeiter hergestellte isopathische Arzneimittel hieß Ozaenin oder Ozäna.

1833 - 38 lieferten sich Gegner (Genzke, Thorer, Constantin Hering!) und Befürworter (Groß, Griesselich, M. Müller) der Isopathie leidenschaftliche Wortgefechte in der Allgemeinen Homöopathischen Zeitung. Lux selbst veröffentlichte nur in seiner eigenen Zeitschrift der „Zooiasis". Ihr Druck wurde nach anfänglicher begeisterter Aufnahme schon 1836 wieder eingestellt, da Lux nur noch Laien und Landwirte, aber keine ernstzunehmenden Veterinärhomöopathen mehr zu Veröffentlichungen gewinnen konnte. Dennoch ist Lux mit seiner „Isopathik der Contagionen" etwas gelungen, was die homöopathische Welt bis dahin vergebens angestrebt hatte: Die Überprüfung der neuen Heilweise mit potenzierten Stoffen an Universitäten.[85] So wurden schon wenige Wochen nach Erscheinen des ersten Heftes der „Zooiasis" an der königlichen Thierarzneyschule in Berlin homöopathische und isopathische Versuche unter der Leitung von Professor Carl Heinrich Hertwig (1798-1881) vorgenommen. Die von den Professoren Hertwig und Gurlt durchgeführten vier isopathischen und 18 homöopathischen Versuche verliefen durchweg negativ.[86] Lux rechtfertigte sich, indem er ungenaue Versuchsanordnung, mäßige Befolgung seiner Therapievorschläge und mangelnde Sachkenntnis nachwies.[87]

Isopathie heute — Lux' Nachwirkungen

Heute wird die Isopathie in der Veterinärmedizin in Deutschland kaum mehr eingesetzt. Die wenigen noch bekannten Indikationen beschränken sich auf Impfschäden, Vergiftungen, chronische subakute Infektionen (Euterentzündungen u.ä.) sowie chronischen Wurm- und Flohbefall. In Frankreich ist die Isopathie dagegen viel länger erhalten geblieben und wird dort auch heute noch, gemischt mit der Allopathie und der Homöopathie, eingesetzt.[88]

Im humanmedizinischen und teilweise auch veterinärmedizinischen Bereich kennen wir heute einige interessante Abwandlungen der Isopathie:

Die häufigste ist die Verwendung von sogenannten Impf-Nosoden in Potenzen[89] oberhalb der C30 zur Immunisierung gegen die jeweiligen spezifischen Krankheitsauslöser. Dieser Einsatz muß kritisch betrachtet werden. Ein am Institut für Mikrobiologie der Tierärztlichen Fakultät der Universität

---

[85] Siehe dazu den Beitrag von Schüppel in diesem Band.
[86] Hertwig C.H./Gurlt E.F. (1835), S. 342-368.
[87] Lux (1835), S. 59-68.
[88] Siehe hierzu Sacal (1972).
[89] Homöopathische Arzneien werden in Zehner- oder Hundertschritten verdünnt und verschüttelt. Erstere werden als D-Potenzen und letztere als C-Potenzen bezeichnet. Die Zahl nach dem C oder D gibt die Häufigkeit der Verdünnungen und Verschüttelungen an. Der materielle Bereich wird bei der D 23 bzw. der C12 verlassen.

München unter Prof. Dr. Anton Mayr durchgeführter Versuch[90] verlief negativ. Eine mögliche Stimulation der Paramunität wurde bisher nicht untersucht.

Eine ebenfalls entfernte Abwandlung der Isopathie ist die Eigenblut- und Eigenurintherapie mit potenziertem Blut bzw. Urin. Autonosoden[91] wie Eigenblut fehlt die Produkteigenschaft und meist auch die Infektionseigenschaft, d.h. Blut ist nicht gleichzusetzen mit einem krankheitsbedingten Sekret und im allgemeinen auch bei oraler Aufnahme nicht ansteckend. Diese Therapieform wird heute immer häufiger zur Förderung der körpereigenen Abwehrkräfte, also im Sinne einer Paramunisierung, bei chronischen Infekten eingesetzt.

Eine weitere Form der Abwandlung der Luxschen Isopathie stellt die Organtherapie dar. Hierbei werden embryonale und fetale tierische und menschliche Präparate in potenzierter Form bei Störungen und Degenerationen der jeweiligen Organe oder Organsysteme eingegeben oder gespritzt. Es wird also bei Störungen der Gehirnanhangsdrüse eine potenzierte Gehirnanhangsdrüse eines Nichtgeborenen zur Therapie eingesetzt.

Da Lux „Gleiches gegen Gleiches" zur Therapie einsetzte, werden heute etliche ätiotherapeutische[92] Maßnahmen unter Isopathie subsumiert, die mit dem ursprünglichen Gedanken von Lux nichts mehr gemeinsam haben. Hierzu zählt vor allem der Einsatz von potenzierten Giften bei Vergiftungen. Diese Therapieform ist weder isopathisch (da eine Potenz kein Gift ist) noch homöopathisch (da Potenzierung allein keine Homöopathie ist). Ähnlich verhält es sich bei der Behandlung subtoxischer[93] Vergiftungsbilder (Umweltgifte) mit entsprechenden Nosoden.[94] Die offensichtlichste Schwierigkeit dabei ist das Erkennen des jeweiligen „wirklich belastenden" Giftes bei der Unzahl bereits vorhandener Ablagerungen in wohl jedem Organismus. Eine dritte mit Isopathie verwechselte Therapieform ist die Verwendung von potenzierten Impfstoffen zur Behandlung von Impfschäden, auch hier handelt es sich um eine Form der Ätiotherapie.

Zusammenfassend läßt sich sagen, daß Isopathie bzw. Isotherapie formal und logisch betrachtet nur im Bereich der Behandlung von Infektionen (viralen, bakteriellen, mykologischen und parasitologischen Infektionen) und im organo-toxikologischen Bereich (Vergiftungen mit tierischen und

---

[90] Auch hier wurde bei der Versuchsanordnung nicht exakt nach den Regeln der Homöopathie bzw. Isopathie vorgegangen. Persönliches Gespräch mit Prof. Dr. Mayr 1992. Die Ergebnisse des Versuchs wurden nicht veröffentlicht.
[91] Nosoden: homöopathische Arzneien, die aus Krankheitsprodukten hergestellt werden. Autonosoden: homöopathische Arzneien, die aus Krankheitsprodukten des zu behandelnden Patienten hergestellt werden.
[92] Ätiotherapie: Ursachentherapie
[93] Subtoxisch: unterhalb der klinisch deutlich erkennbaren Vergiftungsgrenze liegend.
[94] Insofern ist auch die Bezeichnung der Elektroakupunktur nach Voll als Isotherapie nicht sinnvoll.

bakteriellen Toxinen) mit der Erzielung einer belastbaren Immunität sinnvoll und möglich ist. Man geht dabei davon aus, daß bei einem Isopathikon bzw. der Isotherapie drei Eigenschaften verknüpft sein müssen: Die Identität des Ausgangsstoffes von Krankheit und Arznei; die Identität der Symptomatik der Krankheit und der Arznei in einer Prüfung; die Heilung der Krankheit durch den Ausgangsstoff bzw. die daraus hergestellte Arznei. Alles andere ist sinnvoller als „Ätiotherapie" oder „Homöopathie" zu bezeichnen.

Literatur

Ammon, Karl Wilhelm: Allgemeines Hausvieharzneibuch oder vollständiger Unterricht wie man die Krankheiten der Pferde, des Rindviehes, der Schaafe, Schweine, Hunde und des Federviehes, auf leichteste und wohlfeilste Art heilen kann. Ansbach 1809.

Dieter, R.: Aus dem Tagebuch des Tierarztes Leimer. In: Tierärztliche Umschau 20, 4 (1965), S. 188-190.

Dieterichs, Joh. Fr. Chr.: Handbuch der allgemeinen und besondern, sowohl theoretischen, als praktischen Arzneimittellehre für Thierärzte und Landwirthe. Berlin 1830.

Froehner, Reinhard: Kulturgeschichte der Tierheilkunde. Konstanz Bd. 1 1952, Bd. 2, 1954.

Ders.: Akten über die Berufsaussichten der Tierärzte in Preußen vor 100 Jahren. In: Veterinärhistorische Mitteilungen 14, 1 (1934), S. 1-3.

Grimm, H.: Professor Hering und seine Zeit. In: Tierärztliche Umschau 17, 4, (1962), S. 119-124.

Haehl, Richard: Samuel Hahnemann - Sein Leben und Schaffen. Reprint. Dreieich. 1988.

Hahnemann, Samuel: Apotheker-Lexikon, Bd. 1, Haug Faksimile-Nachdruck, 1986, Seite 53.

Hahnemann, Samuel: Organon der Heilkunst. 6. Auflage. Leipzig 1921.

Hertwig, Carl Heinrich /Gurlt, E.F.: Isopathische und homöopathische Heilversuche an Thieren, welche 1833 an der Thierarzneyschule in Berlin gemacht worden sind. In: Jahrbuch für Pferdezucht, Pferdekenntniß, Pferdehandel, die militärische Campagne- und Kunstreiterei und die Roßarzneikunst in Deutschland und den angränzenden Ländern. 11 (1835), S. 342-368.

Kaiser, Daniel: Wiederentdeckt: ein grundlegendes Manuskript Hahnemanns. In: Zeitschrift für Klassische Homöopathie 33 (1989), S. 112-120.

Lechner, W.: Nur ein Demonstrator! M.A. Tögel (1753-1830). In: Wiener tierärztliche Monatsschrift, 57, 4 (1970).

Lux, Johann Joseph Wilhelm: Der Thier-Arzt ist einer der wichtigsten Männer im Staate. Ein Fragment. Glogau 1800.

Ders.: Wie ist ein Thierhospital mit einer populären viehärztlichen Anstalt ohne Kosten der Regierung zu errichten? In: Tolnay, A.: Praktisches Handbuch der Erkenntniß der Seuchen, Kontagionen, und der vorzüglichsten sporadischen Krankheiten der Rinde[r], Pferde, Schafe und Schweine, und der Hundswuth. Leipzig 1808.

Ders.: Der Scharfrichter nach allen seinen Beziehungen. Leipzig 1813.

Ders.: Anweisung die Löserdürre oder Rindviehpest abzuhalten und zu heilen. Leipzig 1815.

Ders.: Isopathik der Contagionen, oder: Alle ansteckenden Krankheiten tragen in ihrem eigenen Ansteckungsstoffe das Mittel zu ihrer Heilung. Den Coriphäen der Homöopathik zur strengen Prüfung vorgelegt. Leipzig 1833.

Ders.: Zooiasis, oder Heilungen der Thiere nach dem Gesetze der Natur. Zunächst geschrieben für die Stadtthierärzte und die Landpfarrherrn. Leipzig Bd. 1, 1833-35, Bd. 2, 1836.

Nowosadtko, Jutta: Wer Leben nimmt, kann auch Leben geben - Scharfrichter und Wasenmeister als Heilkundige in der Frühen Neuzeit. In: Medizin, Gesellschaft und Geschichte 12 (1993). S 43-74.

Preis, Stefan: Definition der Homöopathie. In: Dokumentation der besonderen Therapierichtungen und natürlichen Heilweisen in Europa. Lüneburg, Bd. 1, 1. Halbband 1991.

Rolle, Michael / Mayr, Anton: Medizinische Mikrobiologie, Infektions- und Seuchenlehre. Stuttgart 1984.

Rychner, Johann Jacob / Thurn, Eduard Im: Encyklopädie der gesammten theorethischen und praktischen Pferde- und Rindvieh-Heilkunde in alphatbetischer Ordnung. Bern 1841.

Sacal, Michel Etienne Vincent: Homéopathie Vétérinaire - l'Isothérapie en Médecine Vétérinaire. Med. Diss. Universität Paul-Sabatier Toulouse. 1972.

Schäffer, Johann: Vom Hufschmied zum Fachtierarzt für Chirurgie. Einführung in die neuere Geschichte der Tierchirurgie. In: Schebitz,H./Brass, W./Wintzer H.-J.: Allgemeine Chirurgie für Tierärzte und Studierende. Berlin und Hamburg 1993. S. 15-33.

Ders.: Anton Joseph Will (1752-1821). Der „erste rationelle Thierarzt in Baiern" und die Gründung der Tierarzneischule München. In: Oberbayerisches Archiv 116. München (1992).

Schrader, G.W. und Hering, Eduard: Biographisch-literarisches Lexicon der Thierärzte aller Zeiten und Länder. Stuttgart. 1863.

Tennecker, Seyfert von: Roßarzt oder Handbuch über die Erkenntniß und Kur der gewöhnlichen Pferdekrankheiten. Stuttgart und Tübingen 1828.

Tolnay, Alexander: Praktisches Handbuch der Erkenntniß der Seuchen, Kontagionen, und der vorzüglichsten sporadischen Krankheiten der Rinde[r], Pferde, Schafe und Schweine, und der Hundswuth. Leipzig 1808.

Institutionen

Die homöopathische Zeitschrift Hygea als Spiegel einer neuen Heilmethode

Karl-Heinz Faber

In den ersten Jahrzehnten des 19. Jahrhunderts galten Aderlaß, Brech- und Abführmittel immer noch als die Säulen traditioneller Medizin in Europa. Die Erfolge blieben jedoch verständlicherweise kläglich, denn diese Methoden schwächten oft die Patienten mehr, als daß sie zur Kräftigung und Gesundung führten. Zudem gab es ein undurchdringliches Dickicht komplizierter Rezepturen und Mixturen von ebenfalls oft fragwürdigem Wert. Außerdem führten „heroische" (also zu große) Gaben eher zu Vergiftungserscheinungen. Neue Therapiekonzepte waren zwingend erforderlich. Der Name Samuel Hahnemann war deshalb bald in aller Munde, denn er hatte in seinen Schriften das herkömmliche Heilprinzip gewissermaßen auf den Kopf gestellt. Nicht Arzneigaben in Gramm-Dosen, sondern Gaben in kleinsten Mengen sollten nun helfen. „Dynamisation" und „Potenzierung" waren seine Schlüsselwörter, d.h. durch Verschüttelung der ohnehin schon verschwindend kleinen Mengen sollten die Arzneikräfte erst zu Tage gefördert werden.

Solche revolutionären Gedankengänge mußten sich unter aufgeschlossenen Medizinern wie ein Lauffeuer verbreiten. Somit unterzeichneten am 6. Juli 1833 vierzehn Ärzte des Großherzogtums Baden in Karlsruhe eine Eingabe an die Kreisregierung zu Rastatt mit der Bitte einen „[...] ärztlichen, zunächst die homöopathische Heilmethode prüfend und fördernden Verein [...][1] bilden zu dürfen.

Zu dieser Gruppe gehörte auch Dr. Philipp Wilhelm Ludwig Griesselich (9. März 1804 - 31. August 1848), Regimentsarzt der Großherzoglich-Badischen-Artillerie-Brigade und Inhaber einer Praxis in der Zähringer Str. 72 in Karlsruhe (siehe Abb. 54, S. 256).

Als Pendant wurde drei Jahre später, 1836, der Verein der Medizinalbeamten zur Förderung der Staatsarzneikunde gegründet, dem 80 Ärzte angehörten. Auch dieser badische Verein hatte als wichtiges Organ eine allerdings erst ab 1844 erschienene Vereinszeitschrift. Aber diesem Ärzteverein fehlte es offensichtlich an praktischem Durchsetzungsvermögen: „[...], daß es demselben vorerst noch an genügend klaren praktischen Zielen, sowie an der nöthigen Regsamkeit in deren Verfolgung fehlt [...]."[2]

---

[1] Generallandesarchiv Karlsruhe, Generalia für Medicinal-Anstalten für Heilkunde, Faszikel 236/1903.
[2] Francisca Loetz (1993), S. 142 - 143.

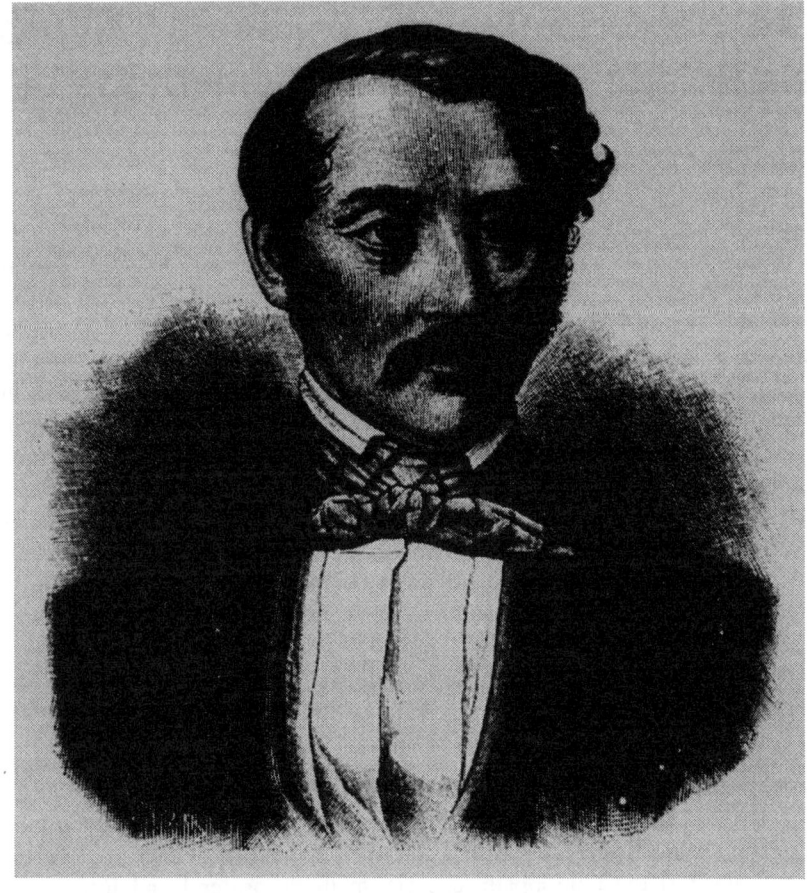

Abb. 54: Philipp Wilhelm Ludwig Griesselich. (Quelle: Richard Haehl: Samuel Hahnemann. Sein Leben und Schaffen. Bd.1. Leipzig 1922, S. 438)

Bereits 1832 hatte Griesselich Samuel Hahnemann in Köthen kennengelernt. Das war übrigens seine einzige Begegnung mit dem damals schon 77-jährigen Stifter der neuen Heilmethode.

Auch Griesselich war fest entschlossen, der etablierten Medizin den Rücken zu kehren, so daß er 1832 zu seiner längsten von vier Studienreisen antrat, während der er nicht weniger als 50 Ärzte aufsuchte, die die neue Heilmethode schon praktizierten. Darüber veröffentlichte er einen Bericht.[3]

Selbstverständlich gehörte zu dem neu gegründeten homöopathischen Verein als Sprachrohr auch eine Zeitschrift, die „Hygea" (von griechisch „Gesundheit"). Sie sollte die neuen Erfolge gegen die Mißerfolge der herkömmlichen und veralteten Medizin aufrechnen sowie den Auf- und Umschwung auf den aktuellen Stand der Wissenschaft dokumentieren. In un-

---

[3] Griesselich, 1832.

terschiedlichem Erscheinungsmodus, mal einmonatlich, mal zweimonatlich, wurde sie vom Verlag Christian Theodor Gross in Karlsruhe bis zum Tode von Ludwig Griesselich im Jahre 1848 herausgegeben. In erster Linie trug sie jedoch die Handschrift des Vereinssekretärs Griesselich. Kein Mitglied des homöopathischen Vereins trat die Nachfolge an, die Zeitschrift ging deshalb nach Griesselichs Tod ein.

Warum aber ist gerade die „Hygea" interessanter als andere vergleichbare homöopathische Zeitschriften? Die enorme Vielfalt ihrer Artikel, Abhandlungen und offenen Briefe, die als Mittel akademischer Diskussionen üblich waren, versetzt uns in die Lage, ein detailliertes Bild dieser ersten Phase der Homöopathiegeschichte zu zeichnen.

Ich werde im folgenden zunächst die Rolle Griesselichs für die Hygea, dann die Entwicklung dieser Zeitschrift darstellen. Es folgt die Analyse der in ihr geführten Diskussionen über Kernprobleme der entstehenden Homöopathie bis zum Bruch Griesselichs mit Hahnemann. Dabei wurden Fragen angesprochen, die noch heute die Homöopathen sehr beschäftigen.

Griesselich und die Hygea

Um die Bedeutung Griesselichs für die Hygea zu illustrieren, sind einige Zahlen hilfreich. Der Anteil der von Griesselich geschriebenen Artikel an der Summe aller Artikel eines Bandes schwankt zwischen 9% im 18. Band und 45% im 15. Band.

Mustert man alle Hygea-Bände durch, so schreibt Griesselich etwa ein Drittel aller Artikel selbst; insgesamt ergibt sich die stattliche Anzahl von rund 180 Veröffentlichungen. Seine Aufsätze und Abhandlungen differieren aber erheblich im Umfang. Mitunter finden sich nur eine Seite umfassende Artikel, z.B. im 5. Band über die „Heilung eines langjährigen Kopfleidens". Es werden aber auch breitangelegte Aufsätze veröffentlicht, so im Band 22: „Vier Fragen", Heft 1, Seite 1 - 59, und Heft 2, Seite 129 - 149. Der errechnete Mittelwert von der Griesselich geschriebenen Seiten in der Hygea beträgt neun Seiten pro Artikel. Legt man die Inhaltsverzeichnisse vom 1. Heft 1834 bis zum letzten 1848 nebeneinander, so findet sich eine teils durchgängige, teils verwirrende Rubrikeneinteilung. Nur die „Originalabhandlungen" (also erstmals in dieser Zeitschrift veröffentlichte Artikel) ziehen sich wie ein roter Faden durch die Hygea-Hefte. Ansonsten kann nicht von einer konsequenten, systematischen Gliederung die Rede sein. Die ersten elf Hefte enthalten nur Artikel und das Literaturblatt. Ab 1836 gliedert sich jedes Heft in:

I. Originalabhandlungen
II. Kritisches Repertorium der Journalistik
III. Literaturblatt
IV. Miscellen (Vermischtes)
V. Vereinsangelegenheiten

Diese Einteilung wird, wenn auch häufig mit immer wieder geänderten Überschriften, am längsten beibehalten. Die Rubrik „Veterinärheilkunde" erscheint nur im Jahr 1836. Im 6. Band erscheint zum ersten Mal ein ausführliches, alphabetisch geordnetes Arznei- und Sachregister sowie ein Mitarbeiterverzeichnis.

1848 werden Sach- und Namensverzeichnis nicht mehr getrennt, sondern gemeinsam aufgeführt. Ein geistiger Neubeginn bahnt sich im 15. Jahrgang der Hygea im ersten und einzigen Heft des 24. Bandes schon durch die Registerüberschriften an: I. Eigenthümliche Abhandlungen, II. Physiologische Arzneiwirkungen, III. Theorie der Homöopathie, IV. Gesundheitslehre, V. Geschichte der Homöopathie und VI. Klinik. Ob diese neue Klassifikation ein verändertes Selbst-, Gesundheits- oder Medizinverständnis zeigt, läßt sich nicht eindeutig mit Ja beantworten, da kein weiteres Hygea-Heft mehr erschien.

Der fünfköpfige Redaktionsausschuß setzte sich aus dem Vereinsdirektor, Vizedirektor, Vereinssekretär und zwei weiteren Mitgliedern zusammen. Anhand der Titelblätter der einzelnen Hygea-Bände läßt sich jedoch die zentrale Rolle von Griesselich leicht erkennen. Nur die ersten beiden Bände weisen die Redaktionsmitglieder namentlich auf, nämlich Dr. Kramer (Geheimer Hofrat und Leibarzt zu Baden, gest. 1852), Dr. Johann Arnold (Privatdozent zu Heidelberg, 1801 - 1873), Dr. Wich (Hofrat zu Karlsruhe), Dr. Wilhelm Josef Anton Werber (Professor zu Freiburg, 1799 - 1873) und Dr. Ludwig Griesselich (Regimentsarzt zu Karlsruhe, 1804 - 1848). Zwar lesen wir noch im dritten Band „Unter der Mitwirkung der Herren DD: W. Arnold, Backhausen, Friedrich Kirschleger (gest. 1869), Ludwig Schrön, Karl Friedrich Trinks (1800 - 1868), Werber u.v.A.", aber vom 4. Band bis zum 17. Band reduziert sich diese Angabe auf den farblosen Satz „Unter der Mitwirkung eines Vereins von Aerzten", ab dem 18. Band wird auch diese Mitwirkung auf dem Titelblatt nicht mehr erwähnt. Wie es tatsächlich um den Redaktionsausschuß und seinen Einfluß auf die Entscheidung über die Veröffentlichung einzelner Artikel bestellt war, wird sich nicht abschließend feststellen lassen, zumal es fragwürdig ist, allein aus den geänderten Titelblättern Rückschlüsse ziehen zu wollen; daß aber Griesselich im Laufe der Jahre zur maßgebenden Persönlichkeit der Vereinszeitschrift aufstieg, steht außer Zweifel. Die Schar der Autoren, welche Artikel und Sendschreiben, Briefe und kleinere Mitteilungen in der Hygea hinterließen, ist von untergeordneter Bedeutung. Sie addiert sich von sechs Verfassern im 3. Band bis hin zu zweiundzwanzig Personen im Band 18, ohne Griesselich mitzuzählen. Laienhomöopathen finden sich äußerst selten. Diese Tatsache ist sicherlich darauf zurückzuführen, daß der Redakteur Griesselich von homöopathischen Laien, also Nichtärzten, gar nichts hielt.

Interessant ist jedoch der geographische Radius, aus dem Beiträge an die Redaktion der Hygea eingingen. Mitteilungen stammen aus so entfernten Orten wie Uppsala in Schweden (von Dr. Per Jacob Liedbeck, 1802-1876), aus Petersburg (von Dr. Johannsen), aus Wien (von Dr. Georg Schmid), aus Zürich (von Prof. Johann Arnold), andererseits kamen auch viele Einsendungen aus Heidelberg, Pforzheim und Baden-Baden.

Aus dem Namensverzeichnis lassen sich Fäden zu drei immer wieder auftauchenden Referenten hin verfolgen, Dr. Ludwig Schrön, Dr. Johann Arnold und Dr. Karl Friedrich Trinks, ebenso Dr. Carl Gottlob Helbig, so daß zeitweise die Rede war von der „G.S.T.Hschen Allianz" (Griesselich, Schrön, Trinks, Helbig). Ihre Artikel gelangen mit Abstand am häufigsten in der Hygea zur Veröffentlichung. Diese Homöopathen forderten die Abkehr von Hahnemann und dessen getreuen Vasallen, dessen Sprachrohr in erster Linie das „Archiv für die homöopathische Heilkunst" unter der Federführung von Johann Ernst Stapf (1788 - 1860) und Gustav Wilhelm Gross (1794 - 1847) war.

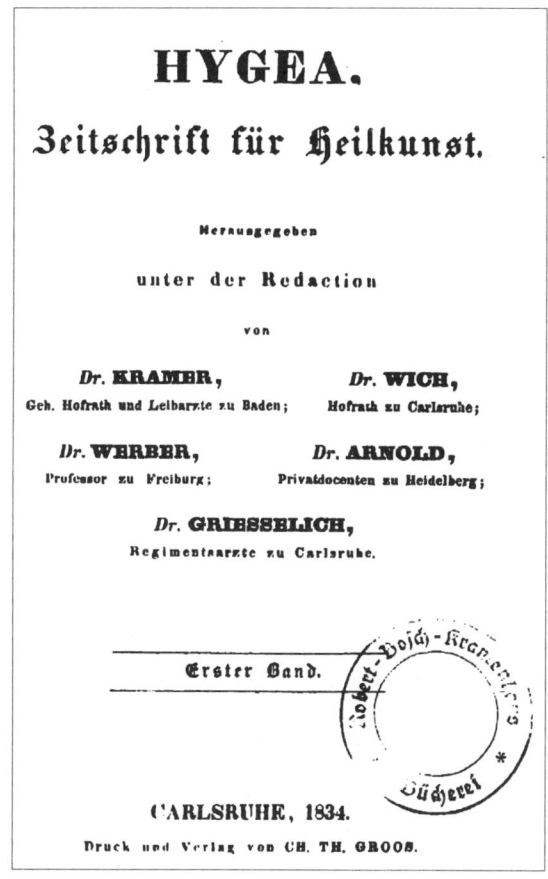

Abb. 55: Titelblatt „Hygea. Zeitschrift für Heilkunst" 1 (1834). (Quelle: Bildarchiv des Instituts für Geschichte der Medizin der Robert Bosch Stiftung, Stuttgart)

Die homöopathische Zeitschrift Hygea

Eine wachsende Zeitschrift

Mit dem Jahr 1836 wird das bis dahin in vier Einzelheften bei Kollmann in Leipzig erschienene, von Griesselich und Kollegen herausgegebene „Kritische Repertorium der homöopathischen Journalistik" in die Hygea übernommen. Es diente den Lesern zur schnellen Information über die Veröffentlichungen in ihrem Fachgebiet. Das Repertorium sollte später über die gesamte Literatur der Homöopathie berichten und dabei neben inländischen auch ausländische homöopathische Journale umfassen. Jedenfalls war das Griesselichs Plan, der aus seinem Vorwort zum 3. Band hervorgeht. Wurde die Rubrikenüberschrift auch mehrfach geändert, so blieb das Repertorium vom 3. - 18. Band, d.h. bis 1843 fester Bestandteil der Hygea. In diesem Repertorium wurde eine Unzahl von Schriften, Büchern und Journalen vorgestellt und kommentiert. Zur Illustration sollen einige Journale genannt werden, welche in den Hygea-Heften des Jahrgangs 1836 besprochen wurden:
- Allgemeine Homöopathische Zeitung (AHZ)
- Archiv für die homöopathische Heilkunst, hrsg. von Ernst Stapf
- Zeitschrift für Staatsarzneikunde, hrsg. von Adolf Henke
- Jahrbücher der in- und ausländischen gesammten Medizin, hrsg. von Carl Christian Schmidt (1792 - 1855)
- Volksblätter für homöopathische Heilverfahren, hrsg. von C. E. Wahrhold
- Journal für homöopathische Arzneimittellehre
- Bibliothèque homeopathique de Genève
- Journal homoepathique de Dijon
- Tidschrift för Läckare och Pharmaceuter (Zeitschrift für Ärzte und Apotheker), von B. M. Breberg, Stockholm.

Die weitaus häufigsten und gründlichsten Besprechungen erfuhr das „Archiv für die homöopathische Heilkunst" der Doctores Johann Ernst Stapf und Gustav Wilhelm Gross (1794 - 1847). Es gab kaum einen Hygea-Band, in welchem nicht die einzelnen Hefte des „Archives" einer Rezension unterzogen wurden. Griesselich kam bei seiner Musterung der Archiv-Beiträge kaum ohne polemische Attacken auf deren Verfasser aus. So sind denn auch die meisten Rezensionen ein Gemisch aus subjektiver Meinung und gleichzeitigem Anspruch auf objektive Darstellung der Artikelinhalte. Die Kritik erschien in Form von Fußnoten, Anmerkungen oder durch eingeschobene Sätze. Dabei waren die Äußerungen des Rezensenten Griesselich von sehr unterschiedlicher Länge; sie reichten von einem simplen Fragezeichen bis hin zu halbseitigen Kommentaren. Diese waren wiederum entweder Spiegelbild seiner eigenen Auffassung, oder er berief sich ziemlich häufig auf andere, ihm kompetent erscheinende Kollegen, welche zu dem Themenkreis selbst Abhandlungen verfaßt hatten.

Der Stil des medizinischen Schriftstellers Ludwig Griesselich unterscheidet sich wohl kaum von dem seiner Zeitgenossen. Vergleicht man z.B. seine Aufsätze mit solchen aus dem „Archiv für die homöopathische Heilkunst", so findet man hier wie dort oft schludrige und komplizierte Satzkonstruktionen. Sätze von einer halben Seite Länge kommen eher häufig vor. Ein ungelenker, weitschweifiger Satzbau trägt nicht immer zum Verständnis des Gelesenen bei. Manchmal fällt es schwer, den Argumentationslinien zu folgen. An passenden Zitaten, Aphorismen und einem griffbereiten Wortschatz hat es ihm keineswegs gemangelt, aber es war ihm nur selten möglich, einen Text straff und klar zu gestalten. Vielmehr scheint sich Griesselich häufig für die endgültige Form seiner Abhandlungen nicht allzu viel Zeit gelassen zu haben: Er schrieb einfach nieder, was ihm vom Kopf in die Feder floß, ohne es nachträglich zu korrigieren.

Die Hygea und der „Badische homöopathische Verein"

In jedem Hygea-Heft erfolgte auch eine Zusammenstellung der Vereinsangelegenheiten, wobei die Liste der Ehrenmitglieder viele hochgestellte Persönlichkeiten umfaßt: Baron von Lotzbeck, Graf von Broussel, Obrist Graf von Ysenburg .... Die Vereinsmitglieder wurden statutengemäß in drei Gruppen unterteilt: ordentliche, korrespondierende und Ehrenmitglieder. Aus den Berichten über die Versammlungen von 1833, 1834, 1836 und 1839 läßt sich der Vereinszuwachs ablesen. Bei der Gründung im Oktober 1833 waren es 26 ordentliche und sechs Ehrenmitglieder, im Januar 1834 40 ordentliche und 15 Ehrenmitglieder und 1839 zählte der Sekretär 86 Ärzte und die gleichgebliebene Anzahl von 24 Ehrenmitgliedern. Über die Zu- und Abnahme nach 1839 liegen keine weiteren Angaben vor. Fünf Direktoren standen insgesamt dem Badischen homöopathischen Verein vor. Sie wurden alljährlich neu gewählt, der Vereinssekretär alle drei Jahre. Ludwig Griesselich, der auch Mitglied des „Zentralvereins homöopathischer Ärzte" war, nahm das Amt von 1833 bis zu seinem Tode 1848 ohne Unterbrechung wahr. Obergerichtsadvokat Dr. Uhlein aus Mannheim fungierte als Rechtsanwalt des Vereins. Der „Badische homöopathische Verein" wurde nach Griesselichs Tod als „Rheinischer Verein für Homöopathie" fortgeführt und nannte sich später „Rhein-Maingau-Verein".

Diskussionen um Arzneimittelprüfungen

Die Thematik der Arzneimittelprüfungen nahmen in der Hygea einen breiten Raum ein. Der physiologische Versuch, also die von Samuel Hahnemann geforderte Arzneimittelprüfung am Gesunden, galt Griesselich als unabdingbare Voraussetzung, um die pharmakologischen Eigenschaften eines homöopathischen Präparates zu erforschen. Nur die durch ihn erzeugte Arzneikrankheit sei in der Lage, ein getreues Abbild der Arzneiwirkung an den Organen zu liefern. Der pathologische Versuch hingegen, welcher die Prüfung am kranken Organismus vorsah und der von der Naturforscher- und Ärzteversammlung in Erlangen noch 1840 propagiert wurde, war für Griesselich ein Paradoxon, weil er „[...] gerade das als bekannt schon voraussetzt, was ja erst erforscht werden soll, nämlich den pharmakologischen Charakter der [...] Mittel [...]"[4]. Die Auffassung Griesselichs in dieser Frage deckt sich ganz mit der Samuel Hahnemanns. Für das praktische Vorgehen gab es drei Möglichkeiten: 1. die Prüfung an einzelnen Personen und Gruppen, 2. den Selbstversuch, 3. die Arzneimittelprüfung am tierischen Organismus. Alle drei Verfahren hielt Griesselich für gerechtfertigt, obgleich er die Tierversuche, z.B. an Hunden, Katzen und Fröschen, nur als „Beihilfe" ansah. Auch unternahm Griesselich des öfteren Selbstversuche, z.B. mit Calendula, Lachesis und dem Krätzstoff Psorin. Er bemängelte jedoch seine eigene geringe Arzneiempfänglichkeit. Überhaupt war er davon überzeugt, daß es nicht nur eine individuelle Krankheitsdisposition gibt, sondern auch eine von Mensch zu Mensch wechselnde Empfänglichkeit für Arzneistoffe. Der entscheidende Weg war für ihn die exakt durchgeführte, mit allen denkbaren wissenschaftlichen Kautelen versehene Arzneimittelprüfung an Personengruppen. Alle äußeren Störfaktoren, z.B. Alkohol- und Nikotinkonsum, sollten vermieden werden. Der Gesamthabitus des möglichst gesunden Prüflings sollte vor dem Versuch genau beschrieben werden. Der zu Prüfende sollte in geregelten, soliden Lebensverhältnissen sein, um ja nicht das in ihm zu erzeugende Arzneimittelbild in irgend einer Weise zu verfälschen. Diese hohen Anforderungen waren jedoch nur die Vorbedingung zum eigentlichen Versuch, so daß es nicht verwundert, daß Griesselich an den meisten früheren Prüfungen, auch an denen Samuel Hahnemanns, etwas auszusetzen hatte.

Folglich erwartete er präzise Nachprüfungen, die nicht nur von Einzelprüfern, sondern von Prüfungskommissionen vollzogen werden sollten. Um nicht nur Vereinsmitglieder anzuspornen, wurden vom Verein Preisfragen dotiert, wonach ein vorgeschlagenes Homöopathikum im Selbstversuch oder an Probanden zu prüfen sei. Die Prüfungskommission entschied dann über die Preisvergabe. Die Prüfungsmodalitäten waren so präzise, daß auch die unterschiedlichen Klimaeinflüsse mitberücksichtigt werden sollten. An diesem Punkt zeigt sich jedoch ein selbstgemachtes Hindernis: Wollte Griesselich auf der einen Seite dem bestehenden Symptomenwirrwar in der Arzneimittellehre für die Zukunft ein Ende bereiten, so beschwor er ihn andererseits ungewollt durch die Anweisung wieder herauf, es müsse jede noch so scheinbar unbedeutende Befindensveränderung während der Prüfung mit Akribie aufgezeichnet werden. Wie ausufernd solche Prüfungen

---

[4] Griesselich (1840), S. 522.

sein konnten, zeigt sich z.B. an der Liste der Arzneimittelprüfung eines Präparates, wobei nicht weniger als 515 Symptome zusammengetragen wurden. Ein anderes Beispiel mag die zum Teil unreflektiert niedergeschriebenen Symptomenbündel veranschaulichen.

Dr. Gastier aus Thoissey in Frankreich prüfte an sich und drei Versuchspersonen über einen Zeitraum von sieben Monaten Präparate des Eibenbaumes, Taxus baccata. Beim ersten Versuch nahmen die beiden Prüflinge und er selbst drei Tage lang jeden Morgen nüchtern zwei bis drei Tropfen der zweiten Verdünnung. Beim nächsten Versuch erhielt zusätzlich eine vierte Person wiederum drei Tage lang jeden Morgen nüchtern zwei bis drei Tropfen der zweiten Verdünnung. Als nächstes nahm Dr. Gastier zwei Tage lang einen Tropfen Urtinktur. Beim letzten Versuch nahm eine der obigen Personen und er selbst zwei Tage lang eine halbe Tasse einer Infusion (Aufguß) von Taxus baccata auf leeren Magen. Die Ergebnisse wurden in einer Genfer homöopathischen Zeitschrift veröffentlicht. Griesselich ließ Auszüge dieser Arbeit in der Hygea abdrucken und brachte eine sechsseitige Zusammenstellung der von Dr. Gastier mitgeteilten Prüfungssymptome. Exemplarisch sollen einige aufgeführt werden:

„[...]
1. Kopfschmerzen, wie schwer, über der rechten Augenbraue und in der rechten Schläfe, verstärkt durch selbst geringe Hustenstösse, mit Zunahme des Thränenflusses. Derselbe nach 24 Stunden linkerseits. Über der Augenbraue Kopfschmerzen mit glänzenden, sich immer bewegenden Kreisen, besonders vor dem linken Auge, dabei Gefühl von Leerheit im Magen beim Herannahen der Essenszeit, gebessert durch das Essen. Stirnkopfweh, bis ins Antlitz sich erstreckend, mit Ziehen in den Augen und starkem Thränenfluss.
[2.-4.]
5. Starker Thränenfluss. Ziehen in den Augen mit Jucken, durch Reiben gebessert. Reichlicher Thränenfluss in freier Luft und im Zimmer, bei der geringsten Anstrengung der Augen. Thränenfluss am linken Auge.
[6. - 9.]
10. Sehr starkes Jucken am äusseren Augenwinkel des linken Auges. Stuhlgang. Ungewöhnlich weiche und häufige Stühle. Stuhl natürlich aber der Zeit nach ganz ungewöhnlich. Durchfall mit Zwang und unerträglichem Schmerz im After, während und nach jedem Stuhl oder Stuhldrang. Weicher Stuhl, ganz ungewöhnlich zu der Stunde (Morgens); eine Viertelstunde nachher.
[11. - 24.]
25. Harte und seltene Stühle während der ganzen Wirkungszeit des Mittels (von der achten Stunde an). Weicher Stuhl (halbe Stunde nachher)."[5]

---

[5] Griesselich (1838), S. 448 - 450.

Griesselichs Bruch mit Samuel Hahnemann

Schon 1836, nur vier Jahre nach Griesselichs Begegnung mit dem Meister in Köthen, kam es zum Bruch mit dem Entdecker des Simileprinzips. In einem 34seitigen Bekenntnis mit dem Titel „Offenes Bekenntniss über Heilkunst im Allgemeinen und Homöopathie ins Besondere, von Dr. Griesselich und Dr. Schrön dem Urteile unparteiischer Aerzte vorlegt"[6], grenzen sich die Autoren in 58 Leitsätzen von Hahnemann ab. Die von dieser Schrift ausgehenden Impulse lassen sich durch die ganze Hygea verfolgen. Um die Kritik an der Homöopathie zu präzisieren, sollen die wichtigsten Leitsätze wortgetreu sowie Auszüge der dazugehörigen Erläuterungen von Griesselich wiedergegeben werden.

Im Vorspann der 58 Thesen versuchen Griesselich und Schrön ihr Vorhaben zu begründen. Sie schreiben: „Wir sind überzeugt von der hohen Notwendigkeit einer Umgestaltung der Heilkunst zum Besseren, wenn sie nicht versinken soll in dem grundlosen Schlamme der Empirie [...]"[7] und weiter: „Wir sind ebenso überzeugt, dass die von Hahnemann eingeführte Homöopathie, welche sich durch ihr, einmal richtig erkanntes, Prinzip als erste Stufe zur Reform der Heilkunst geltend macht, einer durchgreifenden Umänderung bedürftig ist, wenn sie ihrem Zwecke entsprechen und sich die volle Achtung der Aerzte erwerben und sichern will [...]. Nur blinde Nachbeter können den Zustand der Homöopathie preisen, welche, zwar herrlich in ihren Grundzügen, oft recht herzlich schlecht in ihrer Ausführung geworden ist, durch empfindliche Autoritäten, geistloses Nachbeten, sinnwidriges Raisonniren und blinden Enthusiasmus."[8] Schon aus diesen einleitenden Sätzen läßt sich die Kluft zwischen Hahnemann und denjenigen Anhängern, die „geistloses Nachbeten" kennzeichnet, und Griesselich, der zur Kartharsis aufruft („[...] darum ist unser Geschäft das des Reinigens [...]")[9], ablesen.

Satz 9 lautet: „Hahnemann hat das unbestreitbare Verdienst, die Notwendigkeit einer Umgestaltung der Heilkunst thatsächlich angeregt, und vor Allem wesentlich dazu mitgewirkt zu haben." In der Erläuterung zu Satz 10 finden wir Griesselich als Gefolgsmann von Samuel Hahnemann in folgenden Punkten: „Die Wahrheiten der jetzigen homöopathischen Lehre lassen sich nach unserer Meinung in Folgendem zusammenfassen: 1) in dem Prinzipe, 2) in der Erforschung der spezifischen Beziehung zwischen Heilmittel und Organ vorerst an Gesunden, 3) in darauf gestellter Indication bei Krankheiten, 4) in der Wirksamkeit verhältnismäßig geringer Arzneigaben [...], 5) in der Darreichung einfacher Heilstoffe [...], 6) in dem ‚zweckmässigen' Abwarten dessen, was jede Arzneigabe bewirkt und 7) in einer geeigneten Lebensordnung."

---

[6] Griesselich (1836), S. 321 - 354.
[7] Ebenda, S. 321.
[8] Ebenda, S. 322.
[9] Ebenda, S. 323.

Der elfte Satz heißt: „Hahnemannsche Medizin (Hahnemannismus) und Homöopathie sind in den letzten Jahren zweierlei geworden, und müssen wesentlich unterschieden werden." In der Erläuterung schreibt Griesselich: „Die Homöopathie, wie sie sich in dem Hahnemannschen Organon gibt, bezeichnen wir mit dem Namen Hahnemannismus: wir sagen uns von dem Hahnemannschen System los [...]. Man kann Homöopathiker seyn, ohne Hahnemannianer zu seyn [...]."

Satz 12 lautet: „Die Hahnemannsche Medizin ist ein Aggregat von Wahrem und Unwahrem, und kann in ihrer Totalität von keinem wissenschaftlichen Arzt mehr adoptirt werden."

In Satz 14 erklärt Griesselich: „Die Homöopathie, vom Hahnemannismus entkleidet, ist wohl nicht so weit gediehen, dass der Arzt, der ihr huldigt, immer und in allen Fällen gewisser anderer therapeutischer Proceduren entbehren könne [...]. Der Satz Similia Similibus curantur drückt das wechselseitige Verhältnis zwischen Krankheit und Arznei aus. Die Erklärung, welche Hahnemann gibt, ist ganz willkührlich, und gibt falsche Begriffe vom Heilungsvorgange." In der Begründung zu diesem Leitsatz 19 lesen wir: „[...] man wendet gegen eine Krankheit diejenige Arznei an, von der man weiss, sie bringt im Gesunden eine ähnliche Krankheit hervor. An dem Worte ‚ähnlich' bleibt man aber hängen [...]. Unseres Bedünkens muss nicht Aehnlichkeit, sondern Übereinstimmung in den hauptsächlichen Arznei- und Krankheitserscheinungen herrschen."

„Es bedarf zur Heilung mittels des specifisch-passenden Mittels nicht erst der Hervorbringung einer künstlichen ähnlichen Krankheit, welche die natürliche besiegen soll." (Satz 30)

„Die Lehre von der homöopathischen Verschlimmerung ist [...] ungegründet". Griesselich hält in der Erklärung zu diesem Satz 31 dagegen: „Allein es ist zu bedenken, dass diese Verschlimmerung nur selten eintritt bei Anwendungen ‚zweckmässiger' Gaben, dass sie meistens als Krankheitsexacerbation nachzuweisen ist, deren Eintritt mit dem gegebenen Arzneimittel in keiner direkten Verbindung steht [...]."

Nach Satz 36 bedürfen sämtliche Hahnemannschen Arzneiprüfungen einer neuen sorgfältigen Nachprüfung. Hier bringt Griesselich seinen Unmut darüber zum Ausdruck, daß in der Hahnemannschen Medizin nur von Krankheitssymptomen und Arzneisymptomen die Rede ist, die noch dazu in ganz willkürlicher Reihenfolge aufgestellt sind, „[...] woraus der Heilkünstler sich nur mit grosser Schwierigkeit von manchen Mitteln den nothwendigen Gesamteindruck klar machen kann."

„Verschiedene homöopathische Mittel dem Kranken zu gleicher Zeit gemischt zugeben, ist" -nach Satz 43- „ein Rückschritt in die finstere Nacht der alten Materia medica."

Satz 44 heißt: „Was Hahnemann über die alleinige Anwendung nur der kleinsten Gaben sagt, ist eben so willkührlich, als es gefährlich für die Praxis ist. Die Methode, die Arzneien nur in der 30. Verdünnung den Kranken riechen zu lassen, ist eine höchst bedenkliche Uebertreibung."

Die Lehre von den chronischen Krankheiten und ihrer drei Grundursachen (Psora, Syphilis, Sycosis) ist nicht zu retten und des Rettens auch nicht werth." (Satz 46)

Schließlich lautet Satz 48: „Die ganze Lehre vom Potenzirtwerden der Arzneien ist in sich selbst widersprechend und nicht zu vertheidigen [...]."

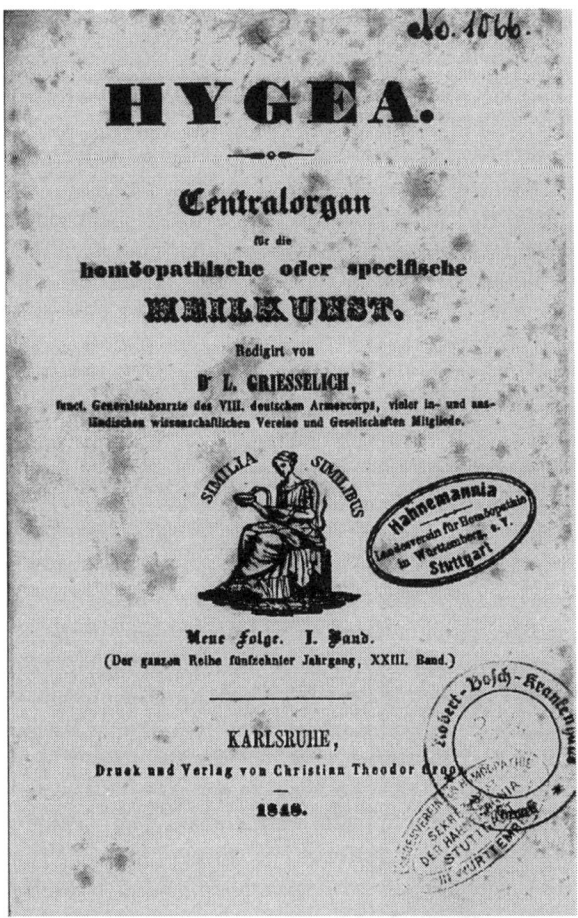

Abb. 56: Titelblatt „Hygea. Centralorgan für die homöopathische Heilkunst", N. F. 1 (1848). (Quelle: Bildarchiv des Instituts für Geschichte der Medizin der Robert Bosch Stiftung, Stuttgart)

Das Hochpotenzproblem

Bei Durchsicht aller Hygea-Jahrgänge läßt sich keine schärfere Diskussion finden als diejenige um die Hochpotenzen. Nichts konnte Ludwig Griesselich mehr aus der Fassung bringen als das Reizwort „Potenziertheorie". Keiner anderen These Samuel Hahnemanns hat er so wenig Kredit gegeben. „Es wird nun Niemand mit Grund sagen wollen, es könne durch das Schütteln der Belladonna eine Kraft erst entwickelt werden, da es keines Beweises bedarf, dass die Tinctur schon kräftig genug ist; noch viel weniger wird man sagen wollen, sie könne und solle in ihren Kräften noch gesteigert, d.h. auf eine höhere Potenz erhoben werden, denn als dann würde ja gerade das Umgekehrte von dem eintreten, was nach Hahnemann eigentlich für die Praxis bezweckt werden soll; eine ‚Milderung der in den Urtincturen befindlichen Arzneikraft'. Hahnemann warnt selbst immer vor der Anwendung zu niederer ‚Potenzirungen', weil sie zu stark wirkten, und dennoch will er nur ‚hohe' gegeben wissen, die ja eben seiner Theorie nach die stärksten seyn müssten, vor denen also am meisten zu warnen wäre. Allein glücklicherweise verhält sich die Sache ganz anders, es sind hier wirkliche und reine Verdünnungen, ob ich 2 oder 200 oder 2000 Mal schüttle, ist im Bezug auf die s[o]g[enannte] Potenzirung vollkommen gleichgültig [...]. Es sind Verkleinerungen, die darum oft nöthig sind, weil in der Regel grössere Gaben specifischer Arzneien eine zu starke Reaction bedingen, die mindestens unnöthig, oft aber auch schädlich seyn können. Hier liegt der Schlüssel zum Ursprung der Hahnemannschen Theorie von dem Similia Similibus und von der homöopathischen Verschlimmerung [...]."[10] Griesselich zieht das Fazit: „[...] die Potenzirtheorie ist [...] ein der Natur und dem Verstande zugemutheter Zwang."[11]

Ludwig Griesselich blieb, was er immer war, ein „Tiefpotenzler", d.h. ein Homöopath, für den die Verordnung eines Mittels in der 30. Centesimalverdünnung die Ausnahme blieb und die äußerste Grenze dessen darstellte, was er dem Hahnemannismus in dieser Frage an Konzessionen zugestand. Die C 30 war somit zur Trennungslinie aller Homöopathen geworden. An ihr hörten die einen auf, wo die anderen erst zu therapieren anfingen.

Nach Griesselichs Ansicht waren die homöopathischen Möglichkeiten aber keineswegs ausgeschöpft, ja er empfand sie durchaus als verbesserbar. Er hielt es aber für ein Gebot geistiger Rechtschaffenheit, die Schwachstellen einer Methode aufzuzeigen und offen auszusprechen. Aufs schärfste prangerte er die oft bis zur Unkenntlichkeit überladenen Kasuistiken allopathischer Gegner wie homöopathischer Bundesgenossen an, welche von ihren angeblichen Ruhmestaten berichteten. Zu seinem Selbstverständnis gehörte es, daß jeder trotz Begeisterung für eine Heilmethode nicht das Beobachtungsfeld allein auf die Heilerfolge begrenzt oder gar eine bewußte Ausblendung von Mißerfolgen billigt. Vielmehr verlangte er, daß man wahrheitsgetreu aufzeichnete, was sich den Blicken darbot. So veröffentlichte er denn schon im ersten Band der Hygea 1834 einen Aufsatz mit dem Titel „Relation über Krankheitsfälle, welche durch die homöopathische

---

[10] Ebenda, S. 350.
[11] Griesselich (1839), S. 43.

Heilmethode nicht bezwungen wurden."[12] Anhand von 14 Patienten zeichnete er deren Krankheitsverläufe nach und bekundete endlich seine erfolglosen Therapieversuche mit homöopathischen Präparaten. In einem Fall von Lippenkrebs empfahl er chirurgisches Vorgehen, wie er überhaupt bösartige Geschwulste homöopathisch nicht für heilbar hielt. Er ging mit seinen Empfehlungen sogar soweit, zwei Patienten vom weiteren Gebrauch homöopathischer Mittel abzuraten. Auch die genuine Epilepsie, als „Epilepsie von organischen Fehlern" bezeichnet, war nach seinem Kenntnisstand der homöopathischen Therapie nicht zugänglich. Das gleiche galt für bestimmte Formen von Psychopathien.

Schlußbemerkungen

Die Hygea war eine von über einem Dutzend homöopathischer Zeitschriften allein in Deutschland. Dazu kamen die homöopathischen Journale in Österreich, Frankreich, Belgien, England, Schweden und den Vereinigten Staaten. Da keinerlei Angaben über die Auflagenstärke in Erfahrung zu bringen waren, läßt sich nicht abschätzen, wie weit die Hygea verbreitet war und von welchen ärztlichen Kollegen jedweder Couleur und auch von welchen Laienhomöopathen sie gelesen wurde. Wahrscheinlich blieben einem breiten Publikum die Inhalte weitgehend unzugänglich. Trotzdem war die Hygea für die entstehende Homöopathie ein wichtiges Veröffentlichungsorgan, das die wesentlichen Probleme der neuen Therapie aufgriff. Die zentrale Rolle Ludwig Griesselichs wurde erkennbar. Weiterhin zeigt das Beispiel der Hygea die große Bedeutung regionaler Ärztevereine für die Frühgeschichte der Homöopathie. Mit deren weiterer Entwicklung teilt sie aber das Schicksal anderer Institutionen wie der Krankenhäuser, so eng mit einem einzelnen aktiven Arzt verbunden gewesen zu sein, daß diese Zeitschrift nach dessen Tod auch nicht mehr weiterbestand.

---

[12] Griesselich (1834), S. 361 - 378.

Literatur

Griesselich, Ludwig: Skizzen aus der Mappe eines reisenden Homöopathen. Karlsruhe 1832.

Ders.: Die Naturforscher- und Ärzte-Versammlung in Erlangen, 1840. In: Hygea 14 (1841), S. 516 - 526.

Ders.: Einige Beiträge zu den Wirkungen des Eibenbaumes (Taxus baccata). In: Hygea 7 (1838), S. 439 - 456.

Ders.: Offenes Bekenntniss über Heilkunst im Allgemeinen und Homöopathie ins Besondere... In: Hygea 3 (1836), S. 321 - 354.

Ders.: Die wiedererstandene Potenzirtheorie. In: Hygea 11 (1839), S. 36 - 43.

Loetz, Francisca: Vom Kranken zum Patienten. „Medikalisierung" und medizinische Vergesellschaftung am Beispiel Badens 1750 - 1850. Stuttgart 1993, S. 142 - 143.

Wie der homöopathische Apotheker und Verleger Willmar Schwabe (1839-1917) und seine Wegbereiter im Laufe des 19. Jahrhunderts der Homöopathie ein Millionenpublikum verschafften[1]

Joachim Willfahrt

1 „[...] und schliesslich durch seine Geldkraft der grösste deutsche homöopathische Verleger wurde": Ein Zeitzeuge berichtet

Gegen Ende des letzten Jahrhunderts, als die Homöopathie etwa halb so alt war wie heute, unternahm der angesehene Dresdner homöopathische Arzt Alexander Villers (1857-1907) vor dem homöopathischen Weltkongreß 1892 in Chicago den Versuch, die Entwicklung der Hahnemannschen Therapie im Ursprungsland zu überblicken. Er war übers Meer in die Vereinigten Staaten von Amerika gereist, wo die Homöopathie, die von eingewanderten deutschen Ärzten eingeführt worden war, sich inzwischen autonom entwickelt hatte. Mit einer zahlreichen Ärzteschaft, besonderen Ausbildungsstätten, staatlich unterstützten Krankenhäusern, bedeutenden Beiträgen und einer eigenen Literatur zur homöopathischen Arzneimittelforschung stand sie in voller Blüte.[2] Deshalb war für den Referenten die Frage umso drängender, „warum jetzt nach fast hundertjährigem Bestehen dieser Richtung ihre Vertretung in ärztlichen Kreisen [Deutschlands] immer noch so gering geblieben ist, während das grosse Publikum in stetig zunehmender Zahl sich ihr zuwendet."[3]

Er sprach davon, daß die Forderung des Begründers der Homöopathie, Samuel Hahnemann (1755-1843), nach der Durchführung wissenschaftlicher homöopathischer Experimente lange Zeit von der Ärzteschaft seines Heimatlandes mißachtet worden sei. Andererseits habe „sein reichliches

---

[1] Beim vorliegenden Aufsatz handelt es sich um die stark gekürzte Fassung eines unveröffentlichten Manuskripts.

[2] Um 1909 sollen es über 15.000 gewesen sein (Nach: Willmar Schwabe (1909), S. 2. Vergleiche dazu Dinges (1996).

[3] Villers (1894), S. 2-3.
Nach Tischner gab es Mitte der 1830er Jahre etwa 100 homöopathische Ärzte im deutschsprachigen Raum, deren Zahl sich bis zu den 1860er Jahren möglicherweise auf 600 erhöhte. Danach wurde ein starker Rückgang ihrer Zahl auf etwa 300 Ende der 1870er beklagt (Tischner [1950], S. 167). Zur Problematik der Schätzungen siehe auch den Beitrag von Schlich und Schüppel in diesem Band.

Gepäck an Vorstellungen von Lebenskraft, Dynamismus und dergl[eichen]", die von einigen seiner Anhänger weiterhin verbreitet wurden, eine umfassendere Würdigung der Homöopathie unter der Ärzteschaft verhindert. Nun sei es aber auch nicht hilfreich für ihre Entwicklung, sie „der herrschenden Richtung in der Medizin mundgerecht zu machen".[4] Er meinte damit eine überzogene Ausrichtung an den neuen Erkenntnissen der Pathologie und Physiologie, die vor allem durch die verlegerische Tätigkeit des Apothekers und weltweit größten homöopathisch-pharmazeutischen Unternehmers Willmar Schwabe (1839-1917) bewirkt werde. Besonders verbreitet unter jungen Ärzten sei ein „sehr zur Schädigung der Homöopathie" anonym erschienenes Verlagsprodukt, das in der Art der für das Publikum bestimmten Taschen- und Handbücher einen verkürzten Zugang zur Homöopathie versuche.[5] Es waren von dem Fachbuch „für Ärzte und gebildete Nichtärzte" damals bereits über 15.000 Exemplare abgesetzt worden. Eine Therapie nach allopathischem Muster, die sich nicht an der Gesamtsymptomatik eines einzelnen Erkrankten ausrichte, sondern an erkrankten Organen oder gar nur an künstlichen Krankheitsnamen, könne jedoch der Homöopathie und den Intentionen ihres Begründers nie und nimmer gerecht werden. „Wohl 5/6 aller in den letzten 10 Jahren zur Homöopathie übergetretenen jüngeren Aerzte" hätten zudem in der privaten Poliklinik Schwabes, die er als Teil seines Geschäfts in Leipzig betreibe, ihre homöopathische Ausbildung genossen.[6] Aus diesem Grunde sei auch das Gedeihen der homöopathischen Poliklinik und Beratungsanstalt des „Zentralvereins Homöopathischer Ärzte" in Leipzig beeinträchtigt. Bereits eine ganze Anzahl homöopathischer Ärzte sei nicht mehr in der Lage, „eine wissenschaftlich begründete Propaganda für ihre Richtung zu treiben". Wer eine spezifische Ausbildung in der Homöopathie nach deren ureigenen Grundlagen erhalten wolle, sei nach wie vor auf das Privatstudium angewiesen.

Typisch für Deutschland sei, daß hier die Laien durch eigene Erfahrung und Weiterempfehlung für die Ausbreitung der Homöopathie gesorgt hätten. Homöopathische Laienvereine seien nun in großer Anzahl entstanden, um gemeinschaftlich preisgünstiger an Informationen und Medikamente zu kommen.[7] Villers nannte auch sogleich den Förderer und Nutznießer des gesteigerten Laieninteresses an der Homöopathie, der auch als Herausgeber der weit verbreiteten „Leipziger Populären Zeitschrift für Homöopathie" zeichnete: „Jahrzehnte lang nun ist der geschäftliche Mittelpunkt dieser Vereine die homöopathische Offizin von Dr. phil. Schwabe in Leipzig ge-

---

[4] Villers (1894), S. 4.
[5] Das seit 1876 erschienene „Lehrbuch der homöopathischen Therapie. Nach dem gegenwärtigen Standpunkt der Medicin" wurde von Carl Gustav Puhlmann verfaßt.
[6] In einer Poliklinik werden Kranke ambulant, meist gegen geringes Entgelt, ärztlich behandelt.
[7] Siehe dazu den Beitrag von Wolff in diesem Band.

wesen. Dieser Mann, ein tüchtiger Geschäftsmann und fleissiger Arbeiter, hat seinen geschäftlichen Beziehungen zu den einzelnen Vereinen dadurch festeren Boden verliehen, dass er in allen Fragen des Vereinslebens ihnen bereitwilligst zur Verfügung stand [...] und schliesslich durch seine Geldkraft der grösste deutsche homöopathische Verleger wurde." Wer sich nun nicht genauer auskenne, der müsse den Eindruck bekommen, daß „die Offizin von Schwabe in Leipzig und deren verschiedene Institute als der Centralpunkt der homöopathischen Gemeinde in Deutschland" zu gelten habe.[8] Schon längst könne man sich auf die Qualität der homöopathischen Arzneien aller autorisierten Apotheken verlassen. Deshalb könnten die homöopathischen Ärzte ihren seit Hahnemanns Tagen heiß umkämpften Anspruch auf das Selbstdispensieren, das heißt das Herstellen und Verteilen homöopathischer Arzneien, getrost aufgeben.

Bereits dieser kurze Einblick in die Situation der Homöopathie des ausgehenden letzten Jahrhunderts zeigt uns die beiden Grundbedingungen eines reproduzierbaren Erfolges ihrer Therapie: die regelrechte Bereitung homöopathischer Arzneimittel und eine fundierte Anleitung zu ihrer Anwendung - für Ärzte sowie für Laien - nach der experimentell geprüften Lehre des „Simile-Prinzips".[9] Aber nicht nur zum Erlernen der Vorgehensweisen dieser außerschulischen und staatlich nicht geförderten Heilmethode, sondern auch zu ihrer Verbreitung waren Druckmedien von entscheidender Bedeutung.

2 Verlage homöopathischer Literatur vor Willmar Schwabes bestimmendem Einfluß

Die Homöopathie und die öffentliche Auseinandersetzung mit ihr haben im 19. Jahrhundert eine reichhaltige Literatur hervorgebracht. Die Zahl ihrer Titel und deren Auflagenhöhe zeigt, daß sie über den internen Bereich hinaus auch von öffentlicher Bedeutung war und einen ernstzunehmenden wirtschaftlichen Faktor darstellte. Natürlich beginnt die homöopathische Literatur mit Samuel Hahnemann, der als gefragter Autor und Übersetzer medizinischer und pharmazeutischer Fachliteratur einen großen Teil seines Lebensunterhaltes mit schriftstellerischer Tätigkeit bestritt. Nachdem sein Basiswerk „Organon" 1810 erschienen war, kam erst mit einer Zeitverzögerung von über einem Jahrzehnt die Produktion homöopathischer Literatur weiterer Autoren in Gang. 1833 werden in einer Bibliographie bereits ca. 250 Titel aufgeführt, die im Zusammenhang mit der Homöopathie stehen.[10] Die Aufstellung eines homöopathischen Autors von 1862 umfaßt ca. 1.400 Buch- und Zeitschriftentitel, die sich eng an homöopathische Themen hal-

---

[8] Villers (1894), S. 7.
[9] Eine Krankheitserscheinung soll durch ein Mittel, das ähnliche Symptome beim Gesunden hervorruft, geheilt werden.
[10] Auswertung von Bibliotheca (1833).

ten. Aus dem Standardwerk eines bekannten Bibliographen von 1867 lassen sich insgesamt 576 Monographien ermitteln.[11] Davon beschäftigen sich allein 192 mit den Streitigkeiten um die Anerkennung der Homöopathie. Medizinische Themen der Homöopathie im engeren Sinne behandeln 336 Schriften, von denen etwa 190 der Laienliteratur zuzurechnen sind. Die Übergänge zwischen Fachliteratur und Laienliteratur sind jedoch fließend. Das ist bei einer Therapieform nicht anders zu erwarten, deren Erlernen prinzipiell keine besonderen medizinischen Fachkenntnisse voraussetzt. Vereinfacht kann man sagen, daß in der Homöopathie alle Bücher und Zeitschriftenartikel, die sich nicht mit der Arzneibereitungslehre, der Arzneiwirkungslehre, mit ausgedehnten Fallstudien oder rein wissenschaftstheoretischen Überlegungen beschäftigen, potentiell Laienliteratur sind. Wie viele Titel von den 5.000 Bänden der Leipziger Bibliothek des „Zentralvereins homöopathischer Ärzte Deutschlands", die im Herbst 1943 bei einem Fliegerangriff zerstört wurde, der Laienliteratur zuzurechnen sind, läßt sich nicht mit Bestimmtheit sagen.[12] Diese 1863 gegründete Einrichtung soll das deutschsprachige homöopathische Schrifttum fast lückenlos erfaßt haben.[13] Mit bibliographischen Hilfsmitteln lassen sich etwa 350 Titel homöopathischer Informations- und Anleitungsliteratur für Laien bis um 1920 feststellen.

Die Verbreitung der frühen homöopathischen Literatur wurde durch die bedeutenden Verlage und Buchhandlungen Arnold und Baumgärtner maßgeblich gefördert. Der Dresdner Verlag von Christoph Arnold (1763 - 1847) veröffentlichte Tageszeitungen und wissenschaftliche Fachliteratur, aber auch „süßlich weinerliche" Romane.[14] Von 1830 bis 1835 gab er für Ärzte und Laien die „Zeitung der naturgesetzlichen Heilkunst für Freunde und Feinde der Homöopathik" des Hahnemann-Schülers Georg August Benjamin Schweikert (1774-1845) heraus, die der Homöopathie für kurze Zeit eine breitere Öffentlichkeit verschaffte. Arnold verlegte nicht nur die

---

[11] Auswertung von Engelmann (1848 u. 1867). Im Verzeichnis gibt der Autor unter dem Stichwort „Homöopathie" fälschlicherweise nur 334 Titel an.

[12] Der in Leipzig um 1870 veröffentlichte „Katalog der Bibliothek des Centralvereins homöopathischer Aerzte Deutschlands" weist eine Vielzahl bereits erschienener populärer Werke nicht auf. Er enthält ca. 420 deutschsprachige Monografien für Ärzte und Laien bei einem geschätzten Bibliotheksbestand von über 1.500 Bänden.

[13] Eine ähnliche, wenn auch rein zahlenmäßig geringere Vielfalt ist heute nur noch in der Bibliothek des Instituts für Geschichte der Medizin der Robert Bosch Stiftung in Stuttgart an einem Ort vereint zu finden. Nach dem Stand von Ende 1987 verfügt seine Bibliothek über etwa 1.200 Monographien und etwa 1.400 Zeitschriftenbände der homöopathischen Literatur (siehe: Günther [1988]), die ständig ergänzt werden. Anfang 1995 enthielt der gesamte Bestand 4.619 Bände. Die Neuerscheinungen werden in der Zeitschrift des Institutes „Medizin, Gesellschaft und Geschichte" jährlich publiziert.

[14] Schmidt (1902-1908), S. 11-12.

Hauptwerke Hahnemanns, sondern stand auch im engen persönlichen Kontakt mit ihm. Oft versuchte der begeisterte Anhänger der Homöopathie mäßigend auf das zuweilen auch in Auseinandersetzungen mit seinen engsten Schülern überschäumende Naturell des Meisters einzuwirken.

In eine andere Dimension trat der Verkauf homöopathischer Literatur erst ein, als sich der Verleger Friedrich Gotthelf Baumgärtner (1759-1843) in Leipzig von einem Gegner der Homöopathie zu einem Anhänger wandelte.[15] 1832 wurde auf seine Initiative hin die „Allgemeine Homöopathische Zeitung" gegründet, die zum Hauptorgan der homöopathischen Ärzteschaft wurde und diese Position bis zum heutigen Tag innehat. Er nutzte das Blatt als Werbemedium für seine anderen Druckerzeugnisse, von denen „Das Magazin der Erfindungen" das bekannteste war. Im Baumgärtnerschen Verlagsprogramm ist homöopathische Literatur ebenso zu finden wie andere praxisorientierte Werke aus dem medizinischen, naturwissenschaftlichen und ökonomischen Bereich. Im engen Zusammenhang mit der Ausrichtung dieses Verlags ist zu sehen, daß dort 1826 der Prototyp der homöopathischen Laienliteratur erscheint: Casparis „Homöopathischer Haus- und Reisearzt". Als erfahrener Medizinschriftsteller und erfolgreich praktizierender homöopathischer Arzt war Carl Gottlob Caspari (1798-1828) geradezu prädestiniert, die bis zum heutigen Tage besonders populäre Literaturgattung „homöopathisches Hausarztbuch" zu begründen.[16] Das Werk verbindet Informationen über Homöopathie und grundlegende medizinische Themen mit diätetischen Ratschlägen und einer Anleitung zur Ausübung der homöopathischen Heilmethode. Medizinische Ratgeberliteratur dieser Art ist freilich keine homöopathische Erfindung, sondern reicht wenigstens bis zu den medizinischen Aufklärungsbestrebungen des 18. Jahrhunderts zurück.[17]

Noch andere angesehene Verlage nahmen einzelne homöopathische Druckerzeugnisse in ihr Programm auf. Erwähnenswert sind Braumüller und Gerold in Wien, Fleischer und Wigand in Leipzig, Meinhold in Dresden sowie Frommann in Jena und später sein Nachfolger Hauff in Stuttgart. Der Sohn des Verlagsgründers, Friedrich Johannes Frommann (1797-1886), stand mit den Geistesgrößen seiner Zeit in regem Kontakt und machte sich um die Organisation des deutschen Buchhandels hoch verdient.[18] Sein Verlag hatte seit 1837 mit Herings „Homöopathischem Hausarzt" eine bedeutende Schrift der homöopathischen Laienliteratur im Programm. Der Mentor der amerikanischen Homöopathie, Constantin Hering (1800-1880), hatte das Werk aus einer Anleitung zur Ausübung der Homöopathie für Missionare entwickelt und widmete es den deutschen homöopathischen Laienvereinen.[19] Mit der 31. Auflage von 1938 erhöhte sich die Gesamtzahl der

---

[15] Schmidt (1902-1908), S. 34-35.
[16] Siehe Willfahrt (1991), S. 194-196.
[17] Siehe Willfahrt (1991), S. 114-117.
[18] Schmidt (1902-1908), S. 276-282.
[19] Über Leben und Werk Constantin Herings siehe den Beitrag von Schüppel in diesem Band.

gedruckten Exemplare von 109.000 auf 114.000. Der Erfolg von Herings Buch lag in der überzeugenden Art des Autors, in volkstümlicher Sprache mit praktikablen Ratschlägen, ohne den Ballast sich wandelnder Erklärungsmodelle, direkt in die homöopathische Praxis einzuführen. Es geht im „klassisch - homöopathischen"[20] Stil vor, der die Krankheitssymptome nach Körperregionen von Kopf bis Fuß gliedert und sich nicht an Krankheitsbezeichnungen orientiert. Das Werk wurde laufend überarbeitet und schließlich den Vorstellungen der nationalsozialistischen Machthaber angepaßt.[21]

Es gab auch kleinere Verlage, die sich überwiegend homöopathischen Werken widmeten und auch homöopathische Zeitungen herausgaben. Beispiele sind Katz in Dessau und Eupel in Sondershausen. Der Pfarrer und Homöopath Heinrich Schwerdt (1810-1888), volkstümlicher Schriftsteller und Redakteur bei der Familienzeitschrift „Feierabend", schätzt 1861 die Auflagenhöhe der 21 bis zu diesem Zeitpunkt erschienen Werke zur homöopathischen Selbstbehandlung auf jeweils mindestens 1.500.[22]

Durch einige „Fabriken populär-medicinischer Schriften" kam die Homöopathie bei einer gebildeten Leserschaft in Verruf, als sich die Firmen Basse und Ernst in Quedlinburg, Fürst in Nordhausen und andere auf das Geschäft mit der homöopathischen Laienliteratur stürzten. Sie waren mit Räuber- und Ritterromanen billigster Machart bekannt geworden. Schreiber wie Dr. Carl Schöpfer aus Stolberg produzierten nun neben den bereits erwähnten auch homöopathische Machwerke für ihre Verlage. Als „eine Schande der deutschen Presse" gingen medizinische Volksschriften dieser Art in die Annalen der deutschen Literaturgeschichte ein.[23] Der Wirbel um die Homöopathie reizte einige Firmen wie den bekannten Verlag Brunn in Münster zur Herausgabe witziger oder ironischer Pamphlete, wie zum Beispiel des grotesk-komischen Heldengedichts „Die Smueliade", in dem es eindeutig zweideutig im Hinblick auf die homöopathische Literaturproduktion heißt: „Aus Quedlinburg werden von Ernst und Bassen, /Aus Weimar von Jansen und Voigt in Massen, /Viel zierliche Bücher nach Leipzig gebracht, /- Alle von lauter Lumpen gemacht".[24]

Allein mit homöopathischer Laienliteratur, auch wenn sie so erfolgreich war wie Herings Hausarzt, konnte ein Verlag sicher nicht das große Ge-

---

[20] Die „klassische" Homöopathie hält sich eng an die Vorstellung Hahnemanns, daß die Gesamtheit der beim Kranken individuell beobachteten Symptome für eine homöopathische Mittelwahl entscheidend ist und nicht einzelne organpathologische oder systemisch-physiologische Befunde.
[21] So findet sich in der 31. Auflage von 1938 das Gedankengut des nationalsozialistischen „Gesetzes zur Verhütung erbkranken Nachwuchses".
[22] Schwerdt (1861), S. 469.
[23] Siehe: Carl Schneitler: Eine Schande der deutschen Presse - nachgewiesen in der Literatur der Volksschriften. Stolberg 1846.
[24] C.A.K. (1860), S. 129.

schäft machen. In den 1840er Jahren brach sich dann ein neuer Vertriebsweg Bahn: der Verkauf homöopathischer Hausarztbücher zusammen mit den dort angepriesenen homöopathischen Arzneimittelzubereitungen - oder anders gesagt: die Verbindung von Herstellern homöopathischer Arzneimittel mit Verlagen homöopathischer Laienliteratur. Es genügte bereits ein Reklameanhang in den Büchern für die betreffende Apotheke: der Apotheker wurde bald auch zum Buchhändler, wenn er nicht ohnehin schon selbst der Verleger war. Als besonders erfolgreich tat sich in diesem Geschäft zuerst der Verlag Eupel hervor, der mit den Homöopathen Arthur Lutze (1813-1870) und Friedrich August Günther (1802-1865) zusammenarbeitete.

3 Die Anfänge des kombinierten Geschäfts mit homöopathischen Arzneimitteln und Laienliteratur

Friedrich August Günther, ein ehemaliger Theologe, fand 1834 in Langensalza einen für die Verbreitung der Laienhomöopathie schon bereiteten Boden vor. Um 1832 waren hier während einer Choleraepidemie einer der ersten homöopathischen Laienvereine und die erste homöopathische Laienzeitschrift gegründet worden.[25] Günther richtete sein Augenmerk zunächst „auf die vor ihm kaum für möglich gehaltene und versuchte Anwendung" der Homöopathie auf die Tierheilkunde.[26] Sein ab 1837 erscheinendes Werk „Der homöopathischer Thierarzt. Ein Hülfsbuch für Cavallerie-Officiere, Gutsbesitzer, Oeconomen und alle Hausväter, die an den Hausthieren am häufigsten vorkommenden Krankheiten, schnell, sicher und wohlfeil heilen wollen" wirkte bahnbrechend und wurde ein voller Erfolg. Der Untertitel steht für die Intentionen des Verfassers. Da in der preußischen Provinz Sachsen die Ausübung der tierärztlichen Praxis nicht an eine behördliche Genehmigung gebunden war, konnte Günther auch der Bitte Hilfesuchender, dafür „einen nicht unbedeutenden Theil seiner Zeit zu opfern", entsprechen. Mit seinem „populär-didaktischen" Talent ging er bald an die Abfassung des dreibändigen „homöopathischen Hausfreunds", der ab 1840 erschien und die häufigsten menschlichen Krankheiten „in Abwesenheit oder Ermangelung des Arztes" zu heilen versprach. Die Bände wurden „nach den besten Quellen und Hülfsmitteln" zusammengestellt und mit „vielfältigen eigenen Erfahrungen", umfassender populärmedizinischer

---

[25] Siehe: Willfahrt (1992), S. 62-63.
[26] Günther (1859), S.186.
Die Ehre eines ersten Versuchs der Anwendung der Homöopathie auf Haustiere gebührt dem Veterinär Johann Josef Wilhelm Lux (1776-1849), der damit bereits 1823 begann. Vergleiche dazu den Beitrag von Kannengießer in diesem Band.

Aufklärung und volksmedizinischen Ratschlägen angereichert.[27] Der wohlbelesene Autor gab sich darin auch als Anhänger des Mesmerismus zu erkennen.[28]

Für dieses und auch für weitere praxisorientierte homöopathische Werke, für eine eigene homöopathische Laienzeitschrift und für seine pädagogischen Lehrschriften hatte Günther in der angesehenen Firma Friedrich August Eupel in Sondershausen einen interessierten Geschäftspartner gefunden.[29] Die privilegierte Hofbuchdruckerei des „Fürstlich Schwarzburgischen Regierungs- und Intelligenzblatts" und ihr Verlag gaben auch zeitweise die bekannte politische Zeitung „Der Teutsche" heraus. Beginnend mit Günther wurden bis Ende der sechziger Jahre namhafte homöopathische Autoren der unterschiedlichsten Strömungen verlegt. Dazu gehören unter anderem die Werke der Ärzte der „naturwissenschaftlich-kritischen"[30] Richtung, Elias Altschul (um 1807-1865) und Jakob Kafka (1809-1893) sowie die Schriften der Mesmerismusanhänger Adolph von Gerhardt und Arthur Lutze. Auch die unterhaltsame Schrift des Pfarrers Heinrich Schwerdt „Der homöopathische Doctor" wurde verlegt. Ein „homöopathisches Kochbuch" übernahm später der Verlag der Lutzeschen Klinik. Schließlich strich die Firma Eupel jedoch die Homöopathie aus ihrem Angebot und propagierte sie nicht mehr weiter. Bis dahin vertrieb der Verlag nicht nur Policen der „Vaterländischen Feuerversicherungs-Gesellschaft zu Elberfeld", die „Revalenta Homöopathica", ein während homöopathischer Kuren zu genießendes Lebensmittel des homöopathischen Apothekers Petters in Dessau, sondern auch und in großer Menge homöopathische Arzneimittel. Eine von Günther gegründete pharmazeutische Fabrik stellte die homöopathischen Arzneimittel her, und der Eupelschen Buchhandlung gelang es, die Genehmigung für ihren Vertrieb zu erhalten. Wie dabei die strengen Vorschriften für den Vertrieb von Arzneimitteln im einzelnen umgangen wurden, bleibt im Dunkeln. In Günthers Büchern erscheint nun im Vorwort der Hinweis, daß die „zu diesem Werke gehörigen homöopathischen Apotheken" direkt bei Eupel oder durch die „nächste Buchhandlung" erhältlich seien.[31] 1856 war Günther in der

---

[27] Constantin Herings „Homöopathischer Hausarzt" diente wahrscheinlich als Vorlage.

[28] Der Mesmerismus geht von der Vorstellung aus, daß mit magnetisierbaren unbelebten und belebten Körpern, also zum Beispiel mit den Fingerspitzen oder der Handfläche einer sensiblen Person, Störungen des Organismus, die sich in Krankheitserscheinungen äußern, behoben werden können.

[29] Mein Dank gilt Herrn Stadtarchivar Frecke in Sondershausen für Fotokopien und Auskünfte über das Schicksal der Firma Eupel.

[30] Die frühen Vertreter dieser Richtung, die ihre Bezeichnung erst von Hans Wapler (1866-1951) erhielt, nannten sich selbst „Specifiker" oder „freie" Homöopathen.

[31] Eupel vertrieb auch zusammen mit dessen Büchern die von Arthur Lutze hergestellten homöopathischen Hausapotheken und Spezialitäten.

Lage, ein geräumiges Haus mit Rückgebäude errichten zu lassen, um dort sein „Homöopathisches Etablissement" unterzubringen.[32] 1860 wurde er als Mitglied des „Zentralvereins homöopathischer Ärzte Deutschlands" geführt und galt dort als „homöopathischer Apotheker".[33] Von seinen zahlreichen öffentlichen Tätigkeiten, die ihm das Ehrenbürgerrecht einbrachten, seien die Gründung einer „Kleinkinderbewahranstalt", einer Sonntagsschule und eines Gewerbevereins erwähnt.

Günther hatte zwar den Weg zu einer geschäftlich erfolgreichen Verbreitung der Homöopathie gewiesen, doch sein Beitrag zur Verbreitung der Homöopathie blieb regional beschränkt. Eine breitere Öffentlichkeit sprach der charismatische Heiler und Poet Arthur Lutze an. Nach einem abenteuerlichen Vorleben erwirkte er von Herzog Heinrich zu Anhalt-Köthen (1778-1847) eine an Auflagen gebundene Erlaubnis zur Ausübung der Homöopathie und die Dispensierfreiheit.[34] Schon gegen Ende seines ersten Köthener Jahres eröffnete Lutze „eine Heilanstalt und allgemeine Haus-Klinik", vorerst mit bescheidenen Mitteln. Nachdem er in Halle einen Kursus über Augenoperation besucht hatte, gelang es ihm, 1850 in Jena den medizinischen Doktorgrad zu erwerben. Im Jahr darauf erhielt er die Approbation. Er bot schriftliche Anweisungen zur Selbsthilfe gegen Cholera, Zahnschmerzen, „häutige Bräune"[35] sowie gegen Pocken zum Verkauf an - und lieferte die entsprechenden Arzneikästchen gleich mit. Später vertrieb er auch eine homöopathische Kriegsapotheke. Solange er noch an einem eigenen Hausarztbuch schrieb, handelte er mit den Werken von Hering und Günther. Preisnachlaß gab es bei seinen homöopathischen Hausapotheken, wenn eines der Bücher mitbestellt wurde. Seine homöopathischen Arzneimittel potenzierte er eigenhändig mit jeweils 100 Schüttelschlägen pro Stufe vornehmlich auf C30[36], „magnetisierte" sie dann mit der Ausstrahlung seiner Hände und benetzte mit den Flüssigkeiten Streukügelchen. Die Ursubstanzen bezog der Lutzesche Betrieb von bekannten homöopathischen Apothekern unter anderem aus Langensalza, Dessau, und Neudietendorf - und schließlich auch aus der Leipziger homöopathischen „Central-Apotheke", die Willmar Schwabe ab 1863 leiten sollte. Sämtliche Artikel waren „auch durch alle Buchhandlungen" zu bestellen. Der uns schon bekannte Verlag und Vertrieb der Hofdruckerei Eupel in Sondershausen nahm ebenfalls Lutzes Hausapotheken und homöopathische Schriften in sein Programm auf, teilweise in Kommission.

---

[32] Mein Dank gilt den Mitarbeiterinnen des Kreisarchivs Bad Langensalza, Frau Amthor und Frau Pakulat, für die Sichtung der wenigen noch vorhandenen Quellen. Der Gebäudekomplex ist nahezu unverändert erhalten geblieben. In ihm befindet sich heute die Allgemeine Ortskrankenkasse.
[33] Meyer (1860), S. 76.
[34] Vergleiche den Beitrag von Streuber in diesem Band.
[35] Diphtherie; Krupp.
[36] Verdünnung/Potenzierung eines homöopathischen Grundstoffes in 30 Stufen auf die jeweils hundertfache Menge mit einem neutralem Medium wie Wasser.

Lutze ließ den Erstbestellungen seiner Arzneien ein Exemplar seiner Broschüre „Hahnemann´s Todtenfeier" beilegen.[37] Das bereits 1844 entstandene Traktat entwickelt leichtverständlich die Grundsätze der Homöopathie und stellt ihre Vorzüge der Allopathie gegenüber. Es deutet die Vorstellung Hahnemanns von der „geistartigen Wirkung" der homöopathischen Arzneimittelpotenzen als erfahrbare Phänomene einer psychisch induzierten Heilung durch den „Lebensmagnetismus". Anekdotisches sowie Selbstbespiegelungen des Autors und Berichte über seine Heilerfolge treten zur Belehrung über die Homöopathie hinzu: eine wirre Mischung für den heutigen Leser, aber sehr werbewirksam zur damaligen Zeit. Parallel zur „Todtenfeier" erschien von Anfang an eine weitere, teilweise identische Schrift „Lebensregeln der neuen naturgemäßen Heilkunst". Beide Druckwerke, die Lutze bereits in seiner Potsdamer Zeit verfaßte, dürften im 19. Jahrhundert die am weitesten verbreiteten Informationsschriften über die Homöopathie überhaupt sein. Die „Todtenfeier" erschien bis zu ihrer 47. Auflage von 1903, die „Lebensregeln" erreichten 1876 die 58. Auflage.[38]

Für die Zeit um 1850 gibt Lutze an, jährlich 25.000 - 30.000 Patienten behandelt zu haben, sicher die überwiegende Mehrzahl nur brieflich.[39] Die allermeisten dürften Leser seiner Broschüren gewesen sein. Seine Hausapotheken wurden damals bis nach Amerika, Australien und Afrika verkauft. 1855 wurde der Bau der neuen Lutzeschen Klinik, eines prächtigen palastartigen Gebäudes, unter Aufbietung sämtlicher finanzieller Mittel und mit zusätzlich ausgestellten Schuldverschreibungen beendet. „Fliegende Blätter für Stadt und Land über Homöopathie, genannt Hahnemannia" erschienen seit 1858 vierzehntägig als Laienzeitschrift der Lutzeschen Klinik bis 1883. Sie mehrten den Ruhm des Begründers. Eine Initiative zum Zusammenschluß der homöopathischen Laien ging von ihnen nicht aus. Lutzes Klinik war zu Lebzeiten des Gründers als homöopathische Lehranstalt von nicht zu unterschätzender Bedeutung, obwohl die homöopathische Fachwelt Lutze mied.[40] Seinem Einfluß auf die wissenschaftliche Homöopathie schrieb man zurecht mehr Schaden als Nutzen zu. Von seinen Assistenten sei hier Carl Gustav Puhlmann (1840-1900) erwähnt, der kurzzeitig die Redaktion seiner homöopathischen Laienzeitschrift übernahm und später bei Willmar Schwabe die Entwicklung der homöopathischen Laienliteratur entscheidend mitbestimmen sollte.

1860 war Lutzes voluminöses „Lehrbuch der Homöopathie" fertiggestellt. Es wurde als Anweisung zur Heilung an „sich selbst und seinen lei-

---

[37] Nach: Schwerdt (1861), S. 276.

[38] Die 34. der einen und die 44. Auflage der anderen Broschüre betrugen je 5.000 Stück. (Nach: Lutze [1866], S. 345) Das bedeutet ungefähr eine halbe Million gedruckter Exemplare.

[39] Nach: Allgemeine Homöopathische Zeitung 44 (1852), Sp. 270-272.

[40] Besonders die süddeutschen Ärzte warfen ihm Scharlatanismus vor. (Nach: Populäre Zeitschrift für Homöopathie 1 (1870), S. 24).

denden Hausgenossen" zur Verwendung mit den Hausapotheken der Lutzeschen Klinik verfaßt. Dieses Hauptwerk Lutzes erschien in einer Erstauflage von 23.000 Exemplaren, die nach zwei Jahren vergriffen waren.[41] Es erlebte 1919 die 15. Auflage und 1933 wurde es noch einmal herausgegeben.[42] Neben der in der Laienhomöopathie üblichen Orientierung an summarischen Krankheitsbildern, zu denen man die passenden Mittel heraussucht, wird hier im Prinzip auch ein klassisch homöopathischer Zugang zur Therapie ermöglicht. Das Werk enthält nämlich auch ein „Repertorium" und die „Charakteristischen Symptome der Hauptarzneimittel".[43] Lutze gab an, zur Erleichterung des Absatzes seiner literarischen Werke bereits 1862 Verlagsbuchhändler mit eigener Druckerei geworden zu sein, in der „stets mehrere Pressen" in Bewegung seien.[44] Über ein Dutzend seiner poetischen Schriften und seine Autobiographie erschienen im Eigenverlag. Seine homöopathischen Werke wurden jedoch erst ab 1866 nicht mehr von Eupel verlegt. In diesem Jahr betrat ein aufstrebender junger Apotheker die Bühne des Geschehens. Er sollte sich bald als erfolgreicher Verleger betätigen und die Geschäftsidee Eupels, Günthers und Lutzes vervollkommnen.

4 „Rastlos vorwärts allezeit"[45]: Willmar Schwabe auf der „Straße des Erfolgs"

Nach zwei Jahren Tätigkeit als Provisor der „Homöopathischen Central-Apotheke Täschner & Co" in Leipzig trat der junge Apotheker Carl Emil Willmar Schwabe in Konkurrenz zu seinen Arbeitgebern.[46] Schwabe erhielt die behördliche Genehmigung für ein „Grosso- und Exportgeschäft homöopathischer Fabricate" zur Belieferung auswärtiger Apotheken mit den pharmazeutischen Grundstoffen für homöopathische Arzneien. Hier begann er mit der fabrikmäßigen Herstellung der in der Homöopathie bevorzugten Tinkturen aus Frischpflanzen den Grundstock für sein Industrieunternehmen zu legen. Mit dem Antrag auf behördliche Zulassung seiner Anfang

---

[41] Nach: Lutze (1866), S. 329.

[42] Die 7. Auflage von 1871 erschien mit 10.000 Exemplaren. (Nach: Fliegende Blätter für Stadt und Land über Homöopathie 13 [1870], S. 1). Es dürften demnach insgesamt weit über 100.000 Stück abgesetzt worden sein.

[43] Verkürzt gesagt: mit dem Repertorium schaut man nach den (meist zahlreichen) Mitteln für die Einzelsymptome und ihre Modalitäten und findet die (wenigen) allen Symptomen gemeinsamen Mittel heraus. Die endgültige Auswahl bestimmt dann der Vergleich mit dem Symptomenbild, welches das einzelne Mittel bei der Arzneimittelprüfung am Gesunden hervorgerufen hat. Wenn diese Methode ohne persönliche Erfahrungswerte angewendet wurde, sprach man oft abschätzig von einer „Symptomendeckerei" nach dem Simile-Prinzip.

[44] Lutze (1866), S. 330.

[45] Wahlspruch Willmar Schwabes. (Nach: Willmar Schwabe [1966]).

[46] Zur Biographie Willmar Schwabes und der Entwicklung seiner Firma siehe Michalak (1991) und Jäger (1991).

1866 eröffneten „Homöopathischen Central-Officin" als Apotheke setzte er auf Zeit. Die fast gleichzeitige Gründung einer „Homöopathischen Verlags- und Sortimentsbuchhandlung" Ende desselben Jahres entspricht der merkantilen Logik, die wir bereits kennengelernt haben.[47] Eine Buchdruckerei und Buchbinderei kamen später hinzu. Sie waren für eine möglichst gewinnbringende Führung des Verlags unerläßlich. Von Anfang an war Schwabe als Versandhändler ganz besonders auf überregionale Werbung angewiesen. Wir finden seine Anzeigen ebenso wie die seiner Konkurrenten in homöopathischen Zeitschriften, Broschüren und Büchern der unterschiedlichsten Qualität. Willmar Schwabe griff auch selbst zur Feder und verfaßte, wie schon der von ihm verehrte Hahnemann, eine Broschüre zur homöopathischen Therapie der Cholera. Eine passende Hausapotheke war ebenfalls erhältlich, wie wir uns schon denken können. Zwei Jahre später stellte er einen homöopathischen „Hausthierarzt" zusammen, der zum Verkaufsschlager wurde, als er in illustrierter Form erschien. In den ersten drei Monaten verkaufte Schwabe bereits 2.000 Exemplare: zusammen mit dem Absatz der passenden homöopathischen Tierapotheke ein beachtlicher geschäftlicher Erfolg.

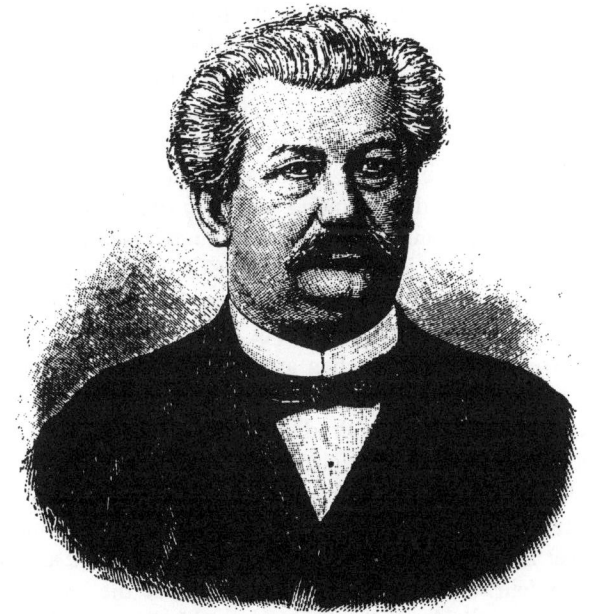

Dr. Willmar Schwabe in Leipzig,
geb. in Auerbach am 15. Juni 1839,

Abb. 57: Dr. Willmar Schwabe. (Quelle: Dr. Willmar Schwabe [Hrsg.]: Homöopathischer Kalender für das Jahr 1893. Leipzig 1892, S. 46)

---

[47] Willmar Schwabe (1937), S. 70.

Als begeisterter Anhänger der Homöopathie gewann er die homöopathische Ärzteschaft der Stadt als Lobby, die ihren führenden Kopf in Clotar Müller (1818-1877) hatte, dem Sohn des Begründers der naturwissenschaftlich-kritischen Richtung der Homöopathie. Schwabe ließ auf ihre Rezepte auch ohne Genehmigung homöopathische Arzneimittel abgeben und wurde behördlich dafür belangt. In den Auseinandersetzungen mit der Konkurrenz und den Behörden zeigte er sich selbstbewußt, hartnäckig und in unternehmerischer Beziehung, mit „elastischem Geist" versehen, abwechselnd flexibel und aggressiv wie es die jeweilige Situation erforderte.[48] Unter Ausnutzung vielfältiger juristischer Mittel blieb der Erfolg des Tüchtigen nicht aus: Ende 1870 bekam er seine Apothekenkonzession. Nicht nur im geschäftlichen Bereich war der Besitzer der „Homöopathischen Central-Apotheke zum Samuel Hahnemann" unermüdlich tätig, sondern auch im wissenschaftlichen. 1872 stellte er der Öffentlichkeit seine mehrsprachige „Pharmacopoea Homoeopathica Polyglotta" vor, mit der er einen weltweiten Standard für die Bereitung homöopathischer Arzneimittel setzte. Er unterzog die damals üblichen Herstellungsvorschriften für homöopathische Arzneimittel einer kritischen Betrachtung, wie bereits 1844 der Dresdner Apotheker Carl Ernst Gruner. Die Vorschriften Hahnemanns und der Arzneimitteltester ergänzte Schwabe bei Unklarheiten mit viel Sachverstand. Natürlich blieb massive Kritik vieler homöopathischer Ärzte nicht aus, die sich in ihrer Kompetenz ungern beschneiden lassen wollten. Trotz Schwabes lebenslanger Bemühungen um staatliche Anerkennung wurde das „Homöopathische Arzneibuch" erst 1934 verbindlich für alle Apotheken. In einer Firmenschrift wird die Meinung vertreten, daß erst durch Schwabes Wiedereinführung der Hahnemannschen Originalvorschriften der entscheidende Umschwung in der Ausbreitung der Homöopathie bewirkt wurde.[49] Dies sei letztlich der Grund für die erfolgreiche Entwicklung und das Ansehen des Unternehmens. Die Einrichtung eines immer auf dem neuesten Stand der Wissenschaft befindlichen analytischen Laboratoriums trug weiter zum guten Ruf der Firma bei. Schwabe erkannte früh, daß nur auf diese Art eine Qualitätskontrolle der Produkte und eine technologische Weiterentwicklung dauerhaft zu gewährleisten sind.

Die Räumlichkeiten, die sich Schwabe bei einem Umzug 1873 geschaffen hatte, genügten den Anforderungen der expandierenden Firma gerade bis 1882. In dieser Zeit steigerte er seinen Vertrieb von 10.000 auf über 26.000 Sendungen im Jahr. Nun konnte Willmar Schwabe die „Musteranstalt" in der Querstraße 5 errichten, die zu einer weltbekannten Adresse wurde. Jeder, der sein aufwendiges illustriertes Preisverzeichnis liest, kann nicht nur das Lieferangebot kennenlernen, sondern auch heute noch im Geiste einen Rundgang durch das „umfangreichste homöopathische Etablissement

---

[48] Nach: Willmar Schwabe (1939), S. 26 sowie der plausiblen Darstellung von Michalak (1991), S. 114.

[49] Willmar Schwabe (1909), S. 5.

der Welt" machen.[50] Was es da zu sehen gibt, ist beeindruckend und bewundernswert. Der Apotheke schließt sich ein Arbeitssaal im „ägyptischen Stil" zur Fertigung der Arzneimittelpackungen an. Daneben finden wir das Comptoir des Chefs, das einen eigenen Aufgang zum 1. Stock besitzt, wo sich Ausstellungszimmer, Unterrichtsräume und die Redaktion des Verlags befinden. Büroräume, Laboratorien, Maschinenräume, Lagerräume und Packräume nehmen den Rest des Gebäudekomplexes ein. Um einen reibungslosen Produktionsablauf zu gewährleisten, herrschen im ganzen Etablissement peinlichste Ordnung und Sauberkeit, vom Chef persönlich überwacht. Hochgestellte Besucher werden herumgeführt und verbreiten die Nachricht von einem Wunderwerk deutscher Gründlichkeit.

Der Geschäftserfolg ermöglichte Schwabe, Schritt für Schritt andere homöopathische Apotheken in seinem näheren Umfeld zu übernehmen. Ende der 1870er Jahre verkaufte ihm Täschner aus Altersgründen in gutem Einvernehmen seinen Betrieb. Wenige Jahre später kam die Firma Marggrafs dazu, deren damaliger Inhaber der Vorgänger Schwabes bei Täschner war und der sich dann ebenfalls selbständig gemacht hatte. Die Dresdner Firma Gruner und die Salomonisapotheke folgten nach weiteren zehn Jahren. Der Sohn F. A. Günthers verkaufte nach der Jahrhundertwende seinen Betrieb ebenfalls an Schwabe, der zeitweise auch schon den Arzneimittelversand der Lutzeschen Klinik übernommen hatte. So waren schließlich alle genannten Firmen unter der Adresse „Thomaskirchhof 12" vereinigt - an dem Ort also, wo Schwabe seine Berufslaufbahn als Provisor Täschners begann. Bemerkenswert an diesem Vorgang ist, daß Schwabe für die Öffentlichkeit im Hintergrund blieb und, „lediglich aus Geschäftsrücksichten", einen Vertrauten in seinem Auftrag handeln ließ: den Apotheker William Justin Steinmetz (1855-1909), der formell als Inhaber des Firmenverbunds fungierte.[51] Dergestalt konnten die Kunden also in den homöopathischen Zeitungen und Büchern die Anzeigen spezieller Hausapotheken von Gruner, Marggraf, Täschner, Günther, Lutze und Schwabe nebeneinander vorfinden, die alle unter der Regie Schwabes vertrieben wurden. Eine Marktvielfalt wurde auch dadurch vorgetäuscht, daß noch lange Zeit nach der Übernahme durch Schwabe auflagenstarke Druckerzeugnisse unter den Verlagsnamen Marggraf und Täschner verlegt wurden.

Durch Schwabes einzigartiges unternehmerisches Geschick stand die Firma bei der Herstellung homöopathischer Arzneimittel nahezu konkurrenzlos da und erschloß sich zusätzlich neue Märkte. 1890 lieferte sie über 57.000 Sendungen aus und besaß ein Jahr später zwei inländische Depots, deren Zahl sich zu Lebzeiten Schwabes auf über 700 erhöhte und weiter anstieg: 1926 sind es 2.500. Seit der Jahrhundertwende kamen Niederlassungen im Ausland dazu, an die hohe Qualitätsansprüche gestellt wurden. Beim fünfundzwanzigsten Firmenjubiläum arbeiteten bei Schwabe „fünfzig

---

[50] Siehe: Willmar Schwabe (1890).
[51] Zitiert nach: Michalak (1991), S. 168.

Beamte, darunter sieben approbirte Apotheker".[52] Die Umsätze und Gewinne stiegen laufend. Nur während der ersten Kriegsjahre erlitten sie relativ geringe Einbrüche. Drei Jahre vor seinem Tod verfügte der Geheime Hofrat Schwabe über ein Privatvermögen von über elf Millionen Mark.

5 Willmar Schwabes öffentliches Wirken „im Dienste der Homöopathie"[53]

Es soll hier nicht verschwiegen werden, daß der Firmengründer seine finanziellen Mittel und sein unternehmerisches Genie in großartiger Weise in den Dienst der Öffentlichkeit stellte und dafür auch hoch geehrt wurde. Seine ehrenamtlichen Tätigkeiten nützten selbstverständlich auch dem Ansehen seines Unternehmens und damit auch der Homöopathie. Die Stiftung von Erholungsheimen sowie die Einrichtung von Pensions- und Invalidenkassen für seine Arbeitnehmer, Stipendien für den homöopathischen und pharmazeutischen Nachwuchs, sein erfolgreiches Engagement für die Einführung der Krankenkassen und der Sozialversicherung sowie seine leitende Tätigkeit in der sächsischen Landesversicherungsanstalt seien hier genannt.

Schwabe war als Leipziger Stadtrat Mitglied des Krankenhauskuratoriums. Besonders beeinflußte er die Entwicklung der Leipziger homöopathischen Heilanstalten.[54] Bereits 1871 eröffnete Schwabe im Gebäude seines Unternehmens eine eigene „Poliklinik und Berathungsanstalt", die bis zur Jahrhundertwende als Geschäftszweig der Firma erwähnt wird. Damit hatte Schwabe direkten Kontakt zum hilfesuchenden Publikum. Der Leiter des Homöopathischen Krankenhauses, Carl Heinigke (1832-1889), und später der Oberstabsarzt a. D. Johannes Rohowsky (1827-1902) wurden hier für ihn tätig. Bis 1890 machten über 30.000 Patienten in Schwabes homöopathischer Poliklinik Bekanntschaft mit der Homöopathie.[55] Viele Beratungen per Post kamen noch hinzu. Schwere Fälle wurden an das Homöopathische Krankenhaus überwiesen, in dessen Kuratorium Willmar Schwabe und seine Getreuen saßen.[56] Die leitenden Ärzte der Leipziger homöopathischen Krankenanstalten waren einerseits als Autoren eng mit Schwabe verbunden

---

[52] Willmar Schwabe (1892), S. 47. Von den höheren Angestellten wurden „Beamteneigenschaften" erwartet.
[53] Häufige Formulierung in Firmenschriften Willmar Schwabes.
[54] Vergleiche den Beitrag von Eppenich in diesem Band.
[55] Willmar Schwabe (1890), S. 129-130.
[56] So auch der Apotheker William Steinmetz.

und übten andererseits entscheidenden Einfluß auf den Verein Homöopathischer Ärzte aus, dem Schwabe selbstverständlich ebenfalls angehörte.[57]

Für die Baumgärtnersche Verlagsbuchhandlung war es über 55 Jahre „trotz des geringen materiellen Gewinnes stets eine Ehrensache gewesen", die „Allgemeine Homöopathische Zeitung" zu halten.[58] Als der nachfolgende Verleger verstarb, übernahm William Steinmetz im Auftrag Schwabes das wichtigste homöopathische Ärzteblatt. Er war Kassierer und Stiftungsverwalter des Homöopathischen Zentralvereins und deshalb in der homöopathischen Ärzteschaft gut angesehen. In seinem beruflichen und öffentlichen Leben glich er in vielem dem überlegenen Willmar Schwabe. Erst ab 1910 erschien die Allgemeine Homöopathische Zeitung offen im Verlag Schwabes. Bereits 1872 bis 1877 hatte Schwabe mit Clotar Müller als Redakteur eine Ärztezeitschrift, die „Internationale Homöopathische Presse", herausgegeben. Insgesamt bestanden im 19. Jahrhundert etwa ein Dutzend wichtiger homöopathischer Fachzeitschriften. Eines Mäzens bedurften sie alle.

Der homöopathischen Laienbewegung schuf Schwabe bereits 1870 ein literarisches Forum, als er rechtlich noch nicht befugt war, homöopathische Arzneien an die Kundschaft direkt abzugeben. Der Herausgeber war mit dem Versprechen angetreten, sein Blatt sei ein „volksthümliches und gesundes, frei von Privatinteressen jeder Art nur lediglich unserer gemeinsamen guten Sache dienend".[59] Davon waren viele Zeitgenossen jedoch nicht leicht zu überzeugen. Unter dem lorbeerumkränzten Hahnemannportrait, Schutzmarke der Homöopathischen Centralapotheke Willmar Schwabes und Titelvignette der Laienzeitschrift zugleich, wirkte ab Ende 1871 Carl Gustav Puhlmann (1840 - 1900) als verantwortlicher Redakteur.[60] Das Homöopathieverständnis des ehemaligen Lutzeschülers hatte sich gewandelt, denn er machte sich jetzt zur Aufgabe, das „Odium des Aberglaubens und Mysticismus von der Homöopathie zu entfernen". Er richtete sich gegen die Verwendung homöopathischer Hochpotenzen, da seiner Meinung nach „die Kraft in chemischer, physikalischer und physiologischer Hinsicht an den Stoff gebunden" sei. Er war genau der richtige Mann für Schwabes Pläne, der homöopathischen Laienliteratur ein zeitgemäßes Image zu geben.

Unter seiner Redaktion wurde die „Leipziger Populäre Zeitschrift für Homöopathie", wie die Laienzeitung ab 1886 hieß, zum Sprachrohr der Laienhomöopathie. Schwabe machte ihn zum „literarischen Direktor", der bei den meisten Publikationen des Verlags „ganz den werkthätigen Regis-

---

[57] Außer den bereits Genannten sind noch Arnold Lorbacher (1818-1899) und Hans Wapler zu erwähnen.
[58] Villers (1894), S. 2-3.
[59] Populäre Zeitschrift für Homöopathie 2 (1871), S. 1.
[60] Leipziger Populäre Zeitschrift für Homöopathie 31 (1900), S. 65-68.

seur hinter den Culissen" spielte. Neben dieser einflußreichen Tätigkeit führte Puhlmann in zahlreichen Kursen Ärzte in die Homöopathie ein. Obwohl er sein Medizinstudium nicht abgeschlossen hatte, assistierte er dem ersten Leiter des (zweiten) Leipziger Homöopathischen Krankenhauses, Carl Heinigke, und prüfte über 15 Jahre lang homöopathische Arzneimittel für ihn. Die Versammlungen der homöopathischen Ärzte- und Laienverbände besuchte er regelmäßig. Ganz im Sinne Schwabes knüpfte er enge Bindungen zu beiden Interessengruppen. 1873 trafen sich engagierte Laienvereinsmitglieder in Döbeln, um ihre Vereine zu überregionalen Interessenverbänden zusammenzuschließen, wie es fünf Jahre zuvor in Stuttgart mit dem Verein „Hahnemannia" gelang. Puhlmann befand sich mitten im Geschehen und reichte seine hilfreiche Hand.[61] Die Versammlung wählte ihn zum stellvertretenden Vorstand des neuen „Sächsischen Landesvereins für Homöopathie". Aufrufe zum Beitritt sollten in der „Populären" erlassen werden, die zum Organ eines zu gründenden deutschen Dachverbandes bestimmt wurde. Bisher nutzten die Laienvereine die vom Verleger gebotene Möglichkeit, über ihre Angelegenheiten zu berichten, nur spärlich. Das sollte sich jetzt ändern. Wie die Württemberger Laienhomöopathen in den „Homöopathischen Monatsblättern", so fanden der sächsische Landesverein und zahlreiche regionale Vereine Deutschlands in der „Populären" ihre geistige Heimat. Anfang der 1890er Jahre erreichte die Laienzeitschrift 10.000 Abonnenten[62], und 1926 betrug ihre Auflagenhöhe 30.000 Exemplare[63].

Das Konzept der Zeitung, die bis 1942 erschien, war volkstümlich und anspruchsvoll zugleich, denn ihr Zielpublikum waren medizinische Laien mit einer gewissen Grundbildung. Originalabhandlungen namhafter Autoren des Verlags und homöopathischer Gelegenheitsschreiber belehrten über die theoretischen und praktischen Seiten der homöopathischen Heilkunst. Medizinisches Grundwissen wurde mit Abbildungen verdeutlicht. Einen großen Raum nahmen Themen aus der Gesundheitserziehung und Diätetik ein. In einer familiären Atmosphäre berichteten die Vereine ebenso über die kleinen Begebenheiten des Vereinslebens wie die Firma Schwabe über ihre Jahreserfolge. Streit war unerwünscht. Buchbesprechungen, ein „Briefkasten" und allerlei Neuigkeiten wurden geboten. Natürlich befriedigte die vielfältige Werbung in dem Blatt auch ein bestimmtes Informationsbedürfnis der Leserschaft. Nach der Jahrhundertwende bekommt die Eigenwerbung der Firma Schwabe durch ihr Ausmaß einen unangenehmen Beigeschmack. Wer nicht ohnehin schon Homöopath war, verspürte beim Lesen der Zeitschrift sicher den Wunsch, endlich genauer zu erfahren, wie man die Homöopathie praktisch ausübt.

---

[61] Populäre Zeitschrift für Homöopathie 4 (1873), S. 79-83.
[62] In der „Kleinen Preisliste" von 1892 wird die Zahl der Abonnenten mit 10.000 angegeben.
[63] Willmar Schwabe (1926), S. 25.

Im Jahr nach der Gründung der „Populären" begannen Verlag und Druckerei der Schwabeschen Zentralapotheke mit der Produktion der anonymen Druckschrift „Das ABC der homöopathischen Praxis", die für ein Massenpublikum bestimmt war. Für den Preis von einem Groschen erhielt man auf 16 schmalen Seiten knappe dreißig Behandlungsvorschläge. Das Heftchen war der Beginn einer Reihe „Homöopathische Hausbibliothek" mit Abhandlungen zu Einzelthemen verschiedener Autoren für Pfennigbeträge. Broschüren dieser Art waren allerdings nicht typisch für das Verlagsprogramm der folgenden Jahre. Schon anspruchsvoller in Gestaltung und Inhalt war das ebenfalls anonym erschienene „Homöopathische Vademecum", das im wahrsten Sinn des Namens mit Schwabe und der Homöopathie um die Welt ging.[64] 1875 erschien es zum ersten Mal, und kurz nach 1900 fand es weltweit millionenfache Verbreitung. Diese Informationsschrift wurde 1881 ergänzt durch den „Kleinen Homöopathischen Hausarzt", der 1932 die 52. Auflage erreichte. Doch als Einzelwerke waren beide anonym verfaßten Bändchen sicher nicht so verbreitet wie in einer ganz neuartigen Form: als Anhang zu den aufwendig gestalteten illustrierten Preisverzeichnissen der Homöopathischen Zentralapotheke Willmar Schwabes. Erst spät bekannte sich der Autor zu seinen Werken: wieder ist es Carl Gustav Puhlmann. Aufsehen erregte auch ein zweibändiges „Lehrbuch der homöopathischen Therapie" von 1876 bzw. 1877 in Laienkreisen, denn es ist das aufwendigste Werk, das je für sie geschrieben wurde. Es wird im Vorwort „in die Hände" des interessierten Publikums gelegt, soll aber auch „angehende Aerzte" ansprechen. Puhlmanns neuartiger Ansatz, der die Homöopathie mit den Grundlagen der Schulmedizin zu verschmelzen suchte, stieß bei vielen homöopathischen Ärzten auf Ablehnung, nicht nur bei Villers. Die Grundlagen zum Verständnis der Pathologie der menschlichen Organsysteme und die Besprechung klinischer Krankheitsbilder verwob der wiederum anonym bleibende Autor mit der Anwendung der homöopathischen Arzneimitteltherapie. Weit über 200 anatomische Abbildungen, die an Illustrationen aus der „Populären" erinnern, verdeutlichen die Lehrinhalte. Die Bände wurden in mehrere Sprachen übersetzt und erschienen Anfang der 1930er Jahre in der 10. Auflage. Von den ersten sechs Ausgaben wurden je 3.500 Exemplare gedruckt.[65] Ein ab 1894 erscheinendes „Handbuch der homöopathischen Praxis" wandte sich mehr an Ärzte und war deshalb nicht so erfolgreich. Als Puhlmann im Jahre 1900 früh verstarb, standen mit dem „homöopathischen Etablissement" Willmar Schwabes über 60.000 Anhänger der Homöopathie „in directer Verbindung".[66] Zu dieser Zeit wurden in den homöopathischen Vereinen „homöopathische Lieder" gesungen und „homöopathische Verse" rezitiert. Die Firma Schwabe lieferte „Homöopathische Jahreskalender" und Büsten Hahnemanns „in Gips bronziert"

---

[64] Lateinisch: Vade mecum = Geh´mit mir.
[65] Leipziger Populäre Zeitschrift für Homöopathie 31 (1900), S. 66.
[66] Willmar Schwabe (1892), S. 47.

oder auch „in Elfenbeinmasse". In einer Jubiläumsbeigabe zum 40. Jahrgang der „Leipziger Populären Zeitschrift für Homöopathie" wird berichtet, daß sich in den Jahren ihres Erscheinens die „Hahnemannsche Anhängerschaft" „verfünfzigfacht" habe.[67] Daran hatte Carl Gustav Puhlmann mit seinem „fleißigen und nimmermüden Griffel" sicher erheblichen Anteil.

Eine besondere Art von homöopathischer Laienliteratur steht nach Umfang, Inhalt und dem anzusprechenden Zielpublikum zwischen den Massenprodukten und dem aufwendigen Lehrbuch Puhlmanns. Es sind die „Homöopathischen Hausärzte" im engeren Sinn, zu denen jeweils besondere Haus- und Taschenapotheken geliefert wurden. Der Verlag wandte sich schon bald verstärkt dieser traditionsreichen homöopathischen Literaturgattung zu. Schwabe, der sehr gute Beziehungen zu der selbstbewußten schweizerischen Laienhomöopathie hatte, wurde auf den Basler Arzt Theophil Bruckner (1821-1896) aufmerksam. Dieser war nach neun Jahren Amerika-Aufenthalt mit den neuesten homöopathischen Erkenntnissen aus der „Neuen Welt" zurückgekehrt. Sein „Homöopathischer Hausarzt" wurde 1870 sofort nach dem Erscheinen ein Bestseller mit hervorragenden Zeitungskritiken und erlebte bis 1922 elf Auflagen. Die Methodik des Autors gleicht eher dem üblichen Vorgehen klassischer homöopathischer Ärzte als dem Verfahren Puhlmanns. In 40 „Arzneimittelbildern" kann sich der Laie mit den Hauptwirkungen der gebräuchlichsten homöopathischen Arzneistoffe am Gesunden vertraut machen und seine Mittelwahl später kontrollieren.

Neben einer Vielzahl weiterer Laienbücher von Verlagsautoren betreute Schwabe ein umfangreiches Sortiment von Druckwerken anderer Verlage. Ein Blick in Schwabes Preisverzeichnisse zeigt, daß es kaum noch wichtige Werke dieser Art außerhalb des Schwabeschen Verlags gab. Willmar Schwabe übernahm die meisten Werke der homöopathischen Laienliteratur und steigerte ihre Auflagenzahlen. Die Verlagsbuchhandlung Schwabes vertrieb 1890 mehr als 150 eigene Presseerzeugnisse.[68] 1926 waren es mehr als 200.[69] Ihr Angebot umfaßte homöopathische Literatur in allen Preislagen und für alle erdenklichen Leserkreise. Als Autoren wurden bekannte homöopathische Ärzte ebenso tätig wie Laienschriftsteller. Lediglich die beiden Bestseller von Arthur Lutze und von Constantin Hering konnten sich auch weiterhin unabhängig auf dem Markt behaupten, stellten jedoch keine grundlegende Beeinträchtigung der Vormachtstellung des Schwabeschen Verlags dar. Gefahr drohte vielmehr von einem anderen pharmazeutischen Betrieb, der sich ebenfalls der Produktion homöopathischer und verwandter Literatur widmete.

---

[67] Willmar Schwabe (1909), S. 21.
[68] Willmar Schwabe (1890), S. 144-145.
[69] Willmar Schwabe (1926), S. 24-25.

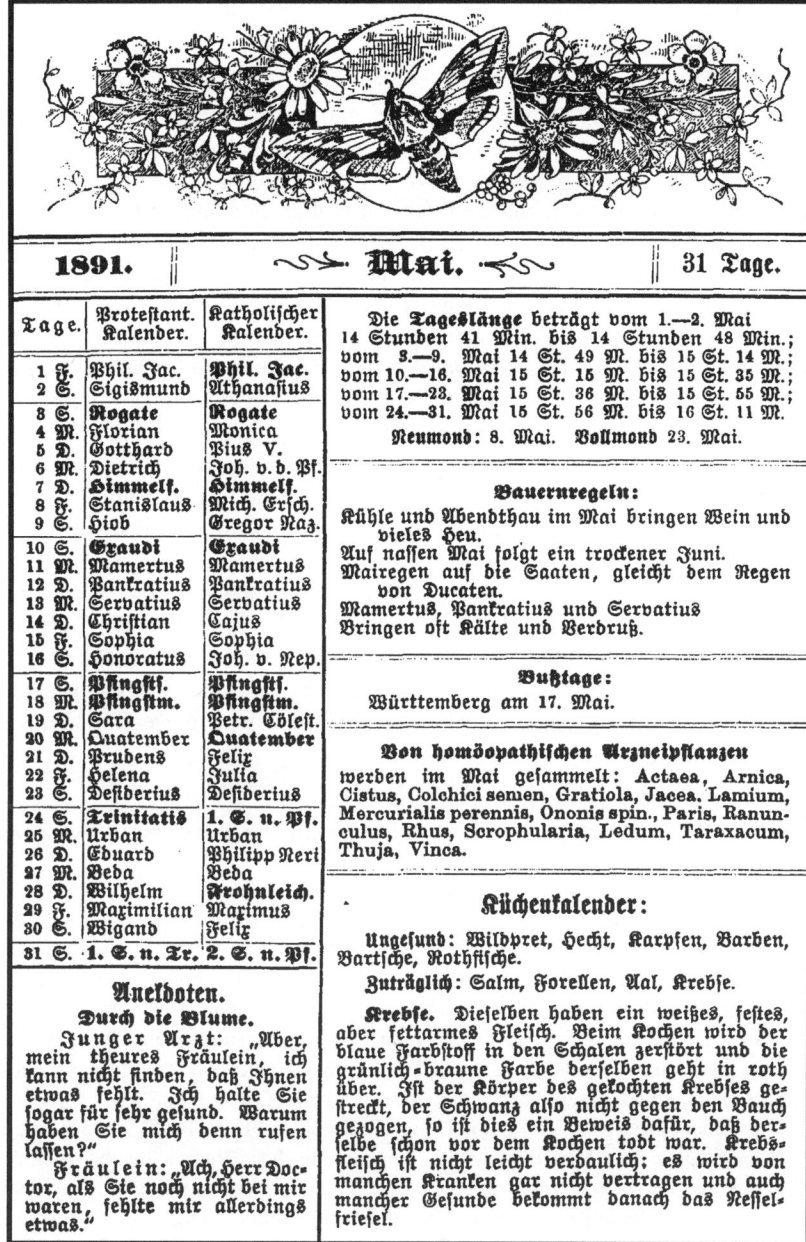

Abb. 58: Der Monat Mai im homöopathischen Kalender des Jahres 1891. (Quelle: Dr. Willmar Schwabe [Hrsg.]: Homöopathischer Kalender für das Jahr 1891. Leipzig 1890, S. VIII)

6 „Thätiges Streben sei meine Losung ..."[70] Ausblick und Resümee

Die Entwicklung der Schwabeschen Firma zu einem industriellen Großunternehmen vor den Toren Leipzigs unter Schwabes Sohn, Carl Otto Willmar Schwabe (1878-1935), ist im Zusammenhang zu sehen mit dem Auftreten eines ernstzunehmenden Konkurrenten im Jahre 1919. Eine verstärkte Anpassung an die Gesetze des Kapitals und des Marktes war das Gebot der Stunde, wenn die Firma ihren Weltruf nicht gefährden wollte. Vermehrte Auslandsgeschäfte, eine flächendeckende Verbreitung der Depots im Inland und eine Erweiterung des Angebots in der Sparte „sanfte Heilkunde" für Drogerien, der Domäne des Konkurrenten Madaus, waren die Konsequenz.[71] Der Arzt Gerhard Madaus (1890-1942) hatte in Dresden-Radebeul ein sehr erfolgreiches Industrieunternehmen errichten können, das sich mit Schwabe im Preiskampf und in ständigen rechtlichen Streitigkeiten befand. Madaus interpretierte publikumswirksam die Homöopathie als Teil einer umfassenden Naturheilkunde, zu der auch die „Biochemie" gehörte.[72] Mit der Herausgabe der „Biochemischen Monatsblätter" im Jahre 1924 reagierte der Verlag der Firma Dr. Willmar Schwabe auf eine veränderte Marktsituation. Anfang der dreißiger Jahre entfielen über 20% des Gesamtumsatzes der Firma Schwabe auf den Verkauf biochemischer Mittel und knapp 2% auf den Buchvertrieb.[73] Noch zu Lebzeiten des Firmengründers leitete die Eröffnung einer „biochemischen" Abteilung diese Erweiterung des Firmenprogramms ein.

---

[70] Wahlspruch Schwabes. Nach: Populäre Zeitschrift für Homöopathie 3 (1872), S. 3.

[71] Vergleichen wir das Verlags- und Buchhandlungsangebot des Jahres 1930 mit dem des Jahres 1890, so stellen wir eine erstaunliche Erweiterung des ursprünglichen Angebots der Zentralapotheke Willmar Schwabes fest. Im Verkaufsprogramm sind jetzt auch Kräuter- und Pflanzenwerke, Kochbücher und Bücher über Rohkost, Massage, Atem- und Heilgymnastik, Schönheitspflege, populärwissenschaftliche Anatomie, Tierkrankheiten, Pilze, Harnuntersuchung sowie „Verschiedenes". Darunter fallen Schriften über Hochfrequenzströme, Heilmagnetismus, Pendeldiagnose, Handlesekunst und ein „Lehmdoktor".

[72] Der Oldenburger Arzt Wilhelm Heinrich Schüßler (1821-1898) hatte aus der Homöopathie und Vorstellungen der physiologischen Chemie eine Arzneimitteltherapie entwickelt, die er „Abgekürzte Therapie" oder „Biochemie" nannte. Wie die Homöopathie verwendet sie kleine Mittelgaben, jedoch nicht nach dem Simile-Prinzip, sondern um krankheitserzeugende Mangelzustände der Körperzellen zu beheben. Schüßler ging von der Vorstellung aus, daß zehn anorganische Salze und Kieselsäure genügen, um heilbare innere Krankheitszustände zu beheben. Die Mittel fanden in Laienkreisen regen Zuspruch und entsprechende Laienvereine entstanden. Bereits Willmar Schwabe war von dem naturwissenschaftlichen Ansatz der Therapie überzeugt.

[73] Jäger (1991), S. 181.

Ein Verlag und eine Hausdruckerei für Werbebroschüren, Zeitungen und Bücher waren für den geschäftlichen Erfolg der Firma Madaus ebenfalls unentbehrlich. Von 1921 bis 1934 erschien die „Heilkunst", eine Zeitschrift, die sich der Psychotherapie, der biologischen Medizin und der Naturheilkraft zuwendete. Als das „am meisten verbreitete homöopathische Organ der Welt" galt eine Zeitlang die „Neue homöopathische Zeitung", die zwischen 1926 und 1935 herauskam.[74] „Homöopathischer tierärztlicher Hausdoktor" hieß die Schrift von 1925, in der Madaus seine homöopathischen Komplexmittel empfahl. Er gab „Homöopathische Volksschriften" heraus und eine „medizinisch-biologische Schriftenreihe" über Heilpflanzenwirkungen und „neo-hippokratische" Medizin. Jahrbücher der Firma, ein Taschenbuch für die biologische Praxis, ein Lehrbuch der biologischen Heilmittel und eine „Abgekürzte homöopathische Pharmakopöe" gehörten ebenso zum vielfältigen Verlagsprogramm.

Treffender als mit Gerhard Madaus ist Willmar Schwabe in seinem Lebenslauf und der Entwicklung seines Betriebs mit seinem Kollegen Friedrich Mauch (1837-1905) in Göppingen zu vergleichen, der zur gleichen Zeit begann, in seiner Apotheke auch homöopathische Arzneimittel herzustellen. Beim Ausbau seines Unternehmens zeigte er sich aber anfangs eher zögerlich. Bis Ende der 1870er Jahre bezog er seine Tinkturen von Willmar Schwabe, wie auch Günther, Lutze und die meisten homöopathischen Zentralapotheken. Die „Homöopathische Central-Apotheke von Prof. Dr. Mauch" nimmt sich wie eine kleinere Ausgabe der Schwabeschen Firma aus, wie ein opulent ausgestattetes Preisverzeichnis zeigt.[75] Mauch hatte nur ein kleines Handelsmonopol inne, nämlich für „Zimpel-Mittel" und die dazugehörende Literatur.[76] Daß es ihm gelang, im Schatten Schwabes eine gewisse überregionale Bedeutung zu erlangen, liegt zum großen Teil in der Unabhängigkeit der Württemberger Laienhomöopathie begründet, die ihren Ausdruck im einflußreichen Stuttgarter homöopathischen Verein „Hahnemannia" und seiner verbreiteten Laienzeitschrift „Homöopathische Monatsblätter" fand.[77]

Im Gegensatz zu Mauch und Madaus hatte Schwabe als überzeugter Homöopath mit dem Mut zum geschäftlichen Risiko von Anfang an allein auf die Homöopathie gesetzt. Homöopathiebegeisterung und ein ausgeprägter Geschäftssinn gingen bei ihm eine unentwirrbare Bindung ein. Bei der

---

[74] Reichshandbuch der deutschen Gesellschaft 2 (1931), S. 398.
[75] Mauch [ca.1912].
[76] Der Lutzeschüler Karl Friedrich Zimpel (1801-1879) entwickelte aus Ideen der Homöopathie, des Magnetismus, der Alchimie und aus religiösen Vorstellungen des mystischen Pietismus sein „Allerneustes Heilsystem". Nachdem sich Willmar Schwabe früh aus diesem Geschäft zurückgezogen hatte, übernahm Mauch ab 1873 die Herstellung der Zimpelschen Mittel und verlegte auch Zimpels Schriften.
[77] Zu homöopathischen Laienorganisationen und der „Hahnemannia" vergleiche den Beitrag von Staudt in diesem Band.

geringen Zahl an homöopathischen Ärzten der damaligen Zeit war ein großer Geschäftserfolg nicht zu erwarten, wenn er nicht selber Einfluß auf die Entwicklung der Homöopathie nahm. Von Anfang an widmete er einen Großteil seiner Zeit verlegerischer Tätigkeit. Mit der Herausgabe der „Allgemeinen Homöopathischen Zeitung" und homöopathischer Spezialliteratur, nicht zuletzt seines homöopathischen Arzneimittelbuchs, verschaffte er sich einen verdient guten Ruf bei der homöopathischen Ärzteschaft. Er wirkte aktiv in der Verbandspolitik mit und ließ in seinem „Homöopathischen Etablissement" Ärzte ausbilden. Mit seiner Förderung der naturwissenschaftlich-kritischen Richtung nahm er auch Einfluß auf die Inhalte der Homöopathie. So ist es zu verstehen, daß die „klassische" Homöopathie ihre Kontinuität weitgehend verlor und sich in den 1950er Jahren auf ihre Ursprünge zurückbesinnen mußte. Für die homöopathische Laienbewegung schuf er mit der „Leipziger Populären Zeitschrift für Homöopathie" ein Forum. Eine überreiche Vielfalt an homöopathischer Laienliteratur aus seinem Verlag deckte in Preis, Umfang, inhaltlicher Qualität und Anschauung alle Bereiche ab. Sie führte zur Sättigung des von ihm beherrschten Marktes für homöopathische Laienliteratur. 1942 mußte der Verlagszweig des Unternehmens aufgrund gesetzlicher Bestimmungen in ein unabhängiges Unternehmen umgewandelt werden.[78]

Den gleichzeitigen und aufeinander bezogenen Vertrieb homöopathischer Arzneimittel und homöopathischer Literatur legt die innere Struktur der Homöopathie nahe. Sie ist eine Arzneimitteltherapie, deren Ausübung auf Handbücher und Nachschlagewerke angewiesen ist. Die Reduktion der Homöopathie auf eine Heilmethode für Laien, deren Arbeitsmittel man in der Tasche mit sich herumtragen kann, war nicht Schwabes Idee. Schon vor dem Erscheinen des Erstlingswerks von Carl Gottlob Caspari im Jahre 1826 gab es homöopathische Haus-, Reise- und Taschenapotheken. Friedrich August Günther hatte Ende der 1830er Jahre zusammen mit seinem Geschäftspartner Eupel die ersten größeren Erfolge mit dem kombinierten Vertrieb in Deutschland.[79] Zehn Jahre später erzielte Arthur Lutze bedeutende Umsätze mit seinen homöopathischen Arzneimitteln und Schriften. Ihm kam zugute, daß er mit seiner Klinik bekannt wurde und als homöopathischer Arzt mit einer sehr großen Zahl von Patienten im persönlichen Schriftverkehr stand. Als nach weiteren zwanzig Jahren Willmar Schwabe sich diesen Geschäftszweig erschloß, gab es bereits reichlich Konkurrenz für ihn im In- und Ausland. In dieser Situation war die Grundbedingung für Schwabes konsequenten Erfolg, daß er zuerst mit seinen Publikationen und

---

[78] Schwabe (1966), S. 32.
[79] In London war „Leath's Homoeopathic Pharmacies" mit einem eigenen Verlagswerk seit 1842 erfolgreich. Die Apotheke warb für ihre pharmazeutischen Produkte in einem Reklameanhang ihres Verlagsprodukts „Homoeopathic domestic medicine" von Joseph Laurie. In England und USA war es sehr erfolgreich und erreichte noch vor der Jahrhundertwende die 29. Auflage.

selbsterzeugten pharmazeutischen Grundsubstanzen überregional tätig war, bevor er seinen homöopathischen Apothekenversand ausweitete. Die Zusammenarbeit mit homöopathischen Laienorganisationen, bekannten homöopathischen Ärzten und nicht zuletzt mit den Männern im Hintergrund, dem Apotheker William Justin Steinmetz und dem Journalisten Carl Gustav Puhlmann, führte dann schließlich dazu, daß der Name Schwabe zum Inbegriff der Homöopathie werden konnte.

Die Druckwerke des Verlags gingen insgesamt „in Millionen von Exemplaren" in alle Welt.[80] In einer Schwabeschen Firmenschrift von 1926 heißt es: „Die Erfolge, die die Homöopathie sich im Laufe weniger Jahrzehnte errang, wußte unser Seniorchef dadurch zu festigen und ihnen weitere Ausdehnung zu sichern, daß er der Firma einen homöopathischen Verlag angliederte".[81] Diese Darstellung stellt die Tatsachen auf den Kopf. Ohne die leicht verfügbaren Schriften der Firma Schwabe hätte die Homöopathie um die Jahrhundertwende keinen derartig raschen Aufschwung genommen.

---

[80] Schwabe (1939), S. 23.
[81] Schwabe (1926), S. 24.

Literatur

Bibliotheca Homoeopathica. Leipzig 1833.

C.A.K. [Anton Karsch]: Smueliade. Ein grotesk-komisches Heldengedicht usw. Münster 1860.

Dinges, Martin: Organisierte Macht homöopathischer Ärzte? Deutschland und die USA im Vergleich. In: Medizin, Gesellschaft und Geschichte 14 (1996) (im Druck).

Engelmann, Wilhelm: Bibliotheca medico-chirurgica et anatomico-physiologica. Leipzig 1848. Und: Supplement. Leipzig 1867 (Reprint Hildesheim 1965).

Günther, Friedrich August: Dr. F.A. Günther und die Homöopathik. In: Die Homöopathie. Volksblätter für homöopathisches Heilverfahren 2 (1859), S. 185-187.

Günther, Renate und Wittern, Renate: Katalog der Bibliothek des Homöopathiearchivs. Stuttgart 1988.

Haehl, Erich: Geschichte des Deutschen Zentralvereins Homöopathischer Ärzte. Leipzig [um 1929].

Jäger, Volker: Im Dienste der Gesundheit. Zur Geschichte der Firma Willmar Schwabe. In: Medizin, Gesellschaft und Geschichte 10 (1991), S. 171-188.

Lutze, Arthur: Selbstbiographie. Köthen 1866.

Mauch, Friedrich (Hrsg.): Illustriertes Preis-Verzeichnis der homöopathischen Central-Apotheke von Fr. Mauch. Göppingen o.J. [ca. 1912].

Michalak, Michael: Das homöopathische Arzneimittel. Von den Anfängen zur industriellen Fertigung. Stuttgart 1991.

Meyer, Veit (Hrsg.): Homöopathischer Führer für Deutschland und das gesammte [!] Ausland. Leipzig 1860.

Schmidt, Rudolph: Deutsche Buchhändler. Deutsche Buchdrucker. Berlin-Eberswalde 1902-1908. (Reprint: Hildesheim 1979).

Schwabe, Willmar (Hrsg.): Specielles Illustrirtes Preis=Verzeichniß [!] der Homöopathischen Central-Apotheke Dr. Willmar Schwabe. Leipzig 1890.

Schwabe, Willmar (Hrsg.): Homöopathischer Kalender für das Jahr 1893. Leipzig 1892.

Schwabe, Willmar (Hrsg.): Jubiläumsbeilage zum vierzigsten Jahrgang der Leipziger Populären Zeitschrift für Homöopathie. Leipzig 1909.

Schwabe, Willmar (Hrsg.): Illustrirtes [!] Preisverzeichnis. Leipzig o.J. [um 1910].

Schwabe, Willmar (Hrsg.): 60 Jahre im Dienste der Homöopathie. Leipzig o.J. [1926].

Schwabe, Willmar (Hrsg.): Verlags- und Sortiments-Katalog homöopathischer und biochemischer Bücher und Zeitschriften sowie einschlägiger Literatur. Leipzig 1930.

Schwabe, Willmar (Hrsg.): Aus unserer Arbeit. Leipzig [1937].

Schwabe, Willmar (Hrsg.): Ein Leben im Dienste der Homöopathie. Leipzig 1939.

Schwabe, Willmar (Hrsg.): 90 Jahre Dr. Willmar Schwabe. Aus unserer Arbeit. Karlsruhe 1956.

Schwabe, Willmar (Hrsg.): 100 Jahre Arzneimittel Dr. Willmar Schwabe. Karlsruhe o.J. [1966].

Schwerdt, Heinrich: Der homöopathische Doctor. Sondershausen 1861.

Tischner, Rudolf: Geschichte der Homöopathie. Leipzig 1939.

Tischner, Rudolf: Das Werden der Homöopathie. Stuttgart 1950.

Villers, Alexander: Geschichte der Homöopathie in Deutschland. In: Archiv für Homöopathie 3(1894), S. 2-11.

Willfahrt, Joachim: Homöopathische Hausarztliteratur des 19. Jahrhunderts als Anleitung zur Selbstmedikation. In: Zeitschrift für Klassische Homöopathie (KH) 35(1991), S. 114-121, 153-159, 194-202 und KH 36(1992), S. 62-72.

Constantin Hering (1800-1880):
Ein Akademiker gründet Institutionen

Reinhart Schüppel

Wenn gegen Ende dieses Jahrhunderts über Homöopathie diskutiert wird, lebt eine Debatte wieder auf, die diese Methode seit ihren frühen Tagen begleitet: Handelt es sich um ein wissenschaftlich nachvollziehbares System mit Relevanz für die Medizin, oder erliegen die Anhänger der Homöopathie einem (gut inszenierten) Schwindel? Denn obwohl sich der Wissenschaftsbegriff in den letzten 200 Jahren erheblich geändert hat und die jeweils herrschende Lehrmeinung in der Medizin, die wir etwas salopp als „Schulmedizin" bezeichnen, ebenfalls einer starken Entwicklung unterlag, war die Homöopathie zu keiner Zeit von der Mehrheit der Ärzte oder gar der Wissenschaftler in der Medizin anerkannt.

Einen Teil der Anhängerschaft der Homöopathie hat dies nie wirklich gestört. Die explizite Ablehnung wissenschaftlichen Denkens machte im Gegenteil über weite Strecken einen wichtigen Teil des eigenen Selbstverständnisses aus. Dem stand das Bemühen anderer gegenüber, die Methode nach wissenschaftlichen Grundsätzen auszuüben, was freilich niemals allgemein akzeptiert worden ist.[1]

Der Ort für wissenschaftlich betriebene Medizin ist seit der Scholastik[2] die Universität. Wer dort vertreten war, dem war es gelungen, seiner Person und Methode eine ausreichende soziale, ökonomische und wissenschaftliche Unterstützung und Anerkennung zu verschaffen. Deshalb ist die Frage interessant, inwieweit auch medizinische Außenseitermethoden Anstrengungen unternommen haben, sich akademisch zu etablieren.

Für die Homöopathie fiel eine Vorentscheidung schon insofern, als ihr Begründer, Samuel Hahnemann (1755-1843), erhebliche Mühe aufwandte, seine Methode an der Universität Leipzig zu etablieren. Nach dem Erwerb

---

[1] Der Beitrag stützt sich auf Ergebnisse eines von der Robert Bosch Stiftung geförderten Projekts. Die verschiedenen Argumente der Homöopathiekritik sind bislang noch nicht systematisch zusammengestellt worden. Im wesentlichen ergaben sie sich aus Unverträglichkeiten mit der jeweils herrschenden wissenschaftlichen Lehrmeinung. Da für deren Vertreter bereits einzelne Bausteine der Methode (z. B. das Prinzip hoher Verdünnungen von Arzneimitteln) fernab jeder Relevanz für seriös betriebene Medizin lagen, erübrigte sich eine Diskussion, ob man die Methode an sich wissenschaftlich betreiben könne. Eine aktuelle Einschätzung findet man beispielsweise bei Marx (1995).

[2] Die Scholastik (lat.: Schulwissenschaft) war die im Mittelalter in Europa vorherrschende Denkrichtung. In der Scholastik ging die christliche Offenbarungslehre eine Verbindung mit philosophischen Gedanken (vor allem den von Aristoteles) ein.

Constantin Hering (1800-1880)

der Lehrbefugnis hielt er dort von 1812 bis 1821 regelmäßig Vorlesungen. Diese Zeit konnte er allerdings nicht dazu nutzen, die Homöopathie dauerhaft an der Universität zu verankern. Vielmehr war in den letzten Jahren nicht nur die Professorenschaft geschlossen gegen Hahnemann und sein System, auch die Studenten besuchten seine Veranstaltungen nicht mehr aus inhaltlichem Interesse, sondern um sich über seinen kauzigen Vortragsstil zu amüsieren.[3] Auch Bemühungen von anderen sind in Deutschland und in den europäischen Ländern in den nachfolgenden Jahren rasch wieder gescheitert.[4]

Was in der alten Welt offensichtlich nicht möglich war, gelang der Homöopathie im 19. Jahrhundert in Nordamerika. Begünstigt durch eine ganze Reihe von Faktoren, die wir hier nur kurz ansprechen können, war dies das Werk einer Gruppe von „Gründervätern", darunter als Wortführer Constantin Hering. An dieser Stelle sei schon vorweggenommen, daß die meisten seiner Bemühungen auch nicht die Zeit bis heute überdauerten. Aber die Auswirkungen gingen weit über das hinaus, was in Europa möglich war. Wir wollen hier versuchen, der oben gestellten Frage nach den Bemühungen von medizinischen Außenseitern nach akademischer Anerkennung durch die Beschäftigung mit einer Arztbiographie nachzugehen.

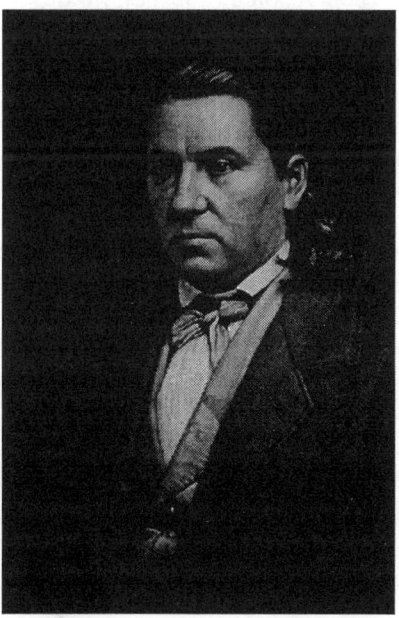

Abb. 59: Der junge Constantin Hering. (Quelle: Stadtarchiv Oschatz. Photographie: Reinhart Schüppel)

---
[3] Haehl (1922), Bd. 1, S. 104-127, Haehl (1922) Bd 2, S.134-136.
[4] Tischner (1932), S. 470, 501-511.

Constantin Hering (1800-1880)

Herings Familie und Kindheit

1800	geboren in Oschatz (Sachsen) am 1. Januar
1820-1826	Medizinstudium in Leipzig und Würzburg
1826-1833	Aufenthalt in Surinam
1833	Übersiedelung nach Philadelphia
1835	Gründung der „Nordamerikanischen Akademie der Homöopathischen Heilkunst" in Allentown
1848	Gründung des „Homoeopathic Medical College of Pennsylvania" in Philadelphia
1867	Gründung des „Hahnemann Medical College" in Philadelphia
1869	Fusion des „Homoeopathic Medical College of Pennsylvania" mit dem „Hahnemann Medical College" zum „Hahnemann Medical College of Philadelphia"
1880	gestorben in Philadelphia am 28. Juli

Tabelle: Constantin Hering - Übersicht wichtiger Lebensdaten

Constantin Hering wurde in der sächsischen Kleinstadt Oschatz am 1. Januar des Jahres 1800 geboren (Tabelle). Zu dieser Zeit war sein Vater Karl Gottlieb Hering (1766-1853) stellvertretender Rektor der Ortsschule und Organist der evangelischen Kirchengemeinde. Er war überregional als Seminar- und Musiklehrer bekannt und gehörte zu den Reformern der damaligen Volksschule.[5] Über die Mutter, Christiane Friederike Hering, (1777-1817) ist kaum etwas überliefert. Constantin war das zweite von 13 Kindern, der ältere Bruder und fünf jüngere Geschwister starben aber bereits sehr früh. Seine Schwester Klara (1801 - 1866) war später mit dem homöopathischen Arzt Hermann Hartlaub (1807 - 1886) verheiratet, sein Bruder Karl-Eduard (1807-1879) wurde ein bekannter Musiker, Musiklehrer und Komponist.[6]

Die Familie war geprägt durch die tiefe Religiosität der Mutter und das klassische Bildungsideal des Vaters. Im Hause Hering gingen Vertreter des örtlichen Kulturlebens ein und aus. Einen tiefen Einschnitt in das bis dahin weitgehend unbeschwerte Familienleben bedeuteten die napoleonischen Kriege, deren Folgen Constantin als kleiner Junge erlebte. Seine Schulzeit begann er zunächst in Oschatz, 1811 zog die Familie dann nach Zittau

---
[5] Lorenz (1988), S. 10.
[6] Bisher gibt es keine wissenschaftliche Biographie über Constantin Hering. Interessante Hinweise findet man bei: Gypser (1988), S. XI-XLIV, Faber (1915), Haehl (1922) Bd.1, S. 465-471, Raue (1880), S. 1-29, Knerr (1940), S. 4-178 und Hering (1918). In deutschen Publikationen behielt Hering die Schreibweise seines Namens lebenslang bei, in englischen änderte er sie zu „Constantine Hering".

(Sachsen) um, wo der Vater zum Rektor der örtlichen Schule befördert wurde. Bis 1817 besuchte Constantin Hering dort das Gymnasium. Seine Hauptinteressen galten den klassischen Sprachen und den Naturwissenschaften. Über viele Jahre trug er eine umfangreiche Pflanzen-, Insekten- und Mineraliensammlung aus der näheren Umgebung zusammen.

Die Studentenzeit

1817 besuchte er für ein Jahr die neu gegründete Chirurgische Akademie in Dresden, kehrte aber noch einmal nach Zittau zurück, um sich zuhause der Mathematik und dem Griechischstudium zuzuwenden. 1820 schließlich schrieb er sich als Medizinstudent an der Universität Leipzig ein. Man könnte nun annehmen, daß er dort die Bekanntschaft mit Samuel Hahnemann gemacht habe, der in Leipzig zu dieser Zeit ja noch Vorlesungen hielt. Es ist aber belegt, daß Hering Hahnemann nur einige Male von der Ferne gesehen hat, beide sind sich nie persönlich begegnet.[7] Hering schloß sich vielmehr dem Privatdozenten Jakob Heinrich Robbi (1789 - 1833) an, dessen Spezialgebiete die Anatomie und die Chirurgie waren.

Da sich Hering als intelligenter und zuverlässiger Student erwies, delegierte Robbi eine Aufgabe an seinen Schüler, die ein Verleger an ihn herangetragen hatte: Robbi sollte sich in den Leipziger Streit um Hahnemann einmischen und ein Buch gegen die Homöopathie verfassen. Constantin Hering investierte viel Zeit, zunächst die Methode genauer kennenzulernen. Er studierte eine Arzneimittellehre von Hahnemann und fand unter jedem Medikament die Rubrik „Schwindel" verzeichnet. „Das ist alles Schwindel!", soll Hering damals geäußert haben. Seine Haltung als entschiedener Gegner der Homöopathie brachte Hering in einem (nicht mehr erhaltenen) satirischen Theaterstück zum Ausdruck. Die anfänglich explizit homöopathiekritische Einstellung muß sich aber im weiteren Verlauf deutlich abgeschwächt haben, jedenfalls hielt er aufgrund eigener Versuche Behandlungserfolge nicht mehr für ausgeschlossen. Wie auch bei anderen Vertretern einer umstrittenen Methode bewirkte dann die plötzliche und unerwartete Heilung einer eigenen Krankheit seine völlige und lebenslange Hinwendung zu dem abweichenden System.[8]

---

[7] Hering und Hahnemann führten aber später einen intensiven Briefwechsel. Hering übersetzte viele Werke Hahnemanns ins Englische. Mit einigem Recht kann man ihn deshalb als einen „indirekten" Hahnemann-Schüler bezeichnen.

[8] Eine Handverletzung infizierte sich und konnte mit den damaligen Medikamenten nicht kuriert werden. Die Ärzte rieten zur Amputation des erkrankten Fingers. Ein Freund gab ihm ein homöopathisches Präparat, die Wunde heilte ab. Hering (1834). Hering hat später immer wieder auf diese beeindruckende Erfahrung hingewiesen: „Hahnemann, der meinen Finger rettete, gab ich meine ganze Hand und der Verbreitung seiner Lehre nicht nur meine Hand, sondern mich ganz und gar mit Leib und Seele." Raue (1880), S. 18 [Übersetzung durch den Verfasser].

Noch als Student trat Hering dann enthusiastisch für die Homöopathie ein. So soll er durch die Wirtshäuser der Gegend gezogen sein, um die Bevölkerung von der Methode zu überzeugen. Belegt sind für diese Zeit erste Therapieversuche an seinen Geschwistern. Sein Engagement hatte bald unangenehme Konsequenzen. Kommilitonen und Professoren der Universität Leipzig wandten sich von ihm ab, schließlich verlor er auch sein Stipendium. Um das Studium zu beenden, wechselte er 1825 nach Würzburg. Auch dort wurde sein Eintreten für die Homöopathie äußerst kritisch betrachtet. Es war geplant, ihn im Examen durchfallen zu lassen. Wenn die autobiographischen Angaben zuverlässig sind, hatte Hering aber trotz seines Engagements für die Homöopathie das medizinische Wissen seiner Zeit parat. Zudem hatte er neben Professoren, die ihm ablehnend gegenüberstanden, mit Johann Lukas Schönlein (1793 - 1864), dem Begründer der naturhistorischen Schule[9], ein wichtiges Mitglied der Fakultät auf seiner Seite. 1826 schloß er sein Studium mit einer Dissertation ab.[10]

Die ersten Berufsjahre

Constantin Hering entschloß sich, zunächst nicht als Arzt, sondern als Lehrer tätig zu werden. Er unterrichtete Mathematik- und Naturwissenschaften an einer Privatschule, dem Plochmann-Institut in Dresden. Später wurde ihm angeboten, an einer vom sächsischen Staat finanzierten Expedition nach Südamerika teilzunehmen. In Surinam, dem Ziel der Reise, sollte er im Rahmen dieses Projekts die zoologischen Untersuchungen leiten. Daß er sich dort nicht nur den Zielen der königlich-sächsischen Expedition widmete, sondern auch ärztlich tätig wurde, brachte ihn in Konflikt mit seinen Auftraggebern.

Dabei riefen offensichtlich seine homöopathischen Aktivitäten die Kritik hervor. Nach einem Jahr gab er seine Position als Mitglied der Forschergruppe auf und ließ sich in der Hauptstadt Paramaribo in einer deutschen Kolonie nieder. Hier leitete er eine Leprastation, wurde Leibarzt des Gouverneurs und führte homöopathische Arzneimittelprüfungen durch. Am bekanntesten wurde die Untersuchung des Giftes der amerikanischen Klapperschlange.[11]

---

[9] Die naturhistorische Schule, die maßgeblich von Johann Lukas Schönlein in Würzburg geprägt wurde, entwickelte sich aus der romantischen Medizin. Zwar behielt sie die naturphilosophische Klassifikation der Krankheiten bei, führte aber physikalische und chemische Untersuchungsmethoden in die Medizin ein.

[10] Hering (1826). Bis heute ist der komplette Text der Dissertation nicht gefunden worden (falls er je so gedruckt wurde). Die erhaltenen Thesen geben einen Hinweis darauf, daß er darin die Homöopathie erwähnt und verteidigt hat.

[11] Das Medikament ist heute noch bei homöopathischen Ärzten unter dem Namen „Lachesis muta" in Gebrauch. Das Schlangenexemplar, von dem Hering das Gift gewann, ist in der Academy of Natural Sciences in Philadelphia aufbewahrt, der

1829 machte er die Bekanntschaft des Herrnhuter Missionars Georg Heinrich Bute (1792-1876), der als Herings erster Schüler 1831 nach Philadelphia (USA) weiterzog. Während einer Choleraepidemie bat er Hering, ihm bei der Behandlung der Patienten zu Hilfe zu kommen. Deshalb kehrte Hering nicht, wie ursprünglich beabsichtigt, nach Deutschland zurück, sondern ging 1833 ebenfalls nach Philadelphia. Abgesehen von kurzen Unterbrechungen, blieb er seiner neuen Wahlheimat bis zum Lebensende treu. Um Herings weitere Aktivitäten besser einschätzen zu können, müssen wir nun zunächst einen Blick auf die amerikanische Medizin werfen.

Die Amerikanische Medizin vor dem Bürgerkrieg

Der Bundesstaat Pennsylvania, in dem Philadelphia liegt, war um 1800 ein wichtiges medizinisches Zentrum. Etwa drei Viertel aller Ärzte der Vereinigten Staaten hatten zu dieser Zeit dort ihre Ausbildung erhalten. Gelehrt wurde im späten 18. und frühen 19. Jahrhundert die Medizin der Aufklärung. Einer der Hauptvertreter dieser Richtung war Benjamin Rush (1745-1813). Das vorherrschende Krankheitskonzept fußte auf der Vorstellung, daß für eine Gesundheitsstörung besondere Veranlagungen eines Menschen und Einwirkungen aus seiner Umwelt verantwortlich waren. Diese sogenannten spezifischen Eigenschaften von Patient und Umwelt waren wichtiger als definierte Krankheitseinheiten, wie wir sie heute kennen. In der Therapie mußten die Patienten sehr eingreifende Maßnahmen wie Aderlässe oder die Verordnung von Brech- und Abführmitteln über sich ergehen lassen.

Die ab 1820 aus Europa in die USA gelangte neue Strömung des skeptischen Empirismus, einer Richtung, die auf systematischer klinischer Beobachtung und kritischer Zurückhaltung in der Therapie bestand, konnte sich hier nie richtig durchsetzen. Die pragmatisch eingestellten amerikanischen Ärzte ignorierten größtenteils die an den Universitäten vorherrschende Lehrmeinung und hielten sich an alte Gepflogenheiten.[12]

In der Zeit, als Hering sich in Amerika niederließ, gab es in der Gesundheitspolitik dramatische Veränderungen. In den 1830er Jahren verloren die amerikanischen Ärzte ihre privilegierte Position und viel von ihrem bisherigen politischem Einfluß. Außer New Jersey und dem District of Columbia schafften alle Staaten die 1771 eingeführte staatliche Lizenzierung der ärztlichen Tätigkeit wieder ab und gewährten ihren Bürgern die vollständige Kurierfreiheit. Dies bedeutete, daß jedermann therapeutisch tätig werden durfte, auch wenn er keine offizielle Genehmigung dafür besaß. Es

---

Hering seine gesamte in Surinam zusammengestellte zoologische Sammlung vermachte.

[12] Shafer (1936), S. 38, Warner (1986), S. 23-36.

war weder der Besuch einer berufsbezogenen Schule, noch der einer Universität notwendig. Die Kräfte eines freien Gesundheitsmarkts, in dem die Patienten den wichtigsten Faktor darstellten, entschieden, wer sich als Arzt behaupten konnte. Dies kam vor allem der Gruppe der „Kräuterdoktoren" zugute, einer Bewegung von Laien, die ihre Behandlung aus Elementen der traditionellen indianischen Medizin entnommen hatten.[13]

Abgesehen von der Möglichkeit, sich an den wenigen amerikanischen Hochschulen oder in Europa (hier vor allem in Edinburgh oder Paris) ausbilden zu lassen, wurde das medizinische Wissen zu Anfang des 19. Jahrhunderts noch weitgehend über ein Lehrer-Schüler-Verhältnis vermittelt. Fast 90% der Ärzte waren für ein paar Jahre bei einem älteren Kollegen „in die Lehre" gegangen, nur eine kleine Minderheit hatte ein akademisches Studium absolviert. Erst in den 1830er und 1840er Jahren kamen sogenannte „Medical Schools" auf, Medizinschulen, die auf nichtstaatlicher Basis zunächst von Ärztegesellschaften geführt wurden, später von gewinnorientierten Privateigentümern. Dadurch nahm die Zahl der Institutionen stark zu. 1820 existierten in den gesamten USA erst dreizehn Colleges, 1850 bereits 42.[14] Die Ausbildung, die überhaupt nicht mit einem heutigen Medizinstudium verglichen werden kann, dauerte ein bis zwei Jahre, in vielen Einrichtungen genügte zur Aufnahme der Nachweis, daß man lesen, schreiben und rechnen konnte.

Die frühen Jahre in Philadelphia und Allentown

Constantin Hering war 1833 nicht der erste, der in der Gegend von Philadelphia Homöopathie praktizierte. Neben seinem Schüler Bute gab es noch eine kleine Gruppe homöopathischer Ärzte und Laien, die sich hier niedergelassen hatten. Es waren fast ausschließlich Einwanderer aus Europa, vor allem aus den deutschsprachigen Ländern. Letztere prägten die Entwicklung der Homöopathie in der ersten Hälfte des 19. Jahrhunderts besonders im Osten und Mittleren Westen der USA. Der Bundesstaat Pennsylvania war für die neue Bewegung eine besonders wichtige Keimzelle.

Neben Ärzten spielten Lehrer und Geistliche eine wichtige Rolle. Obwohl Hering großen Wert auf die Ausbildung homöopathischer Ärzte legte, favorisierte er zu dieser Zeit die Unterweisung von Pfarrern, weil er sich

---

[13] In der ersten Hälfte des 19. Jahrhundert besonders verbreitet war eine von Samuel Thomson (1769-1843) gegründete Bewegung, die sich besonders auf Laienheiler stützte. Aus dem Thomsonianismus entwickelte sich als akademische Disziplin der Eklektizismus, eine Richtung mit empirisch-naturheilkundlicher Ausrichtung, der es als dritter Methode neben Schulmedizin und Homöopathie vorübergehend gelang, Colleges zu unterhalten. Die letzten Eclectic Medical Schools schlossen in den 1930er Jahren. Coulter (1973), S. 91-94.

[14] Cassedy (1991), S. 27.

davon eine rasche Ausbreitung der Methode erhoffte. Die „homöopathischen Pioniere" schlossen sich rasch auch formell zusammen. Durch die Gründung einer Aktiengesellschaft wurde Kapital bereitgestellt, so daß die Gruppe 1835 unter der Leitung von Hering die „Nordamerikanische Akademie der Homöopathischen Heilkunst" in Allentown, einem kleinen Ort 80 km westlich von Philadelphia, als erste institutionalisierte homöopathische Ausbildungsstätte der Welt ins Leben rufen konnte.

Die Unterrichtssprache war Deutsch. Auch die ersten Publikationen wurden in Deutsch veröffentlicht. Die Gestaltung des Unterrichtes war stark von dem beeinflußt, was die Einwanderer aus Europa kannten. Die Behörden verliehen der Akademie 1836 das Recht, Ärzte auszubilden. Dazu war geplant, den üblichen Fächerkanon inklusive der Grundlagenfächer und der klinischen Spezialitäten anzubieten. Zusätzlich sollten parallel Theorie und Praxis der Homöopathie gelehrt werden. Dieses Konzept hat Hering auch bei seinen späteren Hochschulgründungen beibehalten. Im Gegensatz zu anderen Anhängern der Homöopathie vertrat er zeitlebens die Ansicht, daß homöopathische Ärzte das gesamte medizinische Wissen überblicken und sich nicht nur auf die homöopathiespezifischen Eigenheiten beschränken sollten.

Da die Quellen über die Akademie nur lückenhaft erhalten sind, läßt sich nicht mehr beurteilen, inwieweit die hohen Ansprüche auch umgesetzt werden konnten. Schon die knappen materiellen Ressourcen haben sicher eine ausgedehnte Lehrtätigkeit oder gar experimentelle Arbeiten stark eingeschränkt. Bei kaum mehr als zehn Studenten pro Semester ist auch nicht davon auszugehen, daß größere Investitionen in die Ausstattung getätigt wurden. Der Akademie war insgesamt nur eine kurze Lebenszeit beschieden. Schon 1837 kehrte Hering wegen finanzieller Probleme nach Philadelphia zurück; nach einem Bankkrach und der Veruntreuung von Akademiegeldern mußte die Institution 1842 schließen. Über die eigentlich nur lokale und zeitlich begrenzte Wirkung hinaus hatte die Akademie zwei wichtige Langzeiteffekte. Zum einen bildete sie wichtige weitere Multiplikatoren der Methode aus, die sich an anderen Orten in den USA niederließen. Zum anderen gab das Pilotprojekt den Anstoß zu weiteren Aktivitäten.[15]

So entstand zu Beginn der 1840er Jahre in der amerikanischen homöopathischen Bewegung der Wunsch, eine nationale Organisation zu gründen. 1844 wurde unter Herings Mitarbeit das „American Institute of Homoeopathy" gegründet. Diese Institution sollte der standardisierten Aus- und Weiterbildung homöopathischer Ärzte dienen.[16] Bis in das hohe Alter bekleidete Hering wichtige Ämter in dieser Einrichtung. Interessanterweise besaß die Homöopathie damit noch vor den regulär praktizierenden Ärzten

---

[15] Gypser (1985), Bradford (1905), S. 111-118.
[16] King (1982) Medical Sects.

eine nationale Organisation. Die später mächtige „American Medical Association" wurde erst 1847, nicht zuletzt auch als Reaktion auf den wachsenden Einfluß von medizinischen Außenseitern, gegründet.[17]

Wohl im Zusammenhang mit diesem Projekt kam Hering, der sich anfangs fast ausschließlich in Einwandererkreisen bewegt hatte, auch in Kontakt mit Ärzten, die in Amerika geboren waren und erst hier die Homöopathie kennengelernt hatten. Die Tendenz, sich nur mit deutschsprachigen Mitarbeitern zu umgeben, behielt Hering allerdings bis zuletzt bei. Gemeinsam mit Walter Williamson (1811-1870) und Jacob Jeanes (1800-1877) gründete er 1848 das „Homoeopathic Medical College of Pennsylvania" in Philadelphia.[18] Dabei spielten die Beziehungen der beiden geborenen Amerikaner zu Politikern eine wichtige Rolle. Auch diese Gründung erhielt die formelle Ermächtigung für die Ärzteausbildung. Die Entwicklung des Colleges ist gut dokumentiert. Selbst wenn man sich nicht die ganz offensichtlich für die Homöopathie eingenommene Sichtweise seiner Chronisten zu eigen macht, kann man dem College eine zumindest für amerikanische Verhältnisse überdurchschnittlich gute Ausbildung nicht absprechen.[19] Hering verließ aus heute nicht mehr feststellbaren Gründen das College noch im Gründungsjahr; erst 1864 nahm er diesen Kontakt wieder auf.

In der Zwischenzeit widmete sich Hering intensiv seiner Praxis, wo er Ärzten und Studenten die Möglichkeit anbot, zu hospitieren. Neben dem Unterricht an einem College war dies Herings zweite Ausbildungsmethode, der er bei aller Hochschätzung für die institutionelle Ausbildung immer eine große Bedeutung zumaß. Daß er auch farbige Studenten unterrichtete, die wegen ihrer Hautfarbe von anderen Colleges abgewiesen worden waren, erregte Aufsehen, entsprang aber seiner politischen Überzeugung.[20] 1856 unterstützte er im Wahlkampf die neu gegründete Republikanische Partei, die einen entschiedenen Kurs gegen die Sklaverei vertrat.

An dieser Stelle lohnt sich ein kurzer Blick auf einen typischen Arbeitstag von Hering zu dieser Zeit, weil er einiges über seine Prioritäten aussagt: Gegen fünf Uhr stand er gewöhnlich auf und widmete sich homöopathischen Studien, insbesondere im Zusammenhang mit Arzneimitteln. Nach dem Frühstück empfing er Patienten, mittags las er nach einer kurzen Pause Publikationen aus verschiedenen Gebieten von Medizin und Naturwissenschaften. Nach seinen Tagebuchaufzeichnungen kann man davon ausgehen, daß er weit über sein eigentliches Gebiet in vielen Bereichen auf dem laufenden war. Am Nachmittag machte er Hausbesuche, abends be-

---

[17] King (1982) Founding, Coulter (1973), S. 124-126, 140-219, Kaufman (1971), S. 50-62.
[18] Bradford (1898), S. 390-400.
[19] Bradford (1898), S. 19-103.
[20] Hering (1918), S. 17. Faber (1915), S. 174.

sprach er mit Kollegen und Freunden medizinische, aber auch politische Probleme. Nach erneuter Schreibtischarbeit ging er dann gegen Mitternacht ins Bett.

Für Schreibarbeiten hatte er einen Sekretär eingestellt, für die Praxis standen meist ein oder zwei Assistenten zur Verfügung, die ihn gleichzeitig entlasteten, aber als „Lehrlinge" auch beanspruchten. War er in Gelddingen und im Umgang mit Freunden großzügig und offen, so fürchteten seine Mitarbeiter die subtile Genauigkeit bei der Arbeit. Obwohl er ein Systematiker war, konnte er bei passender Gelegenheit vom Hundertsten ins Tausendste kommen, seine spontanen Einfälle und Gedanken notierte er auf einer Unzahl von kleinen Zetteln, die dann entziffert, geordnet und bearbeitet werden mußten.

Ende der 1860er Jahre unternahm Hering schließlich einen dritten Anlauf, die Homöopathie akademisch zu etablieren. Inzwischen hatte sich das gesellschaftliche und medizinische Umfeld in den USA im Vergleich zu Herings ersten Jahren erheblich geändert.

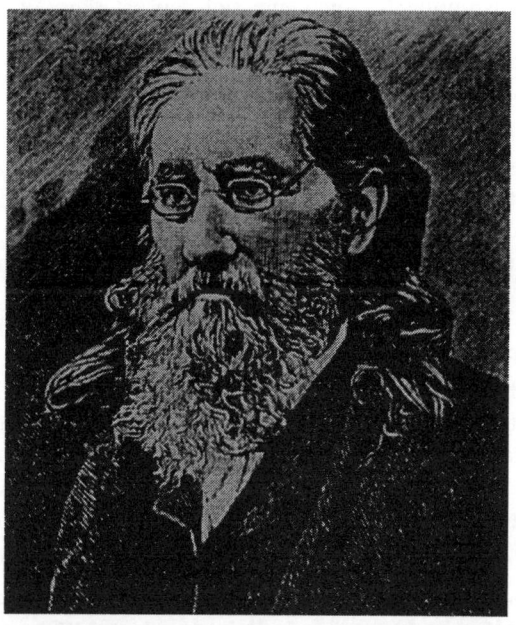

Abb. 60: Der alte Constantin Hering. (Quelle: Stadtarchiv Oschatz. Photographie: Reinhart Schüppel)

Die Amerikanische Medizin nach dem Bürgerkrieg (1861-1865)

Dies betraf in erster Linie die ideellen Grundlagen der Medizin. Das oben dargestellte Prinzip der Spezifität wurde aufgegeben. An seine Stelle trat das Konzept der Lokalpathologie, d. h. krankheitstypische Organveränderungen wurden als Krankheitsursachen verantwortlich gemacht. Die Untersuchung von Verstorbenen mittels Obduktion wurde dabei besonders von Philadelphia ausgehend zu einer wichtigen Erkenntnisquelle. Gleichzeitig erlebten die Labormedizin und die naturwissenschaftliche Grundlagenforschung, die amerikanische Ärzte in Deutschland kennen gelernt hatten, einen enormen Aufschwung.

Man versuchte zunehmend Krankheitserscheinungen zu objektivieren, z.B. Fieber durch Messung der Körpertemperatur. Auch wenn man die therapeutischen Bemühungen nicht mit einem einzigen Schlagwort charakterisieren kann, so waren sie doch insgesamt weniger unspezifisch und „heroisch", d. h. Aderlässe, Einläufe und Schwitzkuren, die gegen alle möglichen Krankheiten verordnet worden waren, traten in ihrer Bedeutung weiter zurück. Die Behandlung war jetzt mehr daran orientiert, neu erkannte Ursachen von Krankheiten zu beseitigen. Besonders kennzeichnend für die amerikanische Medizin war die rasante Entwicklung von Zahnheilkunde und Chirurgie.[21]

Aber auch institutionell zeichnete sich ein starker Wandel ab. Die medizinischen Ausbildungsstätten versuchten die Qualität der Ausbildung durch eine Verlängerung des Studiums zu verbessern. Ab 1865 wurde die überwiegend theoretische Ausbildung um die Unterweisung am Krankenbett ergänzt. Bis zum Ende des 19. Jahrhunderts stieg die Zahl der Medical Schools auf fast 160. Unter den Schulen gab es erhebliche Qualitätsunterschiede, das Spektrum reichte von niveaulosen „Graduationsfabriken", d. h. Institutionen, die für die Studiengebühren nur das Diplom, aber keine adäquate Ausbildung boten, bis hin zu teuren und gut ausgestatteten Privatuniversitäten.[22]

Die Zahl der Ärzte nahm ebenfalls sprunghaft zu. 1870 praktizierten fast 5000 allein in Pennsylvania, was immerhin einer Arztdichte von einem Arzt auf 700 Einwohner entsprach. Neben praktischen Ärzten gab es zunehmend mehr Spezialisten, zumindest in den großen Städten. Die American Medical Association erlangte nach dem Ende der Ära des antizentralistischen Präsidenten Andrew Jackson (1767-1845, Amtszeit 1829-1837) eine monopolartige Stellung innerhalb der Ärzteschaft und errang gewichtigen politischen Einfluß.

Die Blütezeit der Homöopathie in den USA

In den 1830er Jahren nahm man die Homöopathie aus der Perspektive der regulären Medizin entweder nicht oder ohne deutliche Kritik zur Kenntnis. Auch in den frühen 1840er Jahren war es noch möglich, daß homöopathische Ärzte innerhalb der Standesorganisationen der einzelnen Bundesstaaten eigene Untergliederungen bildeten. Bald änderte sich aber die

---

[21] Shryock (1941), Warner (1986), S. 83-161; Cassedy (1991), S. 76-86.
[22] Fuller (1989), S. 169, Rothstein (1972), S. 282-297, Kaufman (1976).

Stimmung und einige Jahre später wurden homöopathische Ärzte gemeinsam mit anderen medizinischen Außenseitern, die in Amerika zusammen zeitweise bis zu 20% aller Ärzte ausmachten, aus den Ärztevereinen ausgeschlossen.

Die an den Universitäten und in den Fachgesellschaften dominierende Medizin sah sich wohl aufgrund der zunehmenden Ausbreitung der Homöopathie zu weitreichenden Schritten veranlaßt. Ab 1856 wurden homöopathische Artikel von regulären medizinischen Journalen nicht mehr publiziert, mit der „consultation clause" (Konsultationsklausel) wurde die Zusammenarbeit von schulmedizinisch praktizierenden „regulars" (reguläre Ärzte) und davon abweichenden „sectarians" (sektiererische Ärzte) unterbunden.[23] Die Kritik an der Homöopathie wurde von dem einflußreichen Arzt und Literaten Oliver Wendell Holmes (1809-1894) zusammengefaßt, seine Publikation „Homeopathy and Its Kindred Delusions (Homöopathie und verwandte Trugbilder)" beeinflußte die Debatte der nächsten Jahrzehnte entscheidend.[24]

Trotz oder vielleicht auch gerade wegen der aktiven Bekämpfung der Homöopathie erlebte die Methode vom Ende des Bürgerkriegs bis zum Anfang des 20. Jahrhunderts eine Blütezeit. Sie war inzwischen von einer medizinischen Randerscheinung zu einer aus der Sicht der regulären Medizin ernstzunehmenden Gefahr aufgestiegen. Pennsylvania, New York, Massachusetts, Ohio und Illinois waren ihre Hochburgen. Der Erfolg hing mit mehreren, gerade für die Homöopathie günstigen Bedingungen zusammen.

Während etwa in Deutschland oder Österreich der Staat eine wesentliche Rolle in der Bekämpfung der Homöopathie spielte, begünstigte er die Methode in den USA. Er sorgte für den uneingeschränkten Marktzugang aller Heilkundigen. Die Verbindung homöopathischer Ärzte mit dem politischen Liberalismus und mit christlichen Glaubensgemeinschaften sicherte der Bewegung zudem Einfluß in wichtigen Institutionen wie Gesundheitsbehörden oder Parlamenten.

Auf der Nachfrageseite des Marktes profitierte die Homöopathie vom generellen Ärztemangel und von der Unzufriedenheit der Patienten mit der herkömmlichen Medizin. Bei den großen Epidemien (v. a. Cholera und Gelbfieber) mußten offensichtlich weniger Menschen ihr Leben lassen, wenn sie homöopathisch behandelt wurden, als unter der orthodoxen Therapie. Die Homöopathie wurde in erster Linie von deutschsprachigen Einwanderern, der Mittel- und Oberschicht in den Städten des Nordostens und Mittleren Westens und von Frauen als Behandlungsmethode akzeptiert. Die Homöopathie als „milde Therapie" wurde als besonders geeignet für Frauen und Kinder angesehen.[25]

---

[23] Transactions (1856), S. 33.; Kett (1968), S. 165-180, Haller (1981), S. 330.
[24] Holmes (1842).
[25] Rothstein (1972), S. 159-162, 234-245. Coulter (1973), S. 111-114, 122-123, 153-154. Für die gesamte USA kamen auf 19.660 Einwohner ein homöo-

Schließlich war die Gruppe der homöopathischen Ärzte in den Anfangsjahren eine „verschworene" Gemeinschaft Gleichgesinnter. Sie waren trotz ethnischer, religiöser und vieler anderer Unterschiede verbunden in einem missionarischen Enthusiasmus; interne Streitigkeiten spielten in dieser Phase eine untergeordnete Rolle.

So gab es in den späten 1870er Jahren bei einer Gesamtärztezahl von etwa 50.000 über 4.000 homöopathisch tätige Mediziner, was einer Quote von 8% entspricht, Philadelphia erreichte gar 17%. In jeder größeren Stadt existierte ein eigenes Ausbildungsinstitut, 15% aller Medical Schools waren homöopathisch ausgerichtet. Noch 1851 hatten 90% der organisierten homöopathischen Ärzte ihre medizinische Ausbildung an einer schulmedizinischen Institution erhalten. In den 1870er Jahren fiel die Rate auf 17%, alle anderen waren Absolventen homöopathischer Colleges. Für den akademischen Bereich bleibt demnach festzuhalten, daß die Homöopathie ihren Aufstieg im wesentlichen der Gründung eigener Institutionen verdankte und weniger der Aufnahme in bestehende Strukturen. Erst 1870 gelang es ihr für kurze Zeit, in bereits bestehende staatliche Universitäten aufgenommen zu werden.[26] Eine ähnliche Entwicklung läßt sich für das Verlagswesen und für den Arzneimittelmarkt zeigen, auch hier gründeten Anhänger der Methode eigene Firmen.[27]

Das Hahnemann Medical College

Das „Homoeopathic Medical College of Pennsylvania" hatte sich nach einer erfolgreichen Zwischenphase in den 1860er Jahren nicht mehr so gut weiterentwickelt. Mit etwa 20 Studenten pro Semester graduierte das College weniger als halb so viele Absolventen wie noch ein Jahrzehnt zuvor. Das College befand sich außerdem in einer finanziell angespannten Lage. Als Sofortmaßnahme beschloß die Fakultät daher, die „alten Pioniere", zu denen auch Hering gehörte, wieder für das College zu gewinnen. 1864 wurde Hering zum Professor ernannt. Neue Geldgeber erweiterten die finanzielle Basis. 1865 übernahm Adolph Lippe (1812-1888), ein Absolvent der Akademie in Allentown, die Kapitalmehrheit am College. Nach den Statuten der Institution konnte er damit auch die Politik bestimmen.

Lippe war der Ansicht, daß es gegen die reine Lehre der Homöopathie verstoße, zukünftige Ärzte in Pathologie zu unterrichten. Damit brach er mit dem ursprünglichen Konzept, wichtige Erkenntnisse aus der konven-

---

pathischer Arzt. Die Spanne reichte von 1:6.021 in Rhode Island bis 1:992.622 in North Carolina. Jütte (1995). Speziell zum Thema Frauen und Homöopathie siehe Rogers (1990).

[26] Rothstein (1972), S. 237-238.
[27] Cassedy (1986), S. 66.

tionellen Medizin bei der Ausbildung homöopathischer Ärzte zu berücksichtigen. Dieses Ziel war dadurch nach außen sichtbar gemacht worden, daß seit den Anfangsjahren des Colleges die Absolventen den akademischen Grad eines „Doctor of Medicine" gleichzeitig mit dem eines „Doctor of Homoeopathic Medicine" erwarben.

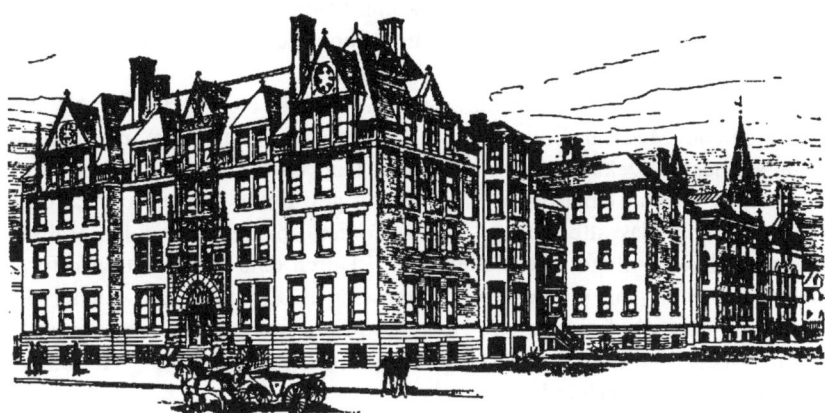

Abb. 61: Hahnemann-Medical College in Philadelphia um 1910. (Quelle: Richard Haehl: Samuel Hahnemann. Sein Leben und Schaffen, Bd. 1, Leipzig 1922, S. 466)

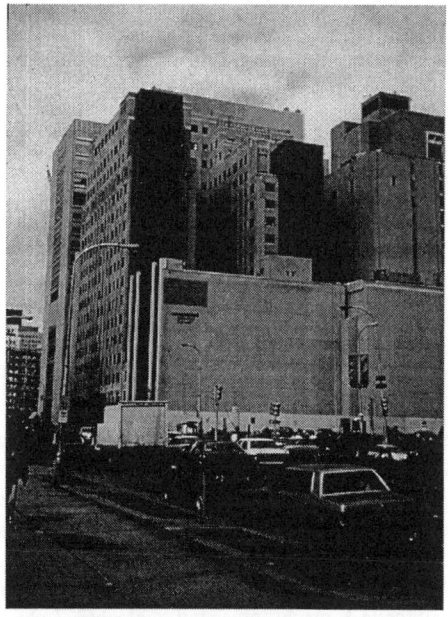

Abb. 62: Hahnemann-Medical College in Philadelphia zu Beginn der 1990er Jahre. (Quelle: Photographie: Reinhart Schüppel)

Constantin Hering (1800-1880)

Hering, der sich ebenfalls als treuer Anhänger der Hahnemannschen Richtung der Homöopathie verstand, war in diesem Punkt entgegengesetzter Ansicht. Er unterstützte nachhaltig die Ausbildung der Medizinstudenten in den Grundlagenfächern, insbesondere in der Pathologie. Seine Ablehnung der „alten Schule", wie er die reguläre Medizin bezeichnete, bezog sich nicht auf Grundlagenfächer und Diagnostik, sondern auf die Therapie. Hier glaubte er, daß seine Methode der herkömmlichen überlegen war. Der Streit um die Errichtung eines Lehrstuhls für Pathologie eskalierte schließlich so weit, daß Hering das College im Streit verließ.[28]

Unmittelbar nach seinem Ausscheiden gründete Hering 1867 dann das „Hahnemann Medical College" als Konkurrenzunternehmen in Philadelphia, als dessen Dekan er gewählt wurde. Dort erhielt die Pathologie einen eigenen Lehrstuhl. Über einen Mittelsmann gewann er schließlich auch die Kontrolle über das alte College und fusionierte beide 1869 zum „Hahnemann Medical College of Philadelphia".[29] Durch eine Organisationsreform stellte er sicher, daß ökonomische Interessen in Zukunft nicht wieder die Oberhand über die Belange von Lehre und Forschung gewinnen konnten.[30] Nach seiner Emeritierung 1871 blieb Hering dem College bis zu seinem Tod im Jahr 1880 verbunden.

Das College wurde später durch eine Poliklinik, ein Krankenhaus und andere medizinische Einrichtungen erweitert. Als eine der ersten Ausbildungsstätten in Amerika bot es ein vierjähriges Studium an. Die von Abraham Flexner (1866-1959) geleitete unabhängige Gutachterkommission, die die medizinischen Fakultäten 1910 in den gesamten USA einer kritischen Bestandsaufnahme unterzog, bescheinigte dem College, im Gegensatz zu den meisten anderen homöopathischen Schulen, eine gute Ausbildungsqualität.[31]

Bis 1936 war der Unterricht noch explizit auf die Homöopathie ausgerichtet. Den Titel „Doctor of Homoeopathic Medicine" konnte man bis 1950 erwerben, Kurse auf freiwilliger Basis gab es bis in die 1960er Jahre.[32] Zu diesem Zeitpunkt spielte die Homöopathie in den USA, zu der sich um die Jahrhundertwende noch etwa 10% der Ärzte bekannt hatten, keine Rolle

---

[28] Rogers (1984), S.184.

[29] Bradford (1898), S. 127-141.

[30] Hering hatte schon in den 1850er Jahren die allgemein zu kurze Ausbildung mit oberflächlichem Unterricht durch mangelhaft qualifizierte Professoren angeprangert. Die Fakultätsmitglieder sollten seiner Meinung nach sowohl fachlich als auch für die Lehre gleichermaßen besonders befähigt sein. Hering (1854).

[31] Flexner (1910), S. 159. Der „Flexner-Report" war eine Bestandsaufnahme der Situation an amerikanischen Colleges. In ihm wurde erstmals systematisch aufgelistet, wie die Institutionen ausgestattet waren und wie der Unterricht abgehalten wurde. Der Bericht hatte zur Folge, daß viele homöopathische, aber auch einige schulmedizinische Einrichtungen mit schlechter Lehrqualität ihre Pforten schließen mußten.

[32] Gevitz (1987), S. 1636-1638.

mehr. Heute ist das College unter dem Namen „Hahnemann University" als reguläre medizinische Universität in privater Trägerschaft ein bekanntes kardiologisches Zentrum.

Zur Bedeutung von Herings Werk

Innerhalb der ärztlichen Anhängerschaft der Homöopathie wurden Herings Aktivitäten durchaus unterschiedlich aufgenommen. In Deutschland bewunderten Hahnemann selbst und einige seiner Schüler die Gründung der Akademie in Allentown. Gerügt wurde er hier für den Einsatz bestimmter Hochpotenzen, d. h. von Medikamenten in hoch verdünnter Form. Auch in den USA gab es einige Kritiker: Zum einen, wie wir gesehen haben, die Anhänger einer „ultraorthodoxen" naturwissenschaftsfeindlichen Richtung, zum anderen „Abweichler", die sich nicht an die wesentlichen Vorgaben der „Hahnemannschen" Richtung in der Homöopathie hielten.[33] Der Streit um den richtigen Weg in der Homöopathie, an dem sich auch Hering nach Kräften beteiligte, war sicher einer von mehreren Gründen, warum die homöopathische Bewegung auch in den USA letztlich scheiterte. Wir wollen diesem Phänomen hier aber nicht weiter nachgehen.[34]

Trotz gelegentlicher Kritik standen mit zunehmendem Lebensalter die Verdienste Herings ganz im Vordergrund der Einschätzung durch seine homöopathischen Kollegen. Er galt der ganzen Bewegung in den USA als väterliche Identifikationsfigur. Seit 1876 wurde er als „The Father of Homoeopathy in America" bezeichnet.[35] Die Feierlichkeiten, die anläßlich seines Todes in vielen Ländern stattfanden, spiegelten seine Anerkennung in der homöopathischen Welt wider. In diesem Milieu wurde er nicht nur

---

[33] Lebenslang blieb Hering ein treuer Anhänger Hahnemanns, was ihn aber nicht hinderte, einzelne Aspekte des Systems eigenständig zu beurteilen. „[...] daß ich [...] erklärte, niemals irgendeine der theoretischen Erklärungen Hahnemanns angenommen zu haben [...] vieles Andern gar nicht zu denken, welches alles durch Zitate, als mehrstens zehn Jahre her schon gedruckt, nachgewiesen werden kann, was alles Hahnemann, dem es [...] zugeschickt wurde, las und mir doch fortwährende Beweise seiner Liebe zukommen ließ - trotz dem bin ich ein borniter Hahnemannier geblieben." Hering (1846), S. 322; siehe auch Hering (1847).

[34] Für manche entschiedene Gegner der Homöopathie war die Erklärung des Niedergangs unproblematisch: Da die Homöopathie auf Scheinbehandlung beruht, wurde ihre Wertlosigkeit offensichtlich, sobald die moderne Medizin effektive Behandlungsmethoden entwickelt hatte. Auch die Anhänger der Methode boten eine einfache Erklärung an: Innere Streitigkeiten sorgten dafür, daß dem äußeren Druck nicht mehr standgehalten werden konnte und so zerbrach die Bewegung. Zur Darstellung der Extrempositionen siehe: Kaufman (1971), S. 156-173 für die „schulmedizinische" Sicht und Coulter (1973), S. 328-464 für die „homöopathische" Sicht. Es wird zukünftiger Forschung vorbehalten bleiben, über diese Antworten hinaus weiter differenzierende Erklärungsansätze zu geben.

[35] Carl Hering (1918), S. 28.

für seine Collegegründungen verehrt, sondern auch für zahlreiche Beiträge zu Theorie und Praxis der Methode, die hier aufgrund der engeren Fragestellung nicht zur Sprache kamen.

Da die amerikanische Homöopathie als ganze von der regulären Medizin abgelehnt wurde, konzentrierte man sich bei der Kritik mehr auf die Methode als auf ihre Vertreter. Obwohl Hering gelegentlich persönlich aus dem schulmedizinischen Lager attackiert wurde,[36] ist eine explizite Rezeption speziell seiner akademischen Bemühungen bislang nicht bekannt geworden. Die hier nicht weiter dargestellten anderen Aktivitäten Herings sind dagegen eher zur Kenntnis genommen worden. Dazu zählt beispielsweise seine „Entdeckung" des eigentlich zunächst als Sprengstoff entwickelten Nitroglycerins für die Medizin.[37]

Kehren wir aber zu der eingangs gestellten Frage nach den Bemühungen von medizinischen Außenseitermethoden nach akademischer Anerkennung zurück. Innerhalb des homöopathischen Lagers des 19. Jahrhunderts gab es Meinungsverschiedenheiten sowohl über den Inhalt der Lehre als auch über den besten Weg der Verbreitung. Kein zweiter Vertreter der Homöopathie arbeitete so hartnäckig daran, die Methode auch akademisch zu etablieren, wie Constantin Hering.[38] Er repräsentierte damit den Teil der Bewegung, der zwar die Grundregeln des Systems nie in Frage stellte, aber darüber hinaus den Anschluß an moderne Entwicklungen suchte.

Aus der Biographie Herings lassen sich einige Aspekte herausarbeiten, die wohl die Motive seiner außergewöhnlichen Anstrengungen gewesen sind. Lernen und Lehren waren offensichtlich frühe, nachhaltige und andauernde Erfahrungen von Constantin Hering. Für seine Eltern war es si-

---

[36] Eine frühe Kritik stammt z. B. von Leo-Wolf (1835).

[37] Hering wurde durch die Beschreibung eines Chemikers auf die Substanz aufmerksam, ein Hinweis darauf, daß er die naturwissenschaftliche Literatur seiner Zeit verfolgte. Aufgrund seiner Studien, die er an gesunden Probanden, Tieren und Patienten durchführte, erfuhren Kollegen aus der regulären Medizin von Nitroglycerin als Medikament. Es wird heute noch bei Verengung der Herzkranzgefäße (Angina pectoris) eingesetzt. Fye (1986), S. 21-23.

[38] Festhalten muß man in diesem Zusammenhang, daß Hering auch die homöopathische Laienbewegung unterstützte. Er sah in ihr nicht nur einen wichtigen politischen Faktor, sondern billigte den Laien auch eine Funktion als Therapeuten mit begrenztem Auftrag zu. Mit seinem später weltweit in vielen Auflagen erschienenen Buch „Der homöopathische Hausarzt" gab er den Laien ausgedehnte diagnostische und therapeutische Ratschläge, auch für Erkrankungen, die weit über harmlose „Alltagswehwehchen" hinausgingen. Er widmete beispielsweise die 14. Auflage dieses Werks „[...] den Laienvereinen im deutschen Reiche unserer großen Sache größte Hoffnung aus vollem Herzen [...]". Das Buch wurde in viele Sprachen übersetzt und erreichte hohe Auflagen. Willfahrt (1991), S. 156-157, 196-198. Selbstkritisch merkte er aber auch an, daß die Tätigkeit der Laien als Heilkundige dem Ruf der Homöopathie Schaden zugefügt habe. Hering (1860), S. 16.

cher „selbstverständlich", daß zumindest alle männlichen Kinder die Universität besuchten. Daß sich besonders Constantin in einem akademischen Milieu heimisch fühlte, hängt wahrscheinlich mit seiner Neigung zu analytischem und systematischem Denken und seinen breit gestreuten Interessen zusammen. Seine ausgeprägte Debattierfreude und ein Hang zur Selbstdarstellung sind sicher keine Hinderungsgründe gewesen. Schließlich mögen ihm ein lebenslanger missionarischer Trieb, gespeist durch ein persönliches Heilungserlebnis und eine tief empfundene Religiosität, über Rückschläge und Durststrecken hinweggeholfen haben. Wohl nicht zufällig gehörte er, wie viele andere amerikanische Homöopathen, der christlichen Sekte des Swedenborgianismus an.[39]

Herings Konzept, das neue Heilsystem schon auf der Ebene der Studentenausbildung zu lehren und es mit der Vermittlung modernen medizinischen Wissens zu kombinieren, war aus der Sicht der Homöopathie ein kluger Schachzug. Einerseits konnte man frühzeitig Nachwuchs rekrutieren, andererseits konnte so dem Vorwurf entgegengetreten werden, homöopathische Ärzte besäßen im Vergleich zu regulären Kollegen eine ungenügende medizinische Ausbildung. Hering verfügte offensichtlich über ausreichend visionäre Kompetenz sowie planerische und Durchsetzungskraft, um seine Vorstellungen weitgehend zu verwirklichen. Die Gegner der Homöopathie mögen ihm dabei das Leben schwer gemacht haben, die besonderen Umstände in Amerika ermöglichten aber sicher einiges, was in Europa niemals zu realisieren gewesen wäre.

Dazu muß man vor allem die im Vergleich etwa zu Deutschland wesentlich günstigeren Bedingungen rechnen, sich im Hochschulbereich institutionell zu etablieren. Constantin Hering hatte es aber nicht nur leichter als seine europäischen Kollegen, eine Medical School neu zu gründen, er lehnte den anderen Weg, nämlich die Aufnahme der Homöopathie in bestehende staatliche Universitäten kategorisch ab. So attackierte er 1860 die Eingaben deutscher Ärzte und Laien an die preussische Regierung, die aufgefordert wurde, der Homöopathie eine Klinik einzurichten.[40] Er fürchtete zum einen, daß staatliche Eingriffe keinen ausreichenden Freiraum für eine unabhängige ärztliche und Lehrtätigkeit lassen würden. Zum anderen sollte sich die Homöopathie nach seiner Ansicht aufgrund ihrer Leistungen

---

[39] In seinen jungen Jahren war Hering stark vom deutschen Protestantismus geprägt, er empfand sogar die Homöopathie als „protestantisch". Ausdrücklich wies er aber darauf hin, daß auch Katholiken und Juden einen wichtigen Beitrag zur Entwicklung der Homöopathie geleistet hätten. Ostner (1860) (Hering publizierte einige Werke unter Pseudonymen wie Ostner oder Wisent, seinem Spitznamen aus Studententagen). In den USA trat er gemeinsam mit seiner Frau zum Swedenborgianismus über. Die heute in Amerika „General Church of New Jerusalem" genannte religiöse Bewegung wurde durch Emanuel von Swedenborg (1688-1772) gegründet, der dem christlichen Glauben Elemente der Kosmologie und der Psychologie hinzufügte.

[40] Hering (1860), S. 1-3.

und nicht durch Einflußnahme „höherer Gewalten" verbreiten. Dafür mußte Hering das Risiko in Kauf nehmen, daß seine Neugründungen ohne weitere institutionelle Anbindung als Teil einer „Subkultur" den Bezug zu modernen Entwicklungen außerhalb der eigenen Methode verlieren könnten.

Daß diese Gefahr bestand, hat Hering offensichtlich gesehen. Zwar hielt er lebenslang unverrückbar an den von Hahnemann formulierten Grundprinzipien der Homöopathie fest und beanspruchte für seine Methode einen geschichtlich gewachsenen Sonderweg in der Medizin.[41] Aber für sich und die ihm anvertrauten Studenten erhob er den Anspruch, das medizinische Wissen seiner Zeit parat zu haben. Bislang ist nicht darüber berichtet worden, daß Hering mit diesem Doppelanspruch Probleme gehabt hätte. Praktisch sein ganzes Leben lang konnte er, ohne mit seinem Gewissen in Konflikt zu kommen, davon ausgehen, daß die Homöopathie, wenn nicht mehr Nutzen, so doch zumindest weniger Schaden bei den Patienten anrichtete. Dazu war die reguläre Medizin seiner Zeit einfach noch zu schlecht.

Die von ihm auch in den modernen naturwissenschaftlichen Methoden ausgebildeten Ärzte mußten jedoch in der Ära nach Hering zwangsläufig in Schwierigkeiten geraten, wenn sie einerseits der Homöopathie treu bleiben sollten, andererseits aber von den neuen Entwicklungen in der orthodoxen Medizin beeindruckt wurden. Die geschilderte „Doppelstrategie" kann man als Herings persönlichen Beitrag zum Aufstieg aber auch zum Scheitern der akademischen Bemühungen der Homöopathie in den USA im 19. Jahrhundert bezeichnen. Wie wir gesehen haben, hat Hering mit seinem Konzept eine Institution geschaffen, die bis heute Bestand gehabt hat. Ihre homöopathische Basis allerdings wurde auf den Inhalt einiger Kisten im Archiv reduziert. Wenn heute der Dekan der Hahnemann University bei offiziellen Anlässen Herings alte Amtskette trägt, ahnt er wohl nicht, daß sie einmal für einen Mann angefertigt wurde, der einer Außenseitermethode zu akademischem Ruhm verhelfen wollte.

---

[41] Hering war der Überzeugung, daß die Wurzeln der Homöopathie in der Medizin der Antike und vor allem bei Paracelsus (1493-1541) zu suchen waren. Er besaß mehr als 200 Publikationen von und über Paracelsus. Hering (1881). Hahnemann schrieb er die Leistung zu, als unabhängiger Denker und Forscher verstreutes Wissen systematisiert und durch Forschungsarbeit praktisch anwendbar gemacht zu haben. Hering (1873), S. 7-10.

Literatur

Bradford, Thomas Lindsley: Homoeopathy in Pennsylvania. In: William Harvey King (Hrsg.): History of Homoeopathy and its Institutions in America. New York 1905, Vol. I.

Bradford, Thomas Lindsley: History of The Homoeopathic Medical College of Pennsylvania, The Hahnemann Medical College and Hospital of Philadelphia. Philadelphia 1898.

Cassedy, James H.: Medicine and American Growth 1800-1860. Madison 1986.

Cassedy, James H.: Medicine in America: A Short History. Baltimore, London 1991.

Coulter, Harris L.: Divided Legacy. A History of the Schism in Medical Thought. Vol. III, Science and Ethics in American Medicine: 1800-1914. Washington 1973.

Faber, Herman: Doctor Constantin Hering - A Biographical Sketch. In: The Journal of the American Institute of Homoeopathy 7 (1915), S. 1395-1402.

Fye, W. Bruce: Nitroglycerin: A Homoeopathic Remedy. Circulation 73, (1986), S. 21-29.

Flexner, Abraham: Medical Education in the United States and Canada. A Report to the Carnegie Foundation for the Advancement of Teaching. Bulletin Number Four . New York 1910.

Fuller, Robert C.: Alternative Medicine and American Religious Life. New York 1989.

Gevitz, Norman: Sectarian Medicine. In: Journal of the American Medical Association 257 (1987), S. 1636-1640.

Gypser, Klaus-Henning: Zur Gründung der Allentown-Akademie vor 150 Jahren. In: Zeitschrift für klassische Homöopathie 29 (1985), S. 246-253.

Gypser, Klaus-Henning: Constantin Hering - Versuch einer Biographie. In: Klaus-Henning Gypser (Hrsg.): Herings medizinische Schriften in drei Bänden. Göttingen 1988.

Haehl. Richard: Samuel Hahnemann. Sein Leben und Schaffen. 2 Bände, Leipzig 1922.

Haller, John S.: American Medicine in Transition 1840-1910. Urbana 1981.

Hering, Constantin: Dissertatio inauguralis: De jamatis psychicis. Theses. Würzburg 1826.

Hering, Constantin: Kurze Bemerkungen. Auszüge aus Constantin Herings Briefen an den Herausgeber. In: Archiv für die homöopathische Heilkunst 14 (1834), S. 89-100.

Hering, Constantin: Die pathologische Anatomie vom unnützen Standpunkte. In: Allgemeine homöopathische Zeitung 30 (1846), S. 321-328.

Hering, Constantin: Erfordernisse zur gerechten Beurtheilung Hahnemann's. In: Hygea 22 (1847), S. 296-300.

Hering, Constantine: The Voluntary System of Medical Education. Philadelphia 1854.

Hering, Constantin: Homöopathische Lehr- und andere Stühle in „Berücksichtigung" der „Corporations- und anderen Autoritäten" des Dr. Alexander Gösche & Co. in Berlin. In: Neue Hauhecheln Nr. 1. Philadelphia 1860.

Hering, Constantin: Antrittsrede des Doctor X. Ypsilon bei Uebernahme der Professur der Homöopathie auf der Universität zu Strassburg im Jahre ****. Leipzig 1873.

Hering, Constantine: Catalogue of a Very Rare and Curious Collection of the Different Editions of the Works of Theophrastus Bombastus Paracelsus. Philadelphia 1881.

Hering, Carl: Chronology of Events in the Life of Constantine Hering. In: Proceedings of the International Hahnemann Association 39 (1918), S. 11-37.

Holmes, Oliver Wendell: Homoeopathy and its Kindred Delusions. Two Lectures Delivered before the Boston Society for the Diffusion of Usefull Knowledge. Boston 1842.

Jütte, Robert: The Professionalization of Homeopathy in the 19th century. In: John Woodward, Robert Jütte (Hrsg.): Historical Aspects of Health Care in European Perspective. Straßburg 1995 (in Druck).

Kaufman, Martin: Homoepathy in America. The Rise and Fall of a Medical Heresy. Baltimore 1971.

Kaufman, Martin: American Medical Education. The Formative Years, 1765-1910. Westpoint 1976.

Kett, Joseph F.: The Formation of the American medical Profession. The Role of Institutions, 1780-1860. New Haven 1968.

King, Lester S.: Medical Sects and Their Influence. In: Journal of the American Medical Association 248 (1982), S. 1221-1224.

King, Lester S.: The Founding of the American Medical Association. In: Journal of the American Medical Association 248 (1982), S. 1749-1752.

Knerr, Calvin B.: Life of Hering. Philadelphia 1940.

Lorenz, Rainer: Musikpädagogik in den ersten 30 Jahren des 19. Jahrhunderts am Beispiel Carl Gottlieb Herings. Mainz 1988.

Marx, Hans Hermann: Wissenschaftliche Medizin oder alternative Heilmethoden - eine Grundsatzfrage. In: Medizinische Klinik 90 (1995), S. 107-112.

Ostner, C.: Anakardium als „Antikritikum". Sendbrief in Betreff der Lehr- u. a. Stühle Hering's wider Goeschen u. Co. In: Neue Hauhecheln Nr. 4. Philadelphia 1860.

Raue, Charles G., Knerr, Calvin B., Mohr, Charles: A Memorial of Constantine Hering. Philadelphia 1880.

Rogers, Naomi: The proper place of Homoeopathy. In: Pennsylvania Magazine of History and Biography 108 (1984), S. 182-186.

Rogers, Naomi: Women and Sectarian Medicine. In: Rima Apple: Women, Health and Medicine in America: A Historial Handbook. New York 1990, S. 477-495.

Rothstein, William G.: American Physicians in the Nineteenth Century, From Sects to Science. Baltimore 1972.

Shafer, Henry B.: The American Medical Profession, 1783-1850. New York 1936.

Shryock, Richard H.: The Advent of Modern Medicine in Philadelphia. In: Yale Journal of Biology and Medicine 12 (1941), S. 715-738.

Tischner, Rudolf: Geschichte der Homöopathie. Leipzig 1932-1939.

Transactions of the American Medical Association, IX (1856).

Warner, John Harley: The Therapeutic Perspective. Medical Practice, Knowledge, and Identity in America, 1820-1885. Cambridge 1986.

Willfahrt, Joachim: Homöopathische Hausarztliteratur des 19. Jahrhunderts als Anleitung zur Selbstmedikation. Zeitschrift für klassische Homöopathie 35 (1991), S. 114-121, 153-159, 194-202 und 36 (1992), S. 62-72.

Wolf, William-Leo: Remarks on the Abracadabra of the Nineteenth Century; or on Dr.Samuel Hahnemann's Homoeopathic Medicine, with Particular Reference to Dr. Constantine Hering's „Concise View of the Rise and Progress of Homoeopathic Medicine". Philadelphia 1835.

Homöopathische Krankenhäuser — Wunsch und Wirklichkeit

Heinz Eppenich

1 Wunschbilder

In den 1790er Jahren wurde die Homöopathie als wissenschaftliche Heilkunst von Samuel Hahnemann (1755-1843) begründet. Nach seiner Habilitation lehrte er von 1812 bis 1821 die neue Heilmethode an der Leipziger Universität und gewann damit seine ersten Schüler. Gleichzeitig griff er die Universitätsmedizin, von ihm als „alte Schule" bezeichnet, so heftig an, daß er sich die Feindschaft der führenden Mediziner Leipzigs zuzog. Hinzu kam schließlich ein schwerer Konflikt mit der Apothekerzunft, weil der pharmazeutisch sehr versierte Hahnemann auf der Selbstabgabe seiner Arzneien beharrte. Die von ihm provozierten Widrigkeiten in Leipzig wurden schließlich so groß, daß er 1821 Leipzig und Sachsen verließ und ins freiere Köthen übersiedelte. Dort blieb er bis zu seinem Umzug nach Paris 1835.

„Man hat überhaupt in Köthen noch kein Krankenhaus", beklagt Hahnemann am 10. Januar 1833 in einem Brief an den preußischen Generalkonsul Dr. Friedrich Gotthelf Baumgärtner (1759-1843). Diesen will Hahnemann mit seinem Schreiben als Gönner für sein Vorhaben gewinnen, in Köthen eine homöopathische Heilanstalt zu gründen. Um das, was er in den letzten vier Jahren seines Lebens „durch 1000 Versuche und Erfahrungen" „Tag und Nacht" erarbeitet habe, an junge Ärzte weiterzugeben, brauche er ein Krankenhaus, „da diese Kenntnisse nicht schriftlich mitgetheilt werden können - man muß es hören, sehen und sich selbst überzeugen".[1]

Hiermit ist also die erste wichtige Funktion eines homöopathischen Krankenhauses genannt: Es soll eine Lehrstätte des neuen Heilverfahrens werden, und zwar unter staatlichem Schutz[2], wie Hahnemann in einem Brief vom 24. April 1831 an seinen Kollegen und Freund Clemens Maria Franz von Bönninghausen (1785-1864) ergänzt:

„Hätten wir nur erst ein homöopathisches Krankenhaus mit einem zur homöopathischen Praxis anleitenden Lehrer daran unter Staats-Schutze [...], so wäre die schnelle Ausbreitung der Kunst und eine solide Bildung junger Homöopathiker auf die Zukunft gesichert."[3]

---

[1] Ein Brief Hahnemann's (1847), S. 43-44.
[2] Was das konkret heißen soll, muß hier offen bleiben. Ausgehend von dem von Michel Foucault untersuchten Zusammenhang zwischen der Sorge des Staates und der „Polizeywissenschaft" bzw. der „Medicinischen Polizey" ließe sich darüber eine längere Betrachtung anfügen. Vgl. Foucault (1993).
[3] Zit. n. Haehl (1922), S. 311.

1828 verleiht Hahnemanns homöopathischer Kollege Gustav Wilhelm Groß (1794-1847) dem Wunsch nach einem homöopathischen Krankenhaus Nachdruck. Im „Archiv für die homöopathische Heilkunst", der 1822 von Hahnemanns Schüler Ernst Stapf begründeten ersten homöopathischen Zeitschrift, schreibt er folgendes:

„Wie nun aber, wenn wir eine Praxis aufstellen könnten, aus deren Bereiche alle jenen Hindernisse der Heilung - sowohl die, welche das Leben der Dürftigkeit, als auch die, welche Luxus, Mode und Verwöhnung bedingt - vollkommen verbannt wären? Würden wir da nicht mit bewundernswerther Sicherheit unsere Heilpläne ausführen? Gewiß, das würden wir. Man gebe dem eingeweihten Homöopathen eine Heilanstalt, und dem allen ist wie mit einem Zauberschlage abgeholfen. [...] So würde das Höchste in der Heilkunst geleistet werden und die Homöopathie sich in ihrer wahren Glorie zeigen."[4]

Die zweite Funktion eines homöopathischen Krankenhauses soll also die weitgehende Ausschaltung der Heilungshindernisse sein. In einem Brief an Bönninghausen teilt Hahnemann am 16. März 1831 mit, er wünsche sich

„ein homöopathisches Krankenhaus ganz zu meiner Disposition [...], um die streitigen Punkte [derArzneiprüfungsresultate] durch eigene Versuche an mehreren Subjekten verificiren zu können. Denn es sind noch viele dunkle und nur halb richtig beobachtete Punkte in den aufgezeichnet vorhandenen Symptomen zu finden, die einer Bestätigung und Berichtigung höchst bedürftig sind. Wer wollte jetzt schon hieraus positive Resultate ziehen?"[5]

Als dritte Funktion eines homöopathischen Krankenhauses ist hier die wissenschaftliche Forschung angesprochen. In der echten, unverfälschten Homöopathie ist diese keineswegs naturwissenschaftlich, also auf Chemie und Physik, ausgerichtet. Vielmehr fordert die homöopathische Methodik, daß der Weg zur gesicherten Materia Medica (Arzneimittellehre) über Prüfung, Prüfungsbestätigung und Verifikation geht, d.h. die bei den Arzneiprüfungen an Gesunden sich zeigenden Krankheitssymptome müssen durch Nachprüfungen bestätigt und durch die Behandlungserfolge gesichert werden. Dazu bedarf es eines Feldes der genauen Beobachtung.

Mittlerweile hatte sich längst herausgestellt, daß in Köthen Hahnemanns Krankenhauswunsch nicht zu verwirklichen war, und aus Anlaß von Hahnemanns goldenem Doktorjubiläum 1829 war zur Errichtung einer Leipziger homöopathischen Heil- und Lehranstalt der „Verein zur Beförderung und Ausbildung der homöopathischen Heilkunst" gegründet worden, der drei Jahre später den Namen „Homöopathischer Zentralverein" erhielt - aus ihm ging schließlich der heute bestehende DZVhÄ (Deutscher Zentralverein homöopathischer Ärzte) hervor. Ab 1832 zeigte er einen zunehmenden Riß, der sich mitten durch das aus acht Mitgliedern bestehende Direk-

---
[4] Groß (1828), S. 26 und 28.
[5] Institut für Geschichte der Medizin der Robert Bosch Stiftung, Bestand A 817.

torium zog. Dieser Verein war der Eigentümer des künftigen homöopathischen Krankenhauses in Leipzig und hatte seiner Satzung gemäß den Direktor und die Inspektion der Anstalt zu bestimmen. Kurz vor der Eröffnung des Krankenhauses veröffentlichte Hahnemann am 3. November 1832 im „Leipziger Tageblatt" ein schmähendes „Wort an die Leipziger Halb-Homöopathen" und brachte damit den schon längst schwelenden Streit zwischen den sogenannten „reinen Homöopathen" und den sogenannten „freien Homöopathen" an die Öffentlichkeit.

In seiner pathetischen und aggressiven Ermahnung zählt Hahnemann all die „Quacksalbereien" auf, „an deren Beigebrauch zu homöopathischen Verordnungen man den sich beliebt machen wollenden Krypto-Homöopathiker erkennt", und fordert:

„Entweder seyd ehrliche, des Bessern noch unkundige Allöopathen[6] alter Zunft, oder reine Homöopathiker zum Heile Eurer leidenden Menschenbrüder!"[7]

Hahnemann sah die von ihm geschaffene und noch junge Heilmethode durch Verwässerung gefährdet. Seine heftige Reaktion schürte allerdings den Widerstand aus den eigenen Reihen gegen ihn.

Zur Hahnemann-Opposition, deren Organ vor allem die 1832 gegründete „Allgemeine Homöopathische Zeitung" wurde, gesellte sich auch Friedrich Rummel (1793-1854), Mitherausgeber dieser Zeitung. Fast ein Jahrzehnt später bekennt er aber:

„Es thut mir wahrhaft leid, daß ich erregt durch den Unbill, den Hahnemann gegen einige seiner besten Schüler häufte, früher in dem Kampfe für eine Mischlingsmethode Partei nahm. Hahnemann hatte ganz Recht, wenn er die Sache dem einzelnen Arzte nachsehen wollte, der aus Mangel an Erfahrung die allopathische Beihülfe bisweilen herbeirief, daß er aber die Vertheidigung dieser Procedur durch wissenschaftliche Gründe streng verdammte. Dies ist wenigstens der Sinn seiner heftigen Opposition, und in diesem Sinne erkenne ich, hatte er Recht; es ist um den Ausbau unserer Wissenschaft geschehen, wenn wir bei jedem Falle, wo es nicht sogleich nach Wunsche geht, zur allopathischen Behandlung greifen, wir erfahren da nie, was die Homöopathie eigentlich leisten kann, und wir lernen nie die eigentlichen Schwächen der neuen Methode durch veränderten Technicismus und durch die Auswahl richtiger Mittel verbessern."[8]

---

[6] Allöopathen, auch Allopathen genannt, sind diejenigen, die eine andere Behandlungsmethode propagieren und anwenden als die Homöopathie. Alle nichthomöopathischen Behandlungsmethoden werden unter dem Begriff Allöopathie bzw. Allopathie zusammengefaßt.

[7] Hahnemann (1832).

[8] Rummel setzt an dieser Stelle seine Ausführungen mit einer Kritik an der „spezifischen" Methode Griesselichs fort (vgl. den Beitrag von Faber in diesem Band): „Es ist doch wahrlich nichts zu lernen, wenn [...] Griesselich erst homöopathisch, dann allopathisch behandelt, und endlich zum Phosphor in starken Dosen zurückkehrt, statt von Anfang an die Krankheit mit homöopathischen Mitteln

Damit ist die vierte Funktion eines homöopathischen Krankenhauses genannt: Hahnemann fordert die konsequente Ausübung einer unvermischten Homöopathie. Diese Funktion ist die wichtigste und die Voraussetzung für alle anderen.

Der große Traum von homöopathischen Krankenhäusern wurde in mehreren Homöopathengenerationen geträumt.[9] Was konnte verwirklicht werden?

Die Wirklichkeit ist vielschichtig und schillernd, und mehrschichtig sind somit auch die Figuren des Scheiterns und des Erfolgs homöopathischer Krankenhäuser.

Im nun folgenden zweiten Teil wird zunächst in vier Kapiteln am Beispiel einiger ausgewählter Kliniken[10] das Scheitern in Deutschland anhand verschiedener Maßstäbe und auf verschiedene Bedingungen hin analysiert. Den Ausgangspunkt bildet die von Hahnemann selbst vorgegebene Norm, denn im Unterschied zu den Krankenhäusern der Universitätsmedizin muß das Scheitern homöopathischer Kliniken in einem wesentlichen Maße an der Therapiemethode selbst gemessen werden.

Wer einfache Formeln liebt, würde es vielleicht damit bewenden lassen. Doch es schließen sich noch weitere Kapitel an. In den beiden nächsten wird an zwei Gegensatzpaaren gezeigt, daß die Maßstäbe für den Erfolg nicht eindeutig sind. Und wo das Scheitern eindeutig ist, lassen sich nicht unbedingt die Bedingungen dafür klar darlegen. Im Schlußkapitel schließlich wird die Eignung der Homöopathie für das Krankenhaus und werden damit die Wunschbilder Hahnemanns und gleichgesinnter Homöopathen grundlegend auf ihre Realisierbarkeit im gesellschaftlichen Zusammenhang hin in Frage gestellt.

---

consequentrichtig zu behandeln und die gepriesene specifische Methode bei Seite liegen zu lassen. Da liegt der Fehler und Rückschritt, der die Ärzte zu allopathischen Hülfsmitteln treibt, der sie zu immer massiveren Dosen greifen lehrt [...] und ihnen Klagen über die Unzulänglichkeit der Homöopathie auspreßt. Sie haben die Homöopathie bei Seite geschoben und die neueste specifische Methode an deren Stelle gesetzt, eine ganz charmante, neue Erfindung, wenn sie nur wahr wäre." (Rummel [1841/42], S. 250-251.)

[9] Zum Beispiel 1833 von Joseph Attomyr (1807-1856) in München: „Als ich in die Nähe von München kam, setzte ich mich vorne heraus zum Conducteur und sah von weitem 2 neue, schöne colossale Gebäude. So sehr mich das eine davon erfreute, so sehr betrübte mich das andere; der Conducteur sagte, eins sei die Pinacothek, das andere eine catholische Kirche. Wie viel homöopathische Spitäler, dachte ich, könntest Du aus einem dieser Gebäude errichten!" (Attomyr [1833a], S. 53.) Zum Beispiel auch 1918 von Friedrich Gisevius (1867-1945) in Berlin: „In [der] Exkludierung liegt unser Zukunftsprogramm. Auf uns gestellt haben wir die Pflicht und das Recht, unseren geistigen Schatz zu behüten und zu wahren. [...] Wir müssen arbeiten am Ausbau [von] Polikliniken [...], müssen unsere Krankenhauspläne fördern. Ganz besonders wichtig ist es aber, an der Menge und Güte unseres Nachwuchses eifrig zu arbeiten. (Gisevius [1918/19], S. 122.)"

[10] Über weitere homöopathische Krankenhäuser siehe Eppenich (1995).

2 Die Wirklichkeit

2.1 Leipzig und Stuttgart: Scheitern an der Verwässerung der Homöopathie

Hahnemanns heftige Attacke gegen die von ihm so genannten „Bastard-" oder „Halbhomöopathen" richtete sich vor allem gegen den Zentralvereinsvorsitzenden Moritz Müller (1784-1849), der der erste Leiter des ersten deutschen homöopathischen Krankenhauses wurde - ohne sich dazu gedrängt zu haben. Er war eine durchaus integre Arztpersönlichkeit, aber nach Hahnemanns Verständnis schickte er sich an, als Verwässerer und damit Totengräber der Homöopathie hervorzutreten. Der Begründer der Homöopathie sah die Selbstbehauptung seines Heilverfahrens gefährdet, das schon längst von den allöopathischen Ärzten sowie den Behörden, also den einflußreichen Konkurrenten und den maßgeblichen Institutionen, angefeindet wurde. Er sah sein Lebenswerk, eine sichere Heilmethode zu schaffen, nun auch von innen her bedroht.

Hahnemanns Rede von „Halbhomöopathen" und „Bastardhomöopathen" nur als Beschimpfung zu verstehen, ist oberflächlich. Diese Rede nennt vielmehr einen genau gesehenen Sachverhalt. Die therapeutische Praxis in dem am 22. Januar 1833 mit 24 Betten eröffneten Krankenhaus in Leipzigs Glockengasse 1 bestätigte Hahnemanns Befürchtung. Die von Müller überlieferten Krankengeschichten vermitteln den Eindruck, daß vor allem unsicher, oberflächlich probierend behandelt wurde und die „Bastardhomöopathie" sich aus dieser Unsicherheit ergab. Für die oftmals häufigen Wechsel in den Verordnungen zeigen die angeführten Symptome keineswegs klar das jeweils verabreichte Mittel an. An den von Hahnemann selbst aufgestellten und heute noch gültigen Maßstäben gemessen, zeigt die Wahl der homöopathischen Mittel viele Mißgriffe.

Mit Blick auf die Fallgeschichten kann Hahnemanns Vorwurf der „Bastardhomöopathie" als gerechtfertigt gelten, denn Reinigungs-, Ableitungs- und Ausscheidungsverfahren, denen der Begründer der Homöopathie definitiv eine Absage erteilt hatte, ergänzten die homöopathische Arzneitherapie oder ersetzten sie sogar (zeitweise). Doch handelte es sich dabei keineswegs um Roßkuren[11] nach Art der allöopathisch behandelnden Kollegen, die oft eine Gesundheitszerrüttung hinterließen oder Patienten zu Tode brachten. Müller praktizierte nicht nur von seinem Selbstverständnis her, sondern auch in Wirklichkeit eine erheblich andere Medizin als die damalige offizielle Medizin, die ihre drastischen Methoden zudem auf kein einheitliches Lehrfundament gründete. Allerdings vollzog er im Unterschied zu Hahnemann ausdrücklich nie die klare Trennung zu dem, was heute als Erfahrungs- und Naturheilkunde bezeichnet wird und wissenschaftliche

---

[11] Vgl. den Beitrag von Kannengießer in diesem Band.

Ansätze einbezieht, die der homöopathischen Wissenschaft unangemessen sind. Moritz Müller legte die Leitung der Klinik bereits nach einem dreiviertel Jahr nieder. In der Folgezeit wechselten mehrfach die leitenden Ärzte. Auch ein Hochstapler mischte sich für einige Monate darunter. 1842 mußte das Krankenhaus vor allem wegen Finanzierungsschwierigkeiten schließen. Eine Poliklinik (Klinik für ambulante Krankenbehandlung) blieb dann noch für mehr als ein Jahrhundert bestehen (1842-1943).

Hahnemanns Wunsch einer unverfälschten Homöopathie mit der ihr angemessenen wissenschaftlichen Forschung konnte also, wie er es selbst vorausgesehen hatte, im ersten deutschen homöopathischen Krankenhaus nicht verwirklicht werden. Auch als Lehranstalt taugte das Leipziger Krankenhaus nicht viel.[12]

Zwei Generationen später, am 1. Juli 1888, wurde eine neue homöopathische Bettenklinik, wie die erste ebenfalls Eigentum des Zentralvereins, in gleicher Größenordnung (24 Betten) in der Leipziger Sidonienstraße 44 eröffnet. Bis zur Schließung am 1. November 1901, die wieder aus Geldmangel erfolgte, gab es mehrere leitende Ärzte. Der letzte war Hans Wapler (1866-1951), der dann noch einige Jahrzehnte lang die Poliklinik bis zu ihrer Zerstörung durch einen Fliegerangriff im Zweiten Weltkrieg weiterführte.

Wapler schuf in den 1890er Jahren die sogenannte „naturwissenschaftlich-kritische Homöopathie", die er rückblickend in unangemessen vereinfachender Weise Moritz Müller und den „freien Homöopathen" aus der Zeit des ersten homöopathischen Krankenhauses überstülpte.[13] Die „naturwissenschaftlich-kritische" Richtung zeichnet sich vor allem durch drei Merkmale aus: erstens ein allgemein naturwissenschaftliches Verständnis von Medizin, zweitens die bevorzugt organspezifische, an der pathologischen Anatomie orientierte Ausrichtung der Mittelwahl und drittens die ausschließliche und dogmatisch vertretene Verwendung von niedrigen Potenzen[14]. In der ersten Hälfte des 20. Jahrhunderts war Wapler

---

[12] Näheres hierzu in Eppenich (1995).
[13] Zweifellos wurde der Boden für die „naturwissenschaftlich-kritische" Ideologie in den 1830er Jahren bereitet, besonders 1836, als der Dresdner homöopathische Arzt Paul Wolf (1795-1857) seine „Achtzehn Thesen für Freunde und Feinde der Homöopathik" vorlegte (Erstveröffentlichung des vollständigen Textes in Archiv für die Homöopathische Heilkunst 16, 1 [1837], S. 1-51) und sein Kollege Bruno Albert Vehsemeyer (1807-1871) für die auch heute noch verwendete D-Potenzierungsskala eintrat (beschrieben in Hygea 4 [1836], S. 547-550). Vehsemeyer bekannte sich zu den „Spezifikern" (vgl. Fußnote 8), die neben den „freien Homöopathen" nach Waplers Verständnis gleichsam zu den Wurzeln der „naturwissenschaftlich-kritischen Richtung" gehören.
[14] Hahnemann hatte festgestellt, daß bei Arzneimitteln, die nach Symptomenähnlichkeit gewählt sind, die üblichen Gaben zu (Erst-)Verschlimmerungen führen können. Deshalb ging er zu kleineren Gaben über, die durch Verdünnen und wirkungssteigerndes „Potenzieren" mittels Verreiben oder Verschütteln hergestellt werden.

maßgeblich daran beteiligt, die Vormachtstellung dieser von Hahnemann wegführenden Richtung innerhalb der Homöopathie in Deutschland zu verfestigen. Mit Beginn der 1920er Jahre machte sich Wapler erfolgreich ans Werk, die Allgemeine homöopathische Zeitung „zum unabdingbaren Sprachrohr der naturwissenschaftlich-kritischen Richtung umzugestalten" (Wapler)[15]. Sein erklärtes Ziel war die schließliche „Eingliederung" der Homöopathie in die naturwissenschaftlich-technische Medizin, die er „die Gesamtmedizin" nannte.[16]

So scheiterte Hahnemanns Wunschbild einer klinischen Forschungs- und Lehrstätte für die unverfälschte Homöopathie nicht nur im ersten homöopathischen Krankenhaus Leipzigs, dessen Gründung und Schließung er selbst noch miterlebte, sondern ebenso im zweiten, das mit der bereits dort propagierten Methodik im darauffolgenden Jahrhundert die Homöopathie in Deutschland weitgehend bestimmte.

Nach dem Ersten Weltkrieg rückte Stuttgart zur zweiten Metropole der „naturwissenschaftlich-kritischen Richtung" auf, und spätestens nach dem Zweiten Weltkrieg, nach der Zerstörung der Leipziger Poliklinik mitsamt ihrer großen Bibliothek 1943 und dem Verbot der Homöopathie in der sowjetisch besetzten Zone, wurde die schwäbische Hauptstadt zum Mittelpunkt der Homöopathie in Deutschland und damit auch der „naturwissenschaftlich-kritischen Richtung".

1940 wurde das Robert-Bosch-Krankenhaus mit 300 Betten[17] als größtes deutsches homöopathisches Krankenhaus eröffnet. Angesichts der klinisch vielfältigen Therapieausrichtung und des zugleich naturwissenschaftlichen Homöopathieverständnisses ist zu fragen, ob die Homöopathie in diesem Unternehmen je die Chance hatte, sich in ihrer Eigenständigkeit dauerhaft zu behaupten. Seit der Standortverlegung und dem Neubau des Robert-Bosch-Krankenhauses 1973 bleibt die Homöopathie dort völlig außen vor.

2.2 Berlin und Leipzig: Scheitern an der Macht der Homöopathiegegner

Blicken wir vom Ende der Homöopathie im Robert-Bosch-Krankenhaus anderthalb Jahrhunderte zurück. Bereits in den frühen 1820er Jahren kam die Homöopathie in Berliner Krankenhäusern zur Anwendung. 1821 führten Ernst Stapf (1788-1860) und Wilhelm Eduard Wislicenus (1797-1864) unabhängig voneinander auf Veranlassung des preußischen Kriegsministers im Berliner Garnisonslazarett durchaus erfolgreiche Behandlungsversuche mit der Homöopathie durch. Von seiten der allöopathischen Ärzte wurde dagegen intrigiert.[18]

---

[15] Wapler (1939), S. 10.
[16] Wapler (1931).
[17] Hahn (1940).
[18] Näheres dazu in Eppenich (1995), Kap. 4.2.

Das preußische Königshaus war, wie auch andere Königshäuser (Hannover, Württemberg), der Homöopathie zugetan. Doch bei den allöopathischen Ärzten und den Behörden stießen homöopathische Belange im allgemeinen auf Hindernisse. So scheiterten verschiedene Versuche, in Berlin eine homöopathische Krankenhausmedizin in unmittelbarer Berührung mit und in Abhängigkeit von der allöopathischen „Staatsmedizin"[19] zu etablieren. Die Gründung eines selbständigen homöopathischen Krankenhauses war in Berlin in diesen Jahrzehnten ohnehin nicht möglich. Beispielsweise scheiterten 1844 die Verhandlungen, die der für eine zu gründende Klinik bereits gewählte künftige ärztliche Direktor Melicher (gestorben 1853) mit dem Ministerium führte, an der Bedingung, die Aufnahme der Kranken müßte von der Entscheidung einer vom Ministerium einzusetzenden Kommission von allöopathischen Ärzten abhängig gemacht werden.

In Leipzig war die Entwicklung zu dieser Zeit zwar schon weiter, aber die Widrigkeiten von seiten der Staatsmacht waren nicht gering. Der Leipziger Stadtphysikus Johann Christian August Clarus (1774-1854), einer der schärfsten Gegner der Homöopathie, versuchte, die planmäßige Eröffnung des ersten homöopathischen Krankenhauses zu verhindern, indem er bei der Bedenklichkeitsdiskussion vier Punkte bemängelte, von denen Moritz Müller drei entschieden widerlegen und einen entkräften konnte.[20] Dennoch blieb danach die Angelegenheit unerledigt, bis am 22. Januar 1833 die Klinik ohne erfolgte ortsbehördliche Genehmigung eröffnet wurde. Das letzte Machtwort sprach schließlich der Leipziger Magistrat, indem er Müller mit einer Geldstrafe von 11 Talern belegte. Mit Zwangseintreibung bedroht, zahlte Müller den Betrag aus eigener Tasche, nachdem vom Direktorium der Klinik eine Übernahme der Zahlung aus der Anstaltskasse ablehnt worden war - obwohl es die Eröffnung beschlossen hatte.

Trotz der eigenen, inneren Querelen[21] konnte das Krankenhaus über Jahre bestehen bleiben. Die Schließung erfolgte aus Geldmangel. Erst 1837 wurde bei der Landtagsversammlung auf ein Gesuch hin die Unterstützung von jährlich 300 Talern aus der Staatskasse bewilligt, vorübergehend sogar von 600 Talern (1840).[22] Die jährlichen Ausgaben betrugen mindestens 2000 Taler, wovon die Kranken etwa 600 bis 800 Taler jährlich deckten und der

---

[19] Seckt (1891), S. 125.
[20] Näheres dazu in Eppenich (1995), Kap. 4.1.
[21] Auch mit dem Pflegepersonal gab es Schwierigkeiten. Ausführlicher beschrieben in Attomyr (1834), S. 58-59.
[22] Die Frage, ob der Staat oder die Kommune, wenn nicht rechtlich, wenigstens moralisch verpflichtet ist, Krankenhäuser zu unterstützen, anstatt sich hinter harten Rentabilitätsrechnungen zu verschanzen, kann hier aus Platzgründen nicht erörtert werden. Zu den Behandlungsstatistiken der homöopathischen Krankenhäuser siehe Eppenich (1995), Kap. 9.1.

Rest durch Spendengelder aufgebracht werden mußte. Das Gehalt des „dirigirenden" Arztes wurde 1837 angesichts der Finanzmisere von 400 auf 200 Taler herabgesetzt.[23]

Das zweite homöopathische Krankenhaus in Leipzig erhielt gar keine finanzielle Unterstützung von seiten des Staates. Auch diese Klinik scheiterte an ihren ungelösten Finanzierungsproblemen. Diese stehen unter anderem in engem Zusammenhang mit der Ächtung der Homöopathie durch die Männer in den gesellschaftlichen Schlüsselpositionen.

2.3 Leipzig und München: Scheitern an organisatorischen Mängeln

„Es fehlt den wissenschaftlichen Deutschen vielleicht der richtige Corpsgeist, jedenfalls aber der nöthige Geschäftsgeist zu solchen Unternehmungen", behauptete ein Homöopath aus Boston/USA.[24] Die Nordamerikaner hatten immerhin zu dieser Zeit die Homöopathie und ihre Krankenhäuser zu einer in Deutschland nie erreichten Blüte gebracht.[25] Wieweit das im Sinne Hahnemanns war, müßte noch eigens untersucht werden.

Die fehlerhafte Organisation in beiden Leipziger Kliniken mag dem Zentralverein, dem Eigentümer dieser Häuser, anzulasten sein. Auf der Jahresversammlung des Zentralvereins 1899 kam eine scharfe Kritik von dem früheren Schriftleiter der „Allgemeine[n] Homöopathische[n] Zeitung" Karl Max Hädicke (1860-1923). Weder habe man, wie von ihm gefordert, die

---

[23] Der Betrag von 400 Talern lag weit über dem Durchschnittseinkommen von Grundschullehrern und an der unteren Grenze von dem, was Hochschulordinarien verdienten. Das Existenzminimum einer fünfköpfigen Familie wurde auf 250 Taler geschätzt. (Wehler [1987], S. 487 und 517.) Für dirigierende Krankenhausärzte war es durchaus üblich, noch eine andere bezahlte Tätigkeit auszuüben. In vielen Fällen wurde die Arbeit des leitenden Arztes überhaupt nicht entlohnt. Entweder erfolgte sie dann innerhalb einer Dienstaufgabe, wie bei den Kreis- und Distriktärzten, oder ehrenamtlich. (Goerke [1976].) So verzichtete noch Jahrzehnte später Victor Schwarz im Berliner homöopathischen Krankenhaus (1904-1915) auf ein Honorar und verdiente sich seinen Lebensunterhalt mit einer umfangreichen Privatpraxis, die er neben dem Krankenhausdienst betrieb. Vorher hatte Wapler als leitender Arzt des Leipziger Krankenhauses (1900-1901) bei gleichzeitiger Tätigkeit als zweiter Arzt der Poliklinik mit seinem jährlichen Gehalt von 4000,- Mark zu den 2% Spitzenverdienern im gesamten Deutschland gehört. (Vgl. hierzu Fischer [1985], S. 387.) Die ärztlichen Leitungspositionen in den städtischen Krankenhäusern Berlins waren zu dieser Zeit aber noch deutlich höher dotiert. (Vgl. Pelz [1982], S. 32-33.) Um die Frage nach unentgeltlicher oder bezahlter Tätigkeit des Klinikleiters gab es übrigens schon eine Auseinandersetzung zu Beginn des ersten homöopathischen Krankenhauses in Leipzig (vgl. dazu Eppenich [1995], Kap. 4.1).

[24] Sitzungsberichte des Berliner Vereines homöopathischer Aerzte (1902), S. 346.

[25] Siehe dazu den Beitrag von Schüppel in diesem Band.

Krankengelder noch die Beiträge erhöht. Der Zentralverein habe immer versagt und werde auch weiter versagen.[26] Darüber empört sich drei Jahrzehnte später der Chronist des Zentralvereins Erich Haehl: „Und statt Einmütigkeit und geschlossener Zusammenraffung aller Kräfte machte sich wieder der Geist zersetzender Kritik breit!"[27]

Bereits im ersten Leipziger Krankenhaus wurden Fehler in der Finanzwirtschaft deutlich. Die Spender erhielten nämlich weder Quittungen noch Berichte über die Heilerfolge und damit auch keine Anstöße für weitere Spenden.

Im Verlauf der Verhandlungen bei der bereits erwähnten Landtagsversammlung 1837 wies ein Abgeordneter darauf hin, es existiere „in ganz Deutschland nicht ein Hospital, das sich aus eignen Mitteln erhält, wenn nicht große Stiftungen [...] ihm unterliegen".[28] Auch dem homöopathischen Krankenhaus in Leipzig unterlag keine große Stiftung.

Das zwanzig Jahre lang bestehende homöopathische Spital in München (1859-1879) unter der ärztlichen Leitung von Joseph Buchner (1813-1879) und Max Quaglio (1828-1912) erwarb sich einen guten Ruf und hatte keine Schwierigkeit mit der Finanzierung.[29] Das Geld von privaten Spendern floß reichlich. Unter den Förderern waren auch Mitglieder der Königsfamilie wie z.B. König Ludwig II. (1845-1886) und seine Mutter. Insofern war das Unternehmen ein Erfolg. Gescheitert ist aber der Fortbestand des Spitals, und zwar unerwartet. Nach dem Tod Buchners kam es zur durchaus vermeidbaren Schließung des Krankenhauses infolge der zu starken Privatisierung des Grundeigentums mit familiärer Beteiligung; man hatte versäumt, es rechtzeitig in den Besitz eines längst für Spitalangelegenheiten gegründeten Vereins zu überführen. Zur Überraschung Quaglios, der die Leitung des Spitals hätte übernehmen können, stellte sich bei der Testamentseröffnung heraus, daß das Krankenhaus nicht nur auf Buchners Namen, sondern bereits seit einigen Jahren auch auf den Namen seiner Frau als Miteigentümerin eingetragen war. Dies war geschehen, obwohl sich zu Buchners Lebzeit ein homöopathischer Spitalverein mit 360 Mitgliedern gebildet hatte. Die Buchner-Erben entließen möglichst bald alle Patienten und verkauften das Haus für eine gute Summe. Obendrein forderte die Buchner-Witwe das Spitalvermögen, allerdings vergeblich. Mittlerweile war nämlich ein Verein mit dem Namen „Homöopathischer Spitalverein in München" auf der Grundlage der Statuten gegründet worden, die Buchner bereits 1859 der königlichen Regierung von Oberbayern zur Annahme vorgelegt hatte. Wäh-

---

[26] Waszily (1899), S. 263.
[27] Haehl (1929), S. 96. Erich Haehl, Sohn des Hahnemann-Biographen Richard Haehl, war später wie Wapler bekennender Nationalsozialist und steht somit in Verdacht, überhaupt einer Abschaffung der Kritik das Wort zu reden.
[28] Verhandlungen (1840), S. 317.
[29] Buchner und Quaglio verzichteten übrigens wie viele andere ihrer Mitarbeiter in der Klinik auf ein Honorar (vgl. Fußnote 23).

rend der alte Verein keine Korporationsrechte besaß, bemühte sich sein Nachfolger sofort erfolgreich um diese und konnte somit das Spitalvermögen sicherstellen.

Vier Jahre später wurde am 1. November 1883 unter der ärztlichen Leitung von Quaglio ein neues homöopathisches Spital mit zunächst elf Betten eröffnet. Eine Schenkung der Prinzessin Julie zu Oettingen-Wallerstein (1807-1883)[30] begründete zusammen mit dem alten Spitalfonds die „Stiftung homöopathisches Spital". Damit wurde von vornherein die Gefahr gebannt, daß dieses Krankenhaus in ähnlicher Weise plötzlich verschwindet wie sein Vorgänger. Dieses Krankenhaus konnte auch, nach einem vorher erfolgten Neubau, unbeschadet den Ersten Weltkrieg überdauern.

2.4 Berlin und Stuttgart: Scheitern am Krieg

Am Ersten Weltkrieg scheiterten dagegen zwei homöopathische Krankenhäuser in Deutschland. Das erste wurde 1904 in Berlin eröffnet. Bis dahin war es nicht gelungen, in der deutschen Metropole die Homöopathie im klinischen Rahmen zu etablieren. Eigentümer dieses Krankenhauses waren die nach ihrem Gründer Carl Ferdinand Wiesike (1798-1880) benannte Stiftung und ein unabhängig von der Stiftung gegründeter Verein mit der Bezeichnung „Berliner homöopathisches Krankenhaus E.V.". Unter der Leitung des versierten und chirurgisch ausgebildeten Klinikers Victor Schwarz (1868-1915) war das Berliner 50-Betten-Krankenhaus in Großlichterfelde auch eine Lehranstalt, die Schwarz als „unsere Universität" bezeichnete.

In den ersten fünf Jahren ihres Bestehens wurden dort 22 Ärzte ausgebildet. Schwerpunkt war in dieser Klinik die Chirurgie, wobei die Vor- und Nachbehandlung homöopathisch erfolgte. Hier wurde die naturwissenschaftliche, organspezifische Ausrichtung Leipzigs fortgesetzt. Schwarz bekam deshalb von manchen Seiten den Vorwurf, er mache keine reine Homöopathie mehr. Insofern erfüllte sich hier nicht das Wunschbild Hahnemanns. Schwarz fügte sich bedenkenlos in die allgemeine Entwicklung der Medizin ein, die naturwissenschaftlich dominiert war. Den „Zeichen der Zeit" folgend machte er das Krankenhaus mit Chirurgie und Geburtshilfe attraktiv. Konkurrenzfähig mit den städtischen Krankenanstalten wurde es allerdings nicht, weil ihm die öffentlichen Zuschüsse fehlten.

Wirtschaftlich gescheitert ist das Unternehmen aber am kostenintensiven Krieg. 1914 wurde das Krankenhaus teilweise in ein Rot-Kreuz-Lazarett ungewandelt. Konnte bisher die Finanzlage dieser sich rein aus privaten Mitteln erhaltenen Klinik einigermaßen im Gleichgewicht gehalten werden,

---

[30] Nach einer Auskunft von Herrn Dr. Sponsel, Fürstliches Archiv Harburg.

so wurde es nun unmöglich, die Kosten des Lazaretts durch die freiwilligen Eingänge zu decken. 1917 mußte das Haus aus Geldmangel geschlossen werden.

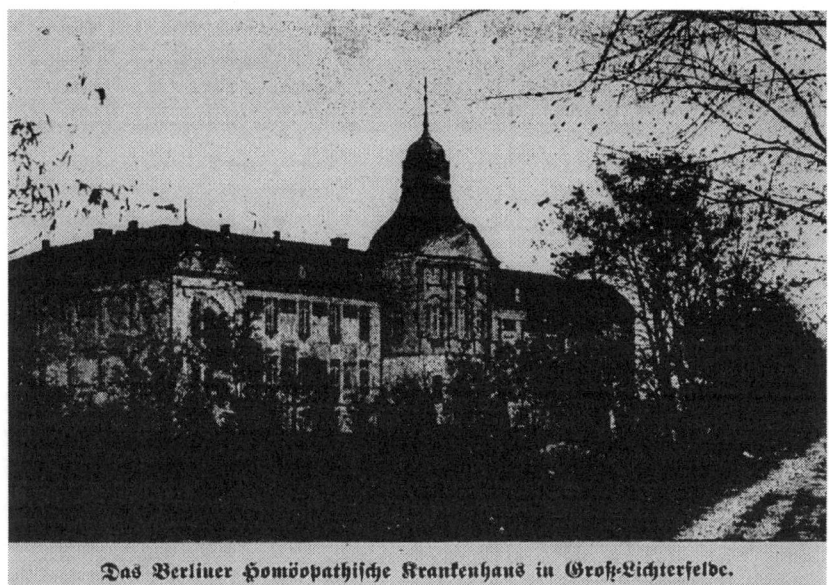

Abb. 63: Berliner homöopathisches Krankenhaus, Wiesikestiftung. (Quelle: Homöopathische Rundschau 3 [1905], S. 4)

Derselbe Krieg, der das Berliner Krankenhaus zugrunde gehen ließ, verhinderte den bereits begonnenen Prachtbau eines vielversprechenden, rein homöopathischen Krankenhauses in Stuttgart (im Trauberg). Der Industrielle Robert Bosch (1861-1942) hatte dafür 3 Millionen Reichsmark gestiftet (siehe Abb. 64, S. 328). Der 1915 begonnene Krankenhausbau mußte nach kurzer Zeit wegen eines kriegsbedingten allgemeinen Bauverbots eingestellt werden und konnte nach dem Krieg vor allem wegen der inflationären Geldentwertung nicht fortgeführt werden.[31] Zwar richtete man 1921 in einem großen ehemaligen Wohngebäude ein Behelfskrankenhaus ein, doch zeigte sich hier bereits die Anpassung an die übrige Medizin. Bis zur Eröffnung des Robert-Bosch-Krankenhauses 1940 hatte Bosch einen Gesin-

---

[31] Noch zu Kriegsende äußerte der Berliner homöopathische Arzt Friedrich Gisevius seinen vom Geist der Utopie erfüllten Tagtraum: „Wir haben unser Krankenhaus in [Berlin-]Lichterfelde schließen müssen, wir haben es verkauft. [...] Dagegen hören wir Engelsschalmeien erklingen aus Stuttgart, wo ein gewaltiges Rinascimento [eine gewaltige Wiedergeburt] des Lichterfelder Krankenhauses erstehen soll." (Gisevius [1918/19], S. 114 und 115.)

nungswandel vollzogen: Von der reinen Homöopathie wechselte er zu einer medizinischen Polypragmasie (Vielfalt an therapeutischen Methoden) - von einem ursprünglich vorgesehenen „Haus des Kampfes"[32] für die Sonderaufgabe der Homöopathie zu einer Klinik, die er schlechthin „auf biologische Heilverfahren umstellte".[33] Insofern ist das erste von Bosch geplante homöopathische Krankenhaus mehr als nur wirtschaftlich am Krieg gescheitert. Es wäre vielleicht - das muß Spekulation bleiben - der Verwirklichung der Hahnemannschen Wunschbilder am nächsten gekommen.

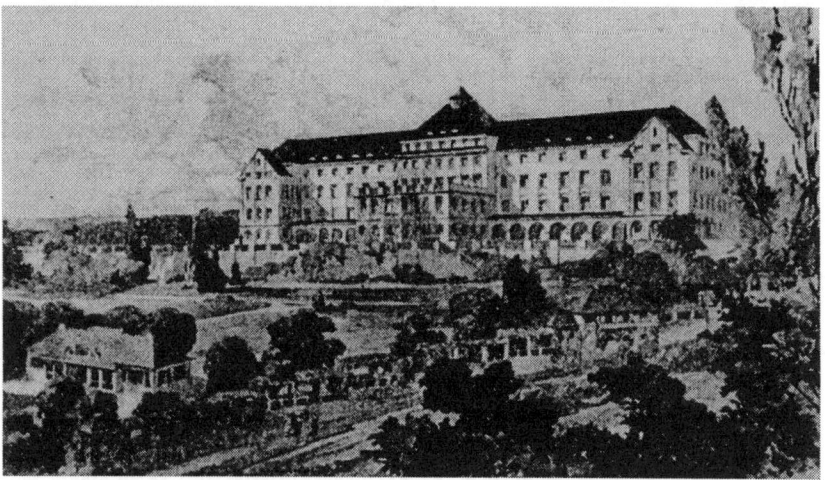

Abb. 64: Projektive Ansicht des nicht gebauten Stuttgarter homöopathischen Krankenhauses. (Quelle: Homöopathische Monatsblätter 39 [1914], S. 103)

2.5 Stuttgart gegen München: groß gegen klein

Dem 1883 gegründeten Münchner Spital konnten alle Kriege nichts anhaben. Angriffe anderer Art erfolgten aber aus der schwäbischen Landeshauptstadt. 1895 war aus Stuttgart folgende Kritik zu vernehmen:

„Wie wenig man mit vielem Geld zu stande bringen kann, zeigt wieder der Bericht des homöopathischen Spitalvereins in München!

36 Kranke wurden im homöopathischen Spitale im Jahre 1894 behandelt! [...]

Da ist es denn kein Wunder, wenn die Homöopathie in München, die gerade dort so brilliant dastund, als in den Jahren 1833/34 die Cholera ihren Einzug hielt[34], immer mehr in Vergessenheit kommt!

---
[32] Robert Bosch, zit. n. Heuss (1946), S. 601.
[33] Heuss (1946), S. 604.
[34] Diese zeitliche Angabe ist nicht korrekt. 1836 erlebte München eine Choleraepidemie, und das erste deutsche homöopathische Choleraspital bestand seine Be-

Es fehlt eben ein Laienverein, der nach der Sache sieht, und das ca. 140000 M[ark] betragende Vermögen des homöopathischen Spitalvereins mehr im Interesse der Homöopathie zu verwenden versteht, als die mit Arbeit überlasteten Herren Doktoren!"[35]
Drei Jahre später wurde diese Kritik fortgesetzt:
„Es ist zu bedauern, daß man dort das Prinzip nicht aufgibt, auch unheilbare Sieche und zwar auf Lebensdauer aufzunehmen, denn dadurch wird in dem kleinen Hause der Platz für heilbare Kranke weggenommen und damit auch der Homöopathie die Gelegenheit, ihre Leistungsfähigkeit für weitere Kreise zu erweisen."[36]
Die Stuttgarter mit ihrer schwäbischen Effektivitätsmentalität und ihrem protestantischen Geschäftsgeist finden offensichtlich den althergebrachten katholischen Hospitalsaspekt[37] des kleinen Münchner Krankenhauses in einer modernen Einrichtung unzeitgemäß und für die Entfaltung der Homöopathie hinderlich. Wie die homöopathische Praxis in dem Münchner Spital genau ausgesehen hat, ist nicht überliefert. Doch lassen mehrere Äußerungen, die den statistischen Jahresberichten als Einführungsworte vorangestellt sind und Grundsätzliches ansprechen, eine größere Nähe zu Hahnemann erkennen als das in stärkerem Maße klinisch-pathologisch ausgerichtete Selbstverständnis im gleichzeitig bestehenden Leipziger Krankenhaus und später in Stuttgart. „Mit gebührender Schärfe" wurde 1904 in Stuttgart erneut über das Münchner Spital geurteilt: „Daß dasselbe besonders in den letzten Jahren seinen eigentlichen Zweck vollständig verfehlt hat, ist wohl nicht zu viel behauptet."[38] Nun, das Münchner Unter-

---

währungsprobe. Bei der Choleraepidemie von 1830/31, der ersten von Asien nach Europa hereinbrechenden Seuche, wurde medizinalbehördlicherseits eine homöopathische Choleraklinik in Leipzig gänzlich verhindert und in Berlin in ihrer Entfaltung blockiert.

[35] Notizen (1895).
[36] Vermischtes (1898).
[37] Das moderne Krankenhaus ist allein auf die Therapie ausgerichtet. Wenn man von direkten Vorläufern seit dem 16. Jahrhundert absieht, in denen ebenfalls bereits das Therapieprinzip wirksam wurde, ist das Krankenhaus etwa 200 Jahre alt. Es trat immer mehr an die Stelle des früheren Hospitals, das der unbegrenzten Aufnahme von Armen und Kranken diente und nicht von Ärzten, sondern von (katholischen) Schwestern und Pflegern geleitet wurde. Es vollzog sich ein Wandel vom Hospital als einem „ganzen Haus" zum modernen Krankenhaus als Betrieb. Vgl. hierzu Vanja (1992).
[38] Das Münchener homöopathische Krankenhaus (1904), S. 92. Für Buchner und Quaglio gehörte ausdrücklich zum „Hauptzweck des Spitals", das sie von 1859 bis 1879 in München betrieben: „für diejenigen Kranken, die Vertrauen auf die Homöopathie setzen und die ihrer Familie oder Gemeinde Unterkunft und Pflege nicht finden, eine Zufluchtsstätte zu bilden" (Quaglio und Buchner [1874], S. 167).

nehmen konnte länger überleben als die Stuttgarter Projekte, die die größten sein sollten.[39]

Homöopathische Laienvereine hatten eine wichtige Funktion für die Verteidigung und Verbreitung der Homöopathie.[40] Württemberg hat eine besonders ausgeprägte Tradition einer medizinischen Laienbewegung, die sich für die Homöopathie einsetzte. 1868 wurde in Stuttgart der Verein „Hahnemannia" gegründet, von dem ausgehend sich seit den 1880er Jahren ein Netz lokaler homöopathischer Laienvereine entwickelte. Zu den Aktivitäten der „Hahnemannia" gehörten z.B. 1872 ein Antrag an den Landtag zur Errichtung eines homöopathischen Spitals und einer Professur für Homöopathie an der Universität Tübingen und ferner ein Antrag an die Regierung zur Aufhebung des Selbstdispensierverbots für homöopathische Ärzte. Diese Aktivitäten führten zu keinem Erfolg. Der Sekretär der „Hahnemannia", der homöopathische Arzt Richard Haehl, initiierte 1901 einen Fonds für den Bau des Stuttgarter homöopathischen Krankenhauses. Der Verein war im Ersten Weltkrieg am Betrieb eines homöopathischen Lazaretts in Stuttgart beteiligt. Dieses Lazarett unter der ärztlichen Leitung von Adolf Lorenz (1852-1923), mit zunächst 50 und schließlich 85 Betten, war eines der am besten eingerichteten in der ganzen Stadt. Was die homöopathischen Laienvereine aber auch nicht durchsetzen konnten, war die notwendige Bereitstellung staatlicher Mittel für ein homöopathisches Krankenhaus.

Ein bedeutender homöopathischer Kliniker in Stuttgart, Paul von Sick (1836-1900), schreibt 1888 sogar, er selbst habe von den Laienvereinen nur Widerwärtigkeiten und Hemmnisse seiner Tätigkeit erfahren. Er halte zwar die Laienvereine für geschichtlich gegeben und untrennbar mit der Homöopathie verwachsen, doch sei mit ihrem vielfach agitatorischen Auftreten noch nie etwas Entscheidenes und Dauerndes erreicht worden.[41]

2.6 Köthen und Aachen: ein Riesenerfolg und ein Reinfall

Nicht nur als Mitglieder von Laienvereinen haben medizinische Laien für die Homöopathie eine Bedeutung erlangt, sondern vor allem als Laienpraktiker. Diese Traditionslinie ist fast so alt wie die homöopathische Tätigkeit akademisch ausgebildeter Ärzte.[42] Verbreitet war im 19. Jahrhundert die

---

[39] Die weitere historische Entwicklungslinie des Münchner homöopathischen Krankenhauses läßt sich ohne Unterbrechung bis zum heutigen, 1968 eröffneten „Krankenhaus für Naturheilweisen" fortführen.
[40] Vgl. hierzu vor allem Wolff (1985).
[41] Sick (1888), S. 186.
[42] Vgl. den Beitrag von Häcker-Strobusch in diesem Band.

Homöopathie in protestantischen Pfarrhäusern, was zum großen Teil auf den Tübinger protestantischen Theologen Tobias von Beck (1804-1878) zurückging.[43]

Ein verhinderter Theologe und Prediger, der entgegen seiner Berufung aus finanziellen Gründen seine berufliche Laufbahn bei der Post begann und erst viel später an der Universität zu Jena zum Doktor der Medizin promovierte, wurde zum größten Popularisator der Homöopathie und zum erfolgreichsten Klinikunternehmer: Arthur Lutze (1813-1870).[44] 1854/55 ließ er in Köthen im neugotischen Stil eine Heilanstalt errichten (siehe Abb. 65, S. 334). Sie besaß 72 Zimmer und sogar eine zentrale Wasserheizung, was für die damalige Zeit etwas Seltenes war. Im Vergleich zur Lutze-Klinik war das einige Jahre später errichtete Krankenhaus der Stadt Köthen eine bescheidene Institution.[45]

Das kleine Residenzstädtchen Köthen wurde regelrecht zum Wallfahrtsort des als Wunderheiler angesehenen Lutze. Die regelmäßig veröffentlichten Jahresberichte in der hauseigenen Zeitschrift „Hahnemannia, Fliegende Blätter für Stadt und Land über Homöopathie" zeigen eine stetige Zunahme der Patientenzahlen. So wurden z.B. 1864 in der Poliklinik 26.690 Kranke versorgt, 51.452 Briefe mit 162.781 Krankenberichten beantwortet, in der Heilanstalt selbst waren „Winter und Sommer sämmtliche Zimmer besetzt". Mehr als drei Viertel der Kranken wurden unentgeltlich behandelt. Über die wirklichen Heilungen sagen die Zahlen nichts aus. „Sämmtliche Geschäfte wurden im Laufe des Jahres mit Hülfe von circa 21 Beamten, einschließlich der Assistenz-Aerzte, beschafft."[46]

Hahnemann hätte dieses Pensum wohl kaum beeindruckt, denn aus seinen Briefen läßt sich entnehmen, daß Lutzes Gigantomanie nicht seine Zustimmung gefunden hätte. So findet sich beispielsweise in einem Brief Hahnemanns von 1834 folgende Passage:

„Wie viel Zeit gehört nicht dazu, durch genaues Nachsuchen und Aufschlagen der Hülfsbücher auch nur für einen Kranken das dienliche Mittel ausfindig zu machen. Diese Zeit können sie [die Homöopathen] sich aber unmöglich bei 30, 40 Patienten nehmen. Wie wären sie also im Stande für jeden etwas genau passendes ausfindig zumachen? Oder haben die Herren die reine Arzneimittellehren und alles was von Arzneien in den chronischen

---

[43] Aber auch unter den Hörern Hahnemanns in Leipzig waren Theologen (vgl. den Beitrag von Jütte in diesem Band). Die Homöopathie selbst gründet sich auf keine Weltanschauung. Die persönlichen Glaubensbekenntnisse von Homöopathen haben keine Bedeutung für die Grundlage der Homöopathie, sondern für ihre Mentalitätsgeschichte. Hahnemann war übrigens nicht christlich geprägt, sondern ein Anhänger des Deismus, der sogenannten Vernunftreligion der Aufklärung.
[44] Siehe dazu den Beitrag von Streuber in diesem Band.
[45] Kaiser und Völker (1983), S. 52.
[46] Historisches Museum Köthen, Bestand Nr. 2005: Hahnemannia, Fliegende Blätter für Stadt und Land über Homöopathie 8 (1865).

Krankheitsbuche pp steht, so am Schnürchen im Kopfe, daß nach Erkundung der Umstände des Kranken, wozu ich nicht selten 1/2, 3/4 Stunde brauche, stehenden Fußes sogleich das passende Mittel in den Sinn kömmt?"[47]

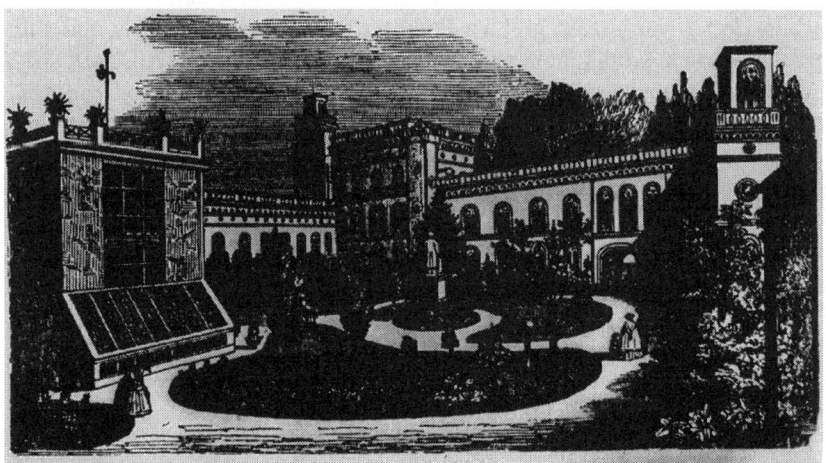

Abb. 65: Lutze-Klinik. (Quelle: Bildarchiv des Instituts für Geschichte der Medizin der Robert Bosch Stiftung, Stuttgart)

Eine Ablehnung der „fabrikmäßigen Gesundmacherei"[48] Lutzes war unter den homöopathischen Ärzten verbreitet. Dank Lutzes 1866 veröffentlichter Autobiographie sind sein Tagesablauf und die Bewältigung des Pensums gut nachvollziehbar.[49] Die rationale Durchführung der von ihm selbst so genannten „Abfertigungen" ist in seinem Lehrbuch von 1860 genau beschrieben.[50] In den ersten Jahren seiner Köthener Praxis führte er ein Krankenjournal - in Anlehnung an Hahnemann, aber anders als dieser anscheinend nur selektiv, denn nicht mehr als 47 Patientengeschichten sind darin von 1847 bis 1852 aufgezeichnet.[51] Bereits gleichzeitig richtete er ein sogenanntes „fliegendes Journal" ein, das aus teilweise bedruckten Blättern bestand, auf denen die wichtigsten Eintragungen vorgenommen wurden. Bei der „Abfertigung" wickelte Lutze die Pulver, die die homöopathischen Globuli enthielten, in die bedruckten und beschriebenen Zettel. Nach sechs

---

[47] Institut für Geschichte der Medizin der Robert Bosch Stiftung, Bestand A 57.
[48] Curiosität (1852), S. 271.
[49] Lutze (1866), S. 330-338. Auch enthalten in Eppenich (1995), Kap. 4.5.
[50] Lutze (1860), S. LXI-LXIV.
[51] Historisches Museum Köthen, Lutze-Bestand, Handschriften, V S, Nr. 628.

Wochen erhielt er mit dem Bericht den Arznei-Umschlag wieder zurück, falls dieser nicht mittlerweile verloren gegangen war. Auf ihm trug er das weitere Befinden ein; viel Platz war dazu allerdings nicht vorhanden. Sobald ein Zettel vollgeschrieben war, wurde ein zweiter angeklebt und so fort. Auf diese Weise wurde das „fliegende Journal" durch diese Zettel gebildet, die jeder Patient bis zur Heilung in seinen Händen haben sollte. Nur durch diese Einrichtung, so schreibt Lutze, sei es ihm möglich gewesen, z.B. 1853 80.000 Verordnungen durch Briefwechsel und 20.000 bis 30.000 in seiner Klinik zu erteilen.

Im Rahmen seiner „Lehranstalt" stellte Lutze den erwähnten Assistenzärzten bei ihrem Abgang lateinisch verfaßte Diplome aus. Doch was der „Wunderheiler" Lutze lehrte und praktizierte, war keine reine Homöopathie. Hervorstechend ist bei ihm die Kombination von Mesmerismus[52] und Homöopathie. Damit verstößt er aber nicht gegen die Vorstellungen Hahnemanns. Denn dieser hat selbst den Mesmerismus als gleichwertig neben die Homöopathie gestellt.[53] Lutze war eine Kontrastgestalt zu den naturwissenschaftlich orientierten Homöopathen seiner Zeit und insofern Hahnemann näherstehend.

Am 11. April 1870 starb Arthur Lutze im Alter von nur 56 Jahren auf der Höhe seines Schaffens an Überarbeitung. In der „Frankfurter Zeitung" ist dazu folgendes vermerkt: „Der Umfang seiner Heilanstalt und der Verkehr in derselben war ein derartiger, daß sein Tod für die Stadt Köthen mindestens ebenso zur Lebensfrage wird, wie einst das Aufhören der Spielbank dort."[54]

Köthen konnte überleben. Arthur Lutzes Nachglanz wirkte noch eine Zeitlang weiter, ohne daß die beiden Söhne, die als Ärzte nacheinander die Leitung der Klinik übernahmen, aus sich heraus diesen Glanz zu erneuern vermochten. Die Bettenklinik bestand noch bis etwa zum Ersten Weltkrieg. Nach dem Zweiten Weltkrieg wurde das Gebäude bis heute Sitz der obersten Verwaltungsbehörde des Kreises.

Ob die Lutze-Klinik Hahnemanns Wunschbild einer homöopathischen Heil- und Lehranstalt in Köthen entsprochen hat, darf wenigstens aufgrund der schnellen „Abfertigungen" der Kranken und des unwissenschaftlichen Vorgehens in der homöopathischen Behandlung bezweifelt werden. Auch heute noch herrscht Uneinigkeit darüber, ob Lutze der Homöopathie mehr genützt oder geschadet hat.

---

[52] Therapie, die nach Franz Anton Mesmer (1734-1815) benannt ist. Auf die heilmagnetischen, nur mit den eigenen Händen durchgeführten Behandlungen Lutzes kann hier nicht eingegangen werden; Ausführliches zum Mesmerismus und zu Lutze bei Eppenich (1995), Kap. 4.5.
[53] Vgl. Schmidt (1992), S. 230-232. Die Kombination von Homöopathie und Mesmerismus fiel für Hahnemann keineswegs unter die Kategorie der „Bastardhomöopathie".
[54] Frankfurter Zeitung vom 16. April 1870.

Als Arthur Lutze auf dem Höhepunkt seines Schaffens war und die Lutze-Klinik in ihrer vollsten Blüte stand, ereignete sich in Aachen der größte Reinfall in der Geschichte der gegründeten homöopathischen Krankenhäuser.

Am 9. Oktober 1868 beantragte Peter Meinolf Bolle (1812-1885) die Eröffnung einer homöopathischen Heilanstalt. Der Stadtphysikus äußerte keine Bedenken, und so genehmigte das zuständige Ministerium in Berlin am 25. November 1868 das Gesuch. Bolle hatte damit die behördliche Erlaubnis zur Führung der bereits in seiner Privatwohnung eröffneten „homöopathischen Heilanstalt".

In einer auf den 1. Oktober 1868 datierten Eröffnungsanzeige weist Bolle unter anderem auf folgendes hin: „Auch Verwundete finden Aufnahme in der Anstalt und werden nach meiner neuen Wund-Heilmethode sehr schnell und angenehm geheilt. Nur ein einziger Verband, kein Schmerz, kein Wundfieber, keine Eiterung, kein kalter Brand, kein Wund-Starrkrampf, keine Umschläge von Wasser, Eis etc."[55]

In den frühen 1850er Jahren hatte Bolle nämlich eine neuartige antiseptische Wundheilmethode entwickelt. 1864 veröffentlichte er sein Verfahren „mit großer ausgezeichneter Kasuistik" - wie sogar das „Biographische[s] Lexikon der hervorragenden Ärzte aller Zeiten und Völker" anerkennend vermerkt.[56] Zeit seines Lebens aber kämpfte Bolle um die allgemeine Anerkennung der Homöopathie und besonders seiner Wundheilmethode; bei ihr handelt es sich im wesentlichen um die Behandlung der Wunde mit alkoholischer Arnikatinktur (unter Vermeidung von kaltem Wasser) und dem Anlegen eines trockenen Baumwoll-Verbandes, der bis zur Heilung nicht abgenommen wird.

Die Hoffnung, mit seiner neugegründeten Klinik nun auch erfolgreich für seine Verbandsmethode zu werben, wurde enttäuscht. Die „Heilanstalt" erwies sich als Fehlschlag. Ein halbes Jahr nach ihrer Eröffnung war sie von nur 2 (zwei!) Patienten besucht worden; eine bereits anberaumte Revision fand deshalb nicht mehr statt. Dieser Mißerfolg mag vor allem insofern erstaunlich sein, als Bolle mit der „Populäre[n] homöopathischen Zeitung" eine der damals verbreitetsten homöopathischen Zeitschriften für das Laienpublikum herausgab. Was die Verbreitung seiner Wundheilmethode angeht, so wurde Bolle gerade auch wegen seines Eintretens für die Laienbewegung von der Mehrzahl der homöopathischen Ärzte im Stich gelassen. Hängt damit vielleicht der Mißerfolg seiner Klinik zusammen? Eine eindeutige Antwort läßt sich darauf nicht finden. Lutze in Köthen wurde zur gleichen Zeit mindestens so sehr von homöopathischen Ärzten geschnitten, was sich keineswegs nachteilig auf den Erfolg seines Klinikunternehmens auswirkte. Doch im Unterschied zu Bolle war Lutze selbst ursprünglich ein Laie. Was Bolle im Gegensatz zu Lutze offensichtlich fehlte, waren

---

[55] Echo der Gegenwart vom 4. Oktober 1868.
[56] Hirsch (1962), S. 615.

„Charisma" und Popularität. Dies kann aber das klägliche Scheitern seiner Klinik nicht hinreichend erklären. In seiner Zeitschrift grenzte sich Bolle übrigens zur Erhaltung „der Reinheit unserer Lehre" sachlich strikt von Lutze ab. Es ging dabei um Lutzes Gewohnheit, zwei Mittel gleichzeitig zu verabreichen, was bei vielen Kollegen auf Ablehnung stieß. Trotzdem charakterisierte er seinen persönlichen Umgang mit Lutze als „so freundlich wie möglich".[57]

Zwar scheiterte Bolles Versuch, in einem eigenen homöopathischen Krankenhaus der von ihm entwickelten antiseptischen Verbandsmethode zur Geltung zu verhelfen, doch konnte in zwei anderen Krankenhäusern unter homöopathischer Leitung mit Bolles Wundheilmethode vielen Kranken geholfen werden, nämlich in Ferdinand Katschs homöopathischer Klinik in Köthen (1872-1878)[58] und im Stuttgarter Diakonissenhaus unter der ärztlichen Leitung von Paul von Sick. Dieser betonte die ausgesprochen gute Verträglichkeit zwischen dem Bolleschen Wundverband und der homöopathischen Arzneitherapie.

2.7 Stuttgart — ein solider Erfolg und dennoch: Eignet sich die Homöopathie für die freie Praxis nicht besser als für das Krankenhaus?

„Das homöopathische Krankenhaus in Stuttgart für das südliche, das in Leipzig für das mittlere, das in Berlin hoffentlich bald erstehende für das nördliche Deutschland, bilden drei natürliche Mittelpunkte für unsere Heilkunst [...]."[59]

Wenn Samuel Mossa (1833-1904), von dem diese 1890 veröffentlichte Bemerkung stammt, das Münchner Krankenhaus darin nicht erwähnt und an dessen Stelle das Stuttgarter Diakonissenhaus setzt, so zeigt das die herausragende Bedeutung eines Krankenhauses für die Homöopathie, das nicht zu diesem Zweck gebaut wurde.

Seine Gründung erfolgte 1854. 1865 wurde es in ein größeres Gebäude mit 50 Betten verlegt. Diese Klinik verdankt ihre Entstehung und Erhaltung weder dem Staat Württemberg noch der Stadt Stuttgart, sondern evangelischen Kreisen. Sie ist Ausdruck der sozial-religiösen Bewegung der Diakonie. Vor allem von der königlichen Familie kamen reichliche Geldspenden. 1866 erhielt das Diakonissenhaus für 34 Jahre eine homöopathische Leitung. Der ärztliche Direktor hieß Paul von Sick, ein chirurgisch und internistisch ausgebildeter Kliniker. Der Homöopathie war er schon als Student in Tübingen durch den bereits erwähnten Theologen Tobias von

---

[57] Bolle (1865), S. 65.
[58] Näheres in Eppenich (1995), Kap. 4.5
[59] Mossa (1890), S. 217.

Beck nahe gekommen. 1888 gründete Sick den Landesverein homöopathischer Ärzte Württembergs. Anläßlich des 25jährigen Jubiläums seiner Tätigkeit im Diakonissenhaus belohnte ihn der König mit dem Adelstitel.

Paul von Sick, zu dessen Hauptaufgaben die Ausbildung der Diakonissinnen gehörte, brachte das Stuttgarter Diakonissenhaus zur Blüte. Dieser Erfolg verdankt sich nicht zuletzt der homöopathischen Heilmethode, die Sick kritisch, in ernsthafter und differenzierender Auseinandersetzung mit der zeitgenössischen Wissenschaft und Medizin, dabei aber in selbstbehauptender Beharrlichkeit aufrechterhielt. Entscheidend waren für ihn immer seine Erfahrungen am Krankenbett.

Im Unterschied zu anderen homöopathischen Krankenhäusern blieb das finanzielle Fiasko aus. Die Geldgeber wollten die sozial-religiöse Diakonie-Bewegung fördern und sich nicht auf die Homöopathie beschränken. Daß nach Sicks Tod kein weiterer homöopathischer Arzt seine Nachfolge antreten konnte, lag am Einfluß der Homöopathiegegner.

Die Klientel des Diakonissenhauses war eine ganz andere als diejenige der meisten übrigen Krankenhäuser. Diese waren dazu bestimmt, unverheiratete und darum in Krankheitsfällen nicht genügend versorgte Leute aus den arbeitenden Ständen mit größtenteils rasch verlaufenden, akuten Erkrankungen aufzunehmen. Dagegen kamen ins Diakonissenhaus meist ältere Patienten mit schon jahrelang andauernden Krankheiten, die von verschiedenen Ärzten mit den verschiedensten Mitteln vorbehandelt worden waren.

Neben seiner chirurgischen Tätigkeit, bei der ihm Adolf Lorenz und andere homöopathische Kollegen als Assistenten zur Seite standen, wendete Sick als Arzneitherapie ausschließlich die Homöopathie an: in Einzelmittelgaben als 30er oder Tiefpotenzen. Insofern unterschied er sich von Lutze, der Doppelmittel bevorzugte, und von Wapler, der sich entgegen Hahnemanns ausdrücklicher Ablehnung von Mixturen nicht vor deren Anwendung scheute. Den Tiefpotenzdogmatikern erteilte Sick ausdrücklich eine Absage. Diätetische Verordnungen, worunter er Licht, Wärme, Wasser, Luft, Nahrungsmittel „und d[er]gl[eichen]" zusammenfaßte, bildeten für ihn wesentliche Ergänzungen zur Homöopathie. Er war sich aber dabei bewußt, daß Homöopathie und Naturheilverfahren zweierlei sind.

Die besondere Situation der klinischen Arbeit brachte er kritisch auf den Punkt:

„Der Kliniker sieht stets nur Episoden der allgemeinen Gesundheits-, beziehungsweise Krankheitsentwicklung des Einzelnen, beiden akuten Krankheiten zwar wohl abgegrenzte, natürlich gegebene Episoden, aber eben doch Episoden, wer wollte den Einfluss der constitutionellen Verhältnisse auch auf die sich geschlossenste akute Krankheit leugnen? Dieses gegenseitige Verhältniss aber - bei den chronischen Krankheiten liegt es vollends auf der Hand - kann Niemand besser beurtheilen als der Arzt, der den Einzelnen Jahre und Jahrzehnte hindurch zu beobachten, die Entwicklungsstadien seiner Körper- und Krankheitsconstitution zu verfolgen im

Stande ist. Welch mächtiges Hilfsmittel gibt diese Kenntniss, um nur eines zu nennen, für die Stellung der Vorhersage bei einer zwischenfallenden akuten Krankheit an die Hand, wie viel sicherer kann hier der Arzt, der den Kranken Jahre lang beobachtet hat, urtheilen, gegenüber dem Kliniker, der ihn vielleicht einige Tage gesehen. Und in der Behandlung, wofern ihr überhaupt ein Einfluss auf die genannten constitutionellen Verhältnisse zugetraut wird, von welcher Bedeutung ist hier vollends jenes Verhältniss. Naturgemäss tritt beim Arzt in den Vordergrund nicht das Bestreben, den vorliegenden Krankheitsprozess unter allen Umständen einfach zu coupiren, sondern vielmehr denselben so zu leiten, dass für den Gesammtzustand des dem Arzte sich Anvertrauenden ein wesentlicher Gewinn sich ergibt. In vielen Fällen wird aber für Erreichung dieses Zieles die möglichst rasche Beseitigung des jeweiligen Zustandes nicht das wünschenswertheste sein, der Arzt wird mehr dilatorisch [hinauszögernd], exspektativ verfahren, er wird Mittel anwenden, die mehr für den Gesammtzustand als für den jetzt eben in den Vordergrund sich drängenden Symptomenkomplex berechnet sind, während der Kliniker durch die Natur der Verhältnisse leicht dahin sich führen lässt, in der möglichst raschen, wenn auch nur theilweisen Herstellung, in der frühzeitigen Entlassung aus dem Spital den Gipfelpunkt seiner Thätigkeit zu finden."[60]

Obwohl die Homöopathie sich immer schon bei den akuten Erkrankungen bewährt hat, bleiben ihr Hauptarbeitsfeld - bis heute - die chronischen Krankheiten, deren Heilung aber mitunter sehr lange dauert. In seinem Aufsatz „Woran liegt es, dass die homöopathischen Spitäler bei uns in Deutschland nicht recht gedeihen wollen?" schreibt 1898 der zeitweilige Herausgeber der „Allgemeine[n] Homöopathisch[n] Zeitung" und Leiter der Leipziger Poliklinik, aushilfsweise auch Leiter des zweiten Leipziger Krankenhauses, Arnold Lorbacher (1818-1899)[61]:

„Es muss den Mitteln Raum gelassen werden, ihre Wirksamkeit voll und ganz zu entfalten. Also das Cito [die Schnelligkeit] der Heilung tritt hier in den Hintergrund. Und darauf legt unsere raschlebige Zeit den Hauptwerth. Abwarten und Geduld ist nicht ihre Sache. Und dies macht seinen nachtheiligen Einfluss auf die homöopathischen Spitäler geltend."[62]

Weil es für viele Patienten abschreckend war, sich wochenlang in einem Krankenhaus aufzuhalten, zogen sie es vor, sich von einem homöopathi-

---

[60] Sick (1879), S. 60-61. Bereits 1833 beklagte Joseph Attomyr für das erste Leipziger homöopathische Krankenhaus: „Die Reconvalescenten hat man aus der Anstalt zu schnell entlassen, um der Anstalt ein Paar Thaler zu ersparen und neuen Kranken Platz zu machen. Das ist wohl löblich beabsichtigt gewesen, aber es hätten unter diesen Umständen leicht Recidive vorkommen können und die Allöopathiker würden gleich geschrieen haben, daß die homöopathische Behandlung keine radicale sei." (Attomyr [1833b], S. 78.)
[61] Lorbacher stand Hahnemann näher als der „naturwissenschaftlich-kritischen Richtung". Vgl. Mossa (1899).
[62] Lorbacher (1898), S. 18.

schen Arzt ihres Vertrauens privat in ihrer heimischen Umgebung behandeln zu lassen - wenn sie sich nicht sogar mit einer der üblichen raschen palliativen (nur lindernden) Behandlungen begnügten.

So wurde bereits im 19. Jahrhundert durch erfahrene homöopathische Kliniker grundlegend in Frage gestellt, ob das Krankenhaus das geeignete Milieu für die Entfaltung der homöopathischen Arzneitherapie sein kann.

Literatur

Attomyr, Joseph: Briefe über Homöopathie. Leipzig 1833a.

Attomyr, Joseph: Briefe über Homöopathie. Zweites Heft. Leipzig 1833b.

Attomyr, Joseph: Briefe über Homöopathie. Drittes Heft. Leipzig 1834.

Bolle, [Peter Meinolf]: Warnung. In: Populäre Homöopathische Zeitung 11 (1865), S. 65-75, 81-83.

Curiosität. In: Allgemeine Homöopathische Zeitung 44 (1852), S. 269-272.

Das Münchener homöopathische Krankenhaus. In: Homöopathische Monatsblätter 29 (1904), S. 91-92.

Ein Brief Hahnemann's. In: Allgemeine Homöopathische Zeitung 32 (1847), S. 41-44.

Eppenich, Heinz: Geschichte der deutschen homöopathischen Krankenhäuser. Von den Anfängen bis zum Ende des Ersten Weltkriegs. Heidelberg 1995.

Fischer, Wolfram (Hrsg.): Handbuch der europäischen Wirtschafts- und Sozialgeschichte. Bd. 5. Stuttgart 1985.

Foucault, Michel: Die politische Technologie der Individuen. In: Luther H. Martin, Huck Gutman und Patrick H. Hutton (Hg.): Technologien des Selbst. Frankfurt a.M. 1993. S. 168-187.

Gisevius, Friedrich: Die neue Zeit und die Homöopathie. In: Berliner homöopathische Zeitschrift 9 (1918-19), S. 113-123.

Goerke, Heinz: Personelle und arbeitstechnische Gegebenheiten im Krankenhaus des 19. Jahrhunderts. In: Studien zur Krankenhausgeschichte im 19. Jahrhundert im Hinblick auf die Entwicklung in Deutschland. Göttingen 1976. S. 65-66.

Groß, G[ustav], W[ilhelm]: Homöopathische Heilung. In: Archiv für die Homöopathische Heilkunst 7, 1 (1828), S. 22-28.

Haehl, Erich: Geschichte des deutschen Zentralvereins homöopathischer Ärzte. Leipzig 1929.

Haehl, Richard: Samuel Hahnemann. Sein Leben und Schaffen. Bd. 2. Leipzig 1922.

Hahn, P.: Der Bau des Robert-Bosch- Krankenhauses. In: Hippokrates 11 (1940), S. 321-322.

Hahnemann, Samuel: Ein Wort an die Leipziger Halb-Homöopathen. In: Allergnädigst privilegiertes Leipziger Tageblatt vom 3. November 1832.

Heuss, Theodor: Robert Bosch. Leben und Leistung. Stuttgart und Tübingen 1946.

Hirsch, August (Hrsg.): Biographisches Lexikon der hervorragenden Ärzte aller Zeiten und Völker. Bd. 1. München und Berlin ³1962.

Kaiser, Wolfram und Völker, Arina: Die Aufgaben einer Medizinalbehörde im 19. Jahrhundert am Beispiel von Anhalt-Köthen. In: Wissenschaftliche Zeitschrift Martin-Luther-Universität Halle-Wittenberg 32 (1983), S. 39-60.

Lorbacher, [Arnold]: Woran liegt es, dass die homöopathischen Spitäler bei uns in Deutschland nicht recht gedeihen wollen? In: Allgemeine Homöopathische Zeitung 136 (1898), S. 194-197, und 137 (1898), S. 18-20.

Lutze, Arthur: Lehrbuch der Homöopathie. Köthen 1860.

Lutze, Arthur: Selbstbiographie. Köthen 1866.

Mossa, [Samuel]: Dr. Arnold Lorbacher, gest. am 10. Mai 1899. Eine Skizze seines Lebens und Wirkens. In: Allgemeine Homöopathische Zeitung 138 (1899), S. 178-181.

Mossa, [Samuel]: Zum 25jährigen Jubiläum des Ober-Medicinalraths Dr. von Sick als homöopathischer Anstaltsarzt am Diakonissenhause zu Stuttgart. In: Leipziger Populäre Zeitschrift für Homöopathie 21 (1890), S. 216-217.

Notizen. In: Homöopathische Monatsblätter 20 (1895), S. 144-145.

Pelz, Jochen Volker: Das Etatwesen der städtischen allgemeinen Krankenhäuser der Stadt Berlin um die Jahrhundertwende (1890-1900). Med. Diss. Berlin 1982.

Quaglio, M[ax] und Buchner, J[oseph]: Bericht über das homöopathische Spital in München. 1874. In: Allgemeine Homöopathische Zeitung 89 (1874), S. 167-168.

Rummel, [Friedrich Jakob]: Nachschrift. In: Allgemeine Homöopathische Zeitung 21 (1841/42), S. 249-252.

Schmidt, Joseph M. (Bearb. und Hrsg.): Organon der Heilkunst. Textkritische Ausgabe der von Samuel Hahnemann für die sechste Auflage vorgesehenen Fassung. Heidelberg 1992.

Seckt, H.: Homöopathische Stationen in Berliner Krankenhäusern. (Nach der einschlägigen Literatur mitgeteilt.) In: Leipziger Populäre Zeitschrift für Homöopathie 22 (1891), S. 123-125.

Sick, [Paul]: Der Antrag Lorbacher. In: Allgemeine Homöopathische Zeitung 117 (1888), S. 186-188 (Fortsetzung).

Sick, Paul: Die Homöopathie am Krankenbette erprobt. Theil 1: Die Homöopathie im Diakonissenhause zu Stuttgart: eine Festschrift zur Feier des 25jährigen Bestehens der genannten Anstalt vorgelegt. Stuttgart 1879.

Sitzungsberichte des Berliner Vereines homöopathischer Aerzte. Sitzung vom 10. April 1902. In: Zeitschrift des Berliner Vereines homöopathischer Aerzte 21 (1902), S. 346-351.

Vanja, Christina: Aufwärterinnen, Narrenmägde und Siechenmütter - Frauen in der Krankenpflege der frühen Neuzeit. In: Medizin, Geschichte und Gesellschaft 11 (1992), S. 9-24.

Verhandlungen in der II. Kammer der Ständeversammlung des Königreichs Sachsen über eine Petition der homöopathischen Heilanstalt in Leipzig. Entnommen aus No. 80. der Mittheilungen über die Verhandlungen des Landtags. (Ein und siebenzigste öffentliche Sitzung am 29. April 1840.) In: Allgemeine Homöopathische Zeitung 17 (1840), S. 309-320 (Beschluß).

Vermischtes. In: Homöopathische Monatsblätter 23 (1898), S. 91.

Wapler, Hans: Die Eingliederung der Homöopathie in die Gesamtmedizin. In: Allgemeine Homöopathische Zeitung 179 (1931), S. 1-24.

Wapler, Hans: Wie die „Allgemeine Homöopathische Zeitung" das Sprachrohr der naturwissenschaftlich-kritischen Homöopathie wurde. Ein Rückblick und ein Ausblick. In: Allgemeine Homöopathische Zeitung 187 (1939), S. 3-14.

Waszily: Die Geschäftssitzung der Versammlung des homöopathischen Centralvereins Deutschlands in Elberfeld am 9. August 1899. In: Archiv für Homoeopathie 8 (1899), S. 259-266.

Wehler, Hans-Ulrich: Deutsche Gesellschaftsgeschichte. Bd. 2: Von der Reformära bis zur industriellen und politischen „Deutschen Doppelrevolution" 1815-1845/49. München 1987.

Wolff, Eberhard: „... nichts weiter als etwa einen unmittelbaren persönlichen Nutzen ...". Zur Entstehung und Ausbreitung der homöopathischen Laienbewegung. In: Jahrbuch des Instituts für Geschichte der Medizin der Robert Bosch Stiftung 4 (1985), S. 61-97.

Abbildungen — Farbteil

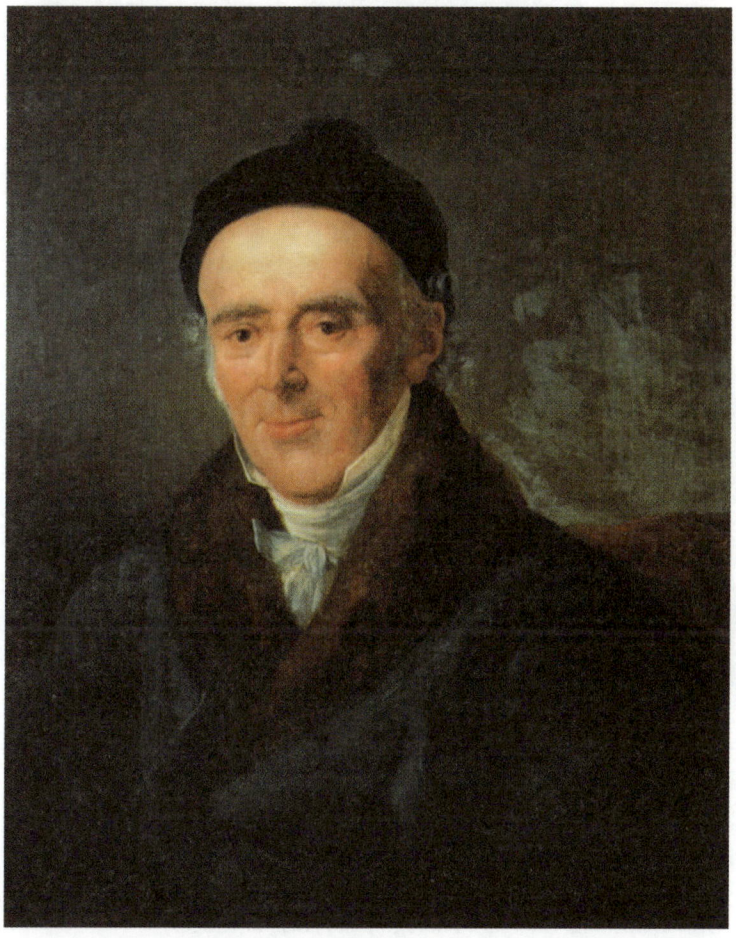

Abb. 66: Samuel Hahnemann (1755-1843). Das Portrait wurde von seiner zweiten Frau Mélanie Hahnemann 1835 gemalt.
(Quelle: Bildarchiv des Instituts für Geschichte der Medizin der Robert Bosch Stiftung, Stuttgart. Photographie: Anselm Krüger)

Abbildungen — Farbteil

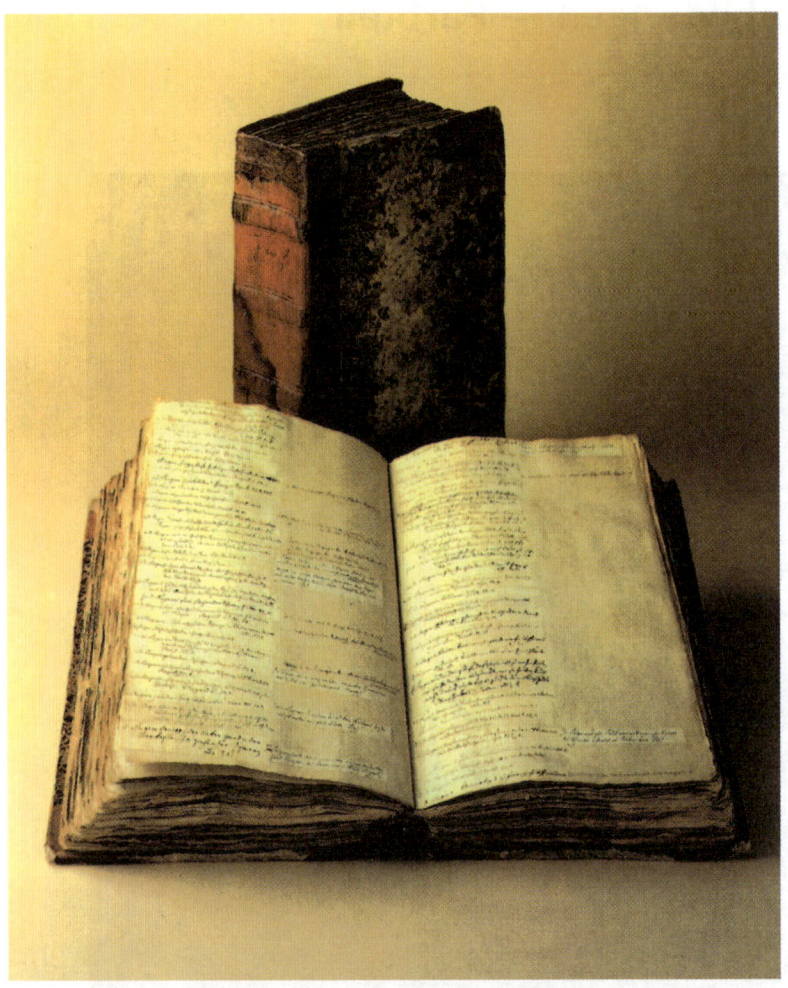

Abb. 67: Samuel Hahnemanns alphabetische Symptomverzeichnisse.
(Quelle: Bildarchiv des Instituts für Geschichte der Medizin der Robert Bosch Stiftung, Stuttgart. Photographie: Anselm Krüger)

Abbildungen — Farbteil

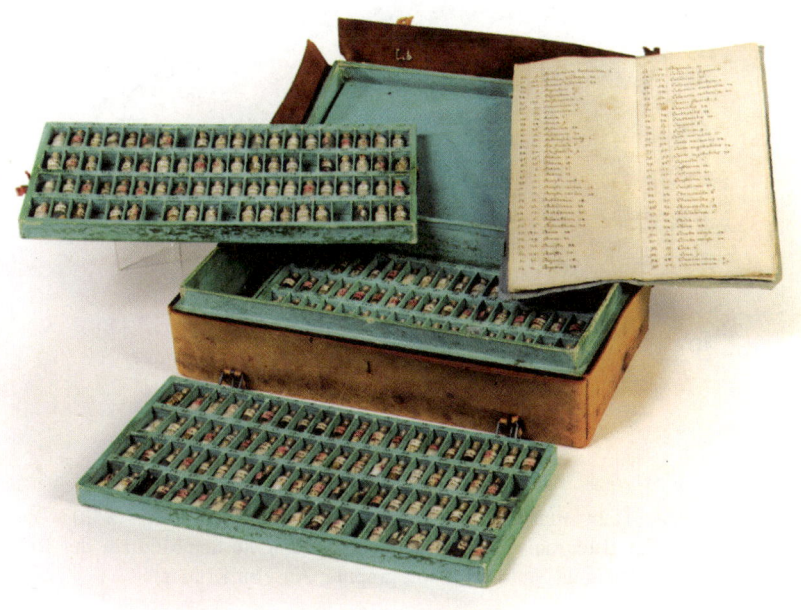

Abb. 68: Haus- oder Reiseapotheke in Lederhülle (ca. 1850).
(Quelle: Bildarchiv des Instituts für Geschichte der Medizin der Robert Bosch Stiftung, Stuttgart)

Abbildungen — Farbteil

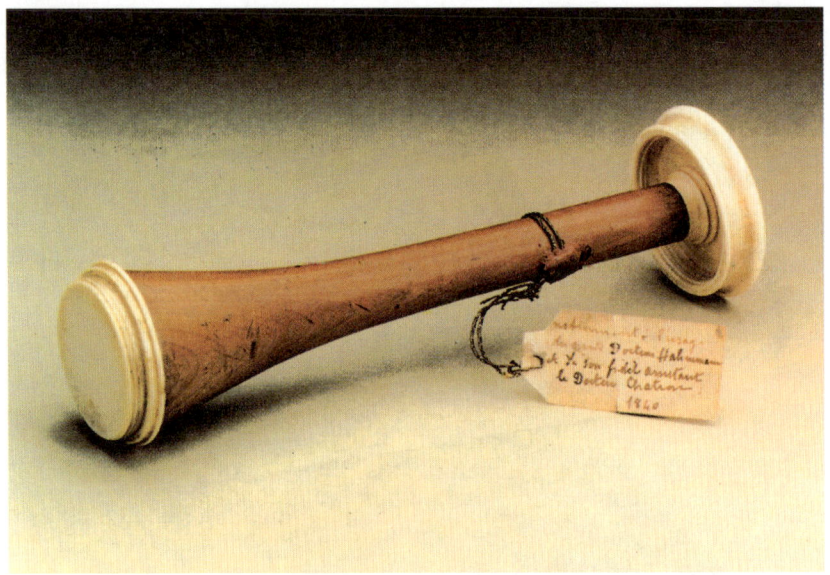

Abb. 69: Samuel Hahnemanns Stethoskop aus der Pariser Zeit (1835-1843).
(Quelle: Bildarchiv des Instituts für Geschichte der Medizin der Robert Bosch Stiftung, Stuttgart. Photographie: Anselm Krüger)

Abbildungen — Farbteil

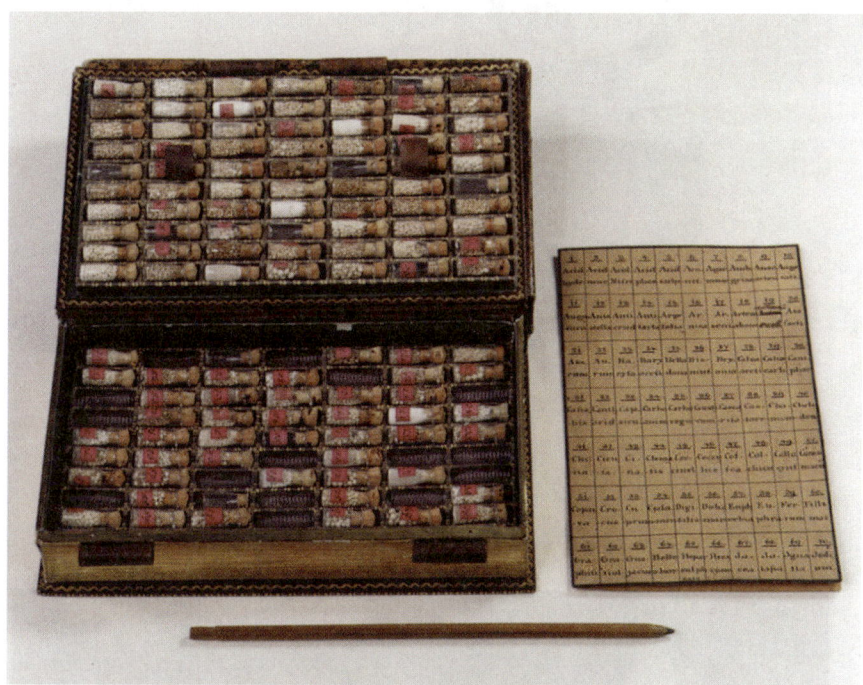

Abb. 70: Taschenapotheke von Samuel Hahnemann in Buchform.
(Quelle: Bildarchiv des Instituts für Geschichte der Medizin der Robert Bosch Stiftung, Stuttgart)

Abbildungen — Farbteil

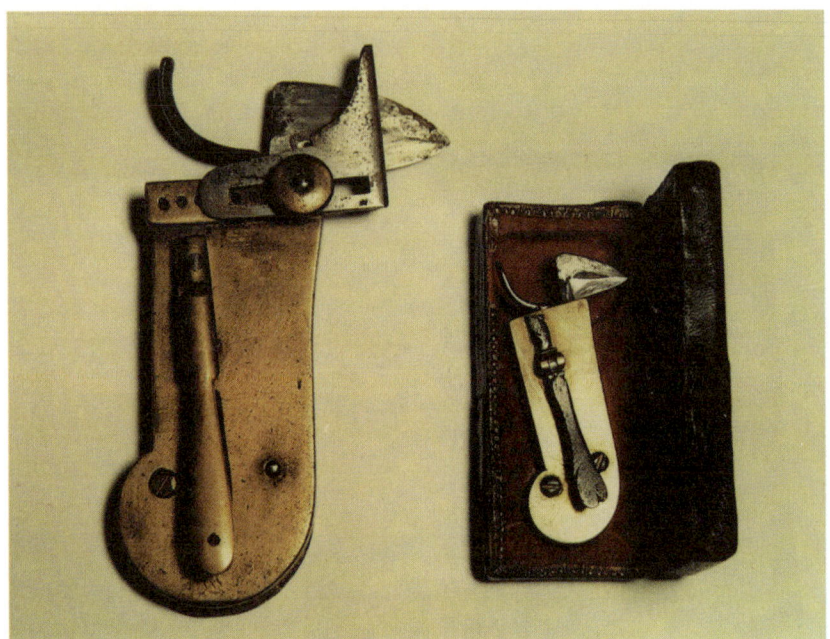

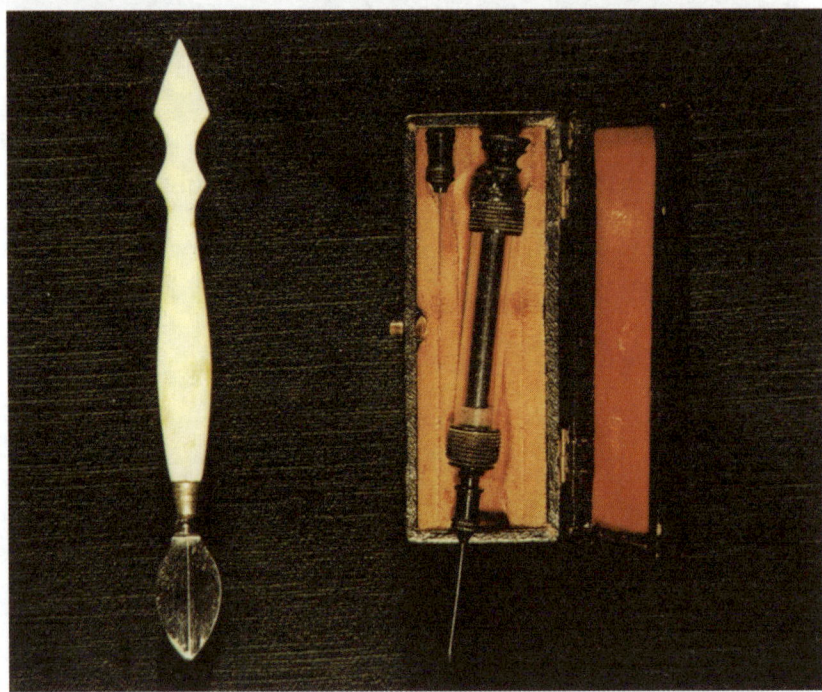

Abb. 71: Aderlaß-Schnäpper für den Veterinär (Deutschland, 2. Hälfte 19. Jahrhundert) und ein Aderlaß-Schnäpper für den Humanmediziner (Deutschland, frühes 18. Jahrhundert). Spritze nach C. G. Pravaz (1791-1835).
(Quelle: „Der Tierarzt", Katalog der Ausstellung zur Geschichte der Tiermedizin im Museum der Burg Zug 15.09.1988-19.02.1989, Kriens 1988, S. 452; S. 479)

Abbildungen — Farbteil

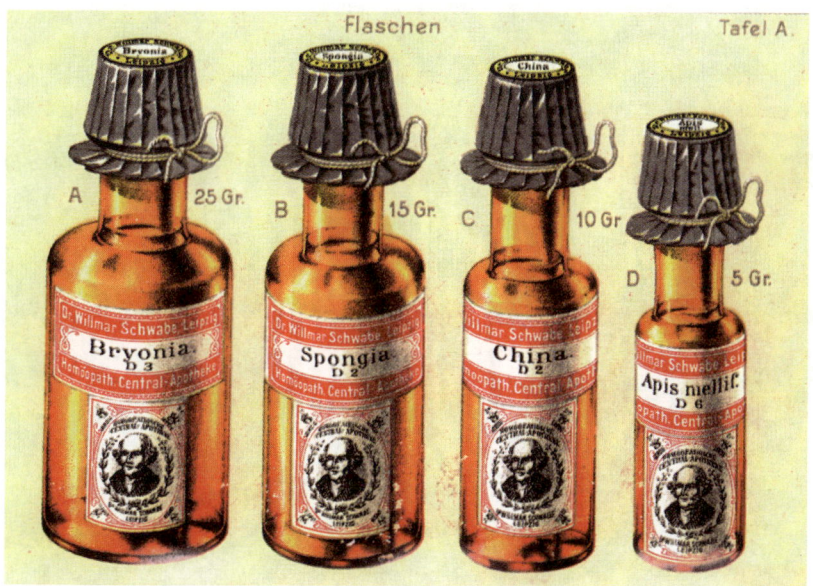

Abb. 72: Werbung für homöopathische Produkte der Firma Dr. Willmar Schwabe. (Quelle: Willmar Schwabe (Hrsg.) Spezielles Illustriertes Preisverzeichnis der homöopathischen Central-Apotheke, Leipzig 1890, nach S. 14)

Abbildungen — Farbteil

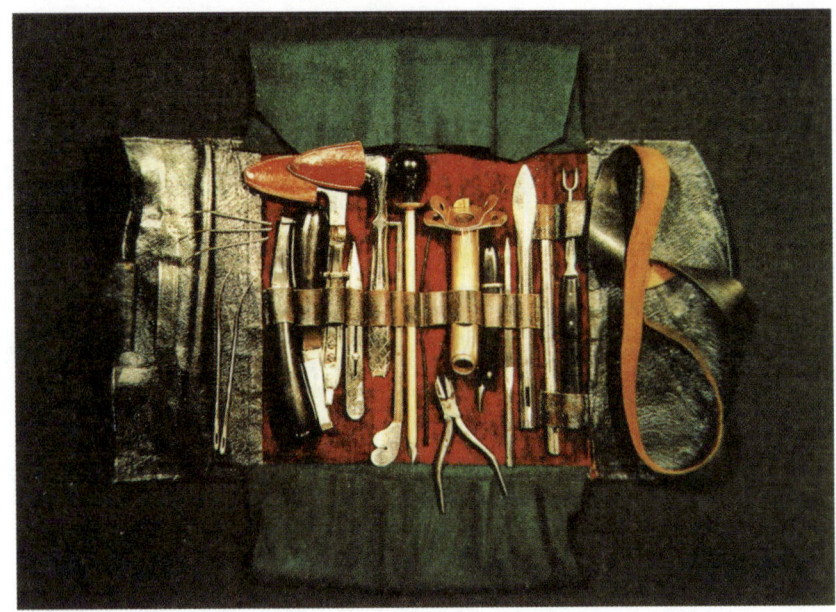

Abb. 73: Tracheotomiebesteck, Haarseilnadeln, Hufmesser, Trokar und kleine Chirurgie (ca. 1870).
(Quelle: „Der Tierarzt", Katalog der Ausstellung zur Geschichte der Tiermedizin im Museum der Burg Zug 15.09.1988-19.02.1989, Kriens 1988, S. 479)

Abbildungsverzeichnis

Abb. 1: Postkarte anläßlich des 150. Geburtstages von Samuel Hahnemann aus dem Jahre 1905. Sie zeigt Portraits von Samuel Hahnemann und seinen beiden Ehefrauen (Johanna Leopoldine Henriette Küchler und Marquise Marie Mélanie d' Hervilly). Im Hintergrund Hahnemanns Köthener Geburtshaus 8

Abb. 2: „Das Volk, mein Lieber, das Volk ist stupid; (...) wir lassen es verbluten, wir purgieren es zu Tode (...)" 10

Abb. 3: Anzeigenangebot für Hahnemann-Büsten aus der Angebots- und Preisliste der homöopathischen Apotheke „Carl Gruner's homöopathische Officin" in Dresden (ca. 1900) 15

Abb. 4: Hahnemann mit Schreibzeug. Porträt von Julius Schoppe anläßlich Hahnemanns Goldenem Doktorjubiläum (1829) 23

Abb. 5: Hahnemanns Wohnhaus in Köthen in der 2. Hälfte des 19. Jahrhunderts 26

Abb. 6: Brief des Patienten Holtz (Ziegeleibesitzer) an Hahnemann vom 19. Oktober 1832 28

Abb. 7: Zeitabstände zwischen zwei Konsultationen in Hahnemanns Pariser Praxis (1837-1838) 30

Abb. 8: Altersstruktur der Patienten in Hahnemanns Eilenburger Praxis (1800-1803) 32

Abb. 9: Altersstruktur der Patienten in Hahnemanns Leipziger Praxis (1815-1816) 33

Abb. 10: Berufe der Patienten in Hahnemanns Eilenburger Praxis (1800-1803) 34

Abb. 11: Patienten mit Berufsangaben in Hahnemanns Eilenburger Praxis (nach Journalen verteilt) 34

Abb. 12: Konsultationen pro Patient in Hahnemanns Eilenburger Praxis (1800-1803) 35

Abb. 13: Berufe der Patienten in Hahnemanns Köthener Praxis (1830) 37

Abb. 14: Ausgewählte Daten zur Leipziger und Köthener Praxis Samuel Hahnemanns (1813-1830): Stichwort März 37

Abb. 15: Einzugsgebiet der Hahnemannschen Praxis in der Leipziger Zeit (1815-1816) 40

Abb. 16: Antonie Volkmann geb. Hübel nach einem Gemälde von Schnorr v. Carolsfeld 47

Abbildungsverzeichnis

Abb. 17: Behandelte Personen, in der Reihenfolge ihres Auftauchens in Hahnemanns Notizen 49

Abb. 18: Die Erstanamnese Antonie Volkmanns in Hahnemanns Krankenjournal D 18, S. 361 50

Abb. 19: Ausschnitt aus Hahnemanns handschriftlichem Symptomenregister (Teil I, A-J), in dem er die Symptome der Brustdrüsenentzündung festgehalten hat 55

Abb. 20: Buchdeckelinnenseite des Krankenjournals D 20 mit der eingeklebten Notiz Hahnemanns über die verwendeten Potenzen 61

Abb. 21a: Homöopathisches Medikament zur männlichen Potenzsteigerung (?). Der homöopathisch-pharmazeutische Markt paßt sich der kulturspezifischen Nachfrage zum Beispiel durch Medikamente gegen Schwächezustände an. Als Medium werden dabei Tonika bevorzugt. 79

Abb. 21b: Homöopathisches Medikament für Kinder. In der beliebten Medikation durch Tonika zielt der pharmazeutische Markt auch auf die Jüngsten. Wachstum unterstützende Mittel gelten als marktsicher. 80

Abb. 21c: Auch in Anlehnung an moderne Anatomievorstellungen versucht die homöopathische Pharmazie, Märkte zu erobern, nicht ohne Verzicht auch auf „modern-medizinische" Sprache 80

Abb. 22: Kopf des Beiblattes der „Leipziger Populären Zeitschrift für Homöopathie" von 1931 86

Abb. 23: Gründer und Vorstand des Vereins für Homöopathie und Lebenspflege Gablenberg 1933 88

Abb. 24: Mitglieder des Homöopathischen Vereins Heidenheim bei einer Kräuterexkursion (ca. 1930er Jahre) 92

Abb. 25: Textseite „O Tannenbaum" aus dem Liederbuch für homöopathische Vereine (ca. 1900) 94

Abb. 26: Lebendes Bild des Verbandskurses des Heidenheimer homöopathischen Vereins anläßlich des 40. Vereinsjubiläums im Heidenheimer Konzerthaus 1926 97

Abb. 27: Anzeige, in der die Verbesserung bei der Zerkleinerung homöopathischer Substanzen auch als Ursache für erhöhte Wirksamkeit dargestellt wird (1930) 104

Abb. 28: Werbung für die Ausweitung des Heilpflanzenanbaus in Deutschland im Rahmen der NS-Propaganda für wirtschaftliche Autarkie 106

Abb. 29: Dispensatorium in Schrankform aus dem Jahre 1914 111

Abb. 30: Werbeanzeige der Homöopathischen Zentralapotheke Hofrat V. Mayer in Cannstatt 1927 120

Abbildungsverzeichnis

Abb. 31: Arbeit mit Perforator und Mikroextraktionsapparat in der Firma Dr. Willmar Schwabe in Leipzig 1939 123

Abb. 32: Darstellung der Jahresumsätze der Firma Dr. Willmar Schwabe von 1866-1925 125

Abb. 33: Ausstellung von gesammelten Kräutern und homöopathischen Medikamenten der beiden konkurrierenden Apotheken in Heidenheim anläßlich des 40. Vereinsjubliläums im Heidenheimer Konzerthaus im Jahre 1926 127

Abb. 34: Erste Seite des Briefes von Samuel Hahnemann an Johann David Steinestel vom 20. Juni 1834 149

Abb. 35: Geschäftsanzeige des Drehers Johann David Steinestel im Schorndorfer Intelligenzblatt von 1837 152

Abb. 36: Entwurfszeichnung für den Bau von Lutzes Klinik von H. Muhr 172

Abb. 37a: Lutze-Thaler von 1854 174

Abb. 37b: Lutze-Thaler von 1856 174

Abb. 38: Musiksaal der Lutze-Klinik um 1910 177

Abb. 39: Titelseite der Zeitschrift „Fliegende Blätter" aus dem Jahr 1865 179

Abb. 40: Eugen Wenz ca. 1910 187

Abb. 41: Frühere Berufe der „Heilkundigen" in Preußen im Jahr 1898 (in Prozent) 192

Abb. 42: Berufsverteilung der Patientenschaft von Berliner „Heilkundigen" im Jahr 1890 nach der Untersuchung Springfelds 193

Abb. 43: Berufsstruktur der Patientenschaft von Wenz in den Jahren 1895 bis 1901 in der Praxis in Mühringen 194

Abb. 44: Suche nach homöopathischen Ärzten per Inserat (aus einer homöopathischen Laienzeitschrift) 212

Abb. 45: Anzeige über die Wirksamkeit homöopathischer Mittel 214

Abb. 46: Mitgliederzahl Deutscher Zentralverein homöopathischer Ärzte (DZVhÄ), gegliedert nach Landesverbänden (Stand Juli 1993) 216

Abb. 47: Mitgliederentwicklung des DZVhÄ seit 1829 216

Abb. 48: Dozenten des Fortbildungskurses in Stuttgart (1. -11. September 1926) 220

Abb. 49: Die Verbreitung der Zusatzbezeichnung Homöopathie in den Ärztekammern der Bundesrepublik Deutschland 1992/93 (Stand 31.12.92 bis 31.5.93) 221

Abb. 50: Zeitliche Entwicklung der neu erworbenen Zusatzbezeichnungen Homöopathie in vier Ärztekammern im Zeitraum von 1978 bis 1992: Absolutwerte 222

Abbildungsverzeichnis

Abb. 51: Zeitliche Entwicklung der neu erworbenen Zusatzbezeichnungen Homöopathie in vier Ärztekammern im Zeitraum von 1978 bis 1992: Relativwerte 222

Abb. 52: Zwei Porzellantassen für den homöopathischen Gebrauch (England 19. Jahrhundert) 237

Abb. 53: Illustration des Kapitels „Spezialmittel der Tierheilkunde" des Angebots- und Preisverzeichnisses der Homöopathischen Centralapotheke von Hofrat V. Mayer 243

Abb. 54: Philipp Wilhelm Ludwig Griesselich 256

Abb. 55: Titelblatt „Hygea. Zeitschrift für Heilkunst" 1 (1834) 259

Abb. 56: Titelblatt „Hygea. Centralorgan für die homöopathische Heilkunst", N. F. 1 (1848) 266

Abb. 57: Dr. Willmar Schwabe 281

Abb. 58: Der Monat Mai im homöopathischen Kalender des Jahres 1891 289

Abb. 59: Der junge Constantin Hering 297

Abb. 60: Der alte Constantin Hering 305

Abb. 61: Hahnemann-Medical College in Philadelphia um 1910 309

Abb. 62: Hahnemann-Medical College in Philadelphia zu Beginn der 1990er Jahre 309

Abb. 63: Berliner homöopathisches Krankenhaus, Wiesikestiftung 329

Abb. 64: Projektive Ansicht des nicht gebauten Stuttgarter homöopathischen Krankenhauses 330

Abb. 65: Lutze-Klinik 334

Abb. 66: Samuel Hahnemann (1755-1843). Das Portrait wurde von seiner zweiten Frau Mélanie Hahnemann 1835 gemalt 345

Abb. 67: Samuel Hahnemanns alphabetische Symptomverzeichnisse 346

Abb. 68: Haus- oder Reiseapotheke in Lederhülle (ca. 1850) 347

Abb. 69: Samuel Hahnemanns Stethoskop aus der Pariser Zeit (1835-1843) 348

Abb. 70: Taschenapotheke von Samuel Hahnemann in Buchform 349

Abb. 71: Aderlaß-Schnäpper für den Veterinär (Deutschland, 2. Hälfte 19. Jahrhundert) und ein Aderlaß-Schnäpper für den Humanmediziner (Deutschland, frühes 18. Jahrhundert). Spritze nach C. G. Pravaz (1791-1835) 350

Abb. 72: Werbung für homöopathische Produkte der Firma Dr. Willmar Schwabe 351

Abb. 73: Tracheotomiebesteck, Haarseilnadeln, Hufmesser, Trokar und kleine Chirurgie (ca. 1870) 352

Personenregister

Die Namensschreibung wurde normalisiert; Titulaturen und Lebensdaten wurden, soweit ermittelt, angegeben.

A

Achilles 171
Aegidi, Julius (1795-1874) 170
Altschul, Elias (um 1807-1865) 277
Arnim, Achim von (1781-1831) 176
Arnim, Bettina von (1785-1859) 176
Arnold, Christoph (1763-1847) 273
Arnold, Johann (1801-1873) 258, 259
Arnold, W. 258

B

Backhausen 258
Basse 275
Bastanier, Ernst (1870-1953) 220
Baumgärtner, Friedrich Gotthelf (1759-1843) 273, 274, 318
Beck, Tobias von (1804-1878) 333, 337, 338
Becker, Rudolf Zacharias 25, 27
Bengel, Albrecht 137
Bernauer 220
Bicking 197
Blasius 170
Blumhardt, Christian Gottlieb 139
Böhm, Carl Ludwig 229
Bönninghausen, Clemens Maria Franz von (1785-1864) 29, 154, 229, 318, 319
Bolle, Peter Meinolf (1812-1885) 336, 337
Bonneval, Henri de 7-9
Bosch, Robert (1861-1942) 329, 330
Braumüller 274
Breberg, B. M. 260

Broussel, Graf von 261
Bruckner, Theophil (1821-1896) 288
Brunn, Johann Wilhelm von 165, 169, 170
Brunn 275
Buchner, Joseph (1813-1879) 327
Bute, Georg Heinrich (1792-1876) 301, 302

C

Caspari, Carl Gottlob (1798-1828) 56, 274, 292
Clarus, Johann Christian August (1774-1854) 325

D

David d' Angers, Pierre Jean (1788-1856) 38
d' Hervilly, Marie Mélanie (siehe Hahnemann, Mélanie)
Dochtermann, Paul 206
Donner, Fritz (1896-1979) 119

E

Ehrlich, Johann August (1760-1833) 46
Eichendorff, Joseph Freiherr von (1788-1857) 176
Elgin, Lord 38
Ernst 275
Eupel, Friedrich August 275, 277, 278, 280, 292

Personenregister

F

Fallersleben, Heinrich Hoffmann von (1798-1874) 176
Ferdinand, Herzog (1769 - 1830) 167
Fischer, Anton 28
Fleischer 274
Flexner, Abraham (1866-1959) 310
Forster, Georg (1754-1794) 176
Franz I., Kaiser (1768-1835) 48
Franz, Karl Gottlob (1795-1835) 35, 36
Fröbel, Friedrich (1782-1852) 176
Frommann, Friedrich Johannes (1797-1886) 274
Fuchs 151
Fürst 275

G

Gastier, André-François (1787-1868) 263
Gaupp 138
Genzke, Carl Ludwig (1801-1879) 229, 239, 248
Gerhardt, Adolph von 277
Gerold 274
Gersdorff, Heinrich August von (1793-1870) 38
Gobat 137
Göhrum, Hermann 198, 220
Griem, Christian 229
Griesselich, Philipp Wilhelm Ludwig (1804-1848) 18, 25, 248, 255-268
Gross, Christian Theodor 257
Gross, Gustav Wilhelm (1794-1847) 36, 165, 248, 259, 260, 319
Gruner, Carl Ernst 15, 282, 283
Günther, Friedrich August (1802-1865) 108, 229, 276-278, 280, 283, 291, 292
Güntz 242
Gurlt, Ernst-Friedrich (1794-1882) 248

H

Hädicke, Karl Max (1860-1923) 326
Haehl, Erich (1901- 1950) 327
Haehl, Richard (1873-1932) 113, 117, 121, 135, 147, 158, 198, 201, 332
Hahnemann, Mélanie, geb. Marie Mélanie d' Hervilly (1800-1878) 8, 27, 31, 38, 40, 60, 154, 167, 178, 179
Hahnemann, Samuel (1755-1843) 7-9, 11, 14, 16, 17, 23-42, 45, 46, 48-50, 52-65, 74, 91, 98, 104, 106, 107, 135, 140, 146, 147, 149, 154, 156, 161, 162, 165-168, 177, 178, 198, 211, 216, 228-230, 237-239, 242, 255-257, 259, 261, 262, 264, 267, 269, 272, 273, 279, 282, 283, 296, 297, 299, 311, 318-324, 330, 331, 333, 335
Hartlaub, Hermann (1807-1886) 56, 298
Hartmann, Franz (1796-1853) 25, 36
Hauff 274
Heine, Heinrich (1797-1856) 176
Heinigke, Carl (1832-1889) 284, 286
Heinrich, Herzog von Anhalt-Köthen (1778-1847) 166, 168, 170, 278
Helbig, Carl Gottlob 259
Hellwig, Johanna Rosina 242
Henke, Adolf Christian Heinrich (1775-1843) 260
Hering, Christiane Friedericke (1777-1817) 298
Hering, Constantin (1800-1880) 18, 167, 177, 230, 248, 274, 275, 278, 288, 296-305, 308, 310-313
Hering, Karl-Eduard (1807-1879) 298
Hering, Karl Gottlieb (1766-1853) 298
Hering, Klara (1801-1866) 298
Hertwig, Carl Heinrich (1798-1881) 248
Heyer, Baron von 183
Hippokrates (ca. 460 v. Chr. - ca. 370 v. Chr.) 7

Hirschel, Bernhard (1815-1874) 8-14, 16
Hitler, Adolf (1889-1945) 186
Hoffmann, Paul 205
Honigberger, Johann Martin (1794-1869) 68

J

Jackson, Andrew (1767-1845) 306
Jansen, von 275
Jeanes, Jacob (1800-1877) 304
Johannsen 259
Just, Adolf 205

K

Kafka, Jakob (1809-1893) 277
Kammerer, Carl (1796-1866) 147, 150
Kapp, Christian Erhard (1739-1824) 48
Karl, König (1823-1891) 150
Katsch, Ferdinand (1828-1896) 183, 337
Katz 275
Kaulbach, Wilhelm von (1805-1874) 176
Kiel 93
Kirschleger, Friedrich (gest. 1869) 258
Kluge, Otto 98
Köhring, von 170
Königshöfer, Oskar 190
Kohler 93
Kortum, Karl Arnold (1745-1824) 29, 31
Kotzebue, August von (1761-1819) 176
Kramer (gest. 1852) 258
Kreysig, Friedrich-Ludwig (1770-1839) 47, 48
Küchler, Johanna Leopoldine Henriette (1764-?) 8
Kügelgen, Wilhelm von (1802-1867) 172

L

Lautsch, Auguste (1823-1900) 167
Lehmann, Gottfried (1788-1865) 165, 168, 171
Leopold Friedrich, Fürst von Anhalt-Dessau (1794-1871) 168
Liedbeck, Per Jacob (1802-1876) 258
Lippe, Adolph (1812-1888) 308
Löbbe, Rosine Magdalene, gesch. Pathe 242
Loewenstein 181
Lorbacher, Arnold (1818-1899) 339
Lorenz, Adolf (1852-1923) 332, 338
Lotzbeck, Baron von 261
Ludwig II., König (1845-1886) 327
Lutze, Arthur (1813-1870) 17, 107, 160-165, 167-173, 175-179, 181-183, 276-280, 283, 288, 291, 292, 333-337
Lutze, Paul Arthur 183
Lux, Johann Wilhelm 240
Lux, Josepha, geb. Geisler 240
Lux, Johann Joseph Wilhelm (1773-1849) 18, 228-231, 238, 239, 241, 242-249

M

Madaus, Gerhard (1890-1942) 290, 291
Marggrafs 283
Mast, Mathias 158
Mauch, Friedrich (1837-1905) 291
Mayer, V. 119, 120, 243
Mayr, Anton 249
Megg, Ursula 90
Meinhold 274
Melicher (gest. 1853) 325
Mendelssohn-Bartholdy, Felix (1809-1847) 162
Meng 220
Meyer Rothschild, James 38

Moeser, H. 96, 102, 103, 198
Mohsdorf, Louise 178
Moldenhauer 181
Moser, Sophie Louisa (siehe Steinestel, Sophia Louisa)
Mossa, Samuel (1833-1904) 337
Moßdorf, Theodor 168
Motte Fouqué de la (1777-1843) 162
Mowatt, Anna Cora 26
Müller, Clotar (1818-1877) 282, 285
Müller, Moritz (1784-1849) 36, 65, 248, 322, 323, 325

N

Naumann, Johann Friedrich (1780-1857) 166
Neumeister, Heinrich 240
Neumeister, Heinrich Wilhelm (gest. 1860) 240
Nichans, Emanuel 140

O

Oettingen-Wallerstein, Prinzessin Julie zu (1807-1883) 328
Olga, Königin (1822-1892) 114, 150

P

Paganini, Niccolò (1782-1840) 38
Pestalozzi, Johann Heinrich (1746-1827) 152, 176
Petters, Friedrich (1809-1866) 277
Pfleiderer, Adolf 118
Pinnitz 48
Plenz 170
Pückler-Muskau, Fürst Hermann von (1785-1871) 176
Puhlmann, Carl Gustav (1840-1900) 279, 285-288, 293

Q

Quaglio, Max (1828-1912) 327, 328

R

Rath, Philipp (1786-1860) 161
Reinhart 151
Robbi, Jakob Heinrich (1789-1833) 299
Rohowsky, Johannes (1827-1902) 284
Rückert, Ernst Ferdinand (1795-1843) 36
Rummel, Friedrich (1793-1854) 320
Rush, Benjamin (1745-1813) 301

S

Sachst 48
Sauerbeck, Karl-Otto 28
Schirks, A. 183
Schlayer, Johann von (1792-1860) 146
Schlegel, Emil (1852-1934) 190, 191, 195, 198, 202, 220
Schlotterbeck 114
Schmid, Georg 259
Schmidt, Carl Christian (1792-1855) 260
Schmitz, August 171, 175, 181
Schoch, C. G. W. 229
Schönlein, Johann Lukas (1793-1864) 300
Schöpfer, Carl 275
Schrön, Ludwig 258, 259, 264
Schwabe, Carl Emil Willmar (1839-1917) 18, 122, 123, 125, 269, 270, 276, 278-282, 284-293
Schwabe, Carl Otto Willmar (1878-1935) 290
Schwarz, Victor (1868-1915) 328
Schwarzenberg, Karl Philipp, Fürst von (1771-1820) 46-48

Schweikert, Georg August Benjamin (1774-1845) 242, 273

Schwencke 181

Schwerdt, Heinrich (1810-1888) 275, 277

Schwind, Moritz von (1804-1871) 176

Sick, Paul von (1836-1900) 241, 332, 337, 338

Siegrist, Franz-Josef (1795-1840) 140

Spener, Philipp Jacob 137

Springfeld 193, 194

Stapf, Johann Ernst (1788-1860) 36, 38, 166, 177, 259, 260, 319, 324

Stegmüller, Georg 90

Steinestel, Gottlieb 155

Steinestel, Johann David (1808-1849) 17, 135-147, 149-155

Steinestel, Sophia Louisa (geb. Moser) 143, 150, 152, 153, 156-158

Steinhäuser, Carl Johann (1813-1879) 176

Steinmetz, William Justin (1855-1909) 283, 285, 293

Stiegele, Alfons (1871-1956) 220

Sue, Eugène (1804-1857) 38

Süß-Hahnemann, Leopold (1826-1914) 177

T

Täschner 280, 283

Tennecker 233, 234

Thorer 248

Thorvaldsen, Bertel (1768-1844) 175

Tieck, Ludwig (1773-1853) 176

Trinks, Karl Friedrich (1800-1868) 258, 259

Türk, Wilhelm von (1774-1846) 163, 170

U

Uhlein 261

V

Villers, Alexander (1857-1907) 269, 270

Voigt 275

Volkmann, Adelbert 49

Volkmann, Alfred 49

Volkmann, Allwill 49, 55

Volkmann, Antonie, geborene Hübel (1796-1863) gen. Volkmannin 45-50, 53-57, 60, 62, 64, 65

Volkmann, Arthur 49

Volkmann, Clara 49

Volkmann, Johann Wilhelm (1772-1856) 41, 46, 48, 49, 56

Volkmann, Julius 49

Volkmann, Oskar 49

W

Wahrhold, C. E. 260

Wapler, Hans (1866-1951) 323, 324

Waterloh, Anton (1893-1960) 201

Wedell auf Silligsdorf von 160

Weichelt 169

Wendell Holmes, Oliver (1809-1894) 307

Wenz, Eugen (1856-1945) 17, 185-191, 193-196, 198-206

Werber, Wilhelm Josef Anton (1799-1873) 258

Wich 258

Wieck, Friedrich 57

Wiesike, Carl Ferdinand (1798-1880) 328

Wigand 274

Williamson, Walter (1811-1870) 304

Winne Miche, Benjamine 156

Wislicenus, Wilhelm Eduard (1797-1864) 324

Wolstein, Johann Gottlieb (1738-1820) 240

Y

Ysenburg, Graf von 261

Z

Zeller, Christian Heinrich (1779-1860) 152
Zimpel, Carl Friedrich (1800-1878) 177, 181
Zöller 205
Zöppritz, August 114, 190

Ortsregister

Territorien wurden ohne genauere Bezeichnung ihres Verfassungszustandes angeführt. Nur bei kleinen Orten wurde die Region mit angegeben.

A

Aachen 332, 336
Abessinien 137
Afrika 139, 142, 279
Albstadt-Ebingen 204
Allentown, USA 154, 298, 303, 308, 311
Amerika 135, 152, 155-157, 186, 279, 301, 304, 313
Anhalt 168, 169, 171
Anhalt-Bernburg 168
Anhalt-Dessau 168
Anhalt-Köthen 166
Aschersleben 167
Asien 139, 142
Australien 279

B

Bachow b. Jüterbog 40
Bad Dülben 39
Baden 114, 144, 197, 223, 255, 258
Baden-Baden 259
Baden-Württemberg 216, 221
Basel 139, 140, 144, 157
Bautzen 205
Bayern 40, 221-223
Belgien 268
Berlin 160, 161, 163, 170, 171, 194, 217, 220, 221, 241, 248, 325, 328, 336
Bern 140
Beuggen 152
Bochum 39
Böhmen 40, 217
Bordeaux 8
Boston 326
Brandenburg 221
Bremen 221
Breslau 117, 240, 241
Bretten 200, 204-206
Brieg 242
Bundesrepublik (siehe unter Deutschland)
Bunzlau bei Berlin 161

C

Cannstatt 92, 93, 95, 119, 120
Chicago 269
Cottbus 162
Crailsheim 108

D

Dänemark 40
Danzig 218
DDR 223
Dessau 275, 277, 278
Deutsches Reich 86, 87, 90, 95
Deutschland 36, 41, 69, 89, 106, 113, 127, 128, 137, 187-191, 201, 202, 212, 213, 216, 217, 221, 223, 231, 248, 268, 270-273, 286, 292, 297, 301, 306, 307, 311, 313, 321, 324, 327, 328, 337, 339
Dijon 261
District of Columbia 301

Döbeln 96, 286
Dresden 13, 15, 97, 98, 217, 274, 299, 300
Dresden-Radebeul 290
Durlach 197

E

Ebingen 204
Edinburgh 302
Eilenburg 24, 25, 27, 33, 39-41
Eisenach 38
Emersacker 90
England 40, 164, 268
Erlangen 40, 262
Europa 255, 297, 301, 302

F

Fellbach 92, 93
Frankreich 40, 41, 248, 263, 268
Freiburg 258

G

Gablenberg 88
Glauchau 40
Gleiwitz 162
Göppingen 93, 95, 109, 291
Gotha 25, 40
Großlichterfelde 328

H

Halle 161, 169, 170, 278
Hamburg 221
Hannover 325
Hechingen 108
Heidelberg 258, 259

Heidenheim 92, 110, 121, 127
Hessen 221
Horb 202, 204

I

Illinois 307
Indien 68, 69, 75, 78-84, 144
Italien 40

J

Jena 170, 241, 274, 278, 333
Jüterbogk 165

K

Kalkutta 83
Karlsruhe 96, 194, 255, 257, 260
Kerala 83
Klein-Glienicke 163
Koblenz 214
Königsfeld 157
Köthen 7, 17, 24-27, 36, 49, 163-170, 175, 176, 181-183, 256, 264, 318, 319, 332, 333, 335-337
Kopenhagen 175

L

Laichingen 92
Langeneichen 90
Langensalza 162, 276, 278
Lauffen 206
Leipzig 8, 18, 24, 27, 28, 35, 36, 39, 40, 46, 48, 56, 63, 86, 122, 123, 162, 176-178, 211, 229, 240-242, 260, 270, 272, 274, 275, 280, 290, 296, 298-300, 318, 320, 322, 324-328

Lichtenstein 40
Loiret (Département) 41
London 164
Ludwigsburg 187

M

Machern 25
Magdeburg 161
Manche 41
Mannheim 261
Marne 41
Massachusetts 307
Mecklenburg-Vorpommern 221
Meißen 40
Missouri, USA 155, 156
Moselle (Département) 41
Mühlhausen 162
Mühringen 194, 202-204
Münchberg 40
München 217, 223, 327, 330
Münster 154, 219, 249, 275

N

Naumburg 166
Neudietendorf 278
New Delhi 70, 73
New Jersey 301
New York 156, 307
Niedersachsen 221
Nordamerika 155, 297
Nordbaden 222
Nordhausen 161, 275
Nordrhein 221
Nowawes 163

O

Oberbayern 327

Oberschlesien 241
Ohio 307
Österreich 48, 217, 268, 307
Oise 41
Oppeln 240, 241
Orne 41
Oschatz 298
Ottersweier 206

P

Paramaribo 300
Paris 24, 29, 37, 38, 40, 41, 155, 302, 318
Penig 40
Pennsylvania 298, 301, 302, 304, 306-308
Petersburg 259
Pforzheim 204, 260
Philadelphia 167, 298, 301-304, 306, 308-310
Plauen 40
Pößneck 48
Polen 40
Pommern 160
Potsdam 163-165, 179, 182
Potsdam-Babelsberg 163
Preußen 114, 163, 164, 217

Q

Quedlinburg 275

R

Rastatt 255
Reutlingen 95
Rheinland-Pfalz 221
Rochlitz 40

Ortsregister

S

Saarland 221
Sachsen 40, 87, 97, 114, 216, 217, 221, 223, 241, 276, 318
Sachsen-Anhalt 221, 222
Schildau 40
Schleswig-Holstein 214, 221
Schmölln bei Bautzen 205
Schorndorf 136, 145, 151-153, 155, 157, 158
Schwarzwald 157
Schweden 258, 268
Schweiz 40, 217
Seine (Département) 41
Seine-Inférieure (Département) 41
Seine-et-Marne (Département) 41
Seine-et-Oise (Département) 41
Sondershausen 275, 277, 278
Stettin 160
St. Louis 156, 186
Stockholm 261
Stollberg 40, 275
Straußberg 171, 175
Stuttgart 17, 46, 86, 94, 135, 140, 143, 144, 150, 153, 158, 190, 200, 204, 215, 220, 274, 286, 324, 329-332, 337 (siehe auch Cannstatt, Gablenberg)
Südamerika 300
Süddeutschland 197, 200, 223
Südwestdeutschland 200
Surinam 298, 300

T

Thoissey 263
Thüringen 221

Torgau 162
Tübingen 95, 141, 150, 190, 220, 332, 337

U

Ulm 147, 204
Uppsala 258
USA 18, 154, 155, 268, 301-303, 305, 307, 310, 311, 314

V

Vereinigte Staaten von Amerika 18, 154, 155, 268, 269, 301-305, 307, 310, 311, 314

W

Weimar 40, 275
Werdau 40
Wernigerode 170
Westfalen-Lippe 221, 222
Wien 217, 259, 274
Wimpfen a.N. 198
Wollhausen 108
Württemberg 87, 90, 95, 113, 114, 116, 135, 141, 151, 154, 203, 217, 223, 325, 332, 338
Würzburg 298, 300

Z

Ziebigk 166
Zittau 298
Zwenckau 40

Autoren

Martin Dinges, geboren 1953 in Wuppertal, Studium der Rechtswissenschaft, Politik und Geschichte. 1986 Promotion an der FU Berlin, Dissertation über das Thema „Stadtarmut in Bordeaux (1525-1675) - Alltag, Politik, Mentalitäten" (Bonn 1988). Archivar und wissenschaftlicher Mitarbeiter am Institut für Geschichte der Medizin der Robert Bosch Stiftung in Stuttgart; 1992 Habilitation an der Universität Mannheim mit einer Habilitationsschrift über das Thema „Ehre, Geld und soziale Kontrolle im Paris des 18. Jahrhunderts" (Göttingen 1994).

Herausgeber von „Neue Wege in der Seuchengeschichte" (Stuttgart 1995) (mit Thomas Schlich) und von „Weltgeschichte der Homöopathie" (München 1996). Aufsätze zur Sozial- und Kulturgeschichte der Frühen Neuzeit in Europa und zur Homöopathiegeschichte (zuletzt „Vom Nutzen der Homöopathiegeschichte - insbesondere für den 'ärztlichen Stand'" in: Allgemeine Homöopathische Zeitung, Band 241 (1996), S. 11-26 (mit Reinhart Schüppel). Derzeitige Forschungsfelder: Homöopathiegeschichte, Geschichte der Seuchen, Kulturgeschichte der Frühen Neuzeit, Rezeption des Werkes von Michel Foucault, Geschlechtergeschichte.

Heinz Eppenich, geboren 1949 in Köln; nach Apothekerlehre in Köln und Tätigkeit als Apothekerassistent in Hamburg Studium der Pharmazie, Medizin, Ethnologie und Philosophie in Tübingen; Promotion zum Dr. med. in Aachen; Approbation als Apotheker 1977, als Arzt 1985. Arbeitet derzeit in einem Fachkrankenhaus für Nervenheilkunde, Psychosomatische Medizin und Psychotherapie; war davor als Entwicklungshelfer in Südostasien am Aufbau eines Klinikprojekts für burmesische Flüchtlinge beteiligt. Zahlreiche Publikationen in der „Zeitschrift für Klassische Homöopathie" und eine Buchveröffentlichung: Geschichte der deutschen homöopathischen Krankenhäuser (Heidelberg 1995).

Karl-Heinz Faber, geboren 1955 in Engers am Rhein; Arzt für Allgemeinmedizin in Greven; Heilpraktikerschule in Wetzlar an der Lahn (1976-1978); Assistent in Naturheilpraxis in Helmstedt (1978-1979); Halbjähriger Pflegedienst im Reha-Zentrum für Körperbehinderte in Engers am Rhein (1980); Studium der Humanmedizin an der Johannes Gutenberg Universität Mainz (1980-1987); Praktisches Jahr in Trier (1987-1988); Assistent in der Chirurgischen und der Inneren Abteilung des St. Anna-Hospitals in Wanne-Eickel (1989-1993); Promotion am Medizinhistorischen Institut der Johannes Gutenberg Universität Mainz mit dem Thema: Der Homöopath Dr. Ludwig Griesselich und die Zeitschrift Hygea (1993); seit Juli 1993 Assistent in Allgemeinmedizinischer Praxis und Internistischer Gemeinschaftspraxis; Facharzt für Allgemeine Medizin (Dezember 1994); seit Januar 1995 Weiterbildung im Bereich Naturheilverfahren, Akupunktur und Homöopathie.

Thomas Faltin, geboren 1963 in Haigerloch, Ausbildung zum Redakteur, Studium der Geschichte, Germanistik und Romanistik in Stuttgart. Seit 1993 Arbeit an der Dissertation über Eugen Wenz. Publikationen: „Das unsichere Brot eines von Aerzten diskreditirten Heilkundigen". Der Laienheilkundige Eugen Wenz und sein Erholungsheim „Marienbad" in Mühringen. In: Medizin, Geschichte und Gesellschaft. Jahrbuch des Instituts für Geschichte der Medizin der Robert Bosch Stiftung Band 13 (1995) S. 167-187. Regelmäßige journalistische Veröffentlichungen in den Bereichen Geschichte und Literatur.

Elisabeth Häcker-Strobusch, geboren 1947 in Lübbenau, seit 1980 als Ärztin niedergelassen. Humanmedizinstudium an der Freien Universität Berlin und in Tübingen, dort Promotion 1972 über: „Sozialmedizinische Untersuchung einer sozialschwachen Siedlung". Zusatzausbildung in Homöopathie ab 1978, Zusatzbezeichnung Homöopathie 1980, Weiterbildungsermächtigung für Homöopathie seit 1990 und Fachgutachterin seit 1991.

Reinhard Hickmann, geboren 1963 in Wertheim, praktischer Arzt mit Zusatzbezeichnung Homöopathie. Medizinstudium in Würzburg von 1985 bis 1992. Während des Studiums Ausbildung in Klassischer Homöopathie und Mitarbeit an der quellenkritischen Übersetzung des „Pocket-Manual of homoeopathic Materia medica" von William Boericke aus dem Amerikanischen (Handbuch der homöopathischen Materia medica, Heidelberg 1992). 1989 bis 1994 medizinhistorische Promotion über die Behandlung der Antonie Volkmann durch Samuel Hahnemann in den Jahren 1819 bis 1831 bei Prof. Dr. Dr. Gundolf Keil am Institut für Geschichte der Medizin der Julius-Maximilian-Universität Würzburg (Das Psorische Leiden der Antonie Volkmann., (Heidelberg 1995) [im Druck]. Dozententätigkeit bei der Ringvorlesung Homöopathie der Fachschaft Medizin in Würzburg, beim Qualitätszirkel Homöopathie Würzburg und bei der Volkshochschule Würzburg. Außerdem Artikel und Buchbesprechungen in verschiedenen homöopathischen und medizinhistorischen Fachzeitschriften. Seit Anfang 1995 niedergelassen in Erlabrunn bei Würzburg mit Privatpraxis für Klassische Homöopathie.

Robert Jütte, geboren 1954 in Warstein, Leiter des Instituts für Geschichte der Medizin der Robert Bosch Stiftung in Stuttgart. Bis 1989 Professor für Neuere Geschichte an der Universität Haifa/Israel, seit 1991 auch Honorarprofessor an der Universität Stuttgart. Promotion Universität Münster 1982, Habilitation Universität Bielefeld 1990 (venia legendi für Neuere Geschichte). Zu seinen Arbeitsschwerpunkten zählen die Sozialgeschichte der Medizin und die Wissenschaftsgeschichte sowie die Alltags-, Sprach- und Kulturgeschichte der Frühen Neuzeit. Buchveröffentlichungen: Sprachsoziologische und lexikologische Untersuchungen zu einer Sondersprache (Stuttgart 1978); Obrigkeitliche Armenfürsorge in Reichsstädten der frühen Neuzeit (Köln - Wien 1984); Abbild und Wirklichkeit des Gauner- und Bettlertums zu Beginn der Neuzeit (Köln - Wien 1988); Arzt, Heiler und Patient. Medizinischer Alltag in der frühen Neuzeit (München- Zürich 1991); Die Emigration der deutschsprachigen 'Wissenschaft des Judentums' (Stuttgart 1991); Poverty and Deviance in Early Modern Europe (Cambridge 1994), Geschichte der alternativen Medizin (erscheint 1996 bei C.H. Beck, München). Herausgeber der Zeitschrift „Medizin, Gesellschaft und Geschichte" (Franz Steiner Verlag, Stuttgart) und der historisch-kritischen Hahnemann-Edition (K.F. Haug Verlag, Heidelberg).

Ursula-Ingrid Kannengießer, geboren 1961 in Passau, Studium der Tiermedizin in Berlin und München 1982-1989, Approbation 1989, Stipendiatin der Robert Bosch Stiftung 1991-92, tierärztliche Praxis seit 1993, Zusatzbezeichnung Homöopathie 1994. Veröffentlichungen veterinärhomöopathischer Behandlungen: Deutsches Journal für Homöopathie (1993/94/95), Homöopathie-Zeitschrift (1994), Zeitschrift für ganzheitliche Tiermedizin (1994).

Thomas Schlich, Dr. med., geboren 1962 in Kassel, Studium der Medizin in Marburg, 1990/91 ärztl. Tätigkeit in der Inneren Medizin an der Universität Marburg, 1991/92 Studien- und Forschungsaufenthalt an der Universität Cambridge/England, seit 1992 wiss. Mitarbeiter am Institut für Geschichte der Medizin der Robert Bosch Stiftung in Stuttgart. Zahlreiche Veröffentlichungen zur Geschichte der Wissenschaft und Medizin, u.a. Geschichte von Chirurgie, Physiologie, Bakteriologie, Geschichte jüd. Ärzte, Judentum und moderne Medizin. Buchpublikationen: Marburger jüdische Chirurgie- und Medizinstudenten 1800-1832. Herkunft — Berufsweg — Stellung in der Gesellschaft, Marburg 1990; Neue Wege in der Seuchengeschichte, hrsg. zusammen mit Martin Dinges, Stuttgart 1995.

Reinhart Schüppel, geboren 1957 in München, Studium der Medizin und Promotion 1986 an der Ludwig-Maximilians-Universität München, seit 1991 Facharzt für Innere Medizin, seit 1992 Oberarzt an der Abteilung

Psychosomatik der Universität Ulm. Zu seinen Arbeitsschwerpunkten zählen die Lebensqualitäts- und Unterrichtsforschung, psychosomatische Aspekte in der Kardiologie und ethische Probleme in der Medizin. Daneben befaßt er sich kritisch mit den sogenannten unkonventionellen medizinischen Richtungen, insbesondere mit historischen Aspekten. Publikationen: Lebensqualität als Algorithmus zur Therapieentscheidung: Das Beispiel Mammakarzinom, Klinische Pharmakologie aktuell 5 (1994), S. 36-39; Psychosomatische Aspekte der Schrittmachertherapie, Therapeutische Umschau 52 (1995), S. 150-153; Wie wirkt mein Dia (-) positiv? Der sinnvolle Einsatz von Dias in der Lehre, Handbuch Hochschullehre. Bonn 1995, B 2.3, S. 1-19.

Ute Schumann, geboren 1961, Studium der Ethnologie und Indologie. Promotion 1992 in Hamburg. Studium der Naturheilkunde und Heilpraktikerin seit 1988, Hamburg. Studium des Öffentlichen Gesundheitswesens, Planung und Finanzierung, Master of Science (Economics) 1995 in London. Arbeitsschwerpunkte: medizinische Kulturen, Sozialplanung und Gesundheitsversorgung in Entwicklungsländern, Entwicklungszusammenarbeit, medizinethnologische Forschung über AIDS in Indien. Verschiedene Tätigkeiten in der Erwachsenenbildung zu interkulturellen Themenbereichen über Sozialisation und medizinische Versorgung bis 1992. In den Jahren 1992-1995 Programmleiterin einer indischen Nichtregierungsorganisation (NGO) zur Gesundheitsaufklärung über Infektionserkrankungen (wasserübertragene Erkrankungen, AIDS) in Südwestindien. Beratungen zur sozialen und medizinischen Planung in Indien für nationale und internationale NGOs, Evaluierungen für die Weltgesundheitsorganisation WHO und die Schwedische Entwicklungsbehörde SIDA. Wichtigste Publikationen: Dimensions of Health Planning in the Homoeopathic Medical System (New Delhi 1992), Homöopathie in der modernen indischen Gesundheitsversorgung: Ein Medium kultureller Kontinuität (Hamburg 1993), Public Awareness and Policy on HIV/AIDS in India (im Druck).

Dörte Staudt, geboren 1965 in Bendorf, Studium der Geschichte und Politischen Wissenschaften an der Universität Mannheim. Magisterarbeit über das Thema: „Hygiene und Urbanisierung am Beispiel der Stadt Mannheim im Kaiserreich". Stipendiatin der Robert Bosch Stiftung seit Herbst 1992. Dissertationsvorhaben: „Homöopathische Laienvereine in Deutschland 1870 bis 1945".

Ingeborg Streuber, geboren 1952 in Köthen/Anhalt. Studium der Kulturwissenschaften (Kulturtheorie/Ästhetik, Zweitfach Kunstwissenschaft) in Leipzig. Diplomarbeit über kulturelle Bedürfnisse der Arbeiterklasse. Seit

1982 wissenschaftliche Mitarbeiterin des Historischen Museums Köthen, dort u.a. Organisation der Ausstellung „Homöopathie in Köthen" anläßlich der „1. Köthener Homöopathietage" 1993.

Joachim Willfahrt, geboren 1948 in Göppingen, Studium der Naturwissenschaften (1967-1975, Dipl.-Chem. 1975, Dr. rer. nat. 1979), Pädagogik und Geschichte (1981-1983) in Stuttgart sowie der Humanmedizin in Heidelberg und Mainz (1983-1990), berufliche Tätigkeiten als wissenschaftlicher Mitarbeiter, Lehrer und freier Journalist. Wichtige Veröffentlichung: Homöopathische Hausarztliteratur des 19. Jahrhunderts als Anleitung zur Selbstmedikation. In: Zeitschrift für Klassische Homöopathie (KH) 35 (1991), S. 114-121, 153-159, 194-202 und KH 36 (1992), S. 62-72.

Eberhard Wolff, geboren 1959 in Heidenheim/Brenz, Dr. des. rer. soc., M.A., Volkskundler und Politikwissenschaftler. Wissenschaftlicher Mitarbeiter am Institut für Geschichte der Medizin der Robert Bosch Stiftung, Stuttgart. Arbeitsgebiete bzw. einschlägige Veröffentlichungen zu den Themen: Patientenorientierte Medizingeschichte, Geschichte der Pockenschutzimpfung, jüdische Ärzte im 18./19. Jahrhundert; Geschichte der ärztlichen Standesvertretung. Diverse Veröffentlichungen zur Geschichte der Homöopathie, insbesondere des homöopathischen Laienvereinswesens (siehe die Angaben in diesem Band). Neueste Arbeiten: „On the Plurality of Homeopathies" (erscheint bei Science History Publications, Nantucket, NY, 1996); „Sectarian Identity and the Aim of Integration - Attitudes of American Homeopaths Towards Smallpox Vaccination in the Late Nineteenth Century" (erscheint 1996 im British Homeopathic Journal).